カレント

# 臨床栄養学
〔第5版〕

編著：明渡陽子・長谷川輝美・山﨑大治
共著：宇野智子・大和田浩子・奥村万寿美・川口美喜子
　　　河原和枝・菊池浩子・工藤美香・桑原節子
　　　小城明子・清水史子・杉浦令子・反町吉秀
　　　髙橋竜哉・竹山育子・田中弥生・戸田和正
　　　永井　徹・早川麻理子・松田悟郎・宮﨑由子
　　　山田康輔・湯浅(小島)明子

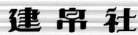

# はじめに

　今日，管理栄養士・栄養士が活躍する場は，医療・保健分野から介護・福祉分野，教育分野へと広域にわたり，そこでは高度な専門的知識と技能が求められ，社会的な役割も大きなものとなってきています。

　その中で一定の資質を確保するための管理栄養士国家試験の役割は重要であり，本書はその管理栄養士国家試験出題基準（ガイドライン）に沿った教科書として位置づけ，まとめられております。編集作業中，2015年2月に改定ガイドライン（2016年3月の管理栄養士国家試験から適用）が出されたため，内容に再検討を加え，ここに完成いたしました。

　本書は，2部構成となっております。第Ⅰ部「臨床栄養の基礎」では，臨床栄養，栄養ケア・マネジメントについての基礎的な事項を解説し，第Ⅱ部の「疾患・病態別の栄養アセスメントと栄養ケア」では，個別の疾患の病態と原因，症状，診断・検査，治療等についてまとめ，それらの疾患・病態や栄養状態，心身機能の特徴に応じた適切な栄養ケア・マネジメント，「日本人の食事摂取基準（2015年版）」に基づいた栄養・食事療法について解説しております。巻末の資料には，英文の略語や主要臨床検査基準値の一覧とともに，各疾患についての代表的な薬剤リストも掲載しました。

　また，読者対象が管理栄養士・栄養士養成課程の学生が主であることを念頭に，難解な文章にならないこと，内容の要点を理解しやすくするために図表を多く挿入し，用語解説を「側注」として設けたこと，各章の冒頭には「学習のねらい」を，章末には「学習チェックリスト」を設け，自分で理解度をチェックできるよう配慮したこと，さらに，第Ⅱ部の各疾患の章では，理解度をあげるため冒頭に「基礎知識」として「人体の構造と機能及び疾病の成り立ち」の復習を簡潔に加えるなどの工夫をいたしました。

　今般の改定ガイドラインでは，「臨床栄養学」は30問の設問が28問に減少しましたが，代わりに，管理栄養士として栄養管理を実践するうえで必要とされる思考・判断力，基本的な課題に対応する能力を問う「応用力試験」5問の中に複合されて出題されております。本書で学んだ臨床栄養学の知識を「応用力試験」においても活かしていただけるなら幸いです。

　学生諸氏が一人でも多く管理栄養士国家試験に合格でき，管理栄養士として高度の知識と技能を身につけ，各職場で活躍することを期待しております。

　最後に，各執筆者には，お忙しいところさまざまな編集にあたっての要求に対応していただいたことに心より感謝いたします。また，出版にあたり，建帛社編集部の皆様にご助力をいただいたことにも重ねて深謝いたします。

2015年9月

編著者　　明渡　陽子
　　　　　長谷川輝美
　　　　　山﨑　大治

# 「第5版」にあたって

　初版刊行以来，おかげさまで多くの管理栄養士・栄養士養成課程で教科書としてご使用いただき，今般さらなる増刷の機会を得ることとなりました。第4版刊行後の2024年は，診療報酬，介護報酬の同時改定が行われました。管理栄養士に関連した改定も行われています。さらに，2024年10月には「日本人の食事摂取基準（2025年版）」が厚生労働省より公表されました。それらについて記述を改め，「第5版」として刊行することとします。これまでにも増して，管理栄養士・栄養士を目指す皆さんにご活用いだければ幸甚です。


　2025年1月

編著者一同

# 目　次

## 第Ⅰ部　臨床栄養の基礎

### 第1章　臨床栄養の概念　　2

　1．意義と目的　2
　2．医療・介護制度の基本　6
　3．医療と臨床栄養　15
　4．福祉・介護と臨床栄養　19

### 第2章　傷病者，要支援者・要介護者の栄養管理　　23

　1．意義と目的　23
　2．栄養スクリーニングと栄養アセスメント　23
　3．問診（医療面接），身体観察　25
　4．身体計測　26
　5．臨床検査　30
　6．栄養・食事調査　33

### 第3章　栄養管理の計画と実施　　35

　1．栄養管理の目標設定と計画作成　35
　2．栄養アセスメントによる栄養必要量の算定（推定）　38
　3．栄養管理の実施　41

### 第4章　栄養・食事療法，栄養補給法　　44

　1．栄養・食事療法と栄養補給法　44
　2．経口栄養法　48
　3．経腸栄養法　49
　4．経静脈栄養法　60

### 第5章　傷病者，要支援者・要介護者への栄養教育　　67

　1．傷病者への栄養教育　67
　2．要支援者・要介護者への栄養教育　71

*iv* 目 次

## 第6章 モニタリング，再評価 75

1．臨床症状や栄養状態のモニタリング ……………………………… 75
2．栄養補給に関するモニタリング ……………………………………… 77
3．栄養投与量の再評価 …………………………………………………… 79
4．栄養補給法の再評価 …………………………………………………… 79
5．栄養管理の修正 ………………………………………………………… 79

## 第7章 薬と栄養・食物の相互作用 81

1．薬剤に関する基礎知識 ………………………………………………… 81
2．栄養・食物が薬剤に及ぼす影響 …………………………………… 83
3．薬剤が栄養・食物に及ぼす影響 …………………………………… 85

## 第8章 栄養管理の記録 88

1．栄養管理の記録の意義 ………………………………………………… 88
2．問題志向型システム（POS）の活用 ……………………………… 89

# 第Ⅱ部 疾患・病態別の栄養管理

## 第9章 栄養障害 96

1．たんぱく質・エネルギー栄養障害（PEM） ………………………… 96
2．ビタミン欠乏症・過剰症 ……………………………………………… 97
3．ミネラル欠乏症・過剰症 ……………………………………………… 98

## 第10章 代謝・内分泌疾患 102

1．代謝・内分泌の基礎知識 ……………………………………………… 102
2．肥満，メタボリックシンドローム ………………………………… 106
3．糖尿病 …………………………………………………………………… 111
4．脂質異常症 ……………………………………………………………… 118
5．高尿酸血症・痛風 ……………………………………………………… 124
6．甲状腺機能亢進症・低下症 …………………………………………… 127
7．クッシング病・症候群 ………………………………………………… 130
8．その他の内分泌疾患 …………………………………………………… 131

先端肥大症・巨人症 *131* ／汎下垂体機能低下症 *131* ／中枢性尿崩症 *132* ／
抗利尿ホルモン不適切分泌症候群 *133* ／副甲状腺機能亢進症 *133* ／
副甲状腺機能低下症 *134*／原発性アルドステロン症 *134*／アジソン病 *134* ／
褐色細胞腫 *135*

## 第11章　消化器疾患1　消化管の疾患　137

1．消化管の基礎知識 ………………………………………… 137
2．口内炎，舌炎 …………………………………………… 137
3．胃食道逆流症 …………………………………………… 138
4．胃・十二指腸潰瘍 ……………………………………… 138
5．たんぱく漏出性胃腸症 ………………………………… 139
6．炎症性腸疾患 …………………………………………… 140
　　潰瘍性大腸炎140 ／ クローン病141
7．過敏性腸症候群 ………………………………………… 143
8．下痢，便秘 ……………………………………………… 143

## 第12章　消化器疾患2　肝胆膵の疾患　147

1．肝胆膵の基礎知識 ……………………………………… 147
2．肝　炎 …………………………………………………… 148
　　肝炎の種類148 ／ 急性肝炎と劇症肝炎149 ／ 慢性肝炎151
3．肝硬変 …………………………………………………… 152
4．脂肪肝，非アルコール性脂肪性肝疾患（NAFLD）・
　　非アルコール性脂肪性肝炎（NASH）………………… 154
5．胆石症，胆囊炎 ………………………………………… 156
6．膵　炎 …………………………………………………… 158
　　急性膵炎158 ／ 慢性膵炎159

## 第13章　循環器疾患　161

1．循環器の基礎知識 ……………………………………… 161
2．高血圧症 ………………………………………………… 161
3．動脈硬化症 ……………………………………………… 165
4．狭心症，心筋梗塞 ……………………………………… 167
5．心不全 …………………………………………………… 169

## 第14章　腎・尿路疾患　173

1．腎・尿路の基礎知識 …………………………………… 173
2．急性・慢性糸球体腎炎 ………………………………… 174
3．ネフローゼ症候群 ……………………………………… 175
4．急性腎障害（AKI）……………………………………… 176
5．慢性腎臓病（CKD）……………………………………… 177
6．糖尿病性腎臓病（DKD）・糖尿病性腎症 ……………… 180

7. 腎硬化症 ······························· 182
8. 血液透析, 腹膜透析 ················· 183

# 第15章 神経疾患 186

1. 神経疾患の基礎知識 ················· 186
2. 脳梗塞, 脳出血, クモ膜下出血 ······ 187
3. 認知症 ······························· 190
   アルツハイマー型認知症190 / レビー小体型認知症191 /
   前頭側頭葉変性症191 / 血管性認知症191
4. 変性疾患 ····························· 192
   パーキンソン病192 / パーキンソン症候群193 / 筋萎縮性側索硬化症193

# 第16章 摂食障害 195

1. 神経性やせ症 ························· 195
2. 神経性過食症 ························· 197

# 第17章 呼吸器疾患 199

1. 呼吸器の基礎知識 ····················· 199
2. 慢性閉塞性肺疾患（COPD）········· 201
3. 気管支喘息 ··························· 204
4. 肺 炎 ······························· 205
5. その他の呼吸器疾患 ················· 206
   肺結核206 / 睡眠時無呼吸症候群206

# 第18章 血液系の疾患 208

1. 血液の基礎知識 ······················· 208
2. 貧 血 ······························· 210
   鉄欠乏性貧血211 / 巨赤芽球性貧血214
3. 出血性疾患 ··························· 216
4. 白血病 ······························· 217

# 第19章 筋・骨格疾患（運動器疾患）219

1. 筋・骨格の基礎知識 ················· 219
2. 骨粗鬆症 ····························· 220
3. 骨軟化症, くる病 ··················· 223
4. 変形性関節症 ························· 223
5. サルコペニア：加齢性筋肉減弱症 ····· 224
6. ロコモティブシンドローム（運動器症候群）······ 226

## 第20章　免疫・アレルギー疾患　　229

1. 免疫・アレルギーの基礎知識 ……………………………… 229
2. 食物アレルギー ……………………………………………… 231
3. 膠原病，自己免疫疾患 ……………………………………… 236
　全身性エリテマトーデス236 / 関節リウマチ236 / 強皮症237 /
　シェーグレン症候群237
4. 免疫不全症 …………………………………………………… 237
　先天性免疫不全症238 / 後天性免疫不全症候群（エイズ）238

## 第21章　感染症　　239

1. 病原微生物と感染症 ………………………………………… 239
2. 院内感染症 …………………………………………………… 241
3. 給食施設における食中毒（腸管感染症を中心として）…… 242

## 第22章　が　ん　　246

1. 消化管のがん ………………………………………………… 246
　食道がん246 / 胃がん248 / 大腸がん（結腸がん・直腸がん）249
2. その他のがん ………………………………………………… 250
　肝臓がん250 / 肺がん251 / 膵臓がん253 / 子宮がん254
3. 緩和ケアと終末期医療（ターミナルケア）………………… 255

## 第23章　周術期の管理　　257

1. 周術期の基礎知識 …………………………………………… 257
2. 上部消化管の周術期管理 …………………………………… 258
3. 下部消化管の周術期管理 …………………………………… 262
4. 消化管以外の周術期栄養・食事療法 ……………………… 263

## 第24章　クリティカルケア　　264

1. クリティカルケアの基礎知識 ……………………………… 264
2. 外　傷 ………………………………………………………… 266
3. 熱　傷 ………………………………………………………… 268
4. 集中治療 ……………………………………………………… 272

## 第25章　摂食機能の障害　　274

1. 摂食機能の基礎知識 ………………………………………… 274
2. 摂食嚥下機能障害 …………………………………………… 277

## 第26章　身体・知的・精神障害　　285

1．障害の基礎知識 ……………………………………………… 285
2．身体・知的障害の栄養管理 …………………………………… 287
3．精神障害の栄養管理 ………………………………………… 292

## 第27章　乳幼児・小児の疾患　　294

1．乳幼児・小児期の基礎知識 …………………………………… 294
2．乳幼児下痢症（ウイルス性胃腸炎）………………………… 295
3．アセトン血性嘔吐症（周期性嘔吐症）……………………… 296
4．アレルギー疾患 ……………………………………………… 296
5．小児肥満 ……………………………………………………… 297
6．先天性代謝異常 ……………………………………………… 299
　　先天性代謝異常症と新生児マススクリーニング 299 ／ フェニルケトン尿
　　症 299 ／ ホモシスチン尿症 300 ／ メープルシロップ尿症 300 ／ 先天性甲
　　状腺機能低下症（クレチン症）300 ／ 先天性副腎過形成症 301 ／ ガラクトー
　　ス血症 301 ／ 糖原病Ia型（von Gierke病）301 ／ 糖原病II型（Pompe病）302
7．小児糖尿病 …………………………………………………… 302
8．小児腎臓病 …………………………………………………… 302
　　急性糸球体腎炎 302 ／ IgA腎症 303 ／ ネフローゼ症候群 303 ／ CKD 305

## 第28章　妊産婦・授乳婦の疾患　　306

1．妊娠・授乳期と疾患 ………………………………………… 306
　　肥満，やせ 306 ／ つわり，妊娠悪阻 307 ／ 妊娠貧血 308
2．糖代謝異常合併妊娠 ………………………………………… 309
3．妊娠高血圧症候群（HDP）………………………………… 311

## 第29章　高齢者の疾患　　315

1．高齢者に関する基礎知識 …………………………………… 315
2．高齢者に特有な状態・症状や疾患 ………………………… 318
　　老年症候群 318 ／ フレイル 324

■付　　表　主な薬剤一覧 326 ／ 病態別主要経腸栄養剤等 334 ／
　　　　　　主要臨床検査基準値 335 ／ 略語一覧 338
■索　　引　341

# 第Ⅰ部
# 臨床栄養の基礎

# 第1章 臨床栄養の概念

　「栄養管理はすべての疾患治療のうえで共通する基本的医療のひとつである」と考えられており，臨床現場の管理栄養士は傷病者の栄養管理を通して治療の一翼を担っている。また，超高齢社会となり，福祉・介護の分野での障害者や高齢者に対する栄養管理も重要となっている。傷病者（要支援者・要介護者を含む）への栄養管理の意義や管理栄養士の役割，さらには医療の専門職として必要な倫理や傷病者への配慮についても学び，臨床栄養とはどのようなものか，その概念を理解する。

## 1. 意義と目的

### （1）臨床栄養の意義と目的

#### 1）健康状態の保持

**✿内部環境**
　血液・リンパ液・組織液など，細胞を取り巻く環境のこと。

　ヒトは健康状態を維持しようとする力を備えもっている。これには生体の**内部環境**の恒常性を維持する作用（**ホメオスタシス**）や免疫能がかかわっている。しかし，日常生活の過ごし方や栄養状態によっては，これらの機能の限界を超えて疾患の発症や生命を脅かすこととなる。

　エネルギーの摂取量が消費量を上回るような生活習慣を継続すると肥満となり，長期に及ぶと代謝異常をきたして，いわゆる生活習慣病が引き起こされる。拒食や食生活の偏りによりエネルギーやたんぱく質，ビタミン，ミネラルの欠乏状態が長期に継続すると，疾患の発症だけでなく回復の遅れや免疫能の低下を招き，最悪の場合は死に至ることもある。栄養は健康状態を保つために重要である。

#### 2）栄養素による療養支援

　栄養状態の悪化は，治療の効果を低下させる。そのため，経口摂取が困難あるいは経口摂取だけでは栄養状態の改善・維持が困難な場合には強制的な栄養補給法が必要となる。直接，静脈に必要とする栄養素を補給する経静脈栄養法や，カテーテル（管）を用いて直接胃や腸に栄養物を注入する経腸栄養法が用いられる。このような強制的な栄養補給法も臨床栄養の重要な分野である。

#### 3）食事による療養支援

　健康状態の維持には適切な食事を食べることが大切である。特に慢性疾患の場合には食事が疾患の発症や進展にかかわるため，日々の食事療法は重要となる。ま

た，口から食事を食べることで，人は「おいしい」と感じ，幸福感を味わうことができる。食事療法は，五感からの刺激により食べる意欲や満足感を高め，QOL（生活の質，人生の質）の向上に寄与することが可能である。

臨床における栄養管理には，エネルギーや栄養成分の調整による治療への貢献（栄養療法）と，食べ物の摂取による治療への貢献（食事療法）の2つの方法があり，食事療法には身体面のみならず精神面からの治療効果が期待できる。

臨床栄養とは，「医学」と「栄養学」を人間に活用するものである。人体と疾患と栄養の関係を理解し，その知識・技術を疾患治療に活用し，疾患の予防や病状の悪化・再発の防止，さらには対象となる人のQOLの向上へも貢献することである。

> 五感
> 味覚・視覚・嗅覚・触覚・聴覚の5つの感覚。

> QOL
> p.6参照。

## （2）傷病者や要支援者・要介護者への栄養ケア・マネジメント

栄養状態の悪化により，免疫能の低下，回復の遅れ，さらには感染症や合併症が引き起こされ，治療効果の低下や入院期間の延長となる。傷病者に適切な栄養管理をすることは，疾患の予防や治療，増悪化防止に非常に重要である。

さらに超高齢社会を反映して，傷病者，要支援者・要介護者ともに高齢者率は高い。加齢とともに味覚，食欲，栄養素の消化，吸収，代謝，排泄に個人差が大きくなるうえ，疾患も単一ではなく，いろいろな疾患を併せもつようになる。咀嚼や嚥下機能，運動機能の障害をもつ人も多くなり，栄養障害の程度もさまざまである。

このような傷病者（要支援者・要介護者を含む）一人ひとりに，そのときの病態や栄養状態，心理状態等を総合的に評価・判定し，その人に最適な栄養管理を行う必要がある。その目的達成に向けて効率的に進めるために，現在多くの施設で栄養ケア・マネジメントの手法が栄養管理に用いられている。

栄養ケア・マネジメントとは，ヘルスケア・サービスの一環として個々人に最適な栄養管理を行い，その業務遂行上の機能や方法，手順を効率的に行うシステムのことであり，①栄養スクリーニング，②栄養アセスメント，③栄養管理計画（栄養ケア計画），④実施，⑤モニタリング，⑥評価からなっている（図1-1）。

なお，栄養管理計画は，①栄養補給，②栄養教育，③多職種による栄養管理の3

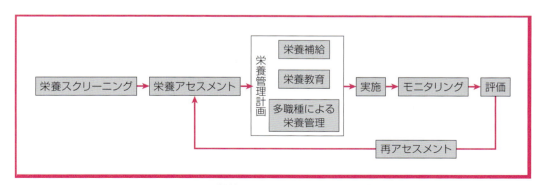

図1-1　栄養ケア・マネジメントの流れ

点から作成し，栄養ケア・マネジメントは**管理栄養士が中心となり多職種協働**で行うことが重要である。

## （3）内部環境の恒常性と栄養支援，栄養状態の改善

### 1）生命活動

ヒトは，食物を摂取・消化し，栄養素を体内に吸収・利用して，生命活動を営んでいる。簡単なことに思えるが，全身の臓器や組織の細胞が機能するように，神経系，消化器系，内分泌系，血管系や免疫系などが密接に連携し，調和を保っている。

### 2）内部環境の恒常性

ヒトには外部環境に変化があっても，生体を構成する成分を適度な範囲内に保つ内部環境の恒常性を保つ機能（ホメオスタシス）があり，良好な健康状態を維持する。その例として，食事摂取による電解質濃度の変化に対する浸透圧の一定保持や気温の変化に対する体温の調節などがある。

### 3）栄養支援

エネルギー代謝とさまざまな物質の代謝は密接な関係があり，物質の代謝によって，生体を構成する成分の多くは合成と分解が行われている。そのバランスを保つことによってホメオスタシスは維持されている。

絶食時では，エネルギーの不足分は脂肪と筋タンパク質の異化によって補われ，脳神経組織に必要なグルコースはグリコーゲンの分解や糖新生により供給される。絶食状態が続くと，筋タンパク質の異化の持続により生命を脅かすことにもなるため，生体はグルコースの消費量を減少させてグルコースのホメオスタシスを保ちながら，体タンパク質量を保持するように異化を抑制する反応を示すようになる。

手術や外傷，感染などの侵襲時には代謝は亢進し，グルコースの消費は増加する。体内で産生されるメディエーター（伝達物質）により筋タンパク質は分解され，それにより血中に放出されたアミノ酸が新たなタンパク質の合成とエネルギー産生に利用される。しかし，侵襲以前から飢餓の状態にある場合は，グルコースの消費は増加するが，筋タンパク質が少ないため長期間耐えることも困難であり，外部からの栄養支援が必要となる。

適切な栄養療法には，生体の状況を判断することも重要となる。

### 4）栄養状態の改善

良好な栄養状態を保つことは，疾患の予防や増悪化防止に重要である。そのため，経口摂取が困難あるいは経口摂取だけでは栄養状態の改善・維持が困難な場合には，胃瘻や腸瘻等の消化管瘻からの経腸栄養補給法が用いられる。

栄養状態の改善により全身状態が安定すると，生きる意欲や治療の意欲の高まり，さらには食事摂取への意欲が高まることも期待できる。

## （4）疾患の予防

　何らかの原因によって食物の摂取が偏り，エネルギーや各栄養素に過不足が生じ，生体のホメオスタシスの維持が困難になると疾患が引き起こされる。

　過食や偏食，不規則な食事といった不適切な食習慣では，エネルギーをはじめいろいろな栄養素の摂取量が過剰となり，長期に及ぶと代謝異常をきたして生活習慣病が引き起こされる。例えば食事摂取により血糖値が上昇しても血糖を低下させるホルモンの作用により，血糖値の変動は一定の範囲内に抑えられる。しかし，この血糖値の恒常性が何らかの原因で維持できなくなると，耐糖能異常をきたし糖尿病が発症する。生体の内部環境の恒常性を維持することは，疾患の予防につながる。

## （5）疾患の治癒促進

　身体に損傷や感染などの侵襲が加わると生体はさまざまな自己防御反応を示し，代謝や異化の亢進がされる。生合成されたタンパク質により，好中球や単球の形成など免疫機構の発動や傷害組織の修復がされ，治癒を促進しようとする。このような自然治癒の促進には，侵襲時の栄養状態が大きく影響する。

　近年では，イムノニュートリションという自然治癒力の増強を図る栄養療法もある。手術前から手術後の一定期間，エネルギーとともに免疫力や抗酸化作用のある成分を摂取することで，術後の治癒を促進させるということが行われている。

▣イムノニュートリション
　免疫能を高める作用をもった栄養素を投与して，ヒトの免疫系を賦活化させる栄養療法である。

## （6）疾患の増悪化と再発の防止

　栄養状態は，疾患の自然治癒の促進だけでなく，治療効果にも大きな影響を与える。栄養状態が悪ければ薬剤の投与量の増加や治療法の変更を余儀なくされることもある。慢性疾患の場合には，適切な栄養・食事療法が行われなければ，疾患の進展による病態の悪化や再燃を引き起こす可能性がある。

　病状の悪化，再発防止のためには，適切な栄養・食事療法が必要となる。

## （7）社会的不利（参加制約）とノーマリゼーション

### 1）社会的不利（参加制約）

　社会的不利とは，世界保健機関（WHO）が1980年に発表した国際障害分類（ICIDH）の1項目である。機能・形態障害や能力障害により生じる社会生活上の不利益のことで，その後2001年に国際生活機能分類（ICF）に改訂され，社会的不利は参加制約となった。生活機能である「心身機能・身体構造」（心身のはたらき）と「活動」（生活行為）と「参加」（家庭・社会への関与・役割）は，相互に影響を与え合い，また「健康状態」・「環境因子」・「個人因子」からも影響を受ける（図1-2）。

　一方，解決の場合には，他へのはたらきかけが解決のキーポイントとなることがある。例えば，脳卒中（健康状態）で片麻痺（機能障害）があり食事摂取が困難（活

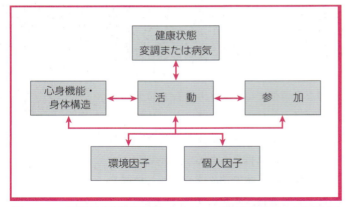

**図1-2　国際生活機能分類（ICF）の構成要素間の相互作用**
出典）厚生労働省：国際生活機能分類−国際障害分類改訂版−（日本語版），2002

動制限）となっても，食べやすい食器（環境因子）によって摂取が可能となるようなケースである。

### 2）ノーマリゼーション

**ノーマリゼーション**とは，高齢者や障害者といった社会的弱者が疎外されたり特別視されたりすることなく，社会の中で一人の人間として他の人々と同等に生活し活動できる（共生）社会を目指す考え方である。具体的には，段差の解消のためのスロープやエレベーターの設置などがある。近年は社会的弱者のために障害を取り除く**バリアフリー**の考え方から，最初から多くの人々に利用可能なものを作る設計手法である**ユニバーサルデザイン**の考え方に移行してきており，食事を取り巻く環境の中では，持ちやすい・食べやすい食器具や食べやすさに配慮した食品などがある。

### (8) QOL（生活の質・人生の質）の向上

QOL（quality of life）は，生活の質あるいは人生の質と訳される。物理的・量的な豊かさだけでなく精神的豊かさや満足度をも含めた概念で，個人の価値観・感じ方の多様化に伴い，臨床では，疾患治療のみならず，その人が満足した日常生活を送ることができるようにすることも重視されてきている。

QOLは，健康状態に直接関連する**健康関連QOL**と，環境や経済などのように治療に直接影響を受けないQOLに分類される。健康関連QOLを測定する尺度としてSF-36 v2が広く用いられている。

◘**SF-36**
　自記式の健康調査票。包括的な健康概念を測定するため8領域36の質問からなる。v2はSF-36を改良したもの。

栄養状態の改善で全身状態が安定することにより，生きる意欲や治療への意欲が高まり，食事摂取への意欲も高まる。また摂取量が少量であっても，口から食事を食べることで，「おいしい」と感じることができる。味覚・視覚・嗅覚・触覚・聴覚などの感覚への刺激はQOLの向上に寄与する。

## 2. 医療・介護制度の基本

わが国の社会保障制度の1つである社会保険は，国民に加入を義務づけて保険料を徴収し，病気や介護などの場合に国（介護保険の場合は市区町村）が一定の給付を行う，いわば相互扶助の精神により成り立っている制度である。社会保険には医療保険，介護保険，年金保険などが含まれる。傷病者や要支援者・要介護者への栄養管理は，この医療保険制度，介護保険制度の下に行われている。

## （1）医療保険制度

　わが国の医療提供体制は，戦後，医療法が1948（昭和23）年に定められ，すべての国民に平等に医療を受ける機会を保障するという観点から整備が進められ，国民皆保険制度の下で，国民が容易に医療機関を利用できる体制が構築された。

　医療法では，医療を受ける者による医療に関する適切な選択を支援するために必要な事項，医療の安全を確保するために必要な事項，病院，診療所及び助産所の開設及び管理に関し必要な事項などを定めること等により，医療を受ける者の利益の保護及び良質かつ適切な医療を効率的に提供する体制の確保を図っている。

　医療保険制度には，国民の職域や年齢などに応じた種類がある（表1-1）。

　健康保険事業の運営・実施主体のことを保険者といい，保険料の徴収，保険給付，疾患予防や健康づくりなどの事業を実施している。医療保険に加入し，傷病時に必要な医療給付を受けることができる者のことを被保険者という。

### 1）診療報酬

　保険医療機関および保険薬局が行った保険医療サービス（診療・検査・投薬等）に対する対価として保険から受け取る報酬を診療報酬という。1点10円で，すべての医療行為について点数が決められている。2年ごとに改定される。

　診療報酬の算定方法には，「出来高払い方式」と「定額払い方式」がある。出来高払いでは行った医療行為が多ければ多いほど医療報酬が増えるため，回復への最短治療を行った医療者へは支払いが減り，回復を長引かせた医療者への支払いが増えるという矛盾があった。このような背景から，急性期入院医療を対象とした診療報酬の包括評価制度であるDPC制度（1日当たりの包括評価制度）が導入された。

#### 表1-1　主な医療保険の種類

|  | 被保険者 | 保険者 |
|---|---|---|
| 健康保険 | 被用者 | 全国健康保険協会<br>各健康保険組合 |
| 船員保険 | 船員 | 全国健康保険協会 |
| 共済組合 | 国家公務員，地方公務員，私立学校教職員 | 各種共済組合 |
| 国民健康保険 | 健康保険，船員保険，共済組合に加入している勤労者以外の者 | 市町村，国民健康保険組合 |
| 後期高齢者医療保険 | 75歳以上および65～74歳で一定の障害の状態にある者 | 後期高齢者医療広域連合 |

## （2）介護保険制度

　介護保険制度は，介護が必要になった高齢者やその家族を社会全体で支えていくしくみで，介護が必要になったときにサービスを受けられるようにする制度で，

---

**保険医療機関**
　厚生労働大臣の指定を受けた医療保険の診療を行う医療機関。健康保険証等の提示により医療費の一部を負担すれば治療等が受けられる。日本のほとんどの医療機関は保険医療機関となっている。

**後期高齢者医療制度**
　75歳以上および65～74歳で一定の障害の状態にある人は，健康保険，船員保険，共済組合，国民健康保険などの医療保険の医療給付の対象から除かれ，後期高齢者医療制度に加入する。後期高齢者医療制度の運営は，都道府県の地域ごとに設立された広域連合が行い，各種届出などの窓口サービスは市区町村が行う。

**被用者**
　雇われている人。労働契約に基づき，使用者（雇用者）から賃金を受け取って労働に従事する者。

2000年に施行された（図1-3）。

介護保険制度は，40歳以上の人が支払う「保険料」と「税金」とで運営されている。運営は市区町村と特別区が行い，これを都道府県と国がサポートするしくみとなっている。介護保険制度では，介護が必要な状態になってもできる限り自立した生活が送れるようにさまざまな介護サービスが提供されている。この保険の運営者を「保険者」，介護が必要になったときにサービスを受けることができる人のことを「被保険者」という。被保険者は2つに分けられ，保険料の納付方法などが異なる（表1-2）。2006年4月からは，予防を重視したシステムや地域に密着したサービスが創設され，さらに，家庭や施設などの現場のニーズにきめ細かく対応できるサービスの質と種類が確保されるよう，基盤整備が進められている（図1-4）。

介護保険サービスを受けるには，要介護認定の申請を行い，保険者である市区町村の要介護認定を受けることが必要である。要介護度は，介護の状態により要支援1～2，要介護1～5の7段階に分けられている。この区分ごとに利用できるサービスの支給限度額が決められる。

### 1）介護報酬

介護保険サービス事業者が，利用者に行った介護保険サービスに対する対価として受け取る報酬を**介護報酬**という。各介護サービスの価格が"単位"で示され，原則1単位＝10円であるが，地域の特性を考慮するため単価が異なるものがある。

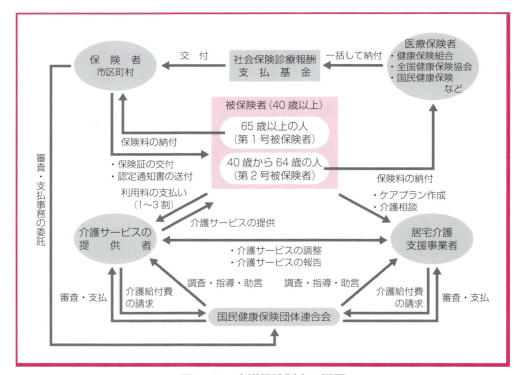

**図1-3　介護保険制度の概要**

出典）福祉医療機構 WAM NET：介護保険制度解説，https://www.wam.go.jp/content/wamnet/pcpub/kaigo/

## 表1-2 介護保険制度の被保険者

| | 第1号被保険者 | 第2号被保険者 |
|---|---|---|
| 対象者 | 65歳以上の者 | 40歳以上65歳未満の者 |
| 受給要件 | ・要介護状態（寝たきり，認知症等で介護が必要な状態）<br>・要支援状態（日常生活に支援が必要な状態） | 要介護，要支援状態が加齢に起因する疾病（特定疾病。16疾病）による場合に限定 |
| 保険料負担 | 原則，年金から天引き | 医療保険者が医療保険料と一括徴収 |

◘ **特定疾病**
介護保険法施行令第2条で，末期がん，関節リウマチ，筋萎縮性側索硬化症，骨折を伴う骨粗鬆症，初老期認知症，脳血管疾患など16疾患が定められている。

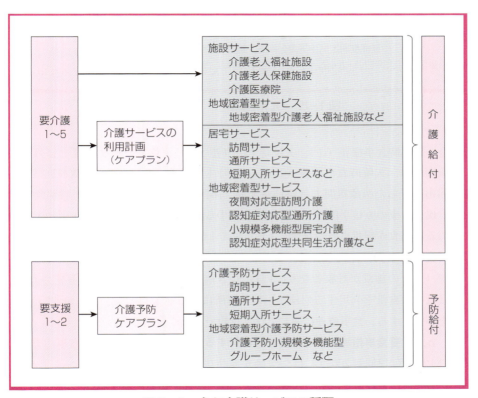

**図1-4 主な介護サービスの種類**

出典）厚生労働省HPより一部改変

## （3）医療・介護保険における栄養に関する算定の基本

### 1）医療保険*

**a．入院時の食事療養にかかわる診療報酬** 入院期間中の食事の費用は，医療保険からの支給（**入院時食事療養費，入院時生活療養費**）と入院患者が支払う標準負担額でまかなわれる。入院時生活療養費は，療養病床の後期高齢者医療保険の被保険者（療養病床に長期間入院している医療区分1の65歳以上の者）が対象となる。食事療養が管理栄養士または栄養士によって，患者の年齢，病状によって適切な栄養量および内容の食事が適切に，かつ適温で行われているなどの基準を満たしている

＊2024年6月現在。

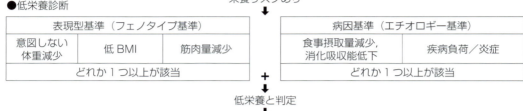

図1-5 GLIM基準

場合，入院時食事療養（Ⅰ），入院時生活療養（Ⅰ）を算定できる。（Ⅰ）以外の医療機関では，入院時食事療養（Ⅱ），入院時生活療養（Ⅱ）となる（表1-3）。（Ⅰ）の届出を行った医療機関では **特別食加算**〔76円〕が認められている。特別食加算は，疾患治療の直接手段として医師の発行する食事箋に基づいて，厚生労働大臣が定める特別食が提供された場合に1食単位で1日3食を限度に算定できる（表1-4）。特別食の献立表が作成されている必要がある。**食堂加算**〔50円〕は，入院時食事療養（Ⅰ）の施設が対象となり，1日につき病棟または診療所単位で算定される。食堂はその食堂を利用する病棟または診療所に係る病床1床当たり0.5 m$^2$以上の面積を必要とする。食事療養に関しては，点数ではなく金額で定められている。

b．栄養食事指導および栄養管理に対する診療報酬　**入院栄養食事指導料1**〔初回260点，2回目200点〕は，医師が厚生労働大臣の定める特別食（表1-4，表1-5，以下同）を必要と認めた入院患者または，がん，摂食・嚥下機能の低下，低栄養状態\*にある入院患者に対し，その保険医療機関の管理栄養士が医師の指示に基づき，患者ごとに具体的な献立等によって概ね初回は30分以上，2回目は20分以上指導を行った場合に入院中2回を限度として算定できる。ただし，1週間に1回を限度とする。有床診療所においては，**入院栄養食事指導料2**〔初回250点，2回目190点〕が算定できる\*\*。なお，入院栄養食事指導料を算定する患者に対しては，**栄養情報連携料**〔70点／回〕を算定できる。

**外来栄養食事指導料1**〔①対面初回260点，2回目以降200点，②情報通信機器等使用初回235点，2回目以降180点〕は，医師が厚生労働大臣の定める特別食を必要と認めた外来患者または，がん，摂食・嚥下機能の低下，低栄養状態にある外来患者に対し，その保険医療機関の管理栄養士が医師の指示に基づき，患者ごとに具体的な献立等によって概ね初回は30分以上，2回目以降は20分以上指導を行った

---

\*2024年度診療報酬改定では，低栄養の評価には，従来の血清アルブミン値ではなく，GLIM基準を用いることとなった（図1-5）。GLIM基準は2018年に世界栄養学会により，低栄養の診断基準として提唱されたものである。

\*\*有床診療所において，栄養ケア・ステーションおよびその他の保険医療機関の管理栄養士が対面指導を行った場合に算定できる。

◻︎**栄養情報連携料**
入院栄養食事指導料を算定する患者に対して，入院中の栄養管理情報と退院後の栄養食事管理について文書を用いて説明し，これを他の保険医療機関等の医師または管理栄養士に情報提供し，共有した場合に入院中1回に限り算定する。

## 表1-3　入院時食事療養費および入院時生活療養費（食費）

| 入院時食事療養（Ⅰ） | | 入院時食事療養（Ⅱ） | |
|---|---|---|---|
| (1) | (2)以外の食事療養を行う場合 | 670円／食 | (1) | (2)以外の食事療養を行う場合 | 536円／食 |
| (2) | 流動食のみを提供する場合 | 605円／食 | (2) | 流動食のみを提供する場合 | 490円／食 |

| 入院時生活療養（Ⅰ）<br>食事の提供たる療養 | | 入院時生活療養（Ⅱ） | |
|---|---|---|---|
| (1) | (2)以外の食事の提供たる療養<br>を行う場合 | 584円／食 | 食事の提供たる療養 | 450円／食 |
| (2) | 流動食のみを提供する場合 | 530円／食 | | |

## 表1-4　入院時食事療養における特別食加算の対象食種

| 腎臓食 | 腎臓病のほか，心臓疾患等の減塩食（食塩相当量が6g未満／日）。妊娠高血圧症候群の減塩食の場合は，日本高血圧学会，日本妊娠高血圧学会等の基準に準じていること |
|---|---|
| 肝臓食 | 肝庇護食，肝炎食，肝硬変食，閉鎖性黄疸食（胆石症および胆嚢炎による閉鎖性黄疸の場合も含む）等 |
| 糖尿食 | 糖尿病に対する食事 |
| 胃潰瘍食 | 流動食は除外。十二指腸潰瘍，侵襲の大きな消化管手術の術後の胃潰瘍食に準ずる食事 |
| 低残渣食 | クローン病，潰瘍性大腸炎等により腸管の機能が低下している患者に対する食事 |
| 貧血食 | 血中ヘモグロビン濃度が10g/dL以下であり，その原因が鉄分の欠乏に由来する場合 |
| 膵臓食 | 膵炎等膵臓病に対する食事 |
| 脂質異常症食 | 空腹時定常状態におけるLDLコレステロール値が140mg/dL以上である者またはHDLコレステロール値が40mg/dL未満である者もしくは中性脂肪値が150mg/dL以上である者。薬物療法や食事療法により血液検査の数値が改善された場合でも，医師が疾患治療の直接手段として脂質異常症食に係る食事箋の発行の必要性を認めなくなるまで算定できる |
| 高度肥満食＊ | 肥満度が+70%以上またはBMIが35以上の高度肥満症に対して食事療法を行う場合は，脂質異常症食に準じて取り扱うことができる　　　　　＊栄養食事指導の加算要件は異なる。 |
| 痛風食 | 痛風に対する食事 |
| てんかん食 | 難治性てんかんに対し，グルコースのかわりにケトン体を熱量源として提供することを目的に，炭水化物量の制限，脂質量の増加を厳格に行った治療食（GLT-1欠損症，ミトコンドリア脳筋症への提供を含む） |
| 先天性代謝異常症食 | フェニルケトン尿症，メープルシロップ尿症（楓糖尿症），ホモシスチン尿症，ガラクトース血症に対する食事 |
| 治療乳 | 乳児栄養障害（離乳を終わらない者の栄養障害）に対する直接調製する治療乳 |
| 無菌食 | 無菌治療室管理加算を算定している場合の無菌食提供に限る |
| 特別な場合の検査食 | 潜血食のほか，大腸X線検査・大腸内視鏡検査のために特に残渣の少ない調理済食品を使用した場合（単なる流動食および軟食を除く） |

注）特別食加算の対象となる食事であれば，濃厚流動食であっても可。

## 表1-5　食事療養における特別食以外に栄養食事指導料の加算対象となる特別食

| 高血圧症 | 食塩相当量が6g未満／日の減塩食 |
|---|---|
| 高度肥満症＊ | 肥満度が+40%以上またはBMIが30以上の高度肥満症に対する治療食 |
| 先天性代謝異常症食 | 特別食加算4疾患のほか尿素サイクル異常症，糖原病食など5疾患 |
| 小児食物アレルギー＊＊ | 食物アレルギーをもつことが明らかな16歳未満の小児に対する小児食物アレルギー食 |

＊特別食加算の要件は異なる　　＊＊外来および入院栄養食事指導に限る

場合に，初回の月にあっては月2回を限度とし，その他の月にあっては月1回に限り算定できる。また，診療所では，**外来栄養食事指導料2**〔①対面初回250点，2回目以降190点，②情報通信機器等使用初回225点，2回目以降170点〕が，有床・無床を問わず，上記の入院時栄養食事指導料2と同様の条件で算定できる。

**集団栄養食事指導料**〔80点〕は，医師が厚生労働大臣の定める特別食を必要と認めた複数の患者（概ね15人以下）に対し，その保険医療機関の管理栄養士が医師の指示に基づき，40分を超える指導を行った場合に患者1人につき月1回に限り算定できる。ただし，入院中2回を限度とする。

**在宅患者訪問栄養食事指導料1**は，疾患，負傷のために通院による療養が困難な在宅療養患者について，医師が厚生労働大臣の定める特別食の提供する必要性または，がん，摂食・嚥下機能の低下，低栄養状態にあるものとして栄養管理の必要性を認めた場合であって，その医師の指示に基づき，管理栄養士が患家を訪問し，食品構成に基づく食事計画案または具体的な献立等を示した栄養食事指導箋を患者またはその家族等に対して交付するとともに，当該指導箋に従い，食事の用意や摂取等に関する具体的な指導を30分以上行った場合に月2回に限り算定できる。単一建物診療患者1人〔530点〕，単一建物同2～9人〔480点〕，それ以外〔440点〕で診療報酬が異なる。また，診療所においては，**在宅患者訪問栄養食事指導料2**〔単一建物診療患者1人510点，単一建物診療患者2～9人460点，それ以外420点〕が，外来栄養食事指導料2と同条件で算定できる。

**早期栄養介入管理加算**〔250点／日，入室後早期から経腸栄養を開始した場合，開始後は400点／日〕は，一定要件を満たす管理栄養士が専任で配置されている特定集中治療室に入院早期から経腸栄養等の必要な栄養管理が行われた場合を評価したものである。7日を限度として算定する。

2022年改定では，**周術期栄養管理実施加算**（270点／1手術），特定機能病院の入院患者には**入院栄養管理体制加算**（入院初日と退院時に各270点）が新設された[*]。

**c. 管理栄養士がかかわるチーム医療による診療報酬**　　**栄養サポートチーム加算**〔200点／週[**]〕は，栄養障害の状態にある患者や栄養管理をしなければ栄養障害の状態になることが見込まれる患者に対し，栄養管理に係る専門的知識を有する多職種（常勤の医師，看護師，薬剤師および管理栄養士など）からなるチームを編成し，診療を通じ，栄養状態を改善させ，また，必要に応じて経口摂取への円滑な移行を促進することが行われた場合の評価である。

**摂食障害入院医療管理加算**〔30日以内：200点／日，31日以上60日以内：100点／日〕は，摂食障害による著しい体重減少が認められるBMI15未満の摂食障害の患者に対して，医師，看護師，精神保健福祉士，臨床心理技術者，管理栄養士等による集中的かつ多面的な治療が計画的に提供されることを評価したものである。

**糖尿病透析予防指導管理料**〔350点／月〕は，専任の医師，看護師（または保健師）および管理栄養士が，日本糖尿病学会の「糖尿病治療ガイド」等に基づき，患者の

[*] 周術期栄養管理実施加算は全身麻酔の患者に対し，手術前後に必要な栄養管理を管理栄養士が行った場合に算定。
入院栄養管理体制加算は，病棟配置の常勤管理栄養士がきめ細やかな栄養管理を行う体制について算定。

[**] 療養病棟，結核病棟，精神病棟は，入院日から起算して6月以内に限り算定可能とし，入院1月までは週1回，入院2月以降6月までは月1回を限度とする。

病期分類，食塩制限およびたんぱく質制限等の食事指導，運動指導，その他生活習慣に関する指導等を必要に応じて個別に実施した場合に算定できる。対象となるのは，外来糖尿病患者であって，糖尿病性腎症第2期以上で透析療法を行っていないHbA1cが6.5％以上または内服薬やインスリン製剤を使用している患者で，医師が糖尿病透析予防に関する指導の必要性があると認めた場合である。

慢性腎臓病透析予防指導管理料〔①初回の指導管理から1年以内に行った場合：対面300点／月，情報通信機器等使用261点／月，②1年を超えた場合：対面250点／月，情報通信機器等使用218点／月〕は，入院中以外の慢性腎臓病の患者に対して，透析予防診療チームが食事指導，運動指導，その他生活習慣に関する指導等を個別に実施した場合に算定する。2024年改定で新設された。

在宅患者訪問褥瘡管理指導料〔750点／回〕は，在宅褥瘡管理者を含む多職種からなる在宅褥瘡対策チームが，褥瘡予防や管理が難しく重点的な褥瘡管理が必要なDESIGN-R分類（第29章，p.322参照）d2以上の褥瘡がある在宅療養中の患者に対して，褥瘡の改善等を目的として，共同して指導管理を行うことを評価したものである。カンファレンスと定期的なケア等を実施した場合に算定できる。

摂食嚥下機能回復体制加算〔1：210点，2：190点，3：120点＊〕は，多職種からなる摂食嚥下支援チームによるリハビリに対し週1回算定。専任の管理栄養士ほか定められたメンバーによる週1回のカンファレンス実施が算定要件。

リハビリテーション・栄養・口腔連携体制加算〔120点／日〕は，急性期医療において，入院中の患者のADLの維持，向上等を目的に，早期の離床や経口摂取が図られるよう，リハビリテーション，栄養管理および口腔管理に係る多職種による評価と計画に基づき，多職種により取り組みを行った場合に計画作成から14日を限度に算定できる。2024年改定で新設された。

**d．栄養管理体制に対する診療報酬**　2006年の診療報酬の改定において栄養管理の重要性の高まりから，栄養管理実施加算が新設されたが，2012年の改定では廃止され，栄養管理体制は入院基本料，特定入院料の算定要件として包括された。しかし，有床診療所では管理栄養士の確保が難しいことから，2014年の改定で，栄養管理体制等の施設基準に適合し，常勤の管理栄養士1名以上が配置されている場合には「栄養管理実施加算〔12点／日〕」が可能となった。

**2）介護保険** **

**a．施設サービスにかかわる加算**　2021年度の介護報酬改定では，介護保険施設での栄養ケア・マネジメントの強化を目的に，栄養マネジメント加算は廃止され，人員基準に現行の栄養士に加えて管理栄養士の配置を位置付けるとともに，基本サービスとして状態に応じた栄養管理の計画的な実施が求められるようになった（栄養ケア・マネジメント未実施〔14単位／日減算〕）。さらに，入所者全員への丁寧な栄養管理の実施や体制強化等を評価する**栄養マネジメント強化加算**〔11単位／日〕が2021年改定で新設され，特に低栄養ハイリスクの入所者に対しては，医師・管

＊1，2の場合，管理栄養士のほかに必須な職種

医師または歯科医師（専任）

適切な研修を修了した看護師（専任）または言語聴覚士（専従）

3の場合は，チームの設置，カンファレンスは不要。専任の医師，看護師または言語聴覚士で算定できる。

＊＊2024年6月現在。

理栄養士・看護師等による栄養管理計画に従い，ミールラウンドを週3回以上行うこととされた（低栄養リスク改善加算は廃止）。

**療養食加算**〔6単位／回〕は，食事の提供が管理栄養士または栄養士によって管理されており疾患治療の直接手段として，医師の発行する食事箋に基づき厚生労働大臣が定める療養食を提供している場合に算定できる*。

**経口移行加算**〔28単位／日〕は，医師の指示に基づき，経管栄養により食事を摂取している入所者ごとに経口による食事摂取を進めるための経口移行計画を多職種協働で作成し，その計画に従って，医師の指示を受けた管理栄養士または栄養士による栄養管理および言語聴覚士または看護職員による支援を行った場合に1日単位で算定できる（原則として計画作成日から180日以内に限る）。

**経口維持加算**〔（Ⅰ）：400単位／月，（Ⅱ）：100単位／月〕は，食事を経口摂取している者であって，摂食機能障害を有し，誤嚥が認められる入所者に対して，医師または歯科医師の指示に基づき，多職種協働で入所者の栄養管理をするための食事の観察および会議等を行い，入所者ごとに経口維持計画を作成して，医師または歯科医師の指示を受けた管理栄養士または栄養士がその計画に従って，継続して経口による食事の摂取を進めるための特別な管理を行った場合に算定できる。経口維持加算（Ⅰ）として1月につき規定の単位数を加算できる。経口移行加算を算定している場合は算定しない。また，経口維持加算（Ⅰ）を算定している場合であって，経口による継続的な食事の摂取を支援するための食事の観察および会議等に，配置医師を除く医師，歯科医師，歯科衛生士または言語聴覚士が加わった場合にはさらに経口維持加算（Ⅱ）を1月につき規定の単位数を加算できる。

**再入所時栄養連携加算**〔200単位〕は，介護保険施設入所者が医療機関に入院し，施設入所時とは大きく異なる栄養管理が必要となった場合**に，介護保険施設と医療機関の管理栄養士が連携（医療機関での栄養食事指導に同席）し，再入所後の栄養管理について相談のうえ栄養管理計画を策定し，当該施設に再入所後に入所者またはその家族の同意が得られた場合1回に限り算定できる。

**退所時栄養情報連携加算**〔70単位／日〕は，2024年改定で新設された。介護保険施設の管理栄養士が退所先の介護保険施設や医療機関等に対して，当該者の栄養管理に関する情報を提供した場合，1月に1回を限度として算定する。ただし，栄養マネジメント強化加算との併算定はできない。

**b．通所サービスにかかわる加算**　　**栄養アセスメント加算**〔50単位／月〕は，管理栄養士と介護職員等の連携による栄養アセスメントの取り組みを評価するものである。**栄養改善加算***〔200単位／回〕は，低栄養状態またはそのリスクのある利用者に対し，低栄養状態の改善等を目的として，個別的に実施される栄養食事相談等の栄養管理で，利用者の心身の状態の維持または向上に資すると認められる栄養改善サービスを行った場合に算定できる。3月以内の期間に限り1月に2回を限度として所定単位数に加算できる。

---

*2015年の改定により，療養食加算と経口維持加算，経口移行加算は併算定が可能となった。

**経管栄養または嚥下調整食の新規導入など。

***栄養改善加算においては，2021年の改定で算定要件として，管理栄養士が必要に応じて利用者の居宅を訪問することが新たに求められることとなった。

**c．居宅サービスにかかわる介護報酬**　　管理栄養士が行う**居宅療養管理指導費（Ⅰ）**は，通院療養が困難な居宅療養をする利用者に対し，厚生労働大臣が定める特別食の提供が必要であると医師が認めた場合または低栄養状態にあると医師が判断した場合，指定居宅療養管理指導事業所である医療機関の管理栄養士やその医療機関と契約をしている管理栄養士が，医師の指示に基づき利用者の居宅や居住系施設の入居者等を訪問し，栄養管理に係る情報提供および指導，助言を30分以上行った場合に月2回を限度に算定できる。また，当該事業所以外の管理栄養士が，当該事業所以外の他の医療機関，介護保険施設，栄養士会が設置・運営する栄養ケア・ステーションと連携して，居宅療養管理指導を実施した場合は**居宅療養管理指導費（Ⅱ）**となる。なお，（Ⅰ）は同一建物居住者1人〔545単位〕，同2〜9人〔487単位〕，同10人以上〔444単位〕，（Ⅱ）は同1人〔525単位〕，同2〜9人〔467単位〕，同10人以上〔424単位〕と介護報酬が異なる。介護予防サービスでは，同様に**介護予防居宅療養管理指導**が行われている。このほかに短期入所サービスでは**療養食加算**〔8単位／回〕の算定ができる。

**d．その他**　　認知症グループホームでは，管理栄養士が介護職員等へ助言・指導を行い栄養改善のための体制づくりを進めることを評価する**栄養管理体制加算**〔30単位／月〕がある。

　通所および居宅サービス，多機能系のサービスとして，**口腔・栄養スクリーニング加算（Ⅰ）**〔20単位／回〕と**（Ⅱ）**〔5単位／回〕\*がある。介護職員等による口腔と栄養の両スクリーニングを一体的に取り組むことを評価する。

\*栄養アセスメント加算，栄養改善加算，口腔機能向上加算を算定している場合に（Ⅱ）となる。

# 3.　医療と臨床栄養

## （1）医療における栄養管理の意義

　医療の場での栄養管理は，適切な栄養補給と栄養状態の改善により，治療効果を高め，再発防止，合併症予防に貢献すること，さらには患者のQOLを向上させることを目的としている。その対象となる傷病者は，著しい低栄養の患者や過剰栄養の患者のほか，大手術後のように必要とする栄養量が増加している患者，代謝障害により特定の栄養素を制限する患者，さらには経口摂取や経腸栄養が不可能な患者もいる。このように疾患も病態も治療法も必要とするエネルギーおよび栄養素の量も栄養補給法も患者により異なるうえ，病態は刻一刻と変化する。

　そのため，医療の場では，患者一人ひとりの栄養状態の評価・判定を的確に行い，病態や治療方針，摂食機能，患者の価値観も含め総合的に判断した最適な栄養管理を即座に行うことが求められる。

　効率的で質の高い栄養管理には多職種による**チーム医療**が不可欠となる。

## （2）医療における管理栄養士の役割と職業倫理

### 1）医療における管理栄養士の役割

　個々の患者に最適な栄養管理が求められる医療の場では，管理栄養士の果たす役割は大きい。すべての患者に対して，科学的根拠に基づき，他職種と連携をとりながら，その患者によりよい食と栄養の指導を行うことが管理栄養士の責務である。

　栄養状態の評価・判定のほか，その専門性を活かし，食事内容や形態の提案，経腸栄養剤の種類の選択・変更等を医師に提案することも職務である。

### 2）管理栄養士の職業倫理

　**a．職業倫理**　　倫理とは道徳意識に基づいて人間として行うべき規範のことをいい，職業倫理はその職のプロフェッショナルとしての倫理である。つまり，専門職として社会の要請に応えるために，何を目指し，どのようにすることがよいことなのか，何をすべきかを問い，自らを律するものである。

　**b．管理栄養士に求められる倫理**　　管理栄養士は，その役割を果たすために食・栄養の専門職としての責務を全うすることが求められる。さらに，医療の担い手であり，対人業務を行う職であるため，生命倫理，医の倫理，患者の権利も理解しておく必要がある。日本栄養士会は2002年に倫理綱領を定めている（表1-6）。

　**c．生命倫理・医療倫理**　　**生命倫理**（バイオエシックス）は，人に限らずすべての生物の生命に関する倫理的問題を扱う学問分野である。**医療倫理**は，生命倫理の中でも医療に関連した領域となる。ビーチャム・チルドレス（Beauchamp, TL・Childress, JF）の医療倫理の4原則が基本原則として有名である。

　**ヒポクラテスの誓い**（紀元前400年頃）が医療倫理の原点と考えられている。その精神を現代的な言葉で表した**ジュネーブ宣言**（1948年採択，2017年改訂），ヒトを対象にした医学研究の倫理的原則を示した**ヘルシンキ宣言**（1964年採択，最新修正2013年），インフォームド・コンセントの概念が宣言された**リスボン宣言**（1981年採択，最新修正2005年）など，世界医師会においていくつかの提言がなされている。

　一方，わが国では，日本医師会が2000年と2022年に「医の倫理綱領」を採択し

**◆生命倫理**
　バイオテクノロジーの発展により生命の意味が揺らぎはじめたことから取り上げられるようになった。主なテーマに臓器移植や終末期医療などがある。

**◆医療倫理の4原則**
1．善行
（beneficence）
患者に利益をもたらすこと
2．無危害
（nonmaleficence）
患者に危害を及ぼすことを避けること
3．自律
（autonomy）
自己決定権を尊重すること
4．正義
（justice）
利益と負担を公平に分配すること

### 表1-6　管理栄養士・栄養士倫理綱領（第4版）

| |
|---|
| ① 管理栄養士・栄養士は，保健，医療，福祉および教育等の分野において，専門職として，この職業の尊厳と責任を自覚し，科学的根拠に裏づけられかつ高度な技術をもって行う「栄養の指導」を実践し，公衆衛生の向上に尽くす。 |
| ② 管理栄養士・栄養士は，人びとの人権・人格を尊重し，良心と愛情をもって接するとともに，「栄養の指導」についてよく説明し，信頼を得るように努める。また，互いに尊敬し，同僚および他の関係者とともに協働してすべての人びとのニーズに応える。 |
| ③ 管理栄養士・栄養士は，その免許によって「栄養の指導」を実践する権限を与えられた者であり，法規範の遵守および法秩序の形成に努め，常に自らを律し，職能の発揮に努める。また，生涯にわたり高い知識と技術の水準を維持・向上するよう積極的に研鑽し，人格を高める。 |

（日本栄養士会，2014年第4版改定）

3. 医療と臨床栄養　**17**

ている。その綱領には「医学および医療は，病める人の治療はもとより，人びとの健康の維持増進，さらには治療困難な人を支える医療，苦痛を和らげる緩和医療をも包含する。医師は責任の重大性を認識し，人類愛を基にすべての人に奉仕するものである」と記されている。

### 3）守秘義務

　医療従事者は，その業務の性質上，患者の生活等のプライバシーに立ち入った問診や診療録の記載から個人情報を知る機会が多い。その業務上，知り得た患者の個人情報を他者に漏らすことは，患者の人権を侵害することとなるため，守秘義務が法的に負わされている。患者の食生活などのほか，さまざまな個人情報を知ることの多い管理栄養士・栄養士にも守秘義務がある。

## （3）クリニカルパスと栄養管理

### 1）クリニカルパス

　クリニカルパスとは，一定の疾患をもつ患者に対して，対応すべき医療行為を時間軸に沿ってまとめた標準化された診療計画であり，診療スケジュールが一覧で表される。臨床上の成果であるアウトカムを設定し，効率的な運用を図ることを目的としている。横軸に日付や入院日数など時間を，縦軸に医療者が実施すべき治療・検査や栄養管理などを記すのが一般的である。

□**クリニカルパス**
　米国の工程管理技法の概念を臨床の場に応用したもの。近年は，複数の医療機関が連携・共有する地域連携クリニカルパスなどもある。

### 2）クリニカルパスの役割・メリット

　従来は，担当医師の経験や判断によって診療方針が異なっていたが，クリニカルパスにより，診療の標準化が図られるようになった。クリニカルパスは科学的根拠に基づいて整理し医療チームで作成され，アウトカムを達成するために，いつ・誰が・どのような医療行為を実施するのか等が示してある。そのため一定水準の医療サービスと成果が期待できる。さらにバリアンスを分析しクリニカルパスを見直すことで，医療の質の向上も図られ

□**アウトカム**
　達成すべき臨床上の目標，ゴール。

**表1-7　クリニカルパスのメリット**

1. 医療の質の標準化がされる
2. 職種間の情報の共有が可能となる
3. チーム医療の推進
4. 効率化が図られ在院日数の短縮化が図られる

る（表1-7）。クリニカルパスには医療従事者用と患者用があり，患者用はインフォームド・コンセントにも用いられる。

□**バリアンス**
　クリニカルパス（標準化したもの）から外れた事例。

### 3）クリニカルパスと栄養管理

　クリニカルパスは，科学的根拠に基づき作成されるため，栄養管理の面でも標準化が図られる。実施記録としても利用されることが多いので，治療の過程で栄養管理に必要な手順や栄養教育の実施状況，食事内容の確認も可能となり，適正かつ効率的な栄養管理の一助となる。

## （4）チーム医療

### 1）医療チーム

**チーム医療**とは，「医療に従事するさまざまな職種が，目的と情報を共有しながら，各々の高い知識や技術といった専門性を発揮し，業務を分担・連携することで，患者の状況に的確に対応した医療を提供すること」である。チーム医療の効果として，**医療の質**および**QOL**の向上や医療の効率性の向上，医療の標準化・組織化を通じた医療安全の向上等が期待できる。

**栄養サポートチーム**（NST, nutrition support team）や褥瘡対策チーム，感染対策チーム，緩和ケアチーム，摂食嚥下支援チームのほか，糖尿病や呼吸器疾患，摂食障害等，さまざまな診療科で医療チームが結成されている。

### 2）栄養サポートチーム（NST）

栄養サポートチーム（NST）とは，医師，看護師，管理栄養士，薬剤師などのコメディカルで構成された栄養・食事療法の専門知識を有する医療チームのことである。病院における低栄養（**ホスピタル・マルニュートリション**）が問題となり，NSTは日本全国に広がった。

NSTの役割は，栄養不良患者の早期発見，適切な栄養・食事療法の選択，栄養状態の改善による治癒促進，栄養管理に関する**コンサルテーション**などである。

その患者に最適な栄養・食事療法について多職種で検討し，その内容を担当医師へ提言し，栄養・食事療法に関する正しい知識・技術の伝達を行う。そのため，高い専門知識とリーダーシップ，コミュニケーションスキルが各職種に求められる。

## （5）リスクマネジメント

リスクとは「危害の発生する確率と，それが発生したときの重大性の組み合わせ」をいい，**リスクマネジメント**はリスクに関して組織的な事故防止体制を整備して管理することである。「人間はエラーを起こす」ということを前提として，エラーが事故へつながらないように予防策と，万一，事故が発生した場合の緊急時対応や再発防止体制が含まれる。

患者に危害を加えることのない安全な医療の提供のためには不可欠なものである。軽微な事故やミスであっても原因究明を行い，事故に対して適切な防止策を講じるためにインシデント・レポート（**ヒヤリ・ハット**報告書）やアクシデント・レポート（医療事故報告書）を作成し，検証・分析し，再発防止策を講じる。

栄養管理部門がかかわるリスクには，患者給食における食中毒や異物混入のほか，配膳ミスや献立指示のミスによる食物アレルギー事故，不適切な食事形態による窒息事故，患者の病態や栄養状態に不適切な栄養食事指導などがある。

---

**◆コメディカル**
医師以外の医療従事者。

**◆ホスピタル・マルニュートリション**
病院における臨床栄養管理の悪さが招く低栄養。医原性栄養障害。

**◆コンサルテーション**
主治医などからの栄養管理に関する問い合わせへの対応。

**◆ヒヤリ・ハット**
「危ないことが起こったが，結果として幸い事故には至らなかった」「実際には実施されなかったものの，仮に実施されていたら患者に被害が発生したと予想される」出来事のこと。「ヒヤリとした」「ハッとした」が語源。

## （6）傷病者の権利

傷病者（患者）には「良質の医療を受ける権利」や「自分の状態や治療について，自分に理解しやすいことばで説明を受ける権利」などがある。さらに「説明を受けたうえで治療を拒否する権利」などの自己決定権を有することがリスボン宣言の中に示されている（表1-8）。

表1-8　患者の権利に関する世界医師会リスボン宣言

| | |
|---|---|
| 1．良質の医療を受ける権利 | 7．情報に対する権利 |
| 2．選択の自由の権利 | 8．守秘義務に対する権利 |
| 3．自己決定の権利 | 9．健康教育を受ける権利 |
| 4．意識のない患者 | 10．尊厳に対する権利 |
| 5．法的無能力の患者 | 11．宗教的支援に対する権利 |
| 6．患者の意思に反する処置 | |

注）それぞれの項目に細項目が規定されている。

（日本医師会訳）

## （7）インフォームド・コンセント

インフォームド・コンセントとは，「十分な説明を受けたうえでの同意」の意で，医師は患者にわかりやすく説明し，患者がそれを理解し自らの意志で同意・承認することをいう。上述のリスボン宣言に先立つヘルシンキ宣言の中でもインフォームド・コンセントの必要性が記されている。管理栄養士・栄養士においても，栄養管理業務を行う場合には，患者への十分な説明と同意が必要となる。

#  4. 福祉・介護と臨床栄養

## （1）福祉・介護における栄養管理の意義

高齢者にとっての栄養管理とは，健康維持と同時にQOLを維持して安心して幸せな生活を送るために必要である。福祉・介護における栄養管理の目的は，人間の基本的欲求である「食べる楽しみ」を重視すること，「食べる」ことによって低栄養を改善すること，高齢者の生活機能を維持・向上させ，自己表現のできる喜びを味わえるようにすることである。これらにより，高齢者の自己実現を目指すものである。

## （2）福祉・介護における管理栄養士の役割

高齢者の栄養管理は，低栄養状態等の改善のために解決すべき課題が多岐にわたる。このことから，多職種が協働して関連するサービスや高齢者の身近な地域資源と連携し，効率的なマネジメント体制である栄養ケア・マネジメントのもとに提供されるべきものである。その中心となるのは管理栄養士である。

介護保険施設では低栄養および介護予防に重点を置いた栄養ケア・マネジメントを行うことが求められ，管理栄養士は食事の提供のみならず，要支援者・要介護者個々の栄養管理を行う。また，地域住民の生活習慣病の発症予防，重症化予防の徹底を図るために，保健，医療，福祉，介護等，さまざまな領域での栄養・食生活支

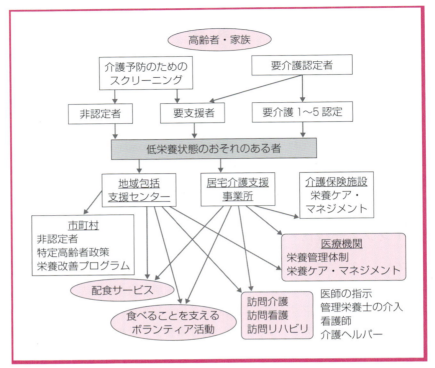

図1-6 介護保険と栄養ケア・マネジメント

援の充実を図っていく必要がある（図1-6）。

## （3）チームケアと栄養管理

### 1）栄養ケア・マネジメント

　介護保険施設では，介護保険法において常勤の管理栄養士が配置され，個々の入所者の栄養状態を適切にアセスメントし，その状態に応じて多職種協働により栄養管理を実施することが求められている。栄養ケア・マネジメントは，栄養スクリーニング，要支援者・要介護者に関して解決すべき課題の把握（栄養アセスメント），栄養管理計画の作成（栄養補給，栄養食事相談，多職種協動による栄養管理），実施・チェック，モニタリング（再アセスメント）で構成されている。

### 2）口から食べる楽しみの支援の充実

　経口摂取を進めるためには，医師，歯科医師，管理栄養士，看護師，言語聴覚士（ST），介護支援専門員，介護者等が多職種協働で，咀嚼能力等の口腔機能および栄養状態を適切に把握したうえで，口から食べる楽しみを支援する。その中で管理栄養士は，経口摂取を進めるための栄養管理と食物形態の調整，摂取方法等における適切な配慮を行う。

### 3）リハビリテーションと栄養管理

　要支援者・要介護者の筋力や持久力の低下，嚥下障害，ADL低下，口腔・咀嚼

◻ ADL
　日常生活動作
（activities of daily living）

機能障害は，栄養不良が問題であることが少なくない。重度の栄養障害や不適切な栄養管理下では，リハビリテーションを行っても筋力や持久力の改善は困難である。そのため，適切な栄養管理とリハビリテーションを同時に行うことは，ADLやQOLをより高めるために必要である。よって管理栄養士は，理学療法士（PT），作業療法士（OT），言語聴覚士（ST）等と連携して，栄養管理を行うことが望まれる。

サルコペニアおよびロコモティブシンドローム（第19章参照）は，いずれも，筋肉や骨などの減少・機能不全が大きく関与している。リハビリテーションを要する患者は，栄養障害を合併していることが多い。このようなことから，リハビリテーションにおける管理栄養士の役割は大きい。

### ●栄養管理プロセス●

これからの栄養管理は，栄養アセスメントの次に栄養状態の判定（栄養診断）を加えた栄養管理プロセスへ移行している。

栄養管理プロセス（NCP, nutrition care process）は，栄養管理の国際的な標準化と質の改善を目的として，2002年にアメリカ栄養士会から発表された。この栄養管理プロセスについては，2018年に『栄養管理プロセス』として日本栄養士会が出版している。

栄養管理プロセスは，「栄養診断」という新たな概念を盛り込んでおり，栄養管理に必要な知識，技術だけではなく，栄養管理を提供するための用語を標準化し，その記録や栄養管理に関する情報交換についても標準化を目指したものである。

栄養管理プロセスの概要は，①栄養アセスメント，②栄養状態の判定（栄養診断），③栄養介入，④栄養モニタリングと評価の4つの過程で構成されている（下図）。

栄養管理の目標設定と計画の作成については，現在まで広く使われてきた方法である栄養ケア・マネジメントの過程のうち，「栄養管理計画」と「実施・チェック」が栄養管理プロセスでは「③栄養介入（栄養介入計画・栄養介入実施）」にあたる。栄養管理プロセスでは栄養状態の判定（栄養診断）をもとに栄養介入が行われる。

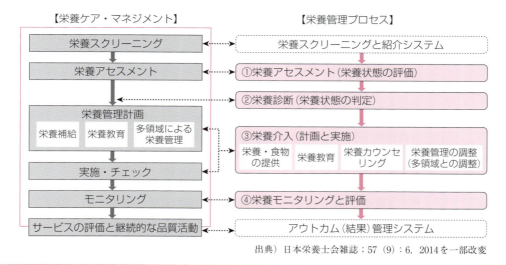

出典）日本栄養士会雑誌；57（9）：6, 2014を一部改変

## （4）在宅ケアと地域包括ケアシステム

団塊の世代が75歳以上となる2025年を迎えた。病床の機能分化・連携，在宅医療・介護の推進，医療・介護従事者の確保・勤務環境の改善等，「効率的かつ質の高い医療提供体制の構築」と「地域包括ケアシステムの構築」が急務の課題となっている。

疾患を抱えても，自宅等の住み慣れた生活の場で療養し，自分らしい生活を続けられるためには，地域における医療・介護の関係機関が連携して，包括的かつ継続的な在宅医療・介護の提供を行うことが必要である。

高齢者が可能な限り住み慣れた地域で，安心して暮らし続けられるように医療・介護・介護予防・住まい・生活支援が一体的に提供されるしくみを地域包括ケアシステムという。システムの構築に向けて，認知症施策や在宅医療・介護連携の推進，介護サービスの効率化・重点化といった取り組みが始まっている。どこにいても栄養管理が受けられるシステムの構築がまたれる。

### 第1章　学習チェックリスト

□ 傷病者（要支援者・要介護者を含む）への栄養管理の意義について理解できましたか
□ 医療用語について理解できましたか
□ 診療報酬や介護報酬の算定の基本について理解できましたか
□ 医療倫理，患者の権利に関する宣言について理解できましたか
□ リハビリテーションと栄養管理について理解できましたか
□ 在宅医療の現状と課題について理解できましたか

### 参考文献

・東口髙志編：NST完全ガイド改訂版，照林社，2010
・鈴木博・中村丁次編著：管理栄養士講座　改訂臨床栄養学Ⅰ，p.15，建帛社，2013
・中村丁次・川島由起子・加藤昌彦編：臨床栄養学　基礎，医歯薬出版，2013
・日本静脈経腸栄養学会編：静脈経腸栄養ガイドライン第3版，照林社，2013
・日本病態栄養学会編：病態栄養専門師のための病態栄養ガイドブック改訂第4版，メディカルレビュー社，2013
・若林秀隆：リハビリテーションハンドブック，医歯薬出版，2010
・長浜幸子・中西靖子・近藤雅雄編：コンパクト臨床栄養学，p.20，朝倉書店，2014
・医科診療報酬点数表，社会保険研究所，各年
・介護報酬の解釈1　単位数表編，社会保険研究所，各年
・厚生労働省ホームページ　https://www.mhlw.go.jp/
・日本医師会ホームページ　https://www.med.or.jp/
・日本栄養士会ホームページ　https://www.dietitian.or.jp/
・厚生労働省：国際生活機能分類－国際障害分類改訂版－（日本語版），2002
　https://www.mhlw.go.jp/houdou/2002/08/h0805-1.html

| 第2章 | 傷病者，要支援者・要介護者の栄養アセスメント |

> 栄養管理は，対象者の栄養状態や病態を正確に把握し，それに基づいた栄養管理計画の作成，実施，モニタリング，評価という流れで行われる。この章では，対象者個々に適切な栄養管理を行ううえで不可欠となる栄養アセスメントについて学び，実践できるようになることを目的とする。

# 1. 意義と目的

　傷病者に対する栄養・食事療法は，適切な栄養補給と栄養状態の改善により，治療効果を高め，再発防止，合併症予防に貢献すること，さらには患者のQOL向上を目的としている。しかし，傷病者は疾患やストレス下での栄養要求量の増大，消化吸収障害などにより，低栄養状態あるいは栄養障害のリスクを有する者も少なくない。そのため，適切な情報収集によって栄養状態を評価し，患者各々の必要栄養量を見極め，適量のエネルギー・栄養素を適切な方法で補給する必要がある。

　また，加齢とともに，口腔や摂食嚥下の問題，身体機能の低下等のさまざまな要因による習慣的な食事摂取量の低下および疾患の罹患や服薬等により，低栄養状態に陥りやすくなる。低栄養や嚥下障害などのリスクが高い要支援者・要介護者に対しては早期の適切な栄養介入が重要であり，重度化予防を目的に，栄養状態のみならず摂食嚥下の食動作，食文化・食習慣等の食環境をも包括的に評価したうえでの栄養ケアの実施が必要となる。

# 2. 栄養スクリーニングと栄養アセスメント

　栄養アセスメントは，個人や集団の栄養状態をいろいろな栄養指標を用いることによって客観的・総合的に把握して評価することである。身体計測，生化学検査，臨床診査，食事摂取調査，環境要因，心理状態など栄養に関連するさまざまな情報を収集して栄養状態を評価・判定していく。

　栄養スクリーニングは，栄養障害の有無を診断することで栄養アセスメントの最初の段階である。栄養改善計画の必要な患者を早期に抽出することができる。用いる指標は簡便かつ被験者に非侵襲的な方法であるが，対象者全員に対して栄養障害の有無を診断することは必要であり，簡便な方法であっても対象者の予後に重要な

```
現病歴
1. 体重変化
    過去6か月間の体重減少：        kg（        %）
    過去2週間の体重変化： 増加  不変  減少
2. 食事摂取量の変化（通常時との比較）
    なし
    あり        期間：        週間
                タイプ：経口栄養不足    経腸／静脈栄養充足    経腸／静脈栄養不足    絶食
3. 消化器症状（2週間以上継続）
    なし    悪心    嘔吐    下痢    食欲不振
4. 身体機能以下
    なし
    あり        期間：        週間
                タイプ：制限はあるが労働可能  歩行可能  寝たきり

身体所見（ランク評価：0＝正常，1＋＝軽度，2＋＝中等度，3＋＝高度）
    皮下脂肪量減少（上腕三頭筋，胸部）  骨格筋量減少（大腿四頭筋，三角筋）
    足首の浮腫  仙骨部の浮腫  腹水

主観的包括的評価（いずれか選択）
    A．栄養状態良好   B．中等度栄養障害   C．高度栄養障害
```

**図2-1　主観的包括的栄養アセスメント**

資料）Detky, AS, et al：JPEN；11：8-13，1987を一部改変
出典）津田博子：Nブックス　四訂応用栄養学，p.3，建帛社，2014

意義を有する。アセスメントツールには，COUNT（Controlling Nutritional Status），MUST（Malnutrition Universal Screening Tool），MST（Malnutrition Screening Tool），MNA（Mini Nutritional Assessment），GNRI（Geriatric Nutritional Risk Index）などもあるが，SGA（subjective global assessment，主観的包括的栄養アセスメント）やMNA-SF（short form）がスクリーニングに広く用いられている。また，低栄養の国際診断基準として，2018年にGLIM（Global Leadership Initiative on Malnutrition）基準が公表され，低栄養の評価への活用が期待されている（p.10，図1-5）。

SGAは，特別な器具を用いる必要がなく，病歴と簡単な身体計測のみで主観的に，全体的に（包括的に）栄養状態を評価する方法である（図2-1）。

栄養アセスメントは，栄養管理計画の作成に不可欠であるとともに，実施した栄養管理の効果の評価や，治療の予後を推定する際にも用いられる。

栄養アセスメントは，目的により，静的栄養アセスメント，動的栄養アセスメント，予後予測栄養アセスメントに分類される。

### 1）静的栄養アセスメント－栄養障害の有無

栄養状態を一時点でとらえるものである。指標は身体計測，免疫能，代謝回転の遅い（半減期が長い）臨床検査などで，栄養状態の判定や低栄養状態のタイプの判定をする。

### 2）動的栄養アセスメント－栄養状態の変化

栄養管理の効果を評価するときに行われる。用いられる指標は，半減期の短いトランスサイレチン（プレアルブミン）やレチノール結合タンパク質などのRTP（rapid turnover protein，急速代謝回転タンパク質），窒素出納，エネルギー代謝動態などで，

経時的に測定し，その変動を評価する。

### 3）予後予測栄養アセスメント－治療の予後や目標

複数の栄養指標を組み合わせて栄養状態を評価し，術後の危険度の判定や治療効果・予後を推定する。術前の栄養状態改善により，術後のリスクが軽減でき，胃がんや食道がん，大腸がん患者を対象とした予後判定の指数（予後栄養指数：prognostic nutritional index，PNI）などが発表されている。

# 3. 問診（医療面接），身体観察

## （1）問診（医療面接）

対象者の病態を的確に把握し，正しく理解するために対象者の自覚症状や現病歴などの情報を聞きとることが基本である。管理栄養士の問診は，医師が診断した病名にかかわることを確認したうえで，対象者の栄養状態評価のための情報を把握する。病歴は，主訴（診察を受けるために来院した発熱，倦怠感，めまいなどの理由），現病歴（いつ，どのようにして主訴が始まったのか），既往歴（過去にかかった病気）や家族歴（血縁者や同居者の疾患，死亡原因）を聞き取る。体重の変化とその原因については，食生活の変化，運動量の変化，長期の食欲不振，味覚変化，咀嚼・嚥下障害，内臓疾患，心身症による摂食障害などを含め聴取する。食物摂取の変化とその原因は，食べることへの意欲（食欲）低下または欠如している状態や，中枢性（精神・神経性），中毒性（細菌，薬物など），内臓関連（消化器系，アレルギーなど），欠乏症（栄養不良），味覚の変化など，消化器症状（腹痛，便秘，下痢，嚥下困難，消化不良，吐き気と嘔吐，ガスが関係する症状など）を問診する。日常生活状況は，服薬，飲酒歴，喫煙，歩行，睡眠，休息や経済状況，気がかりなことなどを聞き取る。

## （2）身体観察

加齢や疾患，外傷等により，さまざまな身体機能が低下する。栄養状態の良否により出現する症状（体重減少，筋力や活動量，歩行速度の低下など），徴候（浮腫，脱水，

### 表2-1 栄養状態不良時にみられる身体徴候

|  | 所　見 | |
|---|---|---|
| 毛　髪 | 脱毛・らせん毛 | 色素脱失 |
| 眼 | 角膜への影響 | レンズへの影響 |
| 皮膚・粘膜 | 乾燥・ツルゴール低下 | 萎縮・点状出血 |
| 舌・口唇 | 舌乳頭萎縮・舌の平滑化 | 口角炎・舌炎 |
| 爪 | スプーン爪 | |
| 四　肢 | 下腿浮腫 | 冷え・筋肉量減少 |
| 全　身 | 黄疸・腹水 | 皮下脂肪・筋肉量減少 |

◘ツルゴール低下

脱水を見きわめるためにツルゴール（皮膚の張り）の低下を調べる。対象者（主に高齢者）の手の甲を軽くつまみ，つまんだ皮膚のもどりをみる（2秒間）。もどらない場合は脱水を疑う（ツルゴール低下による脱水の判断は，すべての脱水に有効なわけではない）。

黄疸，下痢，便秘など）により体全体を系統立ててみていくことが重要である（表2-1）。

## （3）バイタルサイン

生命に危険が迫っているのかどうかを判断する指標をバイタルサイン（vital＝生命，sign＝徴候）といい，観察は，生命維持に必要な徴候である体温（T），脈拍数（P），呼吸数（R），血圧（BP）と意識状態によって行う。

# 4. 身体計測

栄養アセスメントのなかで，最も基本になるのが身体計測（body composition）で，非侵襲的で簡単な器具があれば測定できる。身体計測の目的は，貯蔵エネルギー量を示す体脂肪と体タンパク質ならびに身体機能の能力を示す筋肉量を換算し，身体の栄養状態を推定することである。

## （1）測定項目

身体計測は測定法，測定器具，標準値の設定について統一的見解が得られているとは言いがたい。測定誤差を少なくするために，訓練を受けた測定者が同一被験者について行う。

### 1）身長（height，HT）

身長の測定値は，標準（理想）体重（IBW）やBMI（体格指数，body mass index），体表面積，基礎代謝量（BEE）などを求めるときに用いられる。一般には身長計を用いて，立位で測定する。立位が困難な成人では，平常時の身長で代用する。また，乳児や寝たきりの高齢者，障害者では横臥位でもメジャーにより測定は可能であるが，測定誤差を生じやすい。

### 2）体重（body weight，BW）

体重は身体計測のうちで最も重要で，栄養評価のみならず薬剤の投与などにおいても基本となる。測定時の条件が異なると大きな誤差が生じやすいので，同一の条件下で測定する。食後を避け，測定の直前に排尿させる。対象者の全身状態によって測定困難な場合もあるが，スケールベッド，吊り上げ式体重計や車いす体重計（図2-2）などを使用すれば，測定可能となる。体重の短期間の変化は，体水分量の変化が強く反映されるため継続して測定し，浮腫や脱水などの身体所見も同時に評価を行う。体重の増減が身体構成成分のどの部分の変化であるかを考えることが重要である。身体の一部を失っている障害者では，失った部位が占める体重の割合を考慮して体重を推定する。

〔腕・足等の切断による体重補正式〕

切断部位があり，切断していない本来の体重（実体重）を求める必要があるとき

4. 身体計測 27

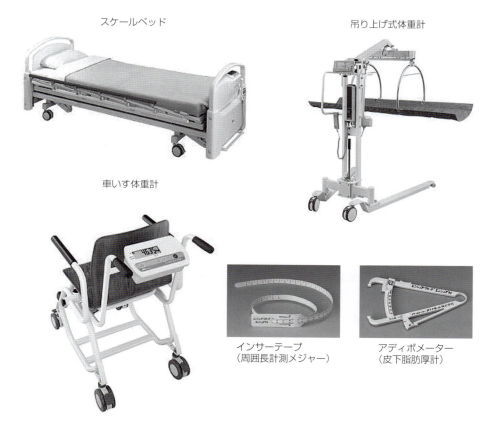

図2-2 身体計測器具

には，体重の補正を行う（表2-2）。

実体重＝体重（kg）×（1＋切断部位の重量％/100）

表2-2 体重補正値（人体における各組織別の重量％）

| 部 位 | 内 容 | 重量% |
|---|---|---|
| 腕<br>（片方） | 腕全体（切断位置が肩） | 6.5 |
|  | 肩から肘まで | 3.5 |
|  | 肘から手首まで | 2.3 |
|  | 手（切断位置が手首） | 0.8 |
|  | 切断部位が肘の場合 | 3.1 |
| 足<br>（片方） | 足全体（切断部位が足の付け根） | 18.5 |
|  | 足の付け根から膝まで | 11.8 |
|  | 膝から足首まで | 5.3 |
|  | 足（切断部位が足首） | 1.8 |
|  | 切断部位が膝の場合 | 7.1 |

### 3）膝　　高

膝高は，膝と足首の部分をそれぞれ直角になるように調整し，踵の真下の足裏から脛骨に沿って頚骨の最上部までの長さを計測する。立位が困難な場合は膝高測定，knee heightキャリパー測定により身長が算出できる。膝高の測定値とそのほかの身体計測値や年齢から身長，体重を推定する計算式が利用されている。

〔推定身長の計算式〕

男性 (cm) = 64.02 + (2.12 × 膝高 (cm)) − (0.07 × 年齢)

女性 (cm) = 77.88 + (1.77 × 膝高 (cm)) − (0.10 × 年齢)

〔推定体重の計算式〕

男性 (kg) = (1.01 × 膝高 (cm)) + (上腕周囲長 (cm) × 2.03) + (上腕三頭筋皮下脂肪厚 (mm) × 0.46) + (年齢 × 0.01) − 49.37

女性 (kg) = (1.24 × 膝高 (cm)) + (上腕周囲長 (cm) × 1.21) + (上腕三頭筋皮下脂肪厚 (mm) × 0.33) + (年齢 × 0.07) − 44.43

### 4）体　脂　肪

体脂肪は体表面を覆うことにより生体内を保護するとともに，エネルギーの貯蔵状態を示す。

**a．上腕三頭筋皮下脂肪厚** (triceps skinfold thickness, TSF)　利き腕でない上腕の中間点（肩甲骨肩峰突起部と尺骨肘頭突起部の中間点）の皮下脂肪厚を測定する。体脂肪量（率）を反映する指標として用いられる。

**b．肩甲骨下部皮下脂肪厚** (subscapular skinfold thickness, SSF)　肩甲骨の最下突起部の皮下脂肪厚を測定する。体脂肪量（率）を反映する指標として用いられる。

**c．生体電気インピーダンス法** (bio-electrical impedance analysis, BIA)　人体が血液，脳脊髄液，筋肉のように多量の水を含み電流を通しやすい伝導性の高い組織（conductor，除脂肪）と逆に脂肪，骨，などの水分を含まない低い伝導性の組織（insulator，体脂肪）で構成されている電気的特徴と，インピーダンス測定値に2つの組織の比率が反映されるという特性を利用する。体内に微弱な電流を流した際のインピーダンス値（抵抗値）より，体水分量および体脂肪量の身体組成を分析することが可能となっている。

### 5）除脂肪組織 (lean body mass, LBM)

除脂肪組織（除脂肪体重）とは，全体重のうち体脂肪を除いた筋肉や骨，内臓などの総量をいう。除脂肪の組織はさまざまな代謝が営まれて，除脂肪の減少という場合にはストレスによる筋肉の崩壊を意味するため，その容量の確認は重要となる。

除脂肪組織（除脂肪体重）(kg) = 体重 (kg) − 体重 (kg) × 体脂肪率 (%) / 100

### 6）骨　格　筋　量

骨格筋量により身体を構成するタンパク質の栄養状態を推定する。上腕筋囲（AMC）や上腕筋面積（AMA）が骨格筋量の指標となる。

**a．上腕周囲長**（arm circumference, AC）　　利き腕でない上腕の中間点（肩甲骨肩峰突起部と尺骨肘頭突起部の中間点）の周囲長を測定する。体脂肪量と筋肉量の指標や，AMCの算出に用いられる。ACは筋タンパク質量だけでなく皮下脂肪の要素も含まれるので，エネルギー摂取量も反映する。

**b．上腕筋囲**（arm muscle circumference, AMC）　　骨格筋量の評価（タンパク質栄養状態）に用いられる。栄養状態の低下により筋肉が萎縮するとAMCは低下し，除脂肪組織（LBM）との相関が強く，筋タンパク質量の消耗程度の指標となる。

$$AMC（cm）= AC（cm）- 3.14 × TSF（mm）/10$$

**c．上腕筋面積**（arm muscle area, AMA）　　身体を構成しているタンパク質（体タンパク質）量の指標に用いられる。

$$AMA（cm^2）=（AMC（cm））^2/4\pi$$

**d．下腿周囲長**（calf circumference, CC）　　麻痺や拘縮のない下腿で最も太いところで測定する。筋肉量の低下を診断する指標になる。

### 7）腹　　囲

男性85 cm以上，女性90 cm以上で**内臓脂肪型肥満**と推定され，メタボリックシンドロームの疑いを判定する基準である。

### 8）握　　力

握力は，比較的長期間の筋タンパク質量の変化をみる指標となり，静的栄養アセスメント項目である。握力は測定方法が簡便で，経時的に変動を評価するには優れている。しかし，握力は測定数値の妥当性が被検者の意思に偏るため測定値にばらつきが出やすく，単独での栄養状態の評価には留意する。

## （2）身体計測値の評価

体重の変化は期間によって評価する（表2-3）。体重減少が認められる症例は，外科手術を行う際に感染症，創傷治癒遅延，あるいは死亡といった術後合併症の発生率が高いことが知られている。高齢者の場合，入院前の体重変化を把握する。肺炎などの感染症，急性疾患，適切な栄養管理が行われない場合，急激な体重減少をきたす。寝たきりの高齢者では，加齢によるサルコペニアに加えて廃用によりさらに骨格筋が減少し，低体重になることがある。

**1）体重減少率**（%LBW, loss of body weight）

　=｜平常時体重（kg）- 実測体重（kg）｜/平常時体重（kg）× 100

**2）体格指数**（BMI, body mass index）（kg/m²）= 体重（kg）/身長（m）²

**3）標準体重**（IBW, ideal body weight）（kg）= 身長（m）² × 22

**4）標準体重比**（%IBW）= 実測体重（kg）/標準体重（kg）× 100

**5）平常時体重**（UBW, usual body weight）（kg）

**6）平常時体重比**（%UBW）= 実測体重（kg）/平常時体重（kg）× 100

日本人の身体測定値の基準値は，**日本人の身体計測基準値**（Japanese

---

**拘縮**

寝たきりや長い間体を動かさないでいると筋肉や皮膚など関節周囲の軟部組織が伸縮性を失って硬くなり，その結果関節の動きが悪くなる状態のこと。

**内臓脂肪型肥満**

内臓脂肪型肥満は上半身型（リンゴ型）肥満に多くみられ，特にインスリン抵抗性や糖尿病，動脈硬化症，虚血性心疾患等の生活習慣病との関連が深い。内臓脂肪の解析は，CTスキャンやMRIなど画像診断が用いられ，男女とも内臓脂肪面積100 cm²以上が該当する。

## 表2-3　体重変化率の算出法とその評価

①体格指数（BMI）(kg/m²) ＝体重（kg）/身長（m)²の評価
　　　＜18.5　　　　　　低体重
　　　18.5≦～＜25　　　普通体重
　　　25≦～＜30　　　　肥満度1度
　　　30≦～＜35　　　　肥満度2度
　　　35≦～＜40　　　　肥満度3度
　　　40≦　　　　　　　肥満度4度
②標準体重（IBW）(kg) ＝身長（m)²×22
　%IBW ＝実測体重（kg）/IBW（kg）×100
　　　70%以下　　　　高度栄養不良
　　　71～80%　　　　中等度栄養不良
　　　81～90%　　　　軽度栄養不良
　%平常時体重（UBW）＝実測体重（kg）/ 平常時体重（kg）×100
　　　75%以下　　　　高度栄養不良
　　　76～85%　　　　中等度栄養不良
　　　86～95%　　　　軽度栄養不良
　%体重変化＝（UBW（kg）－実測体重（kg））/ UBW（kg）×100
　　：有意な体重変化と判定
　　　1～2%以上/1週間
　　　≧5%以上/1か月
　　　≧7.5%以上/3か月
　　　≧10%以上/6か月

anthropometric reference data, JARD 2001）を用いて判定を行う。性別，年齢別に掲載され，個々人の値は基準値を比較する場合は中央値と比較し，ある集団の平均値と比較する場合はその基準値の平均値と比較する。

# 5.　臨 床 検 査

臨床検査は病態や栄養状態の評価，診断，治療をするうえでの客観的栄養評価の指標となる。臨床検査は，患者から採取した血液や尿，便，細胞などを調べる**検体検査**と，心電図や呼吸機能，脳波など患者を直接調べる**生理機能検査**の2つに分けられる（表2-4）。

## （1）検体検査－血液検査

### 1）末梢血液（末血）検査

**赤血球数**（RBC），**白血球数**（WBC），**血小板数**（Plt）の血液細胞成分の数（/μL）を測定する血球数検査のほか，**ヘモグロビン**（Hb），赤血球が血液全体の容積の何%を占めるかを示す**ヘマトクリット**（Ht），赤血球の産生能を知るための**網状赤血球比率**（Ret，全赤血球に対する新生赤血球の割合）や血液像検査，血液比重などがある。

### 2）血液生化学検査

**a．総タンパク質**（total protein, TP），**血清アルブミン**（albumin, Alb）と**RTP**（rapid turnover protein, **急速代謝回転タンパク質**）　TPは初期診療における基本的検査の1つとしてスクリーニング目的に用いられ，栄養障害，浮腫，胸水，肝疾患，ネフローゼ症候群などで低下し，慢性感染症や膠原病などで高値となる。さ

**表2-4　臨床検査の種類**

| 検 体 検 査 | |
|---|---|
| 一般検査 | 尿，糞便などの体液，胃液・十二指腸液，喀痰，脳脊髄液，および穿刺液など |
| 血液検査 | 細胞成分（赤血球，白血球，血小板）や，血漿成分（細胞成分を除いたもの） |
| 生化学検査（臨床化学検査） | 血清などを化学的に分析する検査 |
| 免疫血清検査 | 肝炎やリウマチなどの疾患の診断のため，血清中の抗体や補体などを調べる検査 |
| 細菌検査 | ある感染症がどんな微生物によって起こるかを調べ，さらに治療に有効な抗生物質の決定を行うための検査 |
| 病理検査 | 組織の顕微鏡観察標本を作製し病気の原因や良性・悪性を組織細胞学的に行う検査 |
| 輸血検査 | 血液型検査や輸血用血液が輸血可能か否かなどを調べる検査 |
| その他 | 染色体やDNA検査，血中薬物濃度など |
| 生理機能検査 | |
| 循環機能検査 | 心電図や心音図などを記録して「心臓」の機能評価を行う一連の検査 |
| 呼吸機能検査 | 肺活量や最大換気量などを記録して「肺」の機能評価を行う一連の検査 |
| 脳神経筋機能検査 | 脳波や筋電図などの生体情報を記録し「中枢・末梢神経や筋肉」の機能評価を行う一連の検査 |
| 超音波検査 | ヒトの耳には聞こえない超音波を利用して，肝臓や腎臓・心臓・その他の「身体の中の臓器」を視覚的に観察する検査 |

出典）川崎医療短期大学臨床検査科ホームページ

まざまな病態を反映してTP濃度が変化するため，栄養状態の指標として用いるには注意が必要である。

　Albは血清タンパク質の50～60％を占め，タンパク質栄養状態の指標の1つである。生体の膠質浸透圧維持に重要な役割を果たしている。

　RTP（トランスサイレチン，トランスフェリン，レチノール結合タンパク質）は血清Albに比べ半減期が短く，さまざまな因子の影響を受けにくいためにICU（intensive care unit）管理など急性期患者の栄養状態の指標として用いられる（表2-5）。これらのタンパク質は炎症で減少することから，炎症の有無を評価する必要がある。

　**b．免疫能検査（immune competence）**　　低栄養状態や異化状態では，著しい消耗や各種栄養素不足による免疫細胞の合成低下により，免疫能が低下する。末梢血総リンパ球数（total lymphocyte count，TLC）やツベルクリン（purified protein derivative of tuberculin，PPD）による皮膚遅延型過敏反応などがある。TLCは栄養状態と相関して増減する。

　　　TLC（mm³）＝ WBC（/μL）×％リンパ球数/100

　　　TLCによる低栄養状態の評価

　　　1,500～1,800：軽度低下　900～1,500：中等度低下　＜900：高度低下

□ICU
　非常に重篤な患者を治療する集中治療室。

□ツベルクリン反応
　相対的な免疫能を反映する指標として有用である。ツベルクリンによる皮膚遅延型過敏反応は，免疫能を反映し，周術期患者では栄養評価に用いられる。

## 表2-5 血清アルブミンとRTP

| | Alb（Albumin）（アルブミン） | TTR（transthyretin）トランスサイレチン＝プレアルブミン | Tf（transferrin）トランスフェリン | RBP（retinol binding protein）レチノール結合タンパク質 |
|---|---|---|---|---|
| 半減期 | 約21日 | 3〜4日間 | 7〜10日間 | 12〜16時間 |
| 役割 | | サイロキシンの輸送 RBPと結合して腎からの漏出を防ぐ | 鉄の輸送 | レチノール（ビタミンA）の輸送 |
| 低値を示す疾患 | 栄養障害 肝障害 ネフローゼ症候群 感染症 悪性腫瘍など | 栄養障害 肝障害 感染症など | 栄養障害 肝障害 ネフローゼ症候群 感染症 膠原病など | 栄養障害 肝障害 感染症 ビタミンA欠乏症 甲状腺機能亢進症 など |
| 高値を示す疾患 | | ネフローゼ症候群 甲状腺機能亢進症 妊娠など | 鉄欠乏性貧血 妊娠など | 腎不全 脂肪肝など |

**⊡半減期**
血液中の濃度が半分になるまでの期間。血液検査の場合，その項目が反映できる期間となる。

**c．C反応性タンパク質**（C-reactive protein，CRP）　CRPは，炎症や組織細胞の破壊により血清中に増加するタンパク質である。急性期反応物質の1つで，主に肝臓で作られて，体内で何らかの原因により組織の破壊や炎症が起こると増加し，数値が高まるほど炎症の度合いが高いことを示す。

## （2）検体検査－尿検査

1日の尿量2,500 mL以上を多尿，500 mL以下を乏尿，100 mL以下を無尿という。

**a．尿素窒素**（UN）　尿中のUNの排泄量は，タンパク質の分解量に比例する。UNはタンパク質分解の最終産物であるため，尿中のUNから体内でのタンパク質分解量を推定できる。窒素の摂取量と排泄量の出納バランスをみることで，体内のタンパク質代謝の状態を判定することができる。代謝亢進により，タンパク質の必要量が増し，異化状態の場合は，窒素バランスは負の値となる。

**b．尿中クレアチニン**（UCr）　大部分が骨格筋に存在するクレアチンは，不可逆的に分解されてクレアチニン（Cr）となり尿中へ排泄される。そのため，24時間尿中クレアチニン排泄量は，筋肉量に比例する。筋肉量は体重に比例することから，標準体重当たりの24時間尿中クレアチニン排泄量との比率で**クレアチニン身長係数**（creatinine height index，CHI）を求めることで，骨格筋量を評価することができる。60〜80％で中等度，60％未満で高度の栄養障害とする。

CHI（％）＝24時間Cr排泄量／標準Cr排泄量

標準Cr排泄量＝理想体重×Cr係数（男：23，女：18（mg/kg））

**c．尿中3-メチルヒスチジン**（3-MHis）　尿中3－メチルヒスチジンは，筋原線維のアクチンとミオシンの構成アミノ酸で，主に骨格筋に存在する。分解後

再利用されずに95％以上が尿中に排泄される。そのため，その尿中排泄量は，筋タンパク質の異化量の指標として利用される。低栄養状態では3－メチルヒスチジンの尿中排泄量は減少する。一方，良好な栄養状態では尿中排泄量は増加する。

　　d．**ケトン体**　　炭水化物の摂取・投与などの不足により脂質およびタンパク質がエネルギー源として利用され，ケトン体を生成し，血中の増加に比例し尿中のケトン体が上昇する。

# 6. 栄養・食事調査

　食事調査は過去の食事摂取，現在の食事調査などから対象者の食事摂取量や栄養摂取量を推定する目的で行う。食事調査から得られたデータを，身体測定，生化学検査，臨床診査のデータと組み合わせ栄養状態を評価する。

## （1）食事調査の方法

- 調査開始時から実際に食事で摂取した食べ物を前向きに調べていく方法（prospective method：食事記録法（秤量法，目安量法））。
- 調査開始以前に摂取した食べ物を後ろ向きに調べる方法（retrospective method：24時間思い出し法，食物摂取頻度調査法，食事歴法）。
- 電話による聞き取り法，写真撮影による食事を解析する方法，陰膳法。
- 24時間思い出し法と2〜3日間の食事記録法，または24時間思い出し法と食物摂取頻度調査法。
- コンピュータを利用した画像分析法。

　それぞれにメリット，デメリットがあり，目的，対象者の特性，経済的効率を考慮して，どの方法を用いるかを決定する。

□ **陰膳法**
　実際に被験者が摂取した食事と同じものを科学的分析し，摂取栄養素量を推定する。

### 1）食事記録法

　**食事記録法**は，対象者が重量を測定する**秤量法**あるいは重量を概算（1切れ，パン1枚など）する**目安量法**によって調査用紙に記入する。これらのデータから，エネルギー・栄養素や食品の摂取量を計算する。食事記録は，毎日繰り返し記録し続ける意欲がなくなり，記録が連続3日間以上になるとドロップアウト率が増加する。食事記録法（秤量法）はわが国の**国民健康・栄養調査**で使用されている。

### 2）24時間思い出し法

　**24時間思い出し法**は，対象者が24時間以内，または前日に摂取したすべての食品や飲料を聞き取る方法である。対象者が食品の詳細や目安量を思い出しやすくするためにフードモデルや写真などを用いる。聞き取った食品名や目安量を調査票に記録し，面接終了後，食品のコード番号と重量を割り当て，食品やエネルギー・栄養素摂取量を計算する。

　24時間思い出し法では記憶が精度に影響するため食物摂取頻度調査を同時に行

う（クロスチェックをする）と精度がよくなる。24時間思い出し法は米国の国民健康栄養調査で使用され，調査者の作業の軽減と精度を上げるため，標準化された方法（automated multi-pass method, AMPM）が用いられている。

### ３）食物摂取頻度調査法

**食物摂取頻度調査法**（food frequency questionnaire, FFQ）は，食物リスト（food list）の食品について，過去の一定期間中の日常の摂取頻度（frequency）を尋ねる方法である。各食品の摂取量もあわせて質問し，エネルギー・栄養素量に摂取頻度を掛け合わせ，すべての食品のエネルギー・栄養素の値を合計して全栄養摂取量を概算し，栄養摂取量を推定できる半定量食物摂取頻度調査票（semi quantitative food frequency questionnaire, SQFFQ）もある。

## （２）入院患者の病院食摂取量把握

病院食の摂取量は，悪性疾患では，化学療法・放射線療法などの治療方法や手術療法などの身体症状と強い関連がみられる。病院食の摂取量の少ない者は，補助栄養剤，補食や間食を補う。また，経口摂取以外にも経腸栄養や経静脈栄養からの栄養補給も含めそれぞれの栄養素補給を把握し，全体的な栄養補給を把握することが必要である。

---

### 第2章　学習チェックリスト
- ☐ 栄養アセスメントと栄養スクリーニングの意義を理解できましたか
- ☐ 問診（医療面接）・身体観察のポイントを理解できましたか
- ☐ 身体計測法を理解できましたか
- ☐ 身体計測値から把握できる栄養状態が理解できましたか
- ☐ 栄養指標となる臨床検査項目について理解できましたか
- ☐ 身体計測値と臨床検査値から栄養状態を評価することが理解できましたか
- ☐ 食事調査方法を理解できましたか

---

**参考文献**
・日本静脈経腸栄養学会編：静脈経腸栄養ガイドライン第3版，照林社，2013
・山中栄治編集：栄養アセスメント＆ケアプラン，メディカ出版，2009
・田村佳奈美編集：管理栄養士のためのベッドサイド栄養管理の始め方，メディカ出版，2011

第3章 栄養管理の計画と実施

　対象者の栄養アセスメントに基づいて，短期，中期，長期的な栄養管理の目標設定を行うが，それぞれどのような目標を設定すればよいか概要を理解し，その目標を達成するための，栄養管理計画の意義，手順，栄養補給法，栄養必要量の算定の方法，栄養教育形態，多職種との連携の意義等について基本的な項目を理解する。また，栄養管理の計画と実施もPDCAサイクルの理論で実施されることを理解する。

# 1. 栄養管理の目標設定と計画作成

## （1）栄養管理の目標設定

　栄養管理の目標は，栄養状態を改善することが対象者の利益（生活の質を上げる，症状が改善する，苦痛を和らげる，治療効果を上げるなど）につながるものでなければならない。栄養アセスメントにおいて抽出された問題点を解決できる，できるだけ具体的な事項を目標とし，客観的評価が可能な定量的指標を用いて評価する。目標には長期目標，中期目標，短期目標があるが，中期・短期目標はすぐに対応しなければならないものから優先順位をつけて整理・評価し栄養管理計画を作成する。

### 1）長期目標の設定
栄養管理の最終目標を設定する。
例：経口摂取を可能にする，固形食を食べられるようにする，など

### 2）中期目標の設定
最終目標に向けて，段階的に目標を設定する。

### 3）短期目標の設定
短期間で結果を出さなければならないものやすぐに実行できるものを設定する。
例：手術のため術前1週間で栄養状態を改善する，1週間以内に摂食率5割を10割にする，など

## （2）栄養管理計画の作成

　栄養管理計画は，目標達成のために，生活状況，社会的状況などもふまえ，だれが，いつ，どこで，どのように栄養管理を行い，問題を解決するかを具体的に示したものである。医療機関では診療報酬に伴い，入院時に患者の栄養状態や摂食機能

## 第3章　栄養管理の計画と実施

および食形態を医師，看護師，管理栄養士などが共同して確認し，特別な栄養管理の必要性がある患者については栄養管理計画書（図3-1参照）を作成することになっている。栄養管理計画書には，栄養状態の評価と課題，目標，栄養補給に関する事項，その他栄養管理上の課題に関する事項を記載する。さらに，計画の実施とともに患者の栄養状態を定期的に記録・評価し，必要に応じて栄養管理計画の見直しを行う。介護報酬においても同様に，各施設入所者に栄養管理計画（介護報酬では「栄養ケア計画」と表記）を作成することとなっている。

　　栄養管理計画には，**栄養補給計画**のほかに，**栄養教育，多職種による栄養管理**が

栄養管理計画書

計画作成日　　　　．　　．

```
フリガナ
氏　名　　　　　　　　殿　（男・女）          病　棟
明・大・昭・平　年　月　日生（　歳）          担当医師名
入院日；                                   担当管理栄養士名
```

入院時栄養状態に関するリスク

　　　　　　　　　　　　　　　　　

栄養状態の評価と課題

　　　　　　　　　　　　　　　　　

栄養管理計画

| 目標 |
| --- |
|  |

| 栄養補給に関する事項 | | |
| --- | --- | --- |
| 栄養補給量 | 栄養補給方法　□経口　□経腸栄養　□静脈栄養 | |
| ・エネルギー　　　kcal　・たんぱく質　　　g<br>・水分<br>・　　　　　　　・ | 食事内容 | |
| | 留意事項 | |

| 栄養食事相談に関する事項 | | | |
| --- | --- | --- | --- |
| 入院時栄養食事指導の必要性 | □なし□あり（内容 | 実施予定日： | 月　　日 |
| 栄養食事相談の必要性 | □なし□あり（内容 | 実施予定日： | 月　　日 |
| 退院時の指導の必要性 | □なし□あり（内容 | 実施予定日： | 月　　日 |
| 備考 | | | |

| その他栄養管理上解決すべき課題に関する事項 |
| --- |
|  |

| 栄養状態の再評価の時期　実施予定日：　　　月　　　日 |
| --- |
| 退院時及び終了時の総合的評価 |
|  |

（厚生労働省様式）

図3-1　栄養管理計画書の例

含まれる。計画を実施し，目標を達成・継続するためには，対象者自身の病識，意欲，家族の協力等が必須であり，栄養教育が重要な鍵を握っている。

### 1）栄養補給計画

栄養補給計画では栄養補給量と補給法を決定する。健常者では「日本人の食事摂取基準（2025年版）」を用いる方法が一般的であるが，治療を目的とする場合は，食事摂取基準におけるエネルギー産生栄養素バランスおよび各栄養素の摂取に関する基本的考え方を理解したうえで，各疾患に関連する治療ガイドライン等の栄養管理指針に基づき，患者の特性にあった方法を選択する。

**a．栄養補給量の設定**　栄養アセスメントによる栄養必要量を算定する（本章次節参照）。

**b．栄養補給法および補給内容の決定**　栄養必要量が決定したら，続いて栄養補給法を決定する（第4章参照）。経口摂取ができればこれを選択し，対象者の嗜好やアレルギーも考慮する。必要に応じて栄養補助食品等の併用を検討し，必要量を充足するようにする。摂食機能に問題がある場合は，食形態の配慮やリハビリテーションを行う。不足分がわずかであれば末梢静脈栄養で補う。

経口で十分摂取できない場合は，経静脈栄養法か経腸栄養法を選択する。消化管が機能している場合は経腸栄養を行い，機能していない場合は中心静脈栄養とする。栄養療法の大原則は「腸が動いているなら腸を使う」ことである。栄養療法と投与経路のアルゴリズムは，ASPEN（American Society for Parenteral and Enteral Nutrition）のガイドライン2002がスタンダードとなっており，わが国でも広く用いられている（第4章参照）。

経腸栄養では，対象者の病態や消化吸収能等を評価したうえで補給ルートや栄養剤の種類・投与方法を決定する。

### 2）栄養教育計画

栄養教育は，栄養状態の改善に必要な栄養療法について，対象者あるいは家族などが実行しやすくするために行うものである。集団を対象として行う場合と個人を対象としたものがある。栄養教育計画作成にあたっては，指導の開始時期，指導方法，指導時間・回数，指導対象者，指導媒体，指導効果の指標を設定するが，指導効果を上げるためには，対象者あるいは家族の十分な理解と納得のうえで実施されることが望ましいことから，対象者の病態や症状を含め，エネルギー・栄養素摂取量の状況，エネルギー・栄養素・食品・料理法と疾患との関連を十分説明することや，多職種で連携して動機づけを行っておくことが重要である。

### 3）多領域からの栄養管理計画

対象者の栄養状態の問題の背景には，身体的・精神的・社会的・経済的要因などが複雑にかかわっている。そのため栄養管理の実施には多職種による総合的な判断や介入が必要となる。多領域からの栄養管理が必要な項目としては，経静脈栄養法（医師・薬剤師・看護師など），摂食嚥下訓練（医師，言語聴覚士など），口腔ケア（歯科

□ASPENのガイドライン2002
アメリカ静脈経腸栄養学会が提唱した静脈経腸栄養療法のガイドライン。

38　第3章　栄養管理の計画と実施

医師・歯科衛生士など），**褥瘡予防**（医師や認定看護師など）などがある。このような場合には連携についての栄養管理計画も作成する。

# 2. 栄養アセスメントによる栄養必要量の算定（推定）

## （1）推定エネルギー必要量（estimated energy requirement, EER）

　健康な個人または集団のエネルギー必要量は，「日本人の食事摂取基準（2025年版）」に示されているが，傷病者や要支援者・要介護者においては，エネルギー代謝異常，侵襲や手術などによるストレスで生じるエネルギー代謝の亢進などの病態，身体活動レベルを考慮して推定する。

### 1）一般的な場合の推定式

総エネルギー必要量＝基礎代謝量×活動強度（活動代謝量）

　入院時食事療養における一般治療食の総エネルギー量は，「日本人の食事摂取基準（2025年版）」身体活動レベル「低い」の年齢・性別の区分に適応した値を用いることとしている。しかし，厚生労働省の通知においても治療方針，体重の増減を考慮するなど，患者の特性を十分考慮に入れることを求めている。

### 2）エネルギー必要量の測定・算出方法

　エネルギー代謝の動態にほとんど影響のない疾患では推定式により求める。重症者，重篤な栄養不良や肥満を呈する者，およびエネルギー動態に影響を及ぼす急性膵炎，悪性腫瘍などの疾患や高熱などの病態は，間接熱量測定法（間接カロリーメトリー法）を用いることが望ましい。

　　**a．体重当たりからの算出**　　エネルギー必要量の初期設定に必要な情報がない場合には，体重簡便法として体重kg当たり25～30 kcalを乗じて算出する。エネルギー代謝にかかわる病態のストレスに応じて（重度の感染症，手術前，侵襲の大きな術後，平常時よりも著しい体重減少）増減する。

　　**b．間接カロリーメトリー法**（indirect calorimetry, IC）　　安静時消費エネルギー量は測定機器を用いて，各種病態下の対象のエネルギー代謝動態をベッドサイドでリアルタイムに測定することができる。

　自動間接熱量計は，エネルギー基質を生体内で酸化してエネルギーを産生する際に必要な呼気ガス内の酸素（$O_2$）消費量と，その結果生じる二酸化炭素（$CO_2$）産生量を測定し，これにより呼吸商（respiratory quotient, RQ）と安静時エネルギー消費量（resting energy expenditure, REE）を間接的に算出する方法である。

　　**c．予測式を用いる方法**　　体重と身長からHarris-Benedictの式を用いて基礎エネルギー消費量を予測し，活動量や病態によるエネルギー代謝の変化を考慮して算出する方法がある。Harris-Benedictの式で基礎代謝量（basal energy expenditure, BEE）を求め，これに活動係数（active factor, AF）と傷害係数（ストレス係

---

**◇呼吸商（RQ）**

　間接熱量測定時点でのエネルギー基質の酸化状態を表し，エネルギーとして利用し得る基質の状態（RQ：炭水化物1.0，脂質0.7，たんぱく質0.8）を反映し，また，投与したエネルギー基質が有効に利用されているか否かを推測するうえで有用。

## 2. 栄養アセスメントによる栄養必要量の算定（推定）　*39*

**表3-1　活動係数と傷害係数**

| 活動係数（AF） | | 傷害（ストレス）係数（SF） | |
|---|---|---|---|
| 寝たきり（意識低下状態） | 1.0 | 飢餓状態 | 0.6〜0.9 |
| 寝たきり（覚醒状態） | 1.1 | 手　術 | 軽度：1.1，中等度：1.3〜1.4，高度：1.5〜1.8 |
| ベッド上安静 | 1.2 | 長管骨骨折 | 1.2〜1.3 |
| ベッド外活動あり | 1.3〜1.4 | がん/COPD | 1.2〜1.3 |
| 一般職業従事者 | 1.5〜1.7 | 腹膜炎/敗血症 | 1.2〜1.3 |
| | | 重症感染症/多発外傷 | 1.2〜1.3 |
| | | 熱　傷 | 1.2〜1.3 |
| | | 発熱（1℃ごと） | 1.2〜1.3 |

出典）PEGペグドクターズネットワーク（PDN）福井県立病院　栗山とよ子

数，stress factor，SF）を乗じて求める（表3-1）。

Harris-Benedictの式

男性　［BEE ＝ 66.47 ＋ 13.75×体重（kg）＋ 5.0×身長（cm）－ 6.76×年齢］

女性　［BEE ＝ 655.1 ＋ 9.56×体重（kg）＋ 1.85×身長（cm）－ 4.68×年齢］

総エネルギー必要（消費）量（total energy expenditure，TEE）

TEE ＝ BEE ×活動係数（AF）×傷害係数（SF）

#### d．特別なエネルギーコントロールが必要な場合

・侵襲の大きい疾患，慢性腎不全などの場合は，エネルギー必要量が多くなる。

・肥満傾向でコレステロール・血糖・血圧が高く，減量が必要な場合にはエネルギーコントロールを行う。

・高度肥満の場合は，体脂肪1 kgが7,000 kcalのエネルギーを含むことを考慮し，無理のない減量計画を立てる。

## （2）たんぱく質の必要量

たんぱく質は体重kg当たり0.8〜1.0 g/日を基準とし，病態およびストレスの程度に応じて増減する。代謝亢進の程度や低アルブミン血症の程度から0.6〜1.2 g/日の範囲で投与量を設定する。

代謝亢進の程度によってたんぱく質必要量（表3-2）を決定する方法もある。体重は現体重（kg）を用いるが，肥満や浮腫がある場合は標準体重（IBW）を用いる。

たんぱく質の不足は，成長障害，浮腫，腹水，食欲不振，下痢，疲労感，貧血，精神障害，感染への抵抗力の低下などを招く。一方，たんぱく質の過剰は，腎臓への負担，高尿酸血症の誘因となる。

**表3-2　たんぱく質必要量**

| 代謝亢進レベル | たんぱく質必要量（g/kg/日） |
|---|---|
| 正常（代謝亢進なし） | 0.8〜1.0 |
| 軽度（内科入院，小手術，骨折など） | 1.0〜1.2 |
| 中程度（低栄養，腹膜炎，多発外傷など） | 1.2〜1.5 |
| 高度（大手術，多臓器不全，広範熱傷など） | 1.5〜2.0 |

### a．1日たんぱく質必要量の算出式

たんぱく質必要量（g/日）＝体重（kg）×たんぱく質必要量（g/kg/日）（表3-2の値）

### b．非たんぱく質カロリー/窒素比（NPC/N，non-protein calorie/nitrogen）

たんぱく質の適正な投与量は，非たんぱく質熱量（NPC）とたんぱく質熱量（N）との比率であるNPC/N比で算出する。

$$NPC/N = \frac{総エネルギー摂取量（kcal）-（たんぱく質摂取量（g）\times 4）}{たんぱく質摂取量（g）/6.25}$$

※窒素（N）1gはアミノ酸（たんぱく質）6.25gに相当する。

## （3）脂質の必要量

脂質の1日必要量は0.3～1.0g/kg/日が推奨されている。脂質は，燃焼効率の高いエネルギー源（9kcal/g）であるだけでなく，生体調節を円滑に図るためには不可欠な栄養素である。

経静脈栄養では，原則として脂肪乳剤を併用する。投与速度は0.1g/kg/時以下とし，1日1.0g/kg以上の投与は避ける。代謝性合併症予防のため2g/kg/日は超えないように投与する。

## （4）炭水化物の必要量

炭水化物の摂取不足はエネルギー摂取不足となり，マラスムス型の栄養障害の原因となる。過剰摂取はエネルギー摂取過剰や相対的なたんぱく質摂取不足，脂質摂取不足を招く場合がある。

食物繊維の機能としては，血清コレステロール上昇抑制作用，血糖上昇抑制作用，排便促進作用などが報告されている。

炭水化物は，総エネルギー量の50～60％を基準とし，病態に応じて増減する。

経静脈栄養の場合，代謝性合併症を防ぐため最大投与速度を5mg/kg/分以下（侵襲時は4mg/kg/分以下）の速度で投与する。

## （5）水分の必要量

体液量の異常（脱水・溢水・電解質異常）は呼吸，循環，代謝に影響を及ぼす。水分投与量を算出するための基本的な考え方は，以下のようである。

### a．不感蒸泄増加，消化管からの損失（嘔吐，下痢，ドレナージなど），サードスペースへの移行，出血など複数の要因が重なる場合

水分投与量（mL）＝予測尿量＋不感蒸泄＋便水分量＋排液量－代謝水

  ・不感蒸泄：12～15mL×現体重

  ・便水分量：100～200mL

  ・排液量：嘔吐やドレナージからの排液など

  ・代謝水：たんぱく質0.41mL/g，脂肪1.07mL/g，炭水化物0.55mL/g

b．患者の状態が安定している場合　　体重kg当たり30〜40 mL/日を基準とし，病態に応じて増減する。1.0 mL×投与エネルギー（kcal/日）とし算出する方法もある。投与エネルギー量が少ない場合には水分量が不足するので注意する。

## （6）ビタミン・微量元素の必要量

　ビタミンと微量元素は酵素複合体の成分として代謝にかかわるが，生体内では合成できないため食物から摂取しなければならない。ビタミンおよび微量元素の必要量は，特に欠乏症がなければ必要所用量を投与する。しかし，疾患，外傷，併用薬物，栄養状態，栄養ルートなどの要因によって影響され，欠乏状態が起こる可能性がある。

- ・経腸栄養施行時には，「日本人の食事摂取基準（2025年版）」による1日推奨量をもとに病態による変化を考慮して算出する。
- ・中心静脈栄養（total parenteral nutrition, TPN）施行時には，1日推奨量の総合ビタミン剤および微量栄養素剤を投与する。特にTPNの場合は開始時より総合ビタミン剤・微量栄養素剤の投与が必要である。ビタミン$B_1$は厚生労働省が発表している適正使用情報の1日3 mgを投与して代謝性合併症（ウェルニッケ脳症，乳酸アシドーシス）を予防する。
- ・末梢静脈栄養（peripheral parenteral nutrition, PPN）施行時にも，病態によっては潜在的なビタミン$B_1$欠乏や消費増大に伴うウェルニッケ脳症が報告されておりビタミン$B_1$を含むPPNが勧められる。

# 3. 栄養管理の実施

## （1）栄養・食事療法，栄養補給法の実施

　栄養ケア・マネジメントのプロセスであるPDCAサイクルを活用する。治療食の内容と特徴，あるいは経腸栄養食品等の種類と特徴を理解し，栄養補給計画に従って，病態に適したものを選択する。栄養摂取状況の確認や実施上の問題点を把握し，必要に応じて計画を変更・改善する。食事の種類や量の選択は制度上，医師の指示となっているので，栄養補給計画を医師に提案することが望ましい。また，食事の摂取状況（摂食量の把握）や臨床検査データのほか，対象者の状態・経過を観察し，記録する。観察項目が多岐にわたるため，経過観察・記録も多職種で行う。

## （2）栄養教育の実施

### 1）栄養教育の形態

　栄養教育の形態には，集団指導と個別指導があり，それぞれメリット，デメリットがある。個別指導には病院やクリニックにおける外来個別栄養食事指導，入院栄

養食事指導や在宅者を対象とした**在宅訪問栄養食事指導**がある。在宅訪問栄養食事指導は在宅ケアが必要な対象者に管理栄養士が自宅を訪問し（ケアマネジャー（介護支援専門員）や訪問看護師とともに訪問することが多い），家族に対して調理を交えた具体的な教育を行うものである。実際の生活に即した教育ができ，教育効果は高い。

集団栄養食事指導においては開催方法にもいくつかの形式がある（表3-3）。

どの形式がよいかは教育目標，対象者の特性，開催場所，経費などによって異なる。集団と個人指導を組み合わせることもある。いずれにしても，対象者あるいは家族自身が自らの意思で行動変容を起こせる工夫が必要である。

### 2）栄養教育の教材

教材が何もない状態で教育をするより，視覚や触覚，味覚等も利用した方が，相手が理解しやすい。教材は，わかりやすい，これならやってみたいと思わせる工夫を心がけて作成する（第5章参照）。

### 3）栄養教育方法

栄養教育計画に従って，栄養教育を実施するが，その目的は，栄養状態の改善や疾患治癒に適した栄養・食事療法を対象者自身が実践すること（セルフケア）ができるようになることである。その目的を達成するためには，知識の伝達になりがちな講義形式ではなく，**コーチング**（coaching）や**カウンセリング**などの技法を取り入れた教育法が効果的であり，**行動変容**が起こりやすい。

**□コーチング**
　人材開発の技法の1つ。対話によって相手の自己実現や目標達成を図る技術である。相手の話をよく聞き，感じたことを伝えて承認し，質問することで，自発的な行動を促すコミュニケーション技法である。

**□行動変容**
　習慣化された行動パターンを変えること。人が行動を変える場合は，無関心期→関心期→準備期→実行期→維持期の5つのステージを経ると考えられている。

### 表3-3　集団栄養食事指導の方法

| 形　式 | 種　類 | 特　徴 |
|---|---|---|
| | 栄養教室，講演会 | 1回に多くの対象者に知識の伝達を行うことができる |
| 討論形式 | 座談会 | 数人が集まり，ある問題，例えば糖尿病の食事療法などについてそれぞれの意見を気楽に話し合う |
| | ブレーンストーミング | あるテーマに対し，各々が思いつくままにアイデアを出し合って，あとでアイデアを整理してまとめあげる形式の討論会 |
| | シンポジウム | 特定のテーマについて何人かが意見を述べ合い，参加者と質疑を行う形式の討論をする |
| | パネルディスカッション | あるテーマについて，数人の専門家が代表者として選出され，司会者の調整のもとに聴衆の前で討論を行い，その後聴衆も参加して質疑応答を行う |
| 体験学習 | 調理実習 | 実際に調理することで，その治療食の特徴や調理上の工夫を学ぶことができ，食事療法を理解しやすい |
| | 試食会 | 実際に提供される治療食について説明を聞いた後，1食分食べてみることで，量や味，調理法などを理解することができる |
| | ロールプレイング | 疑似体験を通して，適切に対応できるようにする学習方法。実際に経験を積んだのに近い効果がある |

## （3）多職種での連携

　効果的な栄養管理を実施するためには，日頃から多職種とのコミュニケーションを図り，業務に関する理解を深め，相互の信頼関係を築いておくことが望ましい。常に対象者の状態に気を配り，確認したいことや疑問に思ったことについて，医師や看護師，その他のスタッフと情報交換を心がける姿勢が大切である。最近は**チーム医療**が浸透してきており，医療機関であれば，薬剤師，理学療法士，作業療法士，言語聴覚士など，高齢者施設では保健師や介護士，ケアマネジャーなどもかかわっている。また，チームとして活動するためには，病態や臨床検査データの理解，医学関連用語や介護に関する知識も高めておかなくてはならない。

## （4）栄養管理実施後の効果判定

　栄養・食事療法の効果には必ず個人差が出てくる。したがって，栄養教育も含め，栄養管理実施後は必ずその効果を確認することが必要である。

### 第3章　学習チェックリスト

- ☐ 栄養管理の目標は理解できましたか
- ☐ 栄養管理の長期目標，短期目標を理解できましたか
- ☐ 栄養管理計画とはどのような計画をいうのか概略が理解できましたか
- ☐ 栄養補給計画の手順は理解できましたか
- ☐ 栄養補給量の設定方法は理解できましたか
- ☐ 栄養補給法の種類は理解できましたか
- ☐ 栄養教育の必要性について理解できましたか
- ☐ 栄養教育の実施形態について理解できましたか
- ☐ 栄養管理について理解できましたか
- ☐ 多職種連携の必要性が理解できましたか

**参考文献：**
- 厚生労働省：日本人の食事摂取基準（2025年版）策定検討会報告書，2024
- 日本静脈経腸栄養学会編：静脈経腸栄養ガイドライン第3版，照林社，2013
- ASPEN Board of Directors and The Clinical Guidelines Task Force：Guidelines for the use of parenteral and enteral nutrition in adult and pediatric patients. JPEN；26（suppl 1），2002
- 本田佳子編：新臨床栄養学 栄養ケアマネジメント第2版，医歯薬出版，2013
- 本田佳子・土江節子・曽根博仁編：栄養科学イラストレイテッド臨床栄養学－基礎編，羊土社，2012
- 中坊幸弘・寺本房子編：臨床栄養管理学総論，講談社サイエンティフィク，2013
- 日本栄養改善学会監修，中村丁次・川島由起子・加藤昌彦編：臨床栄養学　基礎，医歯薬出版，2013

# 第4章 栄養・食事療法，栄養補給法

　栄養・食事療法は，すべての治療の基本であり，単に必要栄養量を補い栄養状態を改善するのみならず，医療を行ううえで疾患の改善に必要不可欠な治療法のひとつである。本章では，個々の病態に合った適切な栄養補給法を実践するために，経口栄養法，経腸栄養法，経静脈栄養法に用いる栄養資材や投与経路について知識を深め，各々の特徴やリスクについて学習する。

## 1. 栄養・食事療法と栄養補給法

### （1）栄養補給法

#### 1）栄養補給法の分類

　栄養補給法は，どこから何を用いて栄養を補給するのかという投与経路から分類したものであり，食事療法と人工栄養補給法（強制栄養補給法）に大きく分けられる。
　従来から食事療法といわれている経口的に食物を摂取（oral feeding）する**経口栄養法**（oral diet/oral supplements，図4-1-①）とカテーテルを用いて消化管へ栄養

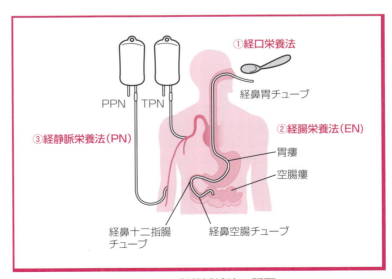

図4-1　栄養補給法の種類

を直接投与（tube feeding）する経腸栄養法（enteral nutrition，EN，図4-1-②，図4-4，p.52），静脈へ栄養を直接投与（intravenous feeding）する経静脈栄養法（parenteral nutrition，PN，図4-1-③）の3つに分類される。

**■経腸栄養法**
カテーテル（管）を用いる栄養法であり，経管・経腸栄養法，経管栄養などともよばれる。

### 2）栄養補給法の多様化

食物を経口から摂取することが自然ではあるが，意識レベルの低下や咀嚼・嚥下機能に問題が生じたり，食道がんや食道アカラシアなどにより上部消化管に狭窄が生じたりすると，経口的に食物を摂取することが困難となるため経腸栄養法を用いる。また腸閉塞（イレウス）や短腸症候群などにより，消化吸収に問題が生じれば腸管を使用することができなくなったり腸からのみでは十分な栄養量が摂取できなくなったりし，経静脈栄養法を用いる。このように，生命の維持や疾患改善のためには，いかなる手段を使ってでも必要な栄養量を補給しなければならない。

### 3）栄養・食事療法

栄養補給法の多様化により，身体機能や消化吸収および代謝生理の異常（病態）に対し，栄養組成や食形態を調整する "栄養治療法" を栄養・食事療法という。
栄養管理を担う管理栄養士は，経口以外での補給方法も学ぶ必要がある。

## （2）食事療法と栄養補給法の歴史

### 1）食事療法

食事療法は，紀元前400年に古代ギリシャにて医学の父であるヒポクラテス（Hippokrates，460-370 BC）が "Let thy food be thy medicine, thy medicine be thy food"「汝の食事を薬とし，汝の薬は食事とせよ」と唱えたのが始まりであるといわれており，古代から食事療法は治療の中心であった。1814年にキルヒホフ（Kirchhoff, SC）がデンプンからグルコースの結晶を単離し，シュブルール（Chevreul，ME）の脂肪の分離を経て，1827年にプラウト（Prout, W）が炭水化物，脂質，たんぱく質の「三大栄養素」の概念を確立した。さらに1873年にフォルスター（Forster）によって無機質が生命維持に必須であるという「四大栄養素」の概念が提唱された。また脚気や壊血病などの経験的治療から，健康保持や成長に不可欠な因子の存在が考えられ始め，ビタミンの研究・発見へと発展した。1944年には，ケンプナー（Kempner, W）が高血圧症に対して低ナトリウム食が利尿要因になることを発表し，1950年代に入って低ナトリウム食が高血圧症治療食の基本となった。

### 2）経腸栄養法

経腸栄養法は，1598年にベネチアの医師Capivacceusが木製で経皮経腸栄養を行った報告が最初で，1617年にはファブリキウス・アクアペンデンテ（Fabricius ab Aqua Pendente）が銀製の鼻腔チューブによる強制食事投与法を行うなど15世紀から試みがなされていた。19世紀に入りゴムチューブが使用されるようになり，20世紀には生理食塩水，グルコースやアミノ酸などの直腸投与が行われるようになった。1957年から60年にかけて米国癌研究所のグリーンスタイン（Greenstein, J）が

化学物質で完全合成食品を試作し，弟子のウィニッツ（Winitz, M）がケミカリデファインドダイエット（chemically defind diet）を開発した。その後，宇宙食開発として進められ，1965年に現在の成分栄養食に近い製品を完成させ，1972年スティーブンズ（Stephens, RV）により成分栄養食（elemental diet；ED）が確立された。1980年にはポンスキー（Ponsky, JL）により経皮内視鏡的胃瘻造設術（PEG, percutaneous endoscopic gastrostomy）も報告された。

### 3）経静脈栄養法

経静脈栄養法は，1843年にフランスのクロード・ベルナール（Claude Bernard）が静脈経路でグルコースを投与したのが始まりで，20世紀に入り投与量について検討され始めた。1883年にマックス・ルブナー（Max Rubner）が代謝率は体表面積に比例し体表面積の0.67であることを報告し，さらに1918年ハリス・ベネディクト（Harris, JA and Benedict, FG）が基礎代謝率の算定式を発案した。1964年にノーランド（Nordlund）らは脂肪，糖，アミノ酸，ミネラル類，ビタミン類を加えた完全栄養輸液を開発し，同時期に欧州で末梢静脈から脂肪乳剤を投与する方法の研究が盛んに行われた。1968年には米国の小児外科医スタンリー・ダドリック（Stanley J. Dudrick）によって高カロリー輸液が開発された。

このように，人工栄養補給法の普及に伴い，1970年頃に欧米で栄養サポートチーム（NST）が組織され，1980年代にはNSTの有用性が認められ全米に広まっていった。日本でも2000年から日本静脈経腸栄養学会を中心にNSTが普及し現在に至っている。

## （3）栄養補給法の選択

栄養補給ルートは，食物摂取状況，栄養素の消化吸収の機能や障害の程度により決定する。消化管が安全に使用できるのであれば，経口摂取が可能かを確認する。経口から必要な栄養量が十分に摂取できる場合には通常の食事を提供する（図4-2）。経口のみでは不十分な場合には，食形態を変更したり補助食品を用いたりし，それでも不足する場合には経腸栄養や経静脈栄養を併用する。

経口摂取が不可能な場合（意識障害，摂食嚥下障害，上部消化管閉塞）には経腸栄養法を選択する。経腸栄養法の実施期間が短期（4週間未満）であれば経鼻，長期（4週間以上または4週間以上が予測される場合）には，胃瘻（gastrostomy）や空腸瘻（jejunostomy）などの消化管瘻を選択する。

消化管が安全に使用できない場合（腸閉塞，腹膜炎，短腸症候群，吸収障害，消化管出血，消化管瘻，重症膵炎，激しい下痢，ショック状態など）は経静脈栄養法を選び，経静脈栄養法の実施期間が短期（2週間未満）であれば末梢静脈栄養（peripheral parenteral nutrition, PPN），長期（2週間以上）であれば中心静脈栄養（total parenteral nutrition, TPN）を選択する。

（経口摂取が不可能で）腸が機能している場合は，経腸栄養を選択することを基本とする。【推

□中心静脈栄養
　一般にTPNと略されることが多いが，CPN（central parenteral nutrition）と表示することもある。

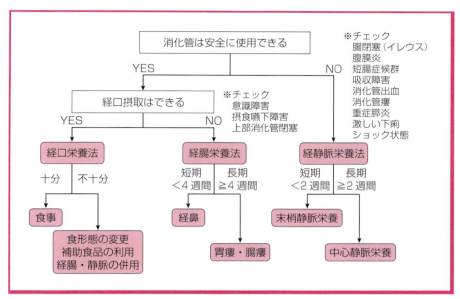

図4-2　栄養補給方法の選択

奨度：AⅡ】
経腸栄養法の実施期間が長期（4週間以上または4週間以上が予測される場合）には，消化管瘻を選択する。【推奨度：BⅡ】
中心静脈栄養法は経静脈栄養の長期化が予想される場合に用いる。【推奨度：AⅢ】

＊エビデンスに基づいた栄養治療を目的とし，下記に示した日本静脈経腸栄養ガイドライン第3版の推奨度を【　】で表示した。

推奨の分類
推奨のランク付け

| 推奨度 | 内　容 |
|---|---|
| A | 強く推奨する |
| B | 一般的に推奨する |
| C | 任意でよい |

臨床研究論文のランク付け

| レベル | 内　容 |
|---|---|
| Ⅰ | 最低一つのRCTやmeta-analysisによる実証 |
| Ⅱ | RCTではない比較試験，コホート研究による実証 |
| Ⅲ | 症例集積研究や専門家の意見 |

RCT（randomized controlled trial）：無作為化比較対照試験

　栄養補給法の選択を行う際は，患者や家族にとって，最も有益で楽な方法を考案することが大切である。

## （4）傷病者に対する栄養補給法の手順

　適切な栄養補給法を実施するためには，栄養アセスメントによる的確な栄養診断に基づいた必要栄養量の決定，適切な投与経路および栄養資材の選択が必要となる。さらに投与のタイミングや投与速度など具体的な投与計画を医師に提案し承認を得る（第3章参照）。

## 2. 経口栄養法

### （1）目的および適応

　口から食べる経口栄養法は，最も生理的な補給法である。意識が覚醒しており（JCS 0〜10），全身状態が安定していて，摂食嚥下機能や小腸の機能に問題はなく，消化管の通過障害・閉塞・瘻孔等がない場合に適応となる。

　対象となる患者の病態や摂食嚥下機能に配慮した食事は，直接的な治療となり栄養管理の要である。また，食べるときの刺激によって受ける五感（視覚，聴覚，嗅覚，触覚，味覚）は，おいしさなどの感情や神経および内分泌にはたらきかけるため，彩りや盛付け，味付け，香りなども治療的な意味をもつ。特に食欲低下が認められたり，嚥下訓練食を開始する際には，1回量を少量とし，食べきれる量を提供することが大切である。よって，経口栄養法は，日々の給食管理業務を行う中で，患者の病態のみならず嗜好や心情を汲み，より治療効果の高い，かつ多様性に富んだ治療食を提供することが求められる。

□JCS
　Japan coma scaleの略。p.277参照。

### （2）経口栄養法の分類

　入院患者に提供する病院食は療養を目的としていることから，**入院時食事療養制度**（第1章参照）＊によって保険給付が受けられる。治療食ともよばれ，**一般治療食**と**特別治療食**に大別される（図4-3）。

＊入院時食事療養制度において「食事は医療の一環として提供されるべきもの」と位置づけられている。

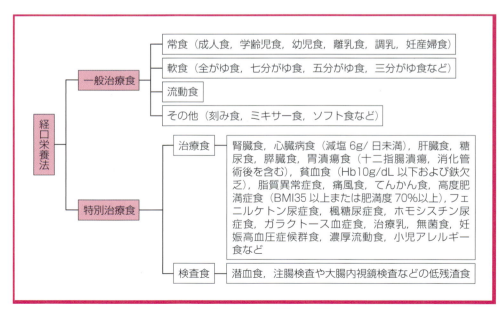

図4-3　経口栄養法の分類

### 1）一般治療食

一般治療食は，主に食形態で分類され，常食，軟食，流動食に分けられる。さらに咀嚼・嚥下困難者のための嚥下訓練食やソフト食，ミキサー食，ペースト食（ブレンダー食），刻み食などがある。栄養補給量については，患者個々に算定された医師の食事箋または栄養管理計画に基づく栄養補給量とする。

### 2）特別治療食

特別治療食は，病態の改善や疾患の治療の直接的手段となる栄養量および内容を有する治療食，無菌食および検査食をいい，医師の発行する**食事箋**に基づき提供される。特別治療食の分類には，**疾患別分類**と**主成分別分類**があり，各病院の約束食事箋により異なる。主成分別分類は，栄養成分別に食種を分類する方法で**栄養成分調整食**ともいう。主成分別分類（栄養成分調整食）は，エネルギーコントロール食，たんぱく質コントロール食，脂質コントロール食，糖質コントロール食のほか，塩分制限，水分制限など，疾患名ではなく患者の身体状況と病態を考慮した食事の提供ができる。

栄養管理上注意すべき点は，疾患の治療および回復が目的となることから，患者の性別，年齢，身体組成，病態に基づいた栄養量および食品の選択を行い，かつ提供した食事が十分に摂取できるように患者の嗜好や習慣にも考慮することが望ましい。

## 3. 経腸栄養法

## （1）目的および適応

経腸栄養法は，主に意識障害や摂食嚥下障害，消化管の通過障害などにより経口摂取が不可能な傷病者に対して用いられる。

"If the gut works, Use it！"「もしも腸が機能しているなら，使いなさい」といわれているように，**腸内防御機構の破綻（バクテリアルトランスロケーション，bacterial translocation）** を予防するためにも可能な限り腸を使うことが推奨される。

経腸栄養法が禁忌となるのは，消化管が狭窄や閉塞等により使用できない場合や消化管の使用を避けた方が治療につながる場合である。

経鼻での栄養補給が困難な場合や，経腸栄養法が長期に必要となる場合には経皮内視鏡的に胃瘻や腸瘻を造設する。

どのような種類の栄養剤やチューブを用いて，どこの経路から経腸栄養法を施行するかは，経腸栄養の必要期間や誤嚥性肺炎の危険性，腸管機能，患者の予後，患者や家族の希望などを総合的に勘案し，経腸栄養法に十分な知識と経験を有した医師や管理栄養士の推奨により決定されることが望ましい。

**◘ 腸内防御機構の破綻（バクテリアルトランスロケーション）**
　消化管を使用しないと腸上皮粘膜細胞が萎縮して粘膜防御機構が破綻し，腸内細菌が腸管粘膜上皮のバリアを超えて全身感染症を引き起こすこと。

## （2）経腸栄養剤の分類

　経腸栄養剤は，天然濃厚流動食と人工濃厚流動食があり，人工濃厚流動食は窒素源の違いにより，成分栄養剤（elemental diet，ED），消化態栄養剤（oligomeric formula，OF），半消化態栄養剤（polymeric formula，PF）に分類される（表4-1）。また，経腸栄養剤の多くは食品に分類されるが，成分栄養剤のエレンタールや半消化態栄養剤のエンシュア・リキッドやラコール，エネーボのように医薬品もある。食品は食品衛生法に，医薬品は医薬品医療機器等法（旧薬事法，第7章参照）に従い販売されている。

　毎日の食事に代わる半消化態の標準組成の栄養剤に加え，病態別や高濃度など多種多様あり，さらに安全・衛生管理を考慮した包装形状や半固形化なども販売されている。

## （3）病態別栄養剤

　人工濃厚流動食には病態別に栄養治療を目的とした栄養剤がある（付表p.334参照）。病態別の栄養剤は，低下した体の機能に配慮した特別な組成で調整を図るという性格を有しているため，各栄養剤の特徴を熟知し，病名ではなく病態に合った栄養剤の選択が必要となる。また，計画した目標栄養量が1種類では充足できない場合には，複数を組み合わせて栄養処方案を作成することがある。

### 表4-1　経腸栄養剤の分類

| | 人工濃厚流動食 | | | 天然濃厚流動食 |
|---|---|---|---|---|
| | 成分栄養剤 | 消化態栄養剤 | 半消化態栄養剤 | |
| たんぱく質（窒素源） | 結晶アミノ酸 | ペプチド | カゼイン・大豆タンパク質など | 乳，大豆，鶏卵など |
| 脂　質 | 極少量 | 少　量 | 多　い | 多　い |
| 糖　質 | デキストリン | デキストリン | デキストリン | デキストリン，米，パン粉など |
| 微量栄養素 | 微量元素が不足 | 微量元素が不足 | 充足できるものが多い | 充足できるものが多い |
| 食物繊維 | 含有しない | 含有しない | 含有しているものが多い | 含有しているものが多い |
| 消　化 | 不　要 | やや必要 | 必　要 | 必　要 |
| 残渣・便量 | 極めて少ない | 極めて少ない | 少ない | 多　い |
| 浸透圧 | 高　い | 高　い | 比較的低い | 低　い |
| 適応となる疾患例 | クローン病，消化吸収不良，消化管術後障害，短腸症候群，急性膵炎 | | 摂食嚥下障害，食道狭窄，周術期栄養管理 | 消化機能が正常 |
| 製品例 | エレンタール | ペプチーノ，ペプタメンAF，ペプタメンスタンダード，エンテミールR | エンシュア・リキッド，ラコール，アイソカルサポート，ジュビティEX，ライフロン6，メイバランス1.0，ペムベスト，リソース・ペムパル，テルミール2.0α，エネーボ | オクノス流動食品A |

### 1）消化態栄養剤，成分栄養剤

消化態栄養剤（OF）は，窒素源がアミノ酸やジペプチド・トリペプチドであり，脂質も少なく，低残渣であるため，消化吸収能が低下している患者に使用できる。また成分栄養剤（ED）は，すべての成分が化学的に明らかなもので構成されていて窒素源が合成アミノ酸のみであり，脂質もきわめて少なく，消化をほとんど必要としないため，吸収能が残存していれば使用できる。

> クローン病や腸管浮腫などで消化吸収障害を有する患者には，低残渣，低脂肪で窒素源が結晶アミノ酸やペプチドの成分栄養剤や消化態栄養剤は，消化吸収の負担を軽減できる組成である。【推奨度：AⅠ】

### 2）肝不全用栄養剤

分岐鎖アミノ酸（branched chain amino acid, BCAA）を多く含有し，フィッシャー比〔BCAAとAAA（芳香族アミノ酸）のモル比〕を高めた組成の栄養剤である。

> 肝機能の低下に伴いアミノ酸のインバランス（不均衡）が生じ，分岐鎖アミノ酸（BCAA）が低下し芳香族アミノ酸（AAA）が上昇した場合，BCAAを多く含有しフィッシャー比が高い組成を用いる。【推奨度：AⅡ】
> 慢性的な肝硬変患者に対しては，1日体重1kg当たり1.2gのたんぱく質。【推奨度：AⅠ】
> 血中アンモニア濃度の上昇が著しい場合やアミノ酸不耐症ではたんぱく質制限を実施する。【推奨度：BⅠ】

### 3）腎機能障害用栄養剤

腎機能の低下により体内の老廃物や電解質，水分を尿中に排泄できなかったり，アミノ酸の再吸収ができなかったりするため，たんぱく質・ナトリウム・カリウム・リンの含有量を抑えた栄養剤である。標準的な栄養剤に比較しアンバランスな組成なため各栄養素の過不足に対し十分な経過観察が必要である。

> 慢性腎臓病の維持期では低たんぱく質でナトリウム，カリウム，リンの含有量を抑え体内蓄積を防ぐ組成が有用である。【推奨度：AⅡ】

### 4）耐糖能異常用栄養剤

主に糖質の種類や含有量の調整および十分な食物繊維を含有し，食後の血糖上昇の抑制に配慮した栄養剤である。

高血糖の原因にはインスリンの分泌不全と作用不全があり，基礎疾患に糖尿病がない場合でも外科的侵襲や高度な侵襲が加わることで起こる。栄養組成は，エネルギー比率が通常のものから低糖質・高脂質のものがあるため，患者の糖代謝や脂質代謝に合った組成のものを選択する。また，糖質の一部をタピオカデキストリンやパラチノースに置き換えたり，ショ糖を含まないものもある。さらに抗酸化栄養素（$\beta$カロテン，ビタミンC，ビタミンE，セレン，n-3系多価不飽和脂肪酸など）を強化したり，糖代謝にかかわるビタミンB群やクロム，イソロイシンなどを考慮したものもある。食物繊維は消化管からの炭水化物の吸収速度を遅延させたりインスリン分泌を促進させたりすることから食後の血糖上昇を有意に抑制するため，いずれも十分な食物繊維を含有している。

### 5）肺機能障害用栄養剤

通常より炭水化物のエネルギー比が低く，脂質のエネルギー比が高い組成の栄養剤である*。

微量栄養素については，含有量が不足するものもあるため注意が必要である。

換気障害（$PaCO_2$（二酸化炭素分圧）の上昇を伴う二酸化炭素蓄積）を伴う場合に，高脂質含有経腸栄養剤が有益であることが示されており，その使用を考慮する。また抗炎症作用のあるn−3系多価不飽和脂肪酸やGLA（γリノレン酸），抗酸化ビタミン（ビタミンC，ビタミンE，βカロテン）を強化したものもある。

### 6）オンコロジー用栄養剤

がん悪液質（p.256参照）は，がん細胞から分泌される炎症性サイトカインやホルモンによる代謝異常によって生じ，がん誘発性体重減少（cancer-induced weight loss，CIWL）やタンパク質分解誘導因子（proteolysis inducing factor，PIF）が関与している。そのため，代謝異常を正常化しCIWLの抑制効果があるn−3系多価不飽和脂肪酸のエイコサタペンタエン酸（eicosapentaenoic acid，EPA）を多く含有し，高たんぱく質の組成の栄養剤である。

### 7）免疫調整栄養剤（immunomodulating diet）

侵襲時に必要な物質や炎症反応を抑制する物質であるアルギニン，グルタミン，核酸，n−3系多価不飽和脂肪酸を多く含有し，免疫賦活栄養剤（immunonutrition），免疫増強栄養剤（immune-enhancing diet，IED）ともいう。

周術期や高度侵襲期では免疫調整が有効な場合がある。【推奨度：BⅡ】

### 8）その他

すべての栄養剤には，たんぱく質，脂質，炭水化物のエネルギー基質は目的に応じて含有されているが，微量栄養素や特殊な栄養素，食物繊維などには過不足があるため，その際には用途に応じてサプリメントで調整する必要があり，現在，多種多様なものが発売されている。

## （4）経腸栄養法の投与経路

経腸栄養法の投与経路は，チューブの挿入口と先端を留置する位置によって異なる。チューブ挿入口は経鼻や経皮また経口があり，チューブ先端を留置する場所は食道，胃，十二指腸，空腸などがある。

投与経路の種類としては，経鼻的には経鼻胃（naso-gastric，NG），経鼻十二指腸（naso-duodenum，ND），経鼻空腸（naso-jejunum，NJ）があり，経皮的には食道胃瘻（esophageal-gastrostomy，EG），胃瘻（gastrostomy，G），胃空腸瘻（gastro-jejunostomy，GJ），空腸瘻（jejunostomy，J）がある。また，造設術としては，経皮内視鏡的胃瘻造設術（percutaneous endoscopic gastrostomy，PEG），経皮内視鏡的空腸瘻造設術（percutaneous endoscopic jejunostomy，PEJ）や経皮経食道胃管挿入術（percutaneous transesophageal-gastrostomy，PTEG，ピーテグとよばれる）があ

＊呼吸商（RQ）が1.0の炭水化物より，二酸化炭素の産生量が少ないRQが0.7の脂質含有量の多い組成のものを用いると呼吸にかかる負担が軽くなるため。

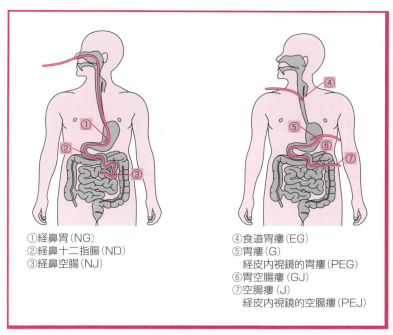

図4-4 経腸栄養法の経路

① 経鼻胃 (NG)
② 経鼻十二指腸 (ND)
③ 経鼻空腸 (NJ)
④ 食道胃瘻 (EG)
⑤ 胃瘻 (G)
　経皮内視鏡的胃瘻 (PEG)
⑥ 胃空腸瘻 (GJ)
⑦ 空腸瘻 (J)
　経皮内視鏡的空腸瘻 (PEJ)

る（図4-4）。さらにチューブを経口から挿入しチューブ先端を食道の中間に留置する間欠的経口腔食道チューブ投与法（intermittent catheterization, IC）もある。

## （5）経腸栄養の投与方法

投与方法には，ボーラス投与（bolus），間欠的投与（intermittent），持続的投与（cyclic continuous）がある。経管チューブ先端が十二指腸や空腸に留置されている場合は，幽門の代替えとして経腸栄養用輸液ポンプを用い，持続的投与を行う。

## （6）経腸栄養法に必要な用具・機器

### 1）チューブ（カテーテル）

**a．経鼻ルート**　チューブやその先端の形状および太さはさまざまである。太さは5 Fr（フレンチ，1 Fr＝1/3 mm）：1.7 mm〜12 Fr：4.0 mmの外径サイズとし，チューブ先端を幽門後（腸管）に留置する場合には経腸栄養用輸液ポンプの使用が必須である。また，成分栄養剤は5 Fr以上，半消化態栄養剤は8 Fr以上の外径サイズを用いる。

経鼻で栄養を投与する場合，5 Fr〜12 Frとする。【推奨度：AⅡ】

**b．経皮ルート**　胃瘻用カテーテルにはチューブ型とボタン型があり，またチューブ先端はバンパータイプとバルーンタイプがある（図4-5）。胃瘻で使用する経管チューブ口径サイズは14〜28 Frで，空腸瘻は8〜12 Frの空腸瘻専用カテーテルを用いる。チューブの素材は，塩化ビニール，ポリ塩化ビニール，ポリウレタ

◘ボーラス投与
　30分以内に迅速に投与する。胃瘻からの投与で行われる。

◘間欠的投与
　食事同様，1日何回かに分けて投与する。200 mL/h程度の速度で行われる。

◘持続的投与
　持続的にゆっくりと投与する。空腸瘻へは，100 mL/h以内で行われる。

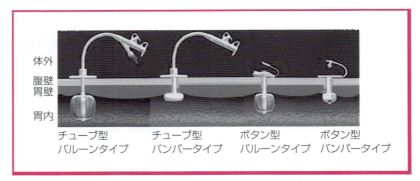

図4-5　PEG用カテーテルの種類

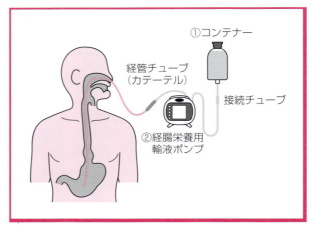

図4-6　経腸栄養法における用具・機器（経鼻胃管の場合）

ン，シリコン，シリコンラバーなどがあるが，安全で変性しにくく患者が苦痛でないものが好ましい。

### 2）容器（コンテナー，バッグ，ボトル，イルリガートル）

栄養剤を入れる容器をコンテナーという（図4-6-①）。塩化ビニール製で柔軟性のバッグタイプやプラスチック製で硬質なボトルタイプ（イルリガートル）がある。そのまま専用ラインに接続でき1バッグを24時間持続投与しても細菌性合併症を起こしにくい**クローズドシステム**のバッグ製剤（ready-to-hang，RTH）も市販されている。

> 溶解や希釈したりコンテナーへ栄養剤を注いで投与する場合は8時間以内に投与し，経腸栄養剤入りで滅菌されたバッグ製剤では24時間以内に投与を完了する。【推奨度：AⅡ】
> 感染予防のためにはクローズドシステムのバッグ製剤（RTH）を用いる。【推奨度：BⅡ】

### 3）経腸栄養用輸液ポンプ

一定の速度で持続的に栄養剤を投与する場合に経腸栄養用輸液ポンプを用いる（図4-6-②）。特に高浸透圧，高濃度の栄養剤を投与する場合や経管チューブの先端

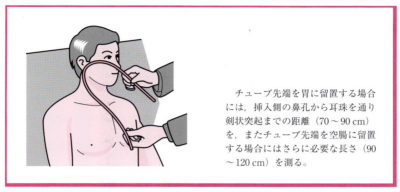

チューブ先端を胃に留置する場合には，挿入側の鼻孔から耳珠を通り剣状突起までの距離（70～90 cm）を，またチューブ先端を空腸に留置する場合にはさらに必要な長さ（90～120 cm）を測る。

図4-7　経鼻胃管チューブの留置法

が幽門より小腸側に留置されている場合に必要となる。下痢や嘔吐のリスクが高い患者に対しても輸液ポンプを用いることが望ましい。

## （7）経腸栄養法の投与手順

### 1）使用する経管チューブの準備

あらかじめ使用するチューブの長さを決めておく（図4-7）。経鼻でチューブを挿入する場合には，同側の鼻腔と咽頭を通した後に，口腔内でチューブが巻いていないか，咽頭でチューブが正中線と交差していないかを確認する。脳梗塞などで片麻痺がある場合には，麻痺側にチューブを挿入すると，健常側の廃用が予防でき，嚥下訓練を行いやすい。

チューブの挿入後，pH試験紙などを用いて，チューブ先端が適切な場所に留置されているか確認する。

胃瘻カテーテル交換後の先端位置確認は内視鏡あるいは造影X線検査によって確認する。【推奨度：AⅢ】

胃瘻や腸瘻は造設時に腹壁の厚さを考慮し，シャフト長を決定する。胃瘻造設後に栄養状態がよくなると腹壁が厚くなり胃内のバンパーが胃壁に食い込む**バンパー埋没症候群**（buried bumper syndrome，BBS）が生じることがあり，特に瘻口が固定するまでの胃瘻造設1か月以内はシャフトを回し，BBSを回避する。

### 2）栄養剤投与の開始

可能であれば，注入した栄養剤の逆流を予防するために上体を30°起こし，**ファウラー位**（Fowler's position）とする（図4-8）。

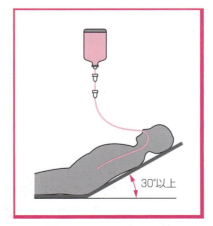

図4-8　ファウラー位

□ **バンパー埋没症候群**
PEGカテーテルの内部バンパーが胃壁瘻孔内に埋没することで生じる有害事象。内部ストッパーの接触部による継続的な圧迫が原因で胃壁が損傷し，創傷治癒を繰り返し内部ストッパーが胃壁瘻孔内に徐々に迷入埋没すること。

チューブが適切に挿入されていることが確認されたら，経腸栄養バッグのルートに接続し，栄養処方設計に基づいた栄養剤を至適速度で注入を開始する。溶解や希釈をしてコンテナーへ栄養剤を注いで投与する場合は8時間以内に投与する。

溶解や希釈を行う製剤では8時間以内に，RTH製剤では24時間以内に投与を完了する。【推奨度：AⅡ】。

## （8）経腸栄養法の合併症と対策

### 1）消化器合併症

代表的なものに誤嚥や下痢，腹部膨満などがあり，原因を同定して対応する。経腸栄養に伴う悪心・嘔吐，腹部膨満，腹痛などの消化器症状の発現には，経腸栄養剤の投与速度，投与中の体位，胃内残留量などが深くかかわっているとされる。1回分の栄養剤を8時間以内に投与できる量と速度にする。

**a．誤嚥**　体位やチューブ先端の不適切な位置により胃食道逆流が生じるため，投与前に確認をする。また，投与速度や量によっても生じる。

**b．下痢**　経腸栄養法による下痢と他の原因による下痢がある。鑑別し，原因に合った対応が必要である。経腸栄養法による下痢の原因として，栄養剤の投与速度が速い，浸透圧が高い，栄養剤およびルートの細菌汚染，乳糖不耐症，脂質量が多い，食物繊維の含有量不足などがあげられる。その他の原因として，抗菌薬による抗菌薬関連下痢などがある。

まずは便性状，排便回数をモニタリングし，投与容量や投与速度，衛生管理など経腸栄養法の手技を確認し，抗菌薬もチェックする。下痢のためにすぐに経腸栄養法を中止する必要はなく，腐敗防止のために1回分の栄養剤を8時間以内に投与できる量と速度にしたり，増量途中で下痢などの問題が生じた場合には，1つ前のステップに戻し慎重に進める等，投与容量や速度を変更する。また水溶性食物繊維（サンファイバーなど）や整腸剤（ビフィズス菌など）を投与し腸内環境を修復する。止痢薬は，経管チューブから投与すると収斂作用によりチューブが閉塞するため行わない。

**c．腹痛・腹部膨満**　消化管運動をチェックし排便機能を促進させたり，1回の栄養剤投与容量を減らしたりする。

**d．便秘**　機能性便秘か器質性便秘かを確認し，機能性便秘の場合には食物繊維や整腸剤，必要に応じて下剤を用いる。器質性便秘では腸管穿孔を起こす危険性があるため下剤は使用しない。

胃食道逆流のリスクのある患者に対する経腸栄養剤投与では，投与中の体位として，座位が困難な場合には30度以上の上半身挙上が有用である。【推奨度：AⅡ】
経腸栄養カテーテルが適正位置にあることを確認する。【推奨度：AⅢ】
消化管運動賦活剤の使用や経管チューブ先端を幽門後に留置する。【推奨度：BⅡ】
半固形化することも有効な場合がある。【推奨度：CⅢ】
悪心・嘔吐，腹部膨満，腹痛については，経腸栄養剤の投与速度，投与中の体位，胃内残留量

などをモニタリングする。【推奨度：AⅡ】

下痢・便秘に対しては，便の性状，排便回数などをモニタリングすると同時に，便中の*Clostridium difficile*（クロストリジウム・ディフィシル）もチェックする。【推奨度：AⅢ】

## 2）代謝性合併症

**a．高血糖**　経腸栄養剤の糖質の含有量や投与速度に十分に注意する必要がある。100〜200 mg/dLの範囲に維持することを目標とする。経腸栄養開始に際しては糖質投与量を少量から開始し，血糖値をモニタリングしながらゆっくりと増量していく。

**b．水・電解質異常**　経腸栄養剤の水分・電解質量を考慮して用いる。水分含有量は濃度によって異なり，1 kcal/mLの製剤では水分量は約85％である。必要に応じて補充をしたり，製剤を切り替える。

**c．高窒素血症**　たんぱく質の多量投与やNPC/N比の低い栄養剤を投与する場合には尿素窒素（BUN）の上昇が認められる。対応としては，たんぱく質の投与量を減じる。

**d．リフィーディングシンドローム**（refeeding syndrome）　高度な栄養障害を有する患者では急速に栄養補給を開始すると重篤な病態を呈することがあるため，少量の栄養投与から開始して慎重に増量していく。7〜10日で目標量の60〜80％を充足できるように投与計画を立てる。

> 血糖値は100〜200 mg/dLの範囲に維持することを目標とする。【推奨度：AⅡ】
> 水分バランスは投与水分量および尿量を把握する。【推奨度：BⅡ】
> 体重を定期的に測定する。【推奨度：AⅡ】
> 栄養剤に含まれる水分・電解質量を考慮して補充する。【推奨度：AⅡ】
> 高度な栄養障害を有する患者では，リフィーディングシンドロームが生じるため，少量の栄養投与から開始して慎重に増量し，厳重にバイタルサインのチェックおよび血液・生化学検査のモニタリングを行う。【推奨度：AⅢ】
> 以下のような代謝性合併症が起こりうるので，これらの予防を目的として定期的なモニタリングを行う。【推奨度：AⅢ】
> 　高血糖および低血糖／水分バランスおよび電解質異常／酸塩基平衡異常／肝機能障害／脂肪乳剤投与中の高トリグリセリド血症／糖質過剰投与に伴う高炭酸ガス血症／高窒素血症／栄養素欠乏症（ビタミン，特にビタミン$B_1$欠乏症，微量元素欠乏症，必須脂肪酸欠乏症）および過剰症／骨代謝異常／リフィーディングシンドローム

## 3）カテーテル合併症

カテーテル（チューブ）挿入部の炎症や先端位置の異常，また経管カテーテルの閉塞や気管への誤挿入，静脈内への誤注入などがある。

**a．経鼻の場合**　カテーテル挿入部の刺激，びらん，炎症に対しては，柔軟性が高いポリウレタン製や生体適合性の高いシリコン製のもの，チューブの外径が細いものに変えたり，チューブを反対の鼻孔へ入れ替える。また鼻孔挿入部分はエレファントノーズ型に固定する。チューブは誤挿入をしないようにX線検査等でチューブ先端の位置の確認を怠らない。チューブが閉塞しないように，栄養剤注入終了時には20〜30 mLの白湯（または，10％食用酢）を入れたシリンジ（注射筒）でチ

---

**□ リフィーディングシンドローム**

慢性的な飢餓状態に陥るとエネルギー基質の供給不足から体脂肪を分解してケトン体をエネルギー源とする。そこにリフィーディング（再栄養）が行われ糖質が急激に入ってくるとインスリン分泌が増加し，その結果，KやMgが細胞内に取り込まれ，低K，Mg血症となり不整脈が生じる。また糖質からのATP産生に伴いPが消費されるため，低P血症となって貧血やけいれん，横紋筋融解が起こり呼吸機能低下を招く。またチアミン（ビタミン$B_1$）の消費量も増加するため十分なモニタリングが必要となる。

**□ エレファントノーズ型固定**

チューブが鼻翼に接しないように下方に向けて固定する。

ューブ内を洗浄（フラッシュ）する。

**b．胃瘻・腸瘻の場合**　カテーテルスキントラブルに対しては，瘻孔周辺を清潔に保ち，瘻孔サイズに合ったチューブを使用する。また肉芽形成は切除するか硝酸銀で焼灼する。腹膜炎，腸閉塞を起こさないために瘻孔が完成しないうちにチューブを抜去しないように，特に認知症や意識障害のある患者では注意する。

## （9）経腸栄養法の実際

栄養剤投与開始時に注入速度が速すぎると，下痢や腹痛，腹部膨満などの消化器症状をきたす危険性があるため注意が必要である。また，絶食期間が1週間以上ある場合には，急に腸管を使用することで消化吸収，代謝動態に異常をきたし，リフィーディングシンドロームが生じることもあるので，十分な経過観察のもと栄養剤を徐々に増量させる。経口摂取が可能となったら，患者の摂食嚥下機能の状態や食欲に合わせて経口栄養法に移行していくように支援する。特に重篤な患者ではリスクを予測しながら十分な経過観察（モニタリング）を行いながら，随時，問題に対応し修正を加える。

## （10）在宅経腸栄養法

経口摂取では必要量の栄養を摂取することができない患者が，入院をする必要はなく，在宅で経腸栄養を実施する方法を**在宅経腸栄養法**（home enteral nutrition，HEN）といい，嚥下障害を有する症例で広く実施されている。患者・家族がHENについて十分理解したうえで，安全に自己管理ができるように教育・指導をすることが重要である。

また，来院時や往診時には栄養投与ルートの状態を確認する必要がある。経鼻ルートの場合には，チューブの詰まりがないか，挿入長が適切であるか，チューブの固定方法が適切か，チューブによる圧迫で鼻翼などにびらんや潰瘍を生じていないか，胃食道逆流の症状がないか，誤嚥性肺炎の症状がないか，などを細かくチェックする。

胃瘻・空腸瘻が留置されている患者では，チューブが劣化していないか，詰まりはないか，適切な位置で固定されているか，カテーテル挿入部周囲にびらんや潰瘍を生じていないか，胃食道逆流や誤嚥性肺炎の症状がないか，などの項目をチェックする。さらに，消化器症状の有無を必ずチェックし，経腸栄養剤の種類・投与量・投与速度が適切であることを確認し，異常がある場合には，中止や処方内容の変更を行う。

**◘在宅経腸栄養法**
在宅成分栄養経管栄養法指導管理料（2,500点/月）が診療報酬で認められている（2024年4月現在）。その規定に従えば，算定できるのはエレンタール，エレンタールP，ツインラインNFの3種類の経腸栄養剤のみである。

● 中等度以上の低栄養患者へ対する経腸栄養法の一例 ●

既往歴のない50歳男性
食道がんの右開胸開腹手術2日後に経腸栄養法を開始
身長170cm，体重52kg，BMI 18kg/m$^2$，IBW 63.6kg（82％），
食道狭窄にて2〜3か月前から食欲不振があり，
LBW − 4kg（6.8％）/月，
体温38.8℃，尿量2,000mL/日，空腹時血糖値180mg/dL，
反回神経麻痺あり，腎機能，肝機能，消化管機能は問題なし，抗菌剤投与

① 1日の必要栄養素量
・水分量：52kg × 30mL ＝ 1,560mL ＋ α
・熱量：BEE 1,294kcal × SF1.4 ＝ 1,812kcal（35kcal/BWkg/日）
　※基礎エネルギー消費量（BEE）は，Harris-Benedictの式で算出（p.38参照）。
　※傷害係数（SF）は，体温が37℃を1℃超えるごとに20％増やす。
・たんぱく質量：IBW63.6kg × 体重1kg当たり1.2g ≒ 76g，NPC/N比：124

② 投与経路
手術時に経皮空腸瘻を造設（ジェジュノストミカテーテル）
　※術前カンファレンスで予め決めておくとよい。

③ 栄養資材
ディムベストバッグタイプ 400kcal/400mL × 3袋 ＝ 1,200kcal
アイソカルサポート 300kcal/200mL × 2本 ＝ 600kcal
　※糖尿病用栄養剤のみでは投与たんぱく質量が多くなってしまう場合には，たんぱく質含有量の少ない栄養剤と組み合わせるとよい。

④ 投与計画
・1日の目標投与栄養量
　水分量：EN 1,326mL ＋ 白湯500mL ≒ 1,800mL
　熱量：1,800kcal，たんぱく質量：76.8g
以下の経腸栄養法の栄養剤投与スケジュールに合わせて，経静脈栄養法の輸液を減らす。

ステップ1：サンファイバー（水溶性食物繊維）5g/包 ＋ 白湯100mL × 3回
ステップ2：アイソカルサポート600kcal/400mL，投与速度25mL/h（16h）
　　　　　マーズレンS顆粒（グルタミン）3g ＋ 白湯50mL × 3回，エンテロノン−R（耐性乳酸菌）3g ＋ 白湯50mL × 3回
　　　　　※アイソカルサポートはサンファイバー（水溶性食物繊維）を含有しているため，サンファイバー（水溶性食物繊維）を中止。
　　　　　※抗菌剤が投与されている場合の整腸剤は耐性乳酸菌（エンテロノン−R）を使用する。
ステップ3：アイソカルサポート600kcal/400mL，投与速度35mL/h（11.4h）
　　　　　ディムベストバッグタイプ400kcal/400mL，投与速度35mL/h（11.4h）
　　　　　マーズレンS顆粒（グルタミン）3g ＋ 白湯50mL × 3回，エンテロノン−R（耐性乳酸菌）3g ＋ 白湯50mL × 3回
ステップ4：アイソカルサポート600kcal/400mL，投与速度50mL/h（8h）
　　　　　ディムベストバッグタイプ800kcal/800mL，投与速度50mL/h（16h）
　　　　　エンテロノン−R（耐性乳酸菌）3g ＋ 白湯50mL × 3回
　　　　　※目標投与栄養量の約80％が充足できるのでマーズレンS顆粒（グルタミン）を中止。
　　　　　※ステップ1〜4までを患者の病態を観察しながら7〜10日かけてアップし，病態が安定したらステップ5へ進める。
ステップ5：アイソカルサポート600kcal/400mL，投与速度70mL/h（5.7h）
　　　　　ディムベストバッグタイプ1,200kcal/1,200mL，投与速度70mL/h（17.1h）
　　　　　※下痢が認められなければエンテロノン−R（耐性乳酸菌）を中止。

# 4. 経静脈栄養法

## （1）目 的

経静脈栄養法は，腸を介さずに直接静脈に栄養を補給する方法である。この特徴から，経口栄養法や経腸栄養法を用いることのできない状態，つまり腸管を使用できないか，使用を避けた方が治療につながる場合などの消化器疾患や循環動態が不安定な場合でも用いることのできる栄養補給法である。また，脱水や手術中の細胞外液欠乏などを補正するために用いる方法である。

中心静脈内に留置されたカテーテルを介して高エネルギー，高アミノ酸の輸液を投与する中心静脈栄養（TPN）と，末梢の細い血管から補給する末梢静脈栄養（PPN）がある。

## （2）適 応 疾 患

ASPEN（アメリカ静脈経腸栄養学会）ガイドラインでは，経静脈栄養を2週間以上施行する必要がある場合はTPN，2週間以内の場合はPPNの適応とされている（図4-2，p.47）。

### 1）中心静脈栄養

TPNは，基本的に糖質液とアミノ酸液，脂肪乳剤，ビタミン剤，および微量栄養素剤など，必要とする栄養素すべてを投与する。血液流量の多い上大静脈の右心房近傍部分，いわゆる中心静脈内に留置したカテーテルを介して高濃度，高浸透圧の輸液剤を投与できることから，1日に必要とするエネルギーを投与することができる。適応を表4-2に示す。

**表4-2　TPNの適応例**

| 1. 日常治療の一部として行う場合 | |
|---|---|
| 1）消化管の吸収能がない場合<br>・小腸広範囲切除患者<br>・小腸疾患<br>・放射線腸炎<br>・重症下痢<br>・重症で長期間続く嘔吐 | 2）化学療法，放射線療法，骨髄移植<br>3）中等度〜重症膵炎<br>4）消化管機能の障害を目前に控えている高度栄養障害患者<br>5）消化管が5〜7日間以上機能しないと思われる高度異化期患者 |

| 2. 役に立つことが期待できる場合 | |
|---|---|
| 1）大手術<br>2）中等度侵襲<br>3）消化管瘻<br>4）炎症性腸疾患<br>5）妊娠悪阻 | 6）集中的に治療を必要とする中等度栄養障害患者<br>7）5〜7日間に十分な経腸栄養を行うことが不可能な患者<br>8）炎症による小腸閉塞患者<br>9）集中的にがん化学療法を受けている患者 |

**○循環動態**

循環動態とは，心臓機能を始めとした，全身の血液循環の状態を指したもの。

**○重症下痢**

重症下痢とは，便が泥状か，完全に水のようになっている，便意切迫またはしぶり腹がある，さしこむような激しい腹痛がある，トイレから離れられないほど頻回に下痢をする，便に粘液状のものが混じっている，便に血液が混じっている場合など。

### ２）末梢静脈栄養

PPNでは，高濃度の輸液を投与できないことから，脂肪乳剤を併用しても1,000
～1,300 kcal/日，必要栄養量の半分程度しか投与することができない。そのため，
経口摂取あるいは経腸栄養を実施しているが，必要量を充足できない場合，術前の
栄養状態が良好，あるいは腸閉塞など消化器に問題があり一時的に経口栄養，経腸
栄養を中止するが，早期に経口摂取や経腸栄養が再開できると予測される場合など
に用いる。

## （３）中心静脈栄養と末梢静脈栄養

### １）中心静脈栄養

　**ａ．投与経路**　　通常，**中心静脈カテーテル**（central venous catheter,
**CVC**）を内頸静脈または鎖骨下静脈に穿刺して挿入するが，最近は尺側皮静脈か
らカテーテルを上大静脈内に留置する**末梢挿入式中心静脈カテーテル**
（peripherally-inserted central catheter, **PICC**）を用いることが普及しつつある。
PICCは，鎖骨下穿刺時に発生する気胸，血胸，動脈誤穿刺などの重篤な機械的合
併症を避けることができる。

　**ｂ．使用する輸液剤**（「（4）輸液の種類と成分」参照）

　**①高カロリー輸液用基本液**：糖質と電解質を混ぜた溶液で，開始液と維持液とに
大別される。糖質の濃度は，開始液で15～20％，維持液で25～30％である。水分
制限が必要な状態では，50％や75％のグルコース液を用いることもある。投与速
度は7 g/kg/日とされており，これはほぼ5 mg/kg/分に相当するのでこれ以下で
投与する必要がある。なおTPNを施行している患者は何らかの侵襲が加わってい
ることから，4 mg/kg/分を超えないように配慮する。

　**②アミノ酸製剤**：窒素源として10～12％濃度のアミノ酸製剤を用いる。通常の
アミノ酸組成の製剤のほか，肝不全用，腎不全用のアミノ酸製剤がある。

　**③脂肪乳剤**：脂肪をエネルギーの補給源として用いる場合は，特殊な病態でない
限り，総エネルギー比の15～40％とする。必須脂肪酸の補給を目的とする場合は，
総エネルギー比の3％ぐらいとされるが，科学的根拠は明確にされていない。投与
速度は0.1 g/kg/時以下の速度で投与すべきとされている。

　**④ビタミン・微量元素**：ビタミンA，D，$B_1$，$B_2$，$B_6$，$B_{12}$，Cなどを配合した総
合ビタミン剤を投与し欠乏症を予防する。鉄，マンガン，亜鉛，銅，ヨウ素を配合
した製剤を投与し欠乏症を予防する。

　**⑤キット製剤**：高カロリー輸液用の製剤として，アミノ酸・糖・電解質をソフト
バッグに2室に充填した製剤，アミノ酸・糖・電解質・総合ビタミンを3室に充填
した製剤，アミノ酸・糖・電解質・総合ビタミン・微量栄養素を4室に充填した製
剤が市販され，広く利用されている。

　**ｃ．合併症**　　手技による合併症として，気胸，動脈穿刺，カテーテル位置異

常，カテーテル断裂などがある。また，輸液剤調整時，カテーテル挿入時，輸液ライン接続部からの感染による敗血症は，致命的な合併症となりうる。

#### 2）末梢静脈栄養

**a．投与経路**　通常，前腕の尺側または橈側皮静脈からカテーテルを用いて栄養剤を投与する。

**b．使用する輸液剤**　PPNは，基本的に糖質液とアミノ酸液を投与する。患者の状況により，脂肪乳剤，ビタミン剤，微量栄養素剤を投与する。血液流量の少ない末梢静脈を用いて栄養剤を投与することから，濃度の濃い栄養剤を投与すると静脈炎が発生するため，7.5～12.5％糖電解質液，アミノ酸加総合電解質液を用いる。脂肪乳剤は，10～20％濃度の製剤を末梢静脈から投与することができる。

PPNとして用いられる栄養剤は，糖質と電解質を配合した糖電解質液を用いる。最近は，糖質とアミノ酸と電解質をソフトバッグに2室に分離して充填したキット製剤，さらにビタミン$B_1$を加えた製剤が開発され広く利用されている。キット製剤は，使用時に混注する作業が減少することから，微生物汚染の危険性を減らすことができる。

**c．合併症**　TPNに比して大きな合併症となることは少ない。しかし，投与濃度が高い，投与速度が早い場合などに，静脈炎や血管痛が起こりやすくなる。

### （4）輸液の種類と成分

#### 1）高カロリー輸液

高カロリー輸液用基本液は，糖質に電解質としてナトリウム，カリウム，クロール，マグネシウム，カルシウムを添加した輸液である。導入時に使用する開始液と，維持期に用いる維持液がある。アミノ酸・グルコース・電解質・総合ビタミン・微量栄養素を含む製剤としてエルネオパが利用されている。また，糖質源としてグルコースのみでなくフルクトース，キシリトールとアミノ酸，電解質，総合ビタミンを含む製剤として，アミノトリパがある。

#### 2）電解質輸液

電解質輸液は，開始液（1号液），脱水補給液（2号液），維持液（3号液），術後回復液（4号液）があり，ナトリウム濃度が順次低くなる。開始液は，病態が不明なときに利尿が得られるまで用いる。脱水補給液は，腎機能障害がないことが明らかとなった場合の脱水補正に用いられる。維持液は，不感蒸泄や尿から失われる水分，電解質を補給するために用いられることから，広く用いられている。術後回復液は，術後回復液として用いるほか，高ナトリウム血症時の補正に利用される。

#### 3）糖　質　液

グルコース液は，5％，10％，30％，50％，70％濃度がある。5％グルコース液は，主に水分補給または薬物溶解水として用いられる。10％以上の製剤は，エネルギー補給に用いられるが，30％以上の製剤は中心静脈からの投与時に用いられる。

---

**◘静脈炎**

静脈に起こる炎症。末梢静脈栄養では，輸液の浸透圧，pH，滴定酸度が適切でないと発症要因となる。

また，50，70%濃度の製剤は，水分制限下における高エネルギー投与が必要な場合に用いられる。

#### 4）アミノ酸液

たんぱく質の補給目的に，10～12%のアミノ酸製剤が市販されている。アミノ酸組成としては，必須アミノ酸/非必須アミノ酸（essential amino acid/non essential amino acid，EAA/NEAA）比を約1としたFAO/WHO基準に準拠した製剤（プロテアミン12注射液，など）と，侵襲下で利用されることが多い分岐鎖アミノ酸（BCAA）の配合を約30%に増量した製剤（アミパレン輸液など）がある。

□ **FAO**
国連食糧農業機関の略称。

#### 5）脂肪乳剤

脂肪乳剤は，10%濃度と20%濃度の製剤が市販されている。脂肪乳剤を投与することで，必須脂肪酸欠乏の予防，糖質の投与量を減らすことによる高血糖や脂肪肝の防止があげられる。脂肪乳剤は，大豆油トリグリセリドを主成分とするため，長鎖脂肪酸であるn－6系必須脂肪酸で構成されている。脂肪乳剤の投与は，末梢静脈から投与するか，CVCやPICCから投与する場合には，インラインフィルターよりも患者側から投与する。

#### 6）総合ビタミン剤

TPN用総合ビタミン剤が市販されている。TPN施行時には，必ず総合ビタミン剤を投与する必要がある。PPNの場合は，総合ビタミン剤は保険適応とならないが，ビタミン$B_1$が不足すると乳酸アシドーシスが出現するので投与が必要である。

□ **総合ビタミン剤**
高カロリー輸液用総合ビタミン剤には，$B_1$，$B_2$，$B_6$，$B_{12}$，ニコチン酸アミド，葉酸，ビオチン，アスコルビン酸，パントテン酸，A，$D_3$，E，$K_1$（含まない製剤もある）が含まれている。

#### 7）微量栄養素剤

微量栄養素とは，鉄，亜鉛，銅，マンガン，ヨウ素，コバルト，クロム，セレン，モリブテンの9種類である。微量栄養素剤には，コバルト，クロム，セレン，モリブテンが含まれていないので，TPNが長期間におよぶ場合には，欠乏症状の有無に注意する必要がある。また，過剰投与となった場合に，ショック様症状，不快感，胸内苦悶感，悪心・嘔吐などの過剰症にも注意をする必要がある。

### （5）栄養補給量の算定

輸液の栄養量は，経腸栄養と同様にエネルギー，アミノ酸，糖質，脂質，電解質（Na，K），水分量，非たんぱくカロリー/窒素比（NPC/N比）を算出し適切な値となるように調整する。また，総合ビタミン剤，微量栄養素剤の投与を確認する。経口栄養や経腸栄養法と併用する場合は，電解質の単位を合わせて合計量を下記の式で算出する。

$$mEq/L = mg/dL × （原子価/原子量）× 10$$

K：原子量39.1，原子価1

Na：原子量23.0，原子価1

## （6）栄養補給に必要な器具・機械

### 1）中心静脈栄養

　　a．中心静脈カテーテル（CVC）　　材質は主にシリコーン製とポリウレタン製である。カテーテルの内腔数は，シングルとダブル，トリプルなどの製品がある（図4-9-②）。

　　b．末梢挿入式中心静脈カテーテル（PICC）　　材質は主にシリコーン製とポリウレタン製で軟らかい（図4-9-③）。

　　c．完全皮下埋め込み式カテーテル（ポート）　　CVCおよびリザーバーを皮下に埋め込むことで，体外露出部分がなくQOLの維持・向上に有用である（図4-9-④）。

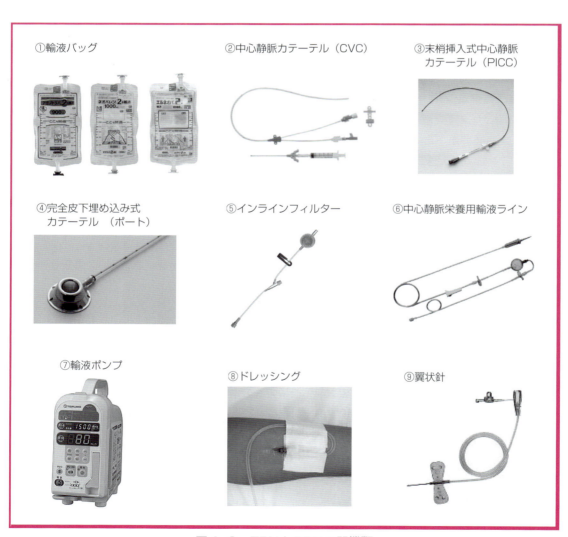

図4-9　TPNとPPNの器機類

d．インラインフィルター　　細菌，真菌や微粒子などが体内に入ることを防ぐ目的に用いられる（図4-9-⑤）。
　　e．中心静脈栄養用輸液ライン　　栄養剤またはインラインフィルターとカテーテルをつなぐ。点滴筒とクランプにて投与量を調整する（図4-9-⑥）。
　　f．輸液ポンプ　　通常の投与では自然落下で行われるが，精密な注入速度の維持が必要な場合にポンプを使用する（図4-9-⑦）。
　　g．ドレッシング　　カテーテル刺入部から細菌が侵入する感染経路を絶つ目的に，刺入部をおおうために用いるものをドレッシングという（図4-9-⑧）。
　2）末梢静脈栄養
　　a．翼状針　　ウイングのついた金属針にチューブがついている。短時間しか留置できない（図4-9-⑨）。
　　b．留置針　　穿刺用金属針（内針）と留置用カテーテルの二重構造で，1週間程度の留置も可能であるが，96時間以内での交換が推奨されている。

## （7）経静脈栄養の合併症と対応

　1）中心静脈栄養の合併症
　　a．機械的合併症　　CVCの留置は，穿刺法が主に用いられている。穿刺時の合併症として，気胸，血胸，皮下血腫，胸管損傷，空気塞栓，血管外輸液，カテーテル塞栓，不整脈などがあげられている。誤穿刺による合併症は重篤な合併症となることから，超音波装置やガイドワイヤーを用いた方法を用いることで合併症を減らすことが期待されている。
　　b．カテーテル感染症　　TPN施行時に最も注意すべきことが，カテーテル感染症である。原因としては，カテーテル挿入時，三方活栓内での細菌汚染や側管接続時，投与輸液への薬剤混注時などの消毒が不十分であると敗血症発症リスクが高くなる。
　　c．代謝性合併症　　経静脈栄養では，血管内に直接栄養素や水分を投与するため，高血糖，低血糖，必須脂肪酸欠乏症，電解質異常，微量栄養素欠乏，肝機能障害，肺水腫，心不全，全身浮腫，乳酸アシドーシス，リフィーディングシンドロームなど，代謝上の合併症を併発することがある。
　　d．リフィーディングシンドローム（p.57参照）　　大量のグルコース投与に伴うリン，カリウム，マグネシウム，水分などが細胞内へ移動することによって生じる低リン血症が最も危険で，心不全，心停止を引き起こす。中等度の低栄養症例では20 kcal/kg/日以下，高度リスク症例では10 kcal/kg/日以下，超高度リスク症例では5 kcal/kg/日以下の栄養投与から開始することが推奨されている。
　2）末梢静脈栄養の合併症
　　PPNのメリットのひとつは，TPNに比べて合併症が軽微，あるいは少ないことである。皮下にある静脈にサーフロー針を穿刺し栄養剤を投与するため，刺入時に

**■必須脂肪酸欠乏症**
　必須脂肪酸の欠乏で，皮膚炎，成長遅滞，水分摂取の増加と水の体内への貯留，生殖不全，代謝亢進などが生じる。

消毒が不十分な場合や，TPNと同様に三方活栓内での細菌汚染や側管接続時，投与輸液への薬剤混注時などの消毒が不十分な場合に静脈炎などを発症しやすくなるが局所に留まり，全身に及ぶことは少ない。投与量を多くできないことから，代謝性合併症を発症することは少ないが，投与速度が早い場合に血管痛や静脈炎を発症しやすくなる。

## （8）在宅静脈栄養法

**🔷在宅静脈栄養法**
①在宅中心静脈栄養法指導管理料（3,000点/月），②在宅中心静脈栄養法用輸液セット加算（2,000点/月），③注入ポンプ加算（1,250点/月）が診療報酬で認められている（2024年4月現在）。

在宅（中心）静脈栄養法（home parenteral nutrition，HPN）は，原因疾患のいかんにかかわらず，TPN以外に栄養維持が困難であると医師が認めた患者が対象となる。実施する条件として，①入院による疾患治療の必要がなく，病態が安定しており，HPNを行うことでQOLが向上すると判断されるとき，②医療担当者が在宅TPN指導能力を有していること，③病院内においてコメディカルスタッフを含めて適切なTPN管理が行えており，在宅管理に対しても協調のよいチーム医療体制が整えられていること，④患者と家族がHPNの必要性をよく認識し，両者がHPNを希望しており，家庭での注入管理が安全に行えると判断されるとき，とされている。

対象となる疾患は，短腸症候群，炎症性腸疾患（クローン病，潰瘍性大腸炎），慢性仮性腸閉塞症，乳児難治性下痢症，腸管機能不全症例などである。

---

### 第4章　学習チェックリスト

☐ 栄養補給法の分類や経路について理解できましたか
☐ 経口栄養法の分類について理解できましたか
☐ 経腸栄養法の適応について理解できましたか
☐ 腸内防御機構の破綻（バクテリアルトランスロケーション）について理解できましたか
☐ 経腸栄養剤の分類について理解できましたか
☐ 病態別栄養剤の分類と特徴について理解できましたか
☐ リフィーディングシンドロームについて理解できましたか
☐ 在宅経腸栄養法（HEN）について理解できましたか
☐ 中心静脈栄養と末梢静脈栄養の特徴を理解できましたか
☐ 輸液の種類と成分について理解できましたか
☐ 経静脈栄養の合併症と対応について理解できましたか

## 第5章

# 傷病者，要支援者・要介護者への栄養教育

傷病者および要支援者・要介護者の栄養教育の目的は，個人または集団である対象者に対して，栄養学上の問題がある場合に，それらの人々の理解度に合わせたさまざまな技法を用いて，栄養や食生活に関する知識や技術を習得させ，それにより行動変容を促し，病態および栄養状態の改善をさせることである。これにより，疾患の予防や治療および増悪や再発防止，健康の維持・増進，QOLの向上，リハビリテーションに寄与する。この章では，傷病者および要支援者・要介護者の具体的な栄養教育の方法を学ぶ。

## 1. 傷病者への栄養教育

傷病者へ栄養教育を行う際には，個々の問診，臨床診査，身体計測，食事調査等のスクリーニングで何らかの栄養学上の問題が疑われた者に対して，さらに栄養アセスメントを行う。その結果から，具体的な栄養管理上の問題点とその関連する要因を明らかにし，適正な栄養補給法や疾患の状態を把握することが必要である。さらに病状および栄養状態の改善目標を設定し，取り組んでいかなければならない。

傷病者の栄養教育は，臨床栄養学，生化学，保健栄養学等の理論に基づき，エビデンス（根拠）があることが求められる。治療食や食生活に関する知識を一方的に教えることではなく，対象者自身が疾患の予防および栄養状態を維持できるように知識，技術を習得させ，**コンプライアンス**が保持されるよう教育することである。

### （1）外来栄養食事指導

入院患者以外の外来患者に対し，自己の栄養管理を行うこと，在宅での自己管理方法を教育することを目的としている。指導方法には，個別指導，集団指導がある。

#### 1）個別栄養食事指導

**個別栄養食事指導**では，患者の基礎情報や食生活歴・嗜好，生活スタイル等を把握して，個々に合わせた指導を行うことができる。指導者は，対象者の病識，理解度，食事改善への意欲などをみながら，使用する教材などを選択して対象者が実行可能な具体的方法を傷病者とともに決定し，自身で食事改善の実践方法の決定ができるように促す指導を心がける。

#### 2）集団栄養食事指導

**集団栄養食事指導**では，個人的な対応は難しいが，疾患や食事療法の基本を総論

**コンプライアンス**
（compliance）
コンプライアンスの語源は「コンプライ（comply ＝～に従う）」であり，「従うことによって完全なものを提供する」ということを意味している。つまり，指導者の指示や助言に応じること。

**◘学習援助型**
「指導型」が、一方的に知識を与えるのに対して、「学習援助型」は患者自身が主導で知識や情報を学習すること。

的に行えば、外来栄養食事指導の際に時間短縮となり、効率的である。集団指導では、指導者から患者への一方向性の教育ではなく患者同士の会話が促され、信頼関係が構築されるような学習援助型もしくは参加型の集団学習を構成するとよい。体験談を聞くことによって「自分にもできるかもしれない」という気持ちが起きる。また、相談したり、一緒に活動する仲間ができ、「一緒にがんばろう」という気持ちが起き、同じ病気をもつ人の悩みなどを聞くことによって自分と同じ悩みを抱えていることが理解でき、不安が解消されるなどの効果が期待される。以上のように集団指導では、個別指導では得られない効果を生み出すことができる。

疾患別の集団栄養食事指導の例として糖尿病教室、高血圧教室、脂質異常症教室、腎臓病教室等がある。

## （2）入院栄養食事指導

入院中の栄養食事指導は、疾患の予防および治療効果を高め、在宅での自己管理ができる能力を習得させるうえできわめて重要である。また、病院食は医療の一環として位置づけられている。病態に沿った適切な食事は疾患の治療、治癒の促進、体力の回復などに、大きな役割を果たしている。入院患者の栄養食事指導は、入院時の食事療法に基づいた入院中の食事を教材として自己の栄養管理を行うこと、退院後の通院・在宅の自己管理方法を教育することを目的としている。入院中の患者に対して行われる指導は、外来栄養食事指導と同様に個別指導、集団指導がある。

### 1）個別栄養食事指導

入院中の食事を喫食して実際に体験することにより、より食事指導内容が理解できる。食事を提供する場合には、その食事の内容がわかるような献立や栄養量を表示しておくことが必要である。

### 2）集団栄養食事指導

入院中の集団栄養食事指導は、集団対象であっても個別性を重視した指導となる。指導の目的を明確にし、集団力学を利用した参加型の栄養教育を心がける。

また、管理栄養士の指導だけではなく、運動療法や生活指導等を各専門職が行うようなプログラムを計画してもよい。さらに、栄養状態が悪い場合には、栄養サポートチームによる栄養管理が行われ、栄養教育が実施される。

### 3）退院支援

退院支援は、傷病者が退院してからの在宅あるいは施設でのケアの両者をうまくつなぐことにより、退院後も安心・安全な療養が継続できるように入院時から取り組む。食事療法の継続を目標に、退院後の生活環境に配慮した支援を行う。

急性期病院における在院日数の短縮が進む中、入院期間中では治療が終了せず、地域完結型医療が重視されていることから、急性期、回復期、維持期（在宅・介護）の各施設間および在宅における患者の栄養情報を循環、双方向に橋渡しする1つのツールとして栄養情報を提供できる文書等を作成するとよい。

## （3）指 導 教 材

　食事指導の際には，伝達手段として媒体を用いて五感に訴えることにより，理解がしやすくなる。

### 1）病態と栄養・食事の関連について説明する教材

　傷病者に栄養指導を行う場合には，病態と栄養との関連性を説明し，栄養管理の必要性を理解させることが食事療法の導入に際しての動機づけになる。また，病気の症状，栄養素の役割，摂取した食品がどのように代謝されるかなどについて，患者が理解できるように工夫した教材を利用する。

### 2）栄養素等の含有量を説明する教材

　傷病者が食事療法によって栄養素等の補給や制限を行う場合，どのような食品にどのような栄養素等が含まれているかを理解し，患者自らが栄養素等の過不足を判断できるようにする。

### 3）食事療法を実行するための具体的な教材

　傷病者が食事療法を実践する場合，自分に適した食事量を知るために，外食時の注意や工夫，献立を立てる，食品交換表による食品の交換方法，調味料の量り方，調理法など実践に即した教材を使用する。表5-1に媒体の種類とツールを示した。

**表5-1　媒体の種類とツール**

| 媒　体 | ツール | 特徴と作成ポイント |
|---|---|---|
| 印刷物 | パンフレット，リーフレット，チラシ，食品交換表，新聞，雑誌 | 絵や写真などを組み入れて視覚に訴え，理解されやすく持ち運びが簡単な媒体であり，指導後家庭においても食品や料理の再現性が容易である |
| 掲示物 | ポスター，パネル，食品模型，フードモデル，写真，食品の実物見本 | 視覚に訴え，実際に食べる量，個々の食品量の把握が容易である。栄養バランスのとれた組み合わせや，指示栄養量にあった量を認識できる |
| 映　像 | 映画，テレビ，ビデオ，スライド | 見る人の意識が画面に集中されるため，理解されやすく，効果的である |
| 演示・演劇 | デモンストレーション，紙芝居，人形劇 | 対象者の理解力や年齢に応じて，楽しく，簡単に理解され，伝達できるように作成して演じる |
| 聴覚媒体 | ラジオ，CD，放送 | 視覚媒体とあわせて使用すると効果的である |

出典）寺本房子：医療・介護老人保健施設における臨地実習マニュアル－臨床栄養学第5版，p.36，建帛社，2014

◘**デモンストレーション**

　明示すること，論証すること，実物に即して示すことを意味する。栄養教育では，調理実演などがあてはまる。

## （4）指 導 計 画

　栄養教育を行うには，医療情報，食生活情報，社会的情報を収集したうえで，問題点を分析し，栄養診断を行う。それをもとに栄養教育計画を立てる。

### 1）栄養教育プログラムの作成

　教育全般について，システム化された患者に合った教育プログラムが必要であ

り，以下に留意して作成する。

　・個別指導は，何回をもって終了とするのか

　・集団栄養食事指導（糖尿病教室など）の位置づけはどうなっているのか

　・教育の目標（ゴール）をどこに置くのか

### 2）教材や評価表の作成

フローシート（経過一覧表）を作成して，経過をわかりやすくする。治療経過，栄養管理，指導経過，臨床検査データなどを経時的に記載する。

### 3）栄養教育の評価方法

栄養教育においては，食行動，食習慣への変容を目指して，必要かつ効果的な教育内容や方法を，患者とともに計画し，継続的に実施し，その教育効果あるいは教育プログラム自体の有効性を適切に評価することが求められている。以下に評価の方法例を示す。

#### a．評価の時期

① 栄養教育前（指導実施前の評価）

② 実施途中（中間評価として実施し，食事計画を変更したり，理解の足りない部分に対して補足的な指導を行う）

③ 栄養教育終了後（最終評価）

#### b．評価内容

① 臨床的評価（検査データおよび病状の改善，疾患予防）

② ADL，QOLの評価

③ 教育方法の評価

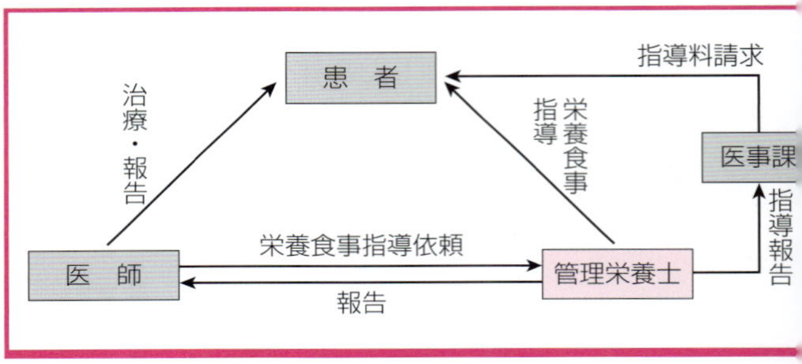

**図5-1　栄養食事指導フローチャート**

#### c．評価方法

① 達成度評価（到達してほしい栄養教育の項目リストに対し，どのくらい達成したか）

② 個人評価（対象者自身がどのように取り組んだか）

## （5）栄養カウンセリング

栄養カウンセリングは，栄養教育の一環として，食行動変容や変容維持に対する援助を目的として行う。

### 1）傷病者へのかかわり方

カウンセリングを行う際は，対象者との信頼関係を築くことはとても重要である。

・**ラポールの形成**：対象者との信頼関係

・**コンプライアンス**：指示に対する遵守

・**アドヒアランス**：進行過程のすべてに対象者が積極的に参加する

### 2）コミュニケーションをとる

傷病者とのコミュニケーションをとるためには，言葉だけでなく**非言語的表現**に

�«言語的表現
　言葉による表現。
�«非言語的表現
　言葉以外の表現。（例）表情，視線，動作，声の大きさ，語調，話し方など。

よっても多くの情報が与えられるため，話をよく聴き，態度・しぐさを観察する。また，適度に開かれた質問を織り交ぜた会話を心がけることで，傷病者の心の内を聞き出すことができる。

### 3）カウンセリングの技法

栄養カウンセリングを実施する際に重要な技法として，傾聴，受容，共感的理解，要約がある（表5-2）。

**表5-2　カウンセリングの技法**

| 傾　聴 | 相手の話に耳を傾けること |
|---|---|
| 受　容 | 相手をあるがままに中立的立場で受け入れること |
| 共感的理解 | 相手の立場に立って，相手の気持ちや感じ方を理解すること |
| 要　約 | 相手の話のポイントをまとめて返すこと |

□**閉ざされた質問**
「はい」「いいえ」のように短い返答で済む特定の情報だけを求める質問。

□**開かれた質問**
対象者が自分の状況や気持ちを多く語らなければならない質問。

## 2. 要支援者・要介護者への栄養教育

「食べること」は楽しみや生きがいのうえから重要である。要支援者・要介護者は，身近な地域において，尊厳をもって主体的に生活を営み，その人らしい生活を生涯維持することを望んでいる。高齢者の自己実現は，このような生活を基盤として達成される。高齢者が主体的に自らの生活を営む能力を維持・向上できるように支援することは，高齢者の健康の保持・増進，ひいては積極的な社会参加につながる。また，高齢者一人ひとりの自己実現を図るためには，生活そのものを見直し，その人にとって適正なものへと改善していくことが求められる。指導においては，要支援者・要介護者の生活の実情に合わせて，より具体的に行わなければならない。

## （1）施設入所サービス

施設入所サービスには，介護老人保健施設，特別養護老人ホーム等がある。要支援者・要介護者の多くは基礎疾患があり，治療および栄養・食事療法を継続しなければならない場合が多い。その人らしい生活全般の改善や回復に対する要支援者・要介護者の意欲を引き出し，高齢者の生活の質を維持・向上させることを目指す。そして，一日の生活において規則的な「食べること」のリズムが，要支援者・要介護者に規則的な生体リズムを形成し，体内の消化酵素やホルモンの分泌，神経調節，臓器組織の活性のバランスを保ち，日常の食欲や規則的な便通が保持されることにつながり，習慣的に十分に「食べること」を支援することに留意すべきである。毎日の食事が栄養教育であり，食事の時間を通して，「指導」ではなく，双方向的コミュニケーションを重視した「相談」として行うことが適当である。

これをふまえて，要支援者・要介護者の自己実現の課題を達成するために，単にエネルギー，たんぱく質の付加による栄養指標の改善に終始するものではなく，要支援者・要介護者に「食べること」の意義や楽しさを伝え，「食べること」への意

欲（改善への積極的志向）を高めることを最重要の課題として，栄養食事相談を行う。その際，個別性に配慮し，要支援者・要介護者および家族とともに具体的に実践可能な栄養管理計画（栄養ケア計画）をもとに栄養教育を行う。

　さらに，要支援者・要介護者の低栄養状態改善のために解決すべき課題は多岐にわたることから，多職種協働に基づき，効率的なマネジメント体制である栄養ケア・マネジメントのもとに提供されることが求められる。

## （2）通所サービス

　通所サービスには，通所リハビリテーション，通所介護（デイケア）等がある。「食べる楽しみ」を重視し，「食べること」によって低栄養状態を予防・改善し，高齢者の身体機能・生活機能・免疫能を維持・向上させ，QOLの維持・向上に資するものであり，高齢者が自己実現のできる喜びを味わえるよう「食べることを支援する」ことを目的として行う。また，疾患をかかえ栄養・食事療法の継続を必要とする要支援者・要介護者が増加していることから，治療として「食べること」を目的とする側面がある。

　栄養アセスメント結果に基づいて，どのような問題解決を行うと，「食べること」が「食べる楽しみ」となり，さらには栄養改善を通じて，高齢者が期待する自己実現に結びつくのかを，高齢者や家族とともに考え，実行上の問題や課題を一緒に解決し，生活そのものに「食べること」を「楽しみ」として位置づける。

　口腔機能向上・栄養改善・運動器機能向上の複合サービスを用いて，多職種が連携し，生活機能の単なる自立を目指すことにとどまらず，社会活動に参画できる意欲ある要支援者・要介護者の自己実現に向けて支援することが期待されている。

## （3）居宅サービス

　在宅療養者が今後ますます増えていく中，在宅での栄養管理・栄養教育は必須である。在宅を基本とした生活を継続するためには，症状の緩和や治療効果をあげる「在宅での栄養・食事療法の継続」は不可欠であり，管理栄養士は，栄養の専門家としてケアチームに参画し，多職種との連携が求められる。療養者が在宅での生活を安全かつ快適に継続でき，QOLが向上することを目的とし，栄養管理を行う。在宅医療・介護を担うサービスには，訪問診療，訪問歯科診療，訪問看護，訪問リハビリテーション，訪問栄養食事指導，訪問薬剤指導，訪問衛生指導等がある。

　しかし，在宅訪問栄養食事指導を実践できる管理栄養士は大変少ないのが現状である。在宅医療・介護とかかわる多職種と連携が取れ，かつ在宅療養者の疾患・病状・栄養状態に適した栄養食事指導（支援）ができる管理栄養士を育成することが重要である。

### 1）在宅訪問栄養食事指導
　在宅訪問栄養食事指導は，医療保険における在宅患者訪問栄養食事指導料と介護

## 表5-3　医療保険と介護保険による在宅訪問栄養食事指導

2022年4月現在

| 医療保険 | 介護保険 |
|---|---|
| ・在宅患者訪問栄養食事指導料<br>・医療機関が，通院が困難な在宅で療養を行っている患者で医師が厚生労働大臣が別に定める特別食を提供する必要性または次のいずれかに該当するものとして医師が栄養管理の必要性を認めた場合に行われる<br>　ア　がん患者<br>　イ　摂食機能または嚥下機能が低下した患者<br>　ウ　低栄養状態にある患者 | ・居宅療養管理指導費<br>・居宅療養管理指導事業所が，通院が困難な在宅で療養を行っている患者で医師が厚生労働大臣が別に定める特別食を提供する必要性を認めた場合に行われる |
| **対象疾患** | |
| 腎臓病食，肝臓病食，糖尿病食，胃潰瘍食，貧血食，膵臓病食，脂質異常症食，痛風食，てんかん食，心臓疾患などに対する減塩食，特別な場合の検査食（単なる流動食および軟食を除く），十二指腸潰瘍に対する潰瘍食，消化管術後に対する潰瘍食，クローン病および潰瘍性大腸炎による腸管機能の低下に対する低残渣食，高度肥満症に対する治療食，高血圧に対する減塩食 | |
| フェニルケトン尿症食・楓糖尿病食・ホモシスチン尿症食・ガラクトース血症食ほか先天性代謝異常症食，治療乳，無菌食 | 経管栄養のための流動食，嚥下困難者（そのために摂取不良となったものも含む）のための流動食，低栄養状態 |
| **実施内容** | |
| ・食品構成に基づく食事計画案または具体的な献立等を示した栄養食事指導箋を交付<br>・指導箋に従い食事の用意や摂取等に関する具体的な指導を30分以上行う | ・関連職種と共同で栄養管理計画を作成し交付<br>・栄養管理に係る情報提供，指導または助言を30分以上行う<br>・栄養ケア・マネジメン手順に沿って行う<br>・栄養状態のモニタリングと評価を行う |

出典）全国在宅訪問栄養食事指導研究会：在宅での栄養ケアのすすめかた—訪問栄養食事指導実践の手引き，日本医療企画，2008をもとに作成

保険における**居宅療養管理指導費**とに分類される。ともに管理栄養士が訪問して行わなければならない。**指定居宅療養管理指導事業所**となっている医療機関では，医療保険より介護保険を優先して算定するように指導されている。

　医療保険における在宅患者訪問栄養食事指導料と介護保険における居宅療養管理指導費のそれぞれの算定要件は，表5-3のとおりである。

　要支援者・要介護者の生活を維持していくためには，介護者の年齢，性別，体力，理解力，精神力，社会性などが影響する。これらの特性を生かして，生活に合わせた指導を行わなければならない。在宅にある調理器具，食材を使用して指導を行うと，指導内容がより身につきやすく，理解されやすい。指導の際，調理の基本ばかりを重点におくのではなく，要支援者・要介護者および介護者の実情に合わせて，臨機応変に対応していくことが大事である。このように，生活の実情に即し，在宅の状況に応じた指導ができれば，より実践可能な指導を行うことができる。

　また，在宅患者訪問栄養食事指導料は，月に2回までしか算定できないので，実際に訪問していても，生活の一部しかみることができない。そのため，要支援者・要介護者および家族を含めた在宅スタッフや地域との連携を深め，その連携を強化することが栄養・食事療法を継続する鍵となる。

### 2）食事サービスによる栄養教育

　要支援・要介護状態あるいは障害や疾患等により調理が困難で，食に関連する支援が必要な人の栄養教育を行う場合に，次のような食事サービスを媒体として指導

を行うと受け入れられやすい。

**a. 配食サービス**　自治体で行っている配食サービスは，食事の提供と安否確認を行っている。民間で運営している事業者もある。治療食の対応をしている場合には，要支援者・要介護者に適応した内容のものを管理栄養士が選択するとよい。

**b. ホームヘルパーの調理代行**　要支援者・要介護者と同時にヘルパーへ指導し，食事づくりを行う。

**c. 通所リハビリテーション，通所介護（デイケア）**　管理栄養士の配置がある場合には，栄養バランスが良好で，栄養計算がされている場合が多い。定期的に栄養指導や食事指導等も合わせて実施されることがある。

**d. 食事配達サービス**　食材の買出しができない人や買出しの時間が確保できない人向けに栄養管理された食材を，調理法情報とセットで配送し提供するサービスである。配送する食材の一部に調理済メニューを組み合わせる商品もある。

**e. 外食**　外食は，選ぶメニューによって，栄養バランスが偏りがちになる。また，脂質，食塩の摂取量が多くなる傾向がある。そのため，外食をする際の栄養教育を行う。

**f. レトルト食品**　調理の手間を省くため，レトルト食品を取り入れた指導は，受け入れられやすく，継続しやすい。介護食用にやわらかく調理されているものが販売されている。

---

### 第5章　学習チェックリスト

- □ 病院における外来患者への栄養食事指導を理解できましたか
- □ 病院に入院中の患者への栄養食事指導を理解できましたか
- □ 栄養食事指導に用いる教材（媒体・ツール）について理解できましたか
- □ 栄養教育プログラムの立て方を理解できましたか
- □ 栄養教育プログラムの評価について理解できましたか
- □ 栄養カウンセリングについて理解できましたか
- □ 要支援者・要介護者の施設入所・通所・居宅の各サービスについて理解できましたか
- □ 要支援者・要介護者への食事を通した栄養教育について理解できましたか

---

**参考文献**
- ・厚生労働省：診療報酬改定の基本方針，社会保障審議会医療保険部会・社会保障審議会医療部会，各年度
- ・厚生労働省ホームページ：介護報酬改定について，各年度
- ・寺本房子・渡邉早苗・松崎政三編著：医療・介護老人保健施設における臨地実習マニュアル－臨床栄養学第5版，建帛社，2014
- ・全国在宅訪問栄養食事指導研究会：在宅での栄養ケアのすすめかた－訪問栄養食事指導実践の手引き，日本医療企画，2008

# 第6章 モニタリング，再評価

人間栄養学では，栄養を補給することがゴールではなく，ヒトの栄養状態を改善することがゴールである。栄養状態を改善するには，初回栄養管理計画を実施後に，適切にその結果をモニタリングし，再評価，修正計画を立案し実施することが不可欠である。この章では，モニタリング，再評価のポイントを学び，その必要性と意義を理解する。

傷病者，要支援者・要介護者に対する栄養管理計画は，初回作成時に，①自・他覚症状の観察や既往歴・現病歴・家族歴などの臨床診査，②血清総タンパク質やアルブミン，トランスサイレチンをはじめとした血液検査，③尿糖や尿タンパクなどの尿検査，④総リンパ球数や皮膚遅延型過敏反応などの免疫能検査などの臨床検査，⑤身長，体重，上腕三頭筋皮下脂肪厚や上腕周囲長，体脂肪率などの身体計測，⑥発症前や入院・入所前の食事摂取量，現在の食事摂取量，および経腸栄養や経静脈栄養からの投与栄養量を調査する食事調査，さらに，⑦現在の疾患の状態などを総合して，栄養必要量を算定し，その栄養量を投与する。しかし，必ずしも栄養状態が改善できるかは実施してみないとわからない。これは，生体には個人差があること，日単位，時間単位で発熱などを含め代謝状態が変動するためである。

そのため，日，週，月単位で再度これらの必要な項目を定期的にモニタリングし，再評価することで，対象者に設定した栄養量が適切であったかを確認する。その際，栄養量が過剰と判断されれば投与栄養量の減量を，不足と判断されれば投与栄養量の増量を検討（再評価）し，それを解決できる栄養補給法の計画を作成し実行することが重要となる。このようにモニタリング，再評価は過剰や不足の期間を短くし，過栄養や低栄養をすみやかに改善するために重要な工程である。

## 1. 臨床症状や栄養状態のモニタリング

### （1）臨床診査

栄養管理開始後の食欲の変化，悪心，嘔吐，便秘，下痢などの消化器症状や浮腫や腹水の有無，身体活動レベルの変化，さらには，表情や発語の変化なども観察する。栄養補給が適切に行われると，数値で表せる項目に変化はなくても，表情が豊かになる，発語が多くなることも多いので，これらをモニタリングする。

発熱により体温が1℃上昇すると，傷害係数を＋0.1とし，水分量も増量することが必要となることから，体温のモニタリングは重要である。また，発熱の原因が栄養剤や栄養カテーテルの汚染という場合もあるので，感染や汚染も視野に入れてモニタリングする。

## （2）臨床検査

栄養状態を評価するために用いる，血清総タンパク質（TP），アルブミン（Alb），急速代謝回転タンパク質（RTP, rapid turnover protein）のトランスフェリン（Tf），トランスサイレチン（TTR），レチノール結合タンパク質（RBP）ほかをモニタリングする。モニタリングに用いる検査項目は，半減期と評価をする期間が適切となるように項目を選択する（p.32, 表2-5参照）。

## （3）身体計測

体重は，栄養状態を再評価するうえで欠くことのできない項目なので，必ずモニタリングする。急性期病院に入院している患者では，週に1回測定することが望ましいが，患者の状態がきわめて重篤な場合などには，体重測定ができない場合も少なくない。皮下脂肪と筋肉の保持状態を評価するために，上腕三頭筋皮下脂肪厚（TSF）と上腕周囲長（AC）を測定し，上腕筋囲（AMC）を算出する。しかし，鋭敏性に欠けるため2〜4週間の変化を評価するのに用いられる。ただし，体重，TSF，ACは，浮腫や脱水で変動するため，浮腫や脱水の有無もあわせてモニタリングする。その他，体組成の測定方法として，生体電気インピーダンス法（BIA, bio-electrical impedance analysis）による測定も広く普及しているが，一般に普及している機種は，測定に1つの周波数を用いる単周波数分析法であるため，浮腫や脱水の影響を受けてしまう。測定に複数の周波数を用いる多周波数分析法の機種を用いれば，浮腫や脱水に影響されずに体組成を推定することができる。対象者の浮腫や脱水の状況，測定機器の能力を考慮し，モニタリングする測定項目を選択する。

◘多周波数分析法
　（体組成計）
　細胞外液のみ通過できる周波数，細胞内を通過できる周波数など複数の周波数を用いて測定することにより，体水分量を推定し浮腫や脱水の影響を受けずに体組成を計測できる体組成計。

## （4）食事調査

### 1）入院・入所者の食事調査

1日のすべての食事を病院や福祉施設などから提供を受けている入院・入所者の摂取量を調べる方法として，残食調査法がある。この方法はあらかじめ，提供している食事の栄養量がわかっていることから，食事の提供量と残食量から食事摂取率を求め，提供している食事の栄養量に乗じて摂取栄養量を求める方法である。残食量調査は，看護師や介護士などにより行われていることが多く，管理栄養士は，この情報を基にエネルギーや栄養素量を算出する。単に栄養量のモニタリングだけでなく，栄養バランスの検討をするには主食，主菜，副菜に分けて観察するとよい。

その他，入院・入所者や家族により持ち込まれた食物（原則禁止としている病院・

施設が多い）を摂取している場合もあるので，これらのモニタリングも必要である。

また，経腸栄養や経静脈栄養を併用している場合は，これらから投与されている内容および投与量をモニタリングし投与栄養量を算出し，経口摂取による栄養量と合計する。

### 2）在宅療養者の食事調査

在宅療養者の食事調査には，あらかじめ作成した記録用紙に記載してもらう摂取食物記録法が主に用いられる。摂取食品の重量を記録する方法を用いる場合もあるが，対象者や家族に負担をかけないようにするために，目安量のみを記録する方法を用いる場合も少なくない。なお，毎日食事の記録をすることは，負担が大きいことから3日間のみの記録をしたり，標準的な1日を記録してもらうこともある*。

いずれの記録方法を用いる場合でも，対象者や家族が記録不要な食品と考えたり，あとで記録しようと思い記載し忘れる，記録する日の食事内容が日常と異なってしまうことなどが多いことを念頭におき，対象者や家族と面談するときに，記載内容を確認し，抜けている食品がないかをモニタリングする。

＊近年，記録の負担軽減と評価精度を高くすることができる方法として，食事をスマートフォンやデジタルカメラなどで撮影する方法が用いられることも多くなった。

# 2. 栄養補給に関するモニタリング

## （1）経口栄養時のモニタリング

経口栄養を行っている場合には，摂取量をモニタリングする。生活習慣病など食事療法を必要とする対象者の場合，指示栄養量が適切であるか，関係する項目をモニタリングする。低栄養の対象者の場合には，状態による摂取量のむら，嗜好による摂取量の変化，摂取時刻（朝昼夕）による差が生じる場合もあるので，極力毎日の摂取状況をモニタリングする。また，病院・施設で持ち込食が許可されている場合は，その内容と摂取量もモニタリングする。

誤嚥をしながら食事を摂取している場合もあるので，ミールラウンドなどを行い，食事を摂取している状況を観察し，誤嚥リスクの有無をモニタリングすることが望ましい。

◘ミールラウンド
入院・入所者の食事摂取状況観察を目的に，食事摂取中に訪問する回診。

## （2）経腸栄養時のモニタリング

### 1）投与法に関するモニタリング

経腸栄養法は，経静脈栄養法ほどの衛生管理が不要で，代謝性合併症が少ない栄養補給法であることから，管理が安易になることが少なくない。

**a．投与速度**　経腸栄養の投与速度をモニタリングする。経腸栄養の投与速度を重要視していないことも多く，下痢便であるにもかかわらず，投与速度が速いということも少なくない。経腸栄養開始時には，自然落下でも50 mL/時 程度から開始し，腹部膨満感や便性状を確認しながら投与速度を速くすることが基本とな

**�«ギャッジアップ»**
経腸栄養投与中および投与後1時間程度、栄養剤の胃食道逆流防止を目的に、上半身を30℃以上拳上させること。

**�«便の性状»**
便の性状分類方法としてブリストルスケールが広く使われている。コロコロ便（硬くてコロコロ兎糞状の便）、硬い便（ソーセージ状であるが硬い便）、やや硬い便（表面にひび割れのあるソーセージ状の便）、普通便（表面がなめらかで軟らかいソーセージ状、あるいは蛇のようなとぐろを巻く便）、やや軟らかい便（はっきりとしたしわのある軟らかい半分固形の便）、泥状便（境界がほぐれて、ふにゃふにゃの不定形の小片の泥状の便）、水様便（水様で固形物を含まない液体状の便）の7段階に分類される。

る。投与速度が100 mL/時以下の場合、腹痛などの腹部症状がある場合などは、可能であれば経腸栄養用輸液ポンプを用いることが望ましい。便性状が悪化した（水様便や近い状態）場合には、投与速度を遅くすることが基本となるので、投与速度を医師と相談する。投与中および投与後1時間程度は**ギャッジアップ**することが基本となるが、対象者の状態により長時間ギャッジアップが困難な場合もあることから、長時間のギャッジアップの可否などもモニタリングする。

**b．チューブの管理** 経鼻経管栄養法の場合には、**経鼻チューブの太さ**をモニタリングする。経鼻チューブは、5 Fr（フレンチ、1 Fr＝1/3 mm）の細いものからあるが、半消化態栄養剤の場合8 Frのものであれば、栄養剤の投与が可能である（8 Fr程度までであれば、嚥下訓練にも影響ないといわれている）。しかし、経腸栄養を施行する対象者の場合、内服薬も経鼻チューブを通して投与することが多い。この場合、8 Frではチューブの閉塞を起こす可能性があるため、10 Fr以上にすることが多い。チューブが太くなると、チューブが閉塞するリスクは減少するが、対象者の不快感、鼻翼の発赤や潰瘍発生のリスクが増強するほか、栄養剤の胃食道逆流のリスクも増加する。

経鼻チューブの管理が悪く、栄養剤の残渣が内腔に付着していると、雑菌の繁殖などを招き、消化器症状が出現しやすくなるため、経鼻チューブ、胃瘻・腸瘻チューブを投与終了後に白湯を通してチューブ内を洗浄（フラッシュ）しているかなど、チューブの衛生管理をモニタリングする。チューブのフラッシュ後に、食用酢を10%に希釈した酢水をチューブ内に充填し、雑菌繁殖のリスク低減を試みる場合もある。

### 2）合併症の管理

**a．消化器合併症** **便の性状、腹部症状**をモニタリングする。経腸栄養施行時の最も多い合併症は、下痢の発生である。その他、腹部膨満感、腹痛、悪心、嘔吐などがあげられる。経腸栄養を施行することによる下痢は、高浸透圧による場合が多い。これは、経腸栄養の容量が過剰、注入速度が速すぎる、また長期間腸を使用しなかったことによる腸粘膜の萎縮などが原因となるので、これらの状況についてモニタリングする。同時に、イルリガートルや投与チューブの衛生状態を観察する。投与チューブは理想的にはシングルユースとすべきである。しかし、多くの施設では複数回使用しているにもかかわらず、チューブの洗浄方法が適切でない場合もあるので、施設のマニュアルどおりに行われているかの確認も必要である。その他、投与薬剤により下痢が生じる場合もあるので、投与薬剤をモニタリングする。腹部膨満感など腹部症状が出現する場合には、投与速度、濃度、また、チューブの先端位置をモニタリングする。

**b．代謝性合併症** 経腸栄養開始後数週間は、**代謝性合併症**を発生する可能性があるので、定期的に生化学検査を行いその値をモニタリングする。

### 3）経腸栄養法継続に関するモニタリング

意識障害や咀嚼・嚥下障害により経腸栄養を施行している場合には，これらの障害の程度により，経口摂取が可能となる場合も少なくない。担当医や看護師，言語聴覚士（ST）などと対象者の情報を共有し，経口摂取の可否をモニタリングする。

## （3）経静脈栄養時のモニタリング

経静脈栄養法は，直接静脈へ栄養を補給する方法であることから，経腸栄養法に比べて合併症が多い。そのため，経静脈栄養開始時には栄養評価項目となる生化学検査，電解質などを定期的にモニタリングする。

# 3. 栄養投与量の再評価

栄養管理計画初回作成時に栄養投与量を設定したときと現在の代謝状態や活動量の変化などを比較し，代謝状態や活動量に変化があった場合には，その変化量を評価する。また，初回に設定した栄養状態の改善が得られたかを評価し，不足栄養量，あるいは過剰栄養量を評価する。

# 4. 栄養補給法の再評価

現在の栄養補給法が適切な栄養補給法であるかを，各種モニタリングした項目から評価する。

経口摂取の場合は，摂取栄養量の合計を算出し，必要栄養量が摂取されているかを評価する。また，誤嚥が認められる場合には，食形態の変更や経腸栄養との併用，あるいは経腸栄養への全面移行などが必要かを評価する。

経腸栄養の場合は，投与速度やチューブ管理が適切に行われているかを評価する。合併症が発症している場合には，経腸栄養投与に起因した症状なのか，疾患を起因とした症状なのかを評価する。その他，経口摂取への移行，または，併用の可否について評価する。

経静脈栄養の場合は，投与栄養量の過不足，電解質異常の有無を評価する。同時に，経腸栄養への移行の可否を評価する。

# 5. 栄養管理の修正

## （1）経口栄養

生活習慣病など栄養・食事療法を必要とする対象者の指示栄養量が適切でない場合は，適切な指示栄養量（入院・入所の場合は食事変更）とする。また，嚥下障害が

ある場合などは，モニタリング結果を基に適切な形態の食事に変更を行う。

## （2）経腸栄養

経腸栄養施行時に下痢が出現した場合には，まず投与速度を遅くし，投与量を減量する。それでも改善しない場合は，半消化態栄養剤を消化態栄養剤や成分栄養剤へ変更するなど，栄養剤の種類を変更する。

腹部膨満感が発生する場合は，経腸栄養の容量を減らすことで症状が改善されることが多い。同一栄養剤で容量を減らすと，投与栄養量が減少するので，濃度の濃い栄養剤に変更するとよい。腹痛が発生する場合には，常に一定速度で投与すると改善する場合があるので，経腸栄養用輸液ポンプを利用する。嘔吐（胃食道逆流）しやすい場合は，白湯を経腸栄養投与30分前までに単独で投与するようにする。その他，投与チューブの先端を幽門より先へ留置する，経腸栄養を半固形化するなどの修正を行う。

経腸栄養開始前にきわめて少量の栄養量しか投与されていなかった場合に，投与量が多いと**リフィーディングシンドローム**（第4章，p.57参照）が発生する場合もある。水分バランスや電解質などを確認し，不足する水分や電解質を投与し補正する。また，血糖値が上昇した場合は投与速度を減じ，投与量が多い場合は減量する。または，血糖上昇がおだやかになるように設計された栄養剤に変更する。必要に応じてインスリンを使用する。

### ◨あと湯・さき湯

経腸栄養投与時に不足水分を補給する方法で，経腸栄養投与後に補給する場合をあと湯，投与30分前までに補給する場合をさき湯という。水分のみの場合，投与後30分程度で胃から排出されることから，さき湯で投与すると，栄養剤投与時には胃より排泄されており，栄養剤の容量増加を防ぐことができる。

---

### 第6章　学習チェックリスト

- □ モニタリングする臨床診査項目が理解できましたか
- □ モニタリングする臨床検査項目が理解できましたか
- □ モニタリングする身体計測項目が理解できましたか
- □ 入院・入所者に対する食事調査のためのモニタリング項目が理解できましたか
- □ 在宅療養者に対する食事調査のためのモニタリング項目が理解できましたか
- □ 経口栄養時にモニタリングする項目が理解できましたか
- □ 経腸栄養投与速度をモニタリングする必要性が理解できましたか
- □ 経腸栄養チューブ管理についてのモニタリング項目が理解できましたか
- □ 経腸栄養施行時の消化器合併症に関するモニタリング項目が理解できましたか
- □ 経腸栄養の栄養管理の修正ポイントを理解できましたか

**第7章** 薬と栄養・食物の相互作用

　2023年の厚生労働省の報告（社会医療診療行為別統計の概況：薬剤の使用状況）では，処方箋1件当たりの薬剤数は院内処方で3.28種類，院外処方で3.76種類と複数の薬剤が処方されている。複数の薬剤を服用すると，薬剤同士の相互作用が起きるが，その際の留意点に関しては医師や薬剤師が注意喚起をしている。同様に，相互作用は栄養・食物と薬剤の間においても発生しており，管理栄養士・栄養士は熟知する必要がある。ここでは，薬剤に関する基礎知識と栄養・食物と薬剤間の相互作用について学ぶ。

# 1. 薬剤に関する基礎知識

## （1）医薬品の種類・形状・投与法・服用時間

　薬剤は，法律では「医薬品，医療機器等の品質，有効性及び安全性の確保等に関する法律」（2014年に「薬事法」を改正・改称，略称「医薬品医療機器等法」）により，「医薬品」として定義されている。医薬品（drug）とは医療に供される薬品をいい，この法律で医薬品とは，①日本薬局方に掲載されている物，②疾病の診断，治療または予防に使用されることが目的とされている物，③身体の構造または機能に影響を及ぼすことが目的とされている物となっている。

　また，医薬品には，医師が処方しなければ使用ができない**医療用医薬品**と，一般の人が自らの判断で使用することができる**一般用医薬品**（over the counter drug，OTC薬）がある。一般用医薬品は，特にリスクが高い**第一類医薬品**，リスクが比較的高い**第二類医薬品**，リスクが比較的低い**第三類医薬品**に分類される。第一類医薬品は薬剤師の情報提供や販売が義務づけられており，第二類医薬品と第三類医薬品は薬剤師または**登録販売者**による販売が許可されている。

　法令などによる分類は，**毒薬・劇薬・処方箋薬・麻薬・覚醒剤**がある。また，経口薬と非経口薬に分類され，経口薬では散剤・顆粒剤・錠剤・舌下錠・トローチ錠などがあり，非経口薬では軟膏剤・硬膏剤・坐剤・注射剤・点眼剤などに分類される。

　使用方法は，**原因療法，補充療法，対症療法，予防療法**があり，投与経路としては，静脈内投与・筋肉内投与・皮下投与・経口投与・舌下投与・直腸内投与・吸

---

◘ **登録販売者**
　登録販売者制度によって，都道府県の行う登録販売者試験に合格し登録を受けた者をいう。

◘ **毒薬**
　塩化ツボクラリンなどのように作用がきわめて強力で，量を誤ると毒性を表す薬（医薬品医療機器等法）。

◘ **劇薬**
　ニトログリセリンのように過量に与薬すると有害作用が発現しやすい薬（医薬品医療機器等法）。

◘ **処方箋薬**
　抗生物質，抗がん剤のように毒薬・劇薬以外で医師の処方箋なしには用いることができない薬（医薬品医療機器等法）。

◘ **麻薬**
　アヘン，モルヒネ，コカインのように連用すると慢性中毒をきたし，個人の精神的・身体的健性が失われる薬。社会的にも悪影響を及ぼす危険性がある（麻薬及び向精神薬取締法）。

□ 覚醒剤
　アンフェタミンのように慢性中毒をきたす危険性の高い薬剤（覚醒剤取締法）。
□ 原因療法
　抗生物質のように、薬剤によって病気の原因となっているものを取り除く方法。理想的な治療法の1つ。
□ 補充療法
　ビタミン剤のように、身体の中で機能を維持するのに必要な物質が不足して起こる病気に適応し、その不足した物質を補う方法。
□ 対症療法
　風邪薬のように病気による不快な症状を薬によって抑える方法。与薬をやめると症状は再発する。
□ 予防療法
　インフルエンザワクチンのように、あらかじめ病気になるのを避ける目的で薬剤を使用する方法。
□ バイオアベイラビリティ
　生物学的利用性。循環血中に移行した薬物の投与量に対する比率およびその速度。

入・点眼・塗布などそれぞれである。投与経路によって薬の吸収パターンが異なり、薬効速度が異なる。

　服用時間は、"**食前**, **食直後**, **食後**, **食間**" などの指示を受けることが多い。食前とは食事開始約30分前に服用することであり、食直後とは食事終了後すぐ服用する。食後とは食事終了後約30分に飲む薬で経口薬の大部分がこのタイプである。食間とは食事終了後約2時間後に飲むか食事開始約2時間前に飲む薬のことである。就寝前服用とは、寝る前に飲む薬で睡眠薬や便秘薬がある。頓服とは、痛いときや発作時などに飲む薬で痛み止めや狭心症の薬などがある。

　栄養や食物と薬剤との相互作用には、栄養・食物が薬剤に及ぼす影響と、薬剤が栄養・食物に及ぼす影響との双方がある。

## （2）薬剤の体内動態

　薬剤は、体内への吸収、血液循環（体循環）による分布、肝臓における代謝、腎臓からの排泄という4段階の体内動態を経て、尿として体外へ排出される。静脈投与以外の方法で投与された薬剤の血中濃度は、一定時間後に最大濃度に達し、その後減少する。血中濃度半減期（$T_{1/2}$）は薬剤の血中濃度が最大濃度の半分になるまでの時間であり、これらは体内動態の指標となる。有効血中濃度とは、最小有効濃度と中毒域レベルの濃度の間である。このような薬剤の吸収量と吸収速度を示す指標を**バイオアベイラビリティ**という（図7-1）。

　肝臓では酸化、還元、加水分解、抱合反応により薬剤を分解する。代表的な薬剤

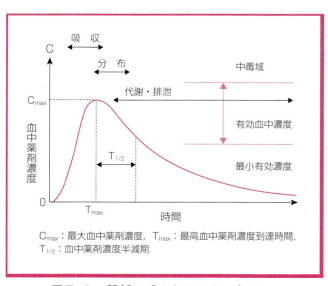

**図7-1　薬剤のバイオアベイラビリティ**
出典）佐藤和人：エッセンシャル臨床栄養学第7版, p.409, 医歯薬出版, 2012, 一部改変

代謝酵素として**シトクロムP-450（CYP）**がある。

# 2. 栄養・食物が薬剤に及ぼす影響

## （1）薬剤の体内動態による相互作用

　前項で述べた薬剤の体内動態の過程で，栄養・食物が影響を与えることがある。

　吸収過程では，薬剤の吸収の遅延，低下に影響を及ぼす。多くの薬剤は，食後の服用となっているが，胃内容物と混ざった薬剤は，そのまま胃にしばらく滞留する。そのため，小腸への到達時間が遅くなる。薬剤は小腸で吸収されるため，薬剤の吸収は遅延され，吸収量も低下する。さらに小腸から吸収された薬剤は，門脈から肝臓を経て，体循環へと入っていくが，その際にも代謝により，一部が減じられる。減少率は薬剤の種類により異なり，数％しか減じないものもあるが，90％以上が減じるものもある。静脈投与では，ほぼ100％体内循環に回る。

　分布過程では，薬剤とアルブミン（Alb）との結合による薬理作用に影響がある。体循環では，薬剤と血液中のAlbなどのタンパク質はある一定の割合で結合する。しかし，薬剤が薬理作用を発揮するのは，Alb等とは結合していない遊離型の場合である。そのため，Albと結合しやすい性質をもつ遊離脂肪酸，カルシウム，非抱合型ビリルビン，多くのホルモンなどの物質が増加すると，Albに結合できない遊離型の薬剤が多くなり薬理作用は増加する。栄養障害や肝機能低下などにより血清Alb濃度が低下している場合も薬理作用は強まる。

　代謝過程では，肝臓に存在する薬剤代謝酵素が影響を及ぼす。臨床的には，薬剤代謝酵素として重要なのはCYPである。80％以上の薬剤代謝にかかわっており，薬剤と栄養・食物の相互作用の多くにCYPが関与している。CYP分子種にはいくつか種類があるが，臨床上問題となるのは**CYP3A4**が最も多い。

　排泄過程では，食物によって尿のpHが変化することが相互作用としてあげられる。通常の尿は，弱酸性（pH 6.0～6.5前後）であるが，食物摂取の影響で酸性やアルカリ性へ傾くことがある。薬剤の多くは弱酸性，弱アルカリ性に分かれ，弱酸性の薬剤では，尿が酸性に傾くと尿細管での再吸収が多くなり（排泄が減少），アルカリ性側に傾くと減少する。弱アルカリ性の薬剤ではその逆が起きる。

　吸収・分布・代謝・排泄過程における影響をまとめた（表7-1）。

　薬剤体内動態作用のほかにも，さまざまな薬理作用による相互作用がある。

## （2）代表的な栄養・食物と薬剤の相互作用

### 1）グレープフルーツとカルシウム拮抗薬

　グレープフルーツに含まれる**フラノクマリン誘導体**は，CYP3A4を抑制，阻害し，代謝や排泄に影響を与える。グレープフルーツを食べると，その作用により代

□シトクロム
　P-450（CYP）
　ほとんどの生物に存在する水酸化酵素。ヒトにおいては，肝臓で薬剤が代謝される際に重要な役割を果たしている。ステロイドの生合成と代謝，コレステロール代謝，ビタミンD活性化，脂肪酸やアラキドン酸代謝などにおいても重要なはたらきをしているほか，発がん物質の活性化にも関与する。

□CYP3A4
　小腸や肝臓の細胞によって代謝される。この薬剤代謝を行っている酵素。

第7章 薬と栄養・食物の 相互作用

## 表7-1　薬剤の吸収・分布・代謝・排泄における影響

| 過　程 | 食事・栄養素など | 医薬品に及ぼす影響 |
|---|---|---|
| 吸　収 | 食　事 | ・胃内容排泄速度を遅延させる。食後の薬剤服用は，薬剤の吸収を低下させる<br>・骨粗鬆症の治療薬であるビスホスホネート製剤の吸収を低下させる。しかし，クアゼパム（睡眠薬），イコサペント酸エチル（脂質異常症治療薬）は食事により吸収量が増加する<br>・空腹は胃内容排泄速度を速める |
| | カルシウム，マグネシウム，アルミニウム，鉄を多く含む食品 | テトラサイクリン系，ニューキノロン系抗菌薬と複合体をつくるため，吸収量が低下する |
| | 高たんぱく質<br>（1.5 g/kg/日以上）およびビタミン$B_6$ | パーキンソン病治療薬であるレボドパの吸収低下，および作用の減弱を起こす |
| 分　布 | | ・血清アルブミン値が低いときは，遊離脂肪酸が増加し，薬効が大きくなる<br>・遊離脂肪酸，カルシウム，ビリルビンなどが増加すると，アルブミンと結合していない遊離型薬剤が増加する |
| 代　謝 | グレープフルーツジュース | 小腸と肝臓のCYP3A4阻害により，薬剤代謝が低下する。カルシウム拮抗薬のほかに，HMG-CoA還元酵素阻害薬，免疫抑制薬，抗不安薬，抗ヒスタミン薬，抗HIV薬，ホルモン薬，抗てんかん薬などの代謝が低下する（薬剤濃度が大きくなる） |
| | セントジョーンズワート | 小腸と肝臓のCYP3A4，CYP1A2の誘導により，薬剤代謝が亢進する。強心薬，免疫抑制薬，気管支拡張薬，抗HIV薬，血液凝固抑制薬，HMG-CoA還元酵素阻害薬などの薬剤の代謝が亢進する（薬剤濃度が小さくなる） |
| | タバコ | CYP1A2を誘導し，テオフィリン，カフェイン，アセトアミノフェン（非ステロイド系抗炎症薬），プロプラノロール（β遮断薬）などの濃度を低下させる |
| | アルコール | 常習的飲酒者では薬剤代謝酵素（CYP2E1など）が誘導されるため薬剤代謝が亢進し，薬理効果が低下しやすい |
| 排　泄 | | ・遊離型薬剤が増加すると，水溶性薬剤の場合，腎排泄が多くなる<br>・肝機能，腎機能が低下すると，血中の薬剤濃度は上昇しやすい<br>・アルカリ型食品により尿のpHが上昇すると，抗不整脈薬のメキシレチン塩酸塩（酸性）などの再吸収が増加する |

・遊離型の薬剤が増加すると薬効が大きくなりやすい。しかし，代謝を受けやすくなり，また，水溶性薬剤の場合，腎排泄も多くなるため必ずしも薬効が大きくなるとは限らない。

・お茶やコーヒーに含まれるタンニンは鉄の吸収を低下させる。しかし，病院などで処方される鉄剤は1日50～100 mgと多量なので，通常はお茶，コーヒーなどを禁止する必要はない。

・脂質含有量の多い食事では，胆汁と脂溶性ビタミンのミセル化が起こりやすくなり，呼吸も増加する。

・葉酸は抗てんかん薬のフェニトインの効果を減弱するが，その機序に関しては吸収低下と代謝亢進が考えられている。また，フェニトインを内服すると，血中のビタミン$B_6$と葉酸が低下する。

出典）中島啓：栄養科学イラストレイテッド臨床栄養学 – 基礎編（本田佳子ほか編），p.115，羊土社，2012，一部改変

謝速度が遅くなり薬剤の効果が増強される副作用を引き起こす。特に，グレープフルーツジュースを1回摂取すると，その阻害作用は数日（〜4日くらい）継続することがある。降圧剤の**カルシウム拮抗薬**はCYP3A4で代謝されるため，グレープフルーツの飲食により，服薬時に血圧が下がり過ぎることがある。なお，CYP3A4活性を抑制するフラノクマリン誘導体を含んでいる柑橘類には，その他にスウィーティー，文旦があり，温州みかん，夏みかん，レモンなどは含んでいない。

### 2）ビタミンK（納豆，クロレラ，青汁，海藻類など）とワルファリン

**抗凝固薬**の**ワルファリン**（ワルファリンカリウム）は，血液凝固因子のうちビタミンKのはたらきにより活性化される因子（プロトロンビンほか）の合成を阻害し，血栓形成を抑制する。ビタミンKを食品から過剰に摂取すると，ワルファリンの薬理作用は減弱され，血栓形成阻害効果が得られなくなる。そのため，ワルファリン服薬中はビタミンKの摂取を制限する必要がある。摂取を控えるのは，納豆，クロレラ，青汁，海藻類である。緑黄色野菜の中にも多量にビタミンKを含むものがあり，必要に応じて摂取を制限する。その他のビタミンK含有食品は，通常量であれば問題はない。

■**抗凝固薬**
血栓症の発生予防や進展防止を目的として，血液凝固を阻害する薬剤。

### 3）セントジョーンズワート

**セントジョーンズワート**（西洋オトギリソウ）は，ハーブの一種で，食品として摂取する可能性は少ないが，抗うつ，抗ストレス効果があり，各種サプリメント，また抗うつ薬などの医薬品に含まれている。各種薬剤の代謝促進，吸収低下により血中濃度を低下させ，薬効を減弱する可能性がある。抗HIV（ヒト免疫不全ウイルス）薬，免疫抑制薬，ジゴキシン（強心薬），テオフィリン（気管支拡張薬），経口避妊薬，抗てんかん薬，抗不整脈薬などに影響を与える。

### 4）アルコール，喫煙

アルコールは，数多くの医薬品の効果に少なからず影響を与える。効果が減弱することもあれば，増強されることもあり，また副作用も現れる。特に飲酒数時間後は，睡眠薬，抗不安薬，抗うつ薬の作用が増強しやすい。

喫煙はインスリンの感受性を低下させ（インスリン抵抗性を増加），経口糖尿病薬の効果を減弱させる。また，ニコチンはある種の降圧剤に影響を与えることが知られている。

## 3. 薬剤が栄養・食物に及ぼす影響

薬剤と栄養・食物の相互作用には，薬剤が栄養の吸収や代謝に影響する場合もあり，長期の服用では味覚や食欲，消化・吸収・代謝・排泄や水・電解質に及ぼす薬剤の作用があり，全身の栄養状態に影響することもある。

## （1）味覚に影響を及ぼす薬剤（医薬品）

味覚障害の多くは，亜鉛の欠乏によるものである。食事からの亜鉛の摂取不足などの食事性の亜鉛欠乏のほかに薬剤性の亜鉛欠乏がある。薬剤中の**キレート剤**と亜鉛が結合することにより引き起こされるものとして，関節リウマチに用いられるD－ペニシラミンがある。その他，利尿薬などのメトトレキサートや多くの向精神薬，抗パーキンソン病薬なども味覚障害を引き起こす。

## （2）食欲に影響を及ぼす薬剤（医薬品）

### 1）食欲低下

食欲低下を起こす薬剤としては，抗がん薬，非ステロイド系抗炎症薬，抗菌薬，マジンドールなどがある。

**非ステロイド系抗炎症薬**（NSAIDs, non-steroidal anti-inflammatory drugs）で最も多くみられる副作用は胃腸障害である。多くの内服薬は胃粘膜を刺激し，胃炎や胃潰瘍を誘発する可能性があるため，前述した薬剤の吸収の低下があるが，多くの場合，食後の服用が指示される。NSAIDsも同様で胃腸障害を防ぐため，食直後の服用が望まれる。NSAIDsは，風邪薬，頭痛薬，関節痛薬などの市販薬として容易に手に入るため注意する必要がある。

抗菌薬などでは，腸内細菌叢の乱れを誘発することがあり，**菌交代現象**により下痢，便秘などを起こしやすくなるため，食欲低下にもつながる。

マジンドールは，肥満者に対して減量を目的として使用される食欲抑制薬である。依存性があり，長期間の投与はできない（3か月まで）。

### 2）食欲増進

抗炎症薬，免疫抑制薬，抗アレルギー薬として用いられるステロイド薬には，胃酸分泌亢進の作用があり，食欲を増進させ，体重増加を招く。塩酸シプロヘプタジン（ペリアクチン）は抗ヒスタミン作用とセロトニン拮抗作用を有するが，同様に食欲を増進させ，体重増加をきたす。

## （3）栄養素の吸収・代謝等に影響を及ぼす薬剤（医薬品）

前述した抗菌薬による菌交代現象は，腸内細菌によるビタミンB群，ビタミンKの産生低下を招き，それらビタミンの欠乏を生じる。

メトトレキサートは，抗悪性腫瘍薬や免疫抑制薬として用いられる葉酸代謝拮抗薬である。副作用として口内炎などがみられるが葉酸投与により改善する。

痛風治療薬のコルヒチンは，ビタミン$B_{12}$欠乏を引き起こす。巨赤芽球性貧血の原因となる。

その他，抗結核薬や抗リウマチ薬には，ビタミン$B_6$拮抗作用を有するものがある。ビタミン$B_6$の欠乏は，末梢神経に影響を及ぼす。

---

**◻キレート剤**
特定の金属イオンと結合する性質をもち，金属イオンが関与する化学反応を阻害することに利用される。

**◻非ステロイド系抗炎症薬（NSAIDs）**
ステロイド系以外の抗炎症薬の総称である。プロスタグランジン産生を抑制し，解熱・鎮痛効果をもつ。

**◻菌交代現象**
消化管の中で通常多く存在する細菌叢が減少し，通常では存在しないかあるいは少数しか存在しない細菌叢が増殖する異常な状態を菌交代現象とよぶ。腸管機能の低下，ビタミン産生低下，病原性細菌の増加などの症状が現れる。

## （4）水・電解質に影響を及ぼす薬剤（医薬品）

　多くの利尿薬は，尿中へのカリウム，ナトリウム，マグネシウムなどの排泄も促進する。そのため，これらの喪失も招くことに注意が必要である。

　降圧薬であるアンジオテンシン変換酵素阻害薬（ACE阻害薬）やアンジオテンシンⅡ受容体拮抗薬（ARB）は，日本高血圧学会による「高血圧治療ガイドライン2019」にて第一選択薬の1つとして推奨されているが，高カリウム血症では禁忌とされている。また，妊娠高血圧症でも胎児死亡が多いため禁忌である。

　また，甘草（かんぞう）を含む薬剤により，低カリウム血症を呈することがある。

　ステロイド薬は，血清カリウム低下や血清ナトリウム上昇が起こりやすく，低カリウム血症，浮腫，高血圧の症状を引き起こすことがある。チアゾリジン誘導体も電解質に影響することがあり，水やナトリウムの貯留を起こしやすい。制酸薬や下剤も長期に使用すると，含有されている電解質が貯留しやすいという副作用がある。

---

### 第7章　学習チェックリスト

- □ 医薬品とは何かを理解できましたか
- □ 薬剤の体内動態を理解できましたか
- □ 栄養・食物が薬剤に及ぼす影響を理解できましたか
- □ 薬剤が栄養・食物に及ぼす影響を理解できましたか
- □ 利尿薬，一部の降圧薬，甘草，制酸薬，下剤などは，水・電解質に影響することを理解できましたか

---

**参考文献**

- ・日本臨床栄養学会監修：臨床栄養医学，南山堂，2009
- ・本田佳子・土江節子・曽根博仁編：栄養科学イラストレイテッド臨床栄養学－基礎編，羊土社，2012
- ・佐藤和人・本間健・小松龍史編：エッセンシャル臨床栄養学第7版，医歯薬出版，2013
- ・中村丁次・小松龍史・杉山みち子ほか編集：健康・栄養科学シリーズ　臨床栄養学改訂第2版，南江堂，2014
- ・井上修二・上原誉志夫・岡純編著：最新臨床栄養学，光生館，2013
- ・大西憲明編著：医薬品と飲食物・サプリメントの相互作用とマネージメント，フジメディカル出版，2004

# 第8章 栄養管理の記録

法律で定められている診療録（診療記録）の意義と役割を理解したうえで，一人の人間を診療あるいは治療する際の考え方であるPOSの概要を理解する。また，共通の記録方法であるPOMRの意義と目的を理解し，さらに，具体的な記載項目である問題リストやSOAPの意味について把握する。そして，これらを栄養管理記録に応用した記録様式について理解する。

## 1. 栄養管理の記録の意義

### （1）診療記録の役割と栄養管理記録の位置づけ

診療録とは，医師が患者の診療内容，経過などを記載し記録保存する文書のことをいう。このほか，診療に関する記録として，処方箋，手術記録，看護記録，検査結果，画像データ，紹介状などがあり，これらと診療録を合わせて診療記録という（一般にカルテとよばれる）。医師法第24条で「医師は，診療をしたときは，遅滞なく診療に関する事項を診療録に記載しなければならない」「病院又は診療所に勤務する医師のした診療に関するものは，その病院又は診療所の管理者において，その他の診療に関するものは，その医師において，5年間これを保存しなければならない」と定められている。

#### １）診療記録の役割

診療記録とは，①患者の治療の経過が記録された唯一の記録であり，②作成と保存が義務づけられた記録であり，③医療チームが共有する記録でもある。④臨床研究や卒後教育に役立ち，⑤裁判における証拠資料となる場合や，⑥診療報酬の根拠資料としての役割も果たす。それらはすべて良い医療を進めるためのものでなければならない。特に，現在の医療は医師をはじめとするメディカルスタッフによるチーム医療が定着してきているため，一定のフォーマットに従って整理された診療記録は医療チームのコミュニケーションツールとしての重要な機能をもつことになる。

#### ２）栄養管理記録の位置づけ

栄養管理の良否が治療効果に影響を及ぼすことが明確になり，さらに2012年の診療報酬（p.7参照）改定において，入院診療計画の中に特別な栄養管理が必要か否

かを記載することが義務づけられたことから考えても，**栄養管理記録**は，医療の質の向上や安全の確保，効率的な医療を実現するために必要なこととして位置づけられたと考えられる。管理栄養士が医師や他の専門職と協働して患者の治療に貢献するためには，他の医療職種の発する情報を理解すると同時に，栄養の専門職としての立場から栄養情報を診療記録に書き込む能力が要求される。

## 2. 問題志向型システム（POS）の活用

### （1）POSの概要

　診療記録は，必要な情報が収集されて整理され，評価や治療の過程がわかりやすく記録されていることが求められる。この過程を明確に表現しようとした方法が，アメリカのウィード（Weed, LL）が1968年に提唱した**POS**（**problem oriented system**，**問題志向型システム**）である。わが国には，日野原重明らにより1973年に，医療と医学教育の革新のための新しいシステムとして紹介された。このシステムを実践したものが**POMR**（**problem oriented medical record**，**問題志向型診療録**）である。問題点と解決方法を明確にし，問題とした根拠，解決方法を決定した患者背景や思考過程などを科学的理論に基づき記録する方法であり，3段階で構成されている（図8-1）。

①第1段階（POMRの作成）：治療に必要な情報を収集して，問題リストとして整理し，治療計画を作成する。その後，治療した過程を経過記録へ記録する。

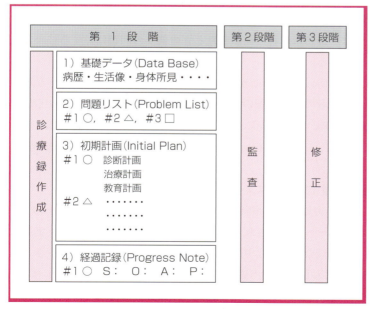

図8-1　POMRのしくみ

②第2段階（POMRの監査）：実施した記録の監査では，記録内容をもとに医療チームや上級指導者と協議して，患者の治療が適切に行われているか否かを評価する。

③第3段階（POMRの修正）：監査によって検出された不備や問題点を是正して，よりよい治療のための計画へと導く。

## （2）POMRの作成

### 1）基礎データ（アセスメントや診断・治療に必要な基本情報）

基礎データ（data base）は，病歴，臨床検査データ，患者プロフィール，入院に関する患者情報，身体検査や食生活情報調査などである。

- ・患者プロフィール：年齢，性別，職業など
- ・主訴：患者の訴え，病院に来院した主たる理由が記載されている（例：下痢が続く，おなかが張る，熱がある，腰が痛い，血を吐いたなど）
- ・現病歴：主訴の経過について，過去から現在まで時系列に記載
- ・既往歴：過去の健康状態，手術歴，現在治療中でない疾患など
- ・家族歴：患者の血縁者の健康状態，遺伝的素因の有無
- ・生活背景：家族構成，生活環境，宗教，趣味や習慣，学歴，経済性など
- ・身体所見，臨床検査データ：血液や尿の検査結果，レントゲン，超音波検査，内視鏡検査などの所見

### 2）問題リスト

問題リストは，基礎データから問題点を抽出し，整理したもの。医師による診断名，看護師による看護診断などがある。重要なものから順に番号をつけて整理する。

### 3）初期計画（診療プラン）

初期計画は，最初に患者と面談したときの個々の問題に対する診断，治療，教育の計画を作成する。

- ・診断計画（Dx，diagnostic plan）：診断に必要な情報，治療を行うための情報収集計画や患者の病態把握のための計画（臨床検査，身体計測，血圧測定など）
- ・治療計画（Rx，therapeutic plan，receipt plan）：治療のための計画
- ・教育計画（Ex，educational plan）：治療効果を高めるために実施する教育・指導の計画

### 4）経過記録（プログレスノート）

経過記録は，実施した治療経過の記録を記載する。叙述的記録（ナラティブノート）とフローシートに分類される。叙述的記録は計画に従い，日々実施した治療の記録で，これを読むことにより問題解決のプロセスを知ることができる，実施月日と問題番号を記入し，治療内容を，主観的情報（S），客観的情報（O），アセスメント（A），治療計画（P）のいわゆるSOAPに分けて記載する。

フローシートは臨床経過を理解しやすくするために作成するものである。最近で

は標準的な治療が確立している疾患についてはこの考え方を応用し，**クリニカルパス**（p.17参照）を用いた治療が行われている。

### 5）要約（サマリー）

要約（サマリー）は，入院中の治療の経過をまとめたものである。退院後も一貫した治療を継続していくために，十分に解決できなかった問題や今後も継続が必要な内容を記載する。外来での継続治療や他院での治療を行う際の申し送り状としても使用できる。

## （3）POMRの栄養管理記録への応用

栄養ケア・マネジメントの過程を**POMRで整理すると4つの項目**に分類される（図8-2）。

### 1）栄養管理のための基礎データ

栄養アセスメント・栄養状態の判定（栄養診断），栄養管理計画（栄養補給計画・栄養食事指導・他領域からの情報収集）作成に必要な情報である。診療のための基本情報のほか，食事摂取状況，摂取栄養素等量，調理担当者などである。特に食事摂取状況の調査は重要で，栄養管理計画作成の重要なポイントとなる。あらかじめ決められた様式を用いると調査漏れを防ぐことができる。

### 2）問題リスト（栄養改善点）

基礎データの中から，疾患や健康状態と栄養との関連を考えながら，問題点を整理して栄養評価・栄養状態の判定（栄養診断）したもので，栄養ケア・マネジメントの改善目標となる。重要なものから順に記号（#，Dtなど）と番号を付けて列挙

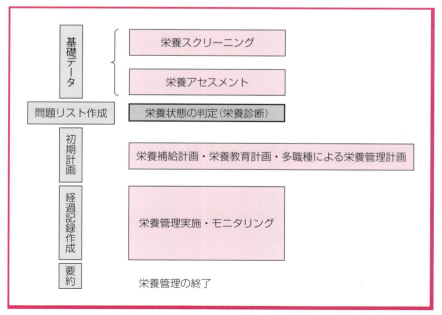

**図8-2　POSの考え方と栄養ケア・マネジメントの流れ**

する。

食生活に関する主な問題点の例を表8-1に示す。

**表8-1　食生活上の問題リスト記載例**

| | | |
|---|---|---|
| エネルギー摂取過剰 | 油脂類摂取過剰 | 食物繊維摂取過剰 |
| エネルギー摂取不足 | 油脂類摂取不足 | 食物繊維摂取不足 |
| たんぱく質摂取過剰 | アルコール飲料摂取過剰 | 運動不足 |
| たんぱく質摂取不足 | 食塩摂取過剰 | 不規則な食事時間 |
| 脂質摂取過剰 | 水分摂取過剰 | 外食摂取頻度過多 |
| 脂質摂取不足 | 水分摂取不足 | 朝食欠食 |
| 炭水化物摂取過剰 | 野菜摂取不足 | |
| 炭水化物摂取不足 | リン・カリウム摂取過剰 | |

### 3）栄養管理計画（初期計画）

個々の問題について作成する。

①Dx（栄養診断のための計画）：患者の栄養状態把握のための計画や，栄養・食事療法，栄養教育を行うために必要な情報を収集する計画を記載する。

②Rx（栄養・食事療法のための計画）：エネルギー量，栄養素等量などの設定，食品構成，調理形態の選択など栄養・食事療法のための指示内容を記載する。

③Ex（栄養教育のための計画）：患者や家族に対する栄養教育の計画を記載する。

### 4）栄養経過記録

実施した栄養ケア・マネジメントの内容を，患者の**SOAPに分けて記録**する（表8-2）。

①S（主観的情報）：管理栄養士がインタビュー調査で患者や家族から直接得た情報で，食事に対する意識，食事内容の変化，疾患に対する思いなど，栄養ケア・マネジメントを行っていくうえでポイントになることを記載する。

②O（客観的情報）：摂取栄養素等量，身体計測値，医療チームからの情報（血液検査値，治療内容，病状，服薬状況など），客観的に数値化できるものを記載する。

③A（評価・考察）：実施した栄養ケア・マネジメントに対する評価・考察を記載する。SとOに記載した内容をもとに，なぜそう判断したか，そう判断した因子，データの変化などを記述する。

なお，p.21に概略を示した「栄養管理プロセス」では，このAの欄に栄養状態の総合的な判定として，栄養診断の根拠を「PES（ピーイーエス）報告」で記載しなければならない。PES報告は，「S（sign/symptoms）の根拠に基づき，E（etiology）が原因となった，P（problem or nutrition diagnosis label）である」という簡潔な一文で示される。Pは栄養診断コード（用語）の提示，Eは患者の栄養状態を悪化させている根本的な原因や要因，Sは栄養診断コードを決定する際に用いた栄養アセ

2. 問題志向型システム（POS）の活用　　93

**表8-2　栄養経過記録（例）**　　　　　　　　　　　　　　　　　電子カルテ記載（例）

【栄養指導記録】２０２×/○/○（月）10：00
作成：202×/○/○（月）10：00：管理栄養士　△△△△
　　　　　　　　　　　承認済み：202×/○/○（月）10：57　責任者：医師　□□□□

#DM, DL
Dt　1エネルギー摂取過剰
（S）前回栄養指導を受けてよかった。アルコールをやめ，野菜・きのこ，わかめを増やし，ごはんを8
　　分目にした。運動はウオーキング20～30分を夕食後にしている。シャワー前に腹筋と腕立て伏せ
　　をしている。体調は良い。
　　前日の食事
　　朝）食パン5枚切2枚，脂質カットマーガリン，野菜100%ジュース，コーヒーブラック
　　昼）ごはん200g，のり4枚，梅干し2個，焼き豚4枚，卵1個，しなちく4本
　　夕）ごはん200g，納豆1パック，おでん（卵1個，さつまあげ1枚，ごぼう天1本，だいこん1個），い
　　　　か照り焼き2本
　　2時間後）野菜100%ジュース2本

（O）身長181cm，体重74.3kg，骨格筋量33.2kg，体脂肪13kg，内臓脂肪面積102.7cm$^2$，HbA1c 6.9%，
　　Glu144mg/dL，尿タンパク（±），糖（±），聞き取りによる摂取エネルギー1,900～2,000kcal

（A）前回の栄養指導内容をよく守り，実行されている。頑張りすぎて，体重減少が大きい割に内臓脂肪
　　面積の減少率は少ないものの，血液検査データはすべて改善しており，減量による効果が大きい。
　　食事量はこれ以上減らさず，1か月様子をみる。昨日は野菜摂取量は少なかったが，その分野菜ジュー
　　スを摂取するなど改善の努力がうかがわれる。モチベーション高く，支援を継続する。

（P）Dx）食事内容をスマホで撮影（できれば3日分）
　　Rx）指示エネルギー量2,000kcal，次回体重目標73kg
　　Ex　1）禁酒継続
　　　　2）野菜は意識して食べること
　　　　3）ウオーキングに階段も利用する

　　　　　　　　　　　　　　　　　　　　　　　　　　　　　　栄養指導時間30分
　　　　　　　　　　　　　　　　　　　　　　　　　　　　　　次回予約をお願いします。

スメントデータ・徴候，症状である[1]。栄養管理プロセスおよび栄養診断について
は，p.94引用文献1）ほかの成書を参照されたい。
　④P（栄養管理計画）：経過記録の中の計画（プラン）は短期目標とする。Aでの評
　　価・考察をふまえて行う具体的な解決方法について計画する。
　Dxでは「3日間の食事記録持参」，「行動療法シートへの体重の記録」など，Rx
には指示栄養素等量や食事形態の変更など，Exには「次回までアルコール飲料禁
止」「最初に野菜を食べる」「菓子を週1回に減らす」など，患者と相談しながら実
行しやすい計画を立て，具体的に記載する。

**5）要約（栄養サマリー）**
　入院患者では，**退院時に栄養ケア・マネジメントの経過をまとめる**と，一連の治
療経過が誰にでも理解でき整理される。これは次回からの治療や，他施設への情報
提供書あるいは在宅での栄養管理にも活用でき，効率のよい医療サービスの提供に
つながる。

☑**行動療法**
　問題行動を治すこ
とを目的とした治療
法の総称。条件付き
療法または学習療法
ともよばれる。栄養
指導では，食事療法
上問題のある行動を
探し出し，その改善
策を本人とともに考
え，行動シートに記
載する。毎日評価す
ることで習慣化する
方法（例：夕食後に
菓子を食べない）。

## 第8章　学習チェックリスト

☐ 診療記録の意義・役割は理解できましたか
☐ 栄養管理記録の位置づけは理解できましたか
☐ POSのしくみは理解できましたか
☐ POMRの概要は理解できましたか
☐ POMRの栄養ケア・マネジメントへの応用の仕方は理解できましたか
☐ 栄養ケア・マネジメントにおけるデータベースの項目，取得方法は理解できましたか
☐ 叙述的記録について理解できましたか
☐ 栄養管理計画を作成できますか
☐ SOAPの内容は理解できましたか
☐ SOAPを用いて栄養記録を作成できますか

### 引用文献

1）石長考二郎・片桐義範編著『在宅，施設，病院で応用できる栄養管理プロセス－理論・活用・症例－第2版』建帛社，2024

### 参考文献

・中村丁次・川島由起子・加藤昌彦編：臨床栄養学　基礎，医歯薬出版，2013
・本田佳子編：新臨床栄養学　栄養ケア・マネジメント第2版，医歯薬出版，2013
・本田佳子・土江節子・曽根博仁編：栄養科学イラストレイテッド臨床栄養学－基礎編，羊土社，2012

# 第Ⅱ部
# 疾患・病態別の
# 栄養管理

# 第9章 栄養障害

栄養障害はエネルギー・栄養素の必要量と摂取量の不均衡から生じるもので，過栄養と低栄養がある。過栄養に伴う肥満などの弊害は生活習慣病（糖尿病・糖代謝異常，脂質異常症，高血圧症など）を引き起こす。低栄養は日常食が摂取できている場合では出現はまれであるが，食生活が極端に偏っている場合や，疾患に伴う食欲不振，胃や食道切除術後の摂食量の減少，あるいは肝障害，腎疾患や呼吸器疾患などでエネルギー・栄養素の代謝が不十分な場合，吸収障害，失血や滲出液による喪失，異化の亢進，長期の輸液や薬剤中心の栄養補給などでみられる。

## クワシオルコル

エネルギーは相対的に保たれているが，たんぱく質の摂取量が十分でないために起きる低栄養状態である。異化亢進等により低アルブミン血症をきたす。大きく腫れた腹部が特徴である。その他にも顔・腕・手足の浮腫，筋力低下，皮膚炎，毛髪の異常，無気力，低身長などの症状がみられる。体重の減少はマラスムスほどみられない。

## マラスムス

全般的な栄養不良に陥り，糖質，たんぱく質，脂質のすべてが不足しているときの低栄養状態である。著明な体重減少と全身衰弱，老人様顔貌，皮下脂肪の消失，筋萎縮を認める。血清アルブミンは基準値を保ち，一般に浮腫はあまりみられない。

# 1. たんぱく質・エネルギー栄養障害（PEM）

**病態と原因**　たんぱく質・エネルギー栄養障害（PEM, protein energy malnutrition）には，クワシオルコル（kwashiorkor）とマラスムス（marasmus）の2つのタイプがある。しかし，どちらかのタイプに分類することは難しく，臨床ではこれらが混在したタイプが多い。

短期の飢餓では肝グリコーゲンが，次いで筋タンパク質と腸管由来のアミノ酸からの糖新生により生成したグルコースがエネルギー源として供給されるが，長期の飢餓状態では，脂肪組織から脂肪が分解され遊離脂肪酸が血中に増加し，$\beta$酸化を受けてエネルギーを供給しケトン体を産生する。ケトン体は脳神経などでエネルギー源として利用される。

原因は，咀嚼・嚥下障害，疾患に伴う食欲不振，胃や食道切除術後などによる食事摂取量が長期にわたり不十分な場合や，栄養素消化吸収障害，糖尿病や肝疾患などによる利用・貯蔵の障害，代謝あるいは異化の亢進，消耗性疾患（結核・種々の感染症・悪性腫瘍・甲状腺機能亢進症などの異化亢進に基づく疾患）などである。

**症状**　体重減少，全身倦怠，めまい，動悸，息切れ，浮腫，低血圧，徐脈，貧血，無月経，下痢などの症状のほか，免疫機能低下による感染症や褥瘡も発症しやすい。

**診断・検査**　食事摂取状況，栄養状態を評価することにより診断する。

　　a．**食欲状況の調査**　食事摂取状況から摂取栄養量を把握する。

　　b．**身体計測**　身長・体重から標準体重比（%IBW），平常時体重比（%UBW），体重の変化率を算出する。体脂肪率，上腕周囲長（AC），上腕三頭筋皮下脂肪厚

（TSF），上腕筋囲（AMC）を測定，算出し，年齢別・性別の基準値と比較する。

　　c．血液検査　　　総タンパク質，アルブミン，RTP（トランスフェリン，トランスサイレチン，レチノール結合タンパク質，p.32，表2-5参照），ヘモグロビン，総リンパ球数，コレステロールの測定などを行う（第2章参照）。

[治療]　　　基礎疾患がある場合には，各疾患の病態に応じた治療を優先する。食欲不振では行動療法や心理療法を行う。

　　a．栄養・食事療法　　　体タンパク質の維持と崩壊を防ぐために，エネルギーとたんぱく質を確保する。病態に応じて経口栄養，経腸栄養，経静脈栄養を選択する。経口摂取が可能だが摂取栄養量が不足している場合や，経口摂取困難な場合は，経腸栄養（経鼻・胃瘻・腸瘻），末梢静脈栄養（PPN）を選択する。

①エネルギー：症候によりエネルギー代謝は異なるが，基礎代謝×傷害係数（ストレス係数）×活動係数から摂取エネルギーを算出する。目標量としては，消費エネルギー量を上回る量の確保を目指す。

②たんぱく質：体重当たり1.2〜1.5 g／日の良質たんぱく質を含む食品の摂取を促す。ただし，原疾患がたんぱく質制限を必要としている場合はこの限りでない。

③他の栄養素：「日本人の食事摂取基準（2025年版）」の推奨量および目安量レベルを確保する。

④患者の食欲，嗜好，食品選択にも配慮した栄養管理を実施する。

⑤消化吸収の良い食事とし，食事量の不足は頻回食とすることで補う。

⑥高度の栄養障害に陥った症例に対して栄養療法を開始する場合，リフィーディングシンドローム（p.57参照）をきたすおそれがあるので，徐々に投与量を上げるようにする。

　　b．栄養教育　　　栄養学的には適切な栄養量の摂取が継続して実現できるように支援することが基本となる。栄養障害に陥った原因に応じて必要なカウンセリングを実施しながら徐々に適正な摂取レベルにまで増やすように指導する。

# 2. ビタミン欠乏症・過剰症

[病態と原因]　　　ビタミン類は種々の代謝に作用している。水溶性ビタミンは各種代謝の補酵素として，脂溶性ビタミンはそれぞれ独自の生理作用をもっていることから，必要量を満たすことは栄養代謝を円滑にするうえで重要となる。

　ビタミン欠乏症は，長期にわたりビタミンが不足することにより臨床症状が出現した病態である。その原因には，食物からの摂取量が減少している場合，摂取しても吸収が不良の場合，体内での需要量が増加した場合，摂取したビタミンが有効に利用されず排泄される場合などがある。

　一方，ビタミン過剰症は，脂肪組織や肝臓に蓄積されやすい脂溶性ビタミンで報告されており，注意が必要である。水溶性ビタミンは，尿中から排泄されるため欠

乏症はみられるが，過剰症はほとんどみられない。

**症　状**　　各ビタミンの主な作用，欠乏症・過剰症および主な供給源を表9-1に示した。

**診断・検査**　　ビタミンの過不足により生じる臨床症状，食生活，薬剤服用歴ならびに血中や尿中の各ビタミン濃度などの生化学的検査から診断する（表9-1基準範囲）。

**治　療**　　不足が生じやすい生活環境（高齢者世帯・単身者）や需要が高まるライフステージ（成長期・思春期・妊産婦），食事摂取の状況，疾患とその治療，服薬状況などから不足のリスクの有無を把握する。

　　**a．栄養・食事療法**　　不足ビタミンの補給は，日常の食事摂取下では，ビタミン含有量の多い食品の摂取を増やし，同時に効果的なビタミン類の摂取方法も考慮する。食事での補給が不十分あるいはできない場合は，補助食品や薬剤，輸液などでの補給を考慮する。「日本人の食事摂取基準（2025年版）」の各ビタミンの摂取基準を参考とする。

　　①栄養アセスメントにあたっては全身の栄養状態とビタミン欠乏症と関連する疾患の病態を把握する。

　　②脂溶性ビタミン：脂質の制限が長期に及ぶ食事療法を実施しているときには脂溶性ビタミンが不足しやすので注意する。ただし，脂溶性ビタミンは組織に蓄積するので，過剰摂取にも注意が必要である（ビタミンＡ過剰障害）。

　　③水溶性ビタミン：糖質代謝と脂質代謝に関与する多くの酵素は，ビタミンB$_1$，B$_2$などの水溶性ビタミンが，その補酵素として必要である。したがって，エネルギー代謝を円滑に行うためには，これら熱量素の摂取量に見合った適切なビタミン摂取が必要である。

　　**b．栄養教育**　　単一の栄養素が欠乏しているのではなく，複数の栄養素が不足または欠乏している場合が少なくないので，総合的な食生活の見直しの必要性を説明する。サプリメントの利用もよいが，過剰摂取などがみられる場合は，適切な使用方法を指導する。

# 3. ミネラル欠乏症・過剰症

**病態と原因**　　ミネラル（無機質）は人体の組織や器官の構成成分として，生体機能の調節，酵素反応の補助因子，生理活性物質の構成成分として重要な役割をもっている。ミネラルは体内で合成されないため食物から摂取する必要がある。多量ミネラルはナトリウム，カリウム，カルシウム，マグネシウム，リン，イオウ，クロールの7元素である。さらに微量ミネラルとして鉄，亜鉛，銅，マンガン，ヨウ素，セレン，クロム，モリブデン，コバルト等がある。ミネラルの欠乏は新生児や妊産婦などでの必要量の増大，極端な偏食，血液透析，長期の中心静脈栄養など，

---

**◻ビタミンＡ過剰障害**

　ビタミンＡは脂溶性ビタミンのうち日常生活の中で最も過剰摂取を起こしやすいビタミンである。たとえば，豚や鶏の肝臓（レバー）をわずか30ｇ程度摂取しただけでも，「日本人の食事摂取基準（2025年版）」における成人の耐容上限量2,700 RAEμg/日を超えてしまう。とくに妊産婦の過剰摂取は催奇性が疑われるため注意が必要である。

## 3. ミネラル欠乏症・過剰症 99

### 表9-1　各ビタミンの作用と欠乏症・過剰症および主な供給源，基準範囲

| | ビタミン名 | 作　用 | 欠乏症状 | 過剰症状 | 主な供給源 | 基準範囲* |
|---|---|---|---|---|---|---|
| 脂溶性ビタミン | ビタミンA | 視覚機能，正常な細胞分化，上皮組織機能維持，成長と発達，免疫機能，生殖作用 | 夜盲症，発育障害，生殖機能低下，免疫能低下，眼球乾燥症，角膜軟化症，胞状過角化症（皮膚炎） | 胎児催奇形，皮膚乾燥，脱毛，爪脆弱化，頭蓋内圧亢進（頭痛や吐き気），肝腫大と肝機能異常 | レバー，うなぎ，卵黄，ほたるいか，すじこ，魚の内臓，緑黄色野菜（プロビタミン） | 33～124 μg/dL |
| | ビタミンD | カルシウムとリンのホメオスタシス維持，骨の再吸収と石灰化 | 骨・歯発育障害，くる病，骨軟化症，骨粗鬆症 | 骨の異常石灰化，軟組織の転移性石灰化，腎障害，高カルシウム血症 | 魚類，魚肝油，きのこ類，緑色野菜 | 20～60 pg/mL |
| | ビタミンE | 生体の細胞膜の抗酸化作用，溶血防止 | 細胞膜の脂質過酸化増加，深部腱反射の喪失，溶血性貧血 | | 魚介類，植物油（コーン油・大豆油・サフラワー油），卵黄，小麦胚芽，種実類 | 4.9～13.8 μg/mL |
| | ビタミンK | 血液凝固因子の合成，骨形成 | 出血傾向，血液凝固時間延長，新生児メレナ（腸内細菌によって合成され，これを利用するので，通常は欠乏症とならない） | 新生児では溶血性貧血・核黄疸を生じる場合がある | 緑葉野菜（ブロッコリー，モロヘイヤ，ほうれんそうなど），クロレラ，青汁，納豆 | |
| 水溶性ビタミン | ビタミンB₁ | エネルギー代謝や糖質代謝に関与する補酵素 | ウェルニッケ脳症（意識障害・運動失調・外眼筋麻痺），脚気（全身倦怠感・膝反射障害・末梢神経障害），神経炎，心肥大，心不全 | | 豚肉，レバー，うなぎ，魚卵，大豆，玄米，小麦胚芽，オートミール，栄養強化シリアル | 28～56 ng/mL |
| | ビタミンB₂ | 皮膚・上皮組織機能維持，細胞内の酸化還元反応・電子伝達に関与する補酵素（糖質・脂質・アミノ酸代謝） | 口角炎，舌炎，口唇炎，脂漏性皮膚炎，成長不良，創傷治癒遅延 | | レバー，肉類，魚類，卵，大豆，チーズ，牛乳，野菜類 | 66.1～111.4 ng/mL |
| | ナイアシン（ニコチン酸） | 糖質代謝や脂質代謝の酸化還元反応に関与する補酵素 | 筋肉脆弱，無食欲，消化不良，皮膚の発疹，ペラグラ（皮膚炎・認知症，消化機能異常・運動感覚障害） | | 肉類，魚類，豆類，玄米，胚芽米，カシューナッツ，ごま，ひまわりの種，落花生 | 300～796 μg/dL |
| | ビタミンB₆ | アミノ酸代謝と糖質代謝を連携する補酵素，糖新生，ナイアシン産生，ヘモグロビン合成，神経伝達物質の産生に関与 | 皮膚炎，末梢神経炎，口角炎，舌炎，口唇炎，貧血 | | 肉類，魚類，豆類，玄米，胚芽米，くるみ，ひまわりの種，落花生，ピスタチオ，にんにく | 4.0～17.0 ng/mL |
| | 葉酸 | 細胞新生促進，赤血球増多，核酸合成に関与 | 造血機能の異常（巨赤芽球性貧血），胎児の神経管閉鎖障害発症率上昇 | | レバー，うなぎきも，かき，ほたて，桜えび，生うに，卵黄，緑黄色野菜，種実類 | 6.0 ng/mL以上 |
| | ビタミンB₁₂ | 脂質代謝，タンパク質や核酸の合成に関与する補酵素，造血・神経機能維持，細胞分化 | 巨赤芽球性貧血，悪性貧血，末梢神経障害 | | レバー，魚類，たらこ，貝類（あかがい，あさり，しじみ，ほたて） | 233～914 pg/mL |
| | ビオチン | 糖新生，脂質合成，アミノ酸代謝に関与，炭酸固定反応や転移反応に不可欠 | 筋肉痛，脱毛，疲労感，卵白障害（皮膚炎・体重低下），皮膚炎 | | 肉類の内臓，魚の内臓，牛乳，酵母，卵，豆類 | 292～1,049 pg/mL |
| | パントテン酸 | 糖質や脂質代謝に関与する補酵素 | きわめてまれ　成長障害，皮膚炎，体重減少など | | レバー，卵黄，酵母，いも類，落花生，緑色野菜 | 0.2～1.8 μg/dL |
| | ビタミンC | コラーゲン生成機序の補因子，細胞間組織形成，造血機能維持 | 創傷治癒の遅延・阻害，壊血病（結合組織の脆弱により毛細血管抵抗が減弱し出血傾向），紫斑，粘膜出血 | | 果物（柑橘類，キウイフルーツ，いちご，その他），いも類，野菜類 | 5.5～16.8 μg/dL |

＊臨床検査ガイド2013～2014，文光堂，2013　今日の臨床検査2013-2014，南江堂，2013より

# 第9章 栄養障害

## 表9-2　各ミネラルの作用と欠乏症・過剰症，基準値

| | ミネラル名 | 作　用 | 欠乏症状 | 過剰症状 | 血清基準値*（参考値） |
|---|---|---|---|---|---|
| 電解質 | ナトリウム（Na） | 細胞外液の主要な陽イオン，有効浸透圧物質，適正なpHの維持 | 低Na血症(全身倦怠，頭痛，食欲不振，悪心・嘔吐，筋けいれん，知覚異常，傾眠・無欲状態・見当識障害) | 高血圧，浮腫，興奮，口渇，体温上昇 | 135～147 mEq/L |
| | カリウム（K） | 細胞内液の主要な陽イオン，細胞膜電位を形成（神経伝達・興奮，筋肉の収縮），細胞膜を介したイオン輸送，浸透圧・pHの調節 | 低K血症（疲労感，神経障害，脱力感，食欲不振） | 高K血症（致死的不整脈，知覚異常，筋脱力感・筋力減退，テタニー，弛緩性麻痺，呼吸麻痺），胃腸の不調 | 3.5～5.0 mEq/L |
| | クロール（Cl） | | | | 98～108 mEq/L |
| 多量ミネラル | カルシウム（Ca） | 99%が骨・歯に存在，体液中のCaイオンは細胞膜を通るイオン輸送に不可欠 | 低Ca血症（神経筋興奮亢進・テタニー），骨や歯の形成障害，骨軟化症，長期にわたる摂取不足は，骨粗鬆症発症因子の1つとなる | 高Ca血症（クリーゼ：精神・神経症状，心血管障害，筋障害，消化器症状），異所性石灰化（軟組織への過剰石灰沈着） | 8.7～10.1 mg/dL |
| | マグネシウム（Mg） | 50%が骨・歯に存在，細胞内での酵素反応の活性化因子，タンパク質・DNA・RNA合成反応，神経筋情報伝達 | 低Mg血症（筋肉振戦，舞踏病様運動，テタニー，けいれん，せん妄，四肢の知覚障害），長期欠乏で骨粗鬆症・心疾患・糖尿病などのリスク大 | 高Mg血症（筋緊張低下，不全麻痺，心収縮力の低下，低血圧），過剰摂取で下痢，軟便 | 1.7～2.6 mg/dL |
| | リン（P） | 骨・歯・DNA・RNA・リン脂質・リンタンパク質・ヌクレオチドなどの構成成分，ATPの生成，水溶性ビタミンの補酵素への変換，リン酸緩衝系としてpH維持 | 筋力低下，筋肉痛，知覚障害，不安感，意識障害 | 低Ca血症をきたしてテタニー，低Caの高P食の長期摂取で脆弱性骨折のリスク大 | 2.5～4.5 mg/dL |
| 微量ミネラル | 鉄（Fe） | ヘモグロビン・ミオグロビンの成分，酸素受容体，組織内呼吸 | 鉄欠乏性貧血 | 肝臓への異常蓄積，亜鉛の吸収阻害，便秘，胃腸障害 | 男性：50～200女性：40～180μg/dL |
| | 亜鉛（Zn） | タンパク代謝，脂質代謝，糖代謝，骨代謝，創傷治癒促進，抗酸化作用 | 成長遅延，味覚低下，免疫低下，外傷治癒遅延，脱毛症，皮膚病変 | 胃障害，めまい，吐き気，銅の吸収阻害，鉄欠乏 | 60～120 μg/dL |
| | 銅（Cu） | 造血機能，骨代謝，結合組織代謝，抗酸化作用，神経機能 | 貧血，白血球減少，骨格異常，神経発達低下 | 溶血性黄疸，ウィルソン病による肝臓・脳への蓄積 | 68～128 μg/dL |
| | マンガン（Mn） | 酵素の構成成分，結合組織・骨格組織の形成，糖・脂質代謝，運動機能，皮膚代謝 | 体重減少，一過性皮膚炎，吐気・嘔吐，毛髪の色の変化，テタニー，筋力低下 | 頭痛，めまい，中枢神経障害，肝機能不全 | 0.7 μg/dL以下 |
| | ヨウ素（I） | 甲状腺ホルモンの構成成分 | 甲状腺の肥大，クレチン病 | 甲状腺機能低下症，甲状腺腫形成，甲状腺機能亢進症 | |
| | セレン（Se） | 甲状腺ホルモン代謝に関与，抗酸化作用 | 克山病，心筋症，筋異常，心筋梗塞 | 毛髪と爪の脆弱化，胃腸障害，皮疹，疲労，過敏，神経系異常 | |
| | クロム（Cr） | 耐糖因子 | 耐糖能異常，脂質異常 | 嘔吐，腹痛，下痢，肝障害 | 0.2 μg/L以下 |
| | モリブデン（Mo） | アミノ酸代謝酵素の成分，尿酸代謝 | 精神遅滞，神経過敏，昏睡，頻脈，頻呼吸，夜盲症，血清尿酸濃度の異常 | 胃腸障害，成長停止 | |
| | コバルト（Co） | ビタミンB₁₂の構成成分，翻訳調節に関与する酵素の成分 | 悪性貧血（ビタミンB₁₂欠乏） | 甲状腺肥大症 | |

＊今日の臨床検査2013-2014，南江堂，2013より

長期にわたる欠乏により臨床症状が出現する。一方，サプリメントなどにより過剰に摂取し適量を超えると過剰症となる。

症状　　カルシウム不足による骨粗鬆症，鉄不足による貧血，食事摂取不足によりもたらされる亜鉛欠乏による味覚障害，免疫機能低下，胎児発育障害，褥瘡治癒遅延などが起こる。過剰症は一般の食事では塩化ナトリウム過剰による高血圧が多い。各ミネラルの主な欠乏症と過剰症を表9-2に示した。

**診断・検査**　長期にわたる低栄養や長期間の高カロリー輸液，疾患などによる欠乏症がみられるため，臨床症状（自他覚症状），食物摂取状況，ミネラル血中・尿中濃度などにより総合的に診断する。血清基準値を表9-2に示した。

**治　療**

　**a．栄養・食事療法**　不足あるいは欠乏しているミネラルを，食品あるいは栄養補助食品，薬剤で，経口栄養あるいは経静脈栄養にて補給する。日常食では「日本人の食事摂取基準(2025年版)」に準じ過剰にならないよう十分量を補充する。

　カルシウムや鉄は吸収過程で他の栄養素の影響を受ける。カルシウムの吸収はビタミンDによって促進され，リンの過剰摂取により阻害される。食品中の鉄はビタミンCなど還元物質によって二価鉄に変わり吸収されやすくなる。したがって献立作成にあたっては，ビタミンDやビタミンC，たんぱく質を多く含む食品を同時に取り入れる。腎機能低下でカリウムやリンの異常値がみられるため，それらを多く含む食品の摂取を制限したり，ゆでこぼすなど調理法を工夫する（第14章参照）。

　**b．栄養教育**　ミネラル含有量の多い食材の紹介と，基本的なバランスの取り方などを指導する。サプリメントの利用もよいが，過剰摂取などがみられる場合は，適切な使用方法を指導する。

---

## 第9章　学習チェックリスト

- □ PEMの病態について理解できましたか
- □ PEMの栄養・食事療法について理解できましたか
- □ ビタミン欠乏症の病態について理解できましたか
- □ ビタミン過剰症の病態について理解できましたか
- □ ビタミン欠乏症・過剰症の栄養・食事療法について理解できましたか
- □ ミネラル欠乏症の病態について理解できましたか
- □ ミネラル過剰症の病態について理解できましたか
- □ ミネラル欠乏症・過剰症の栄養・食事療法について理解できましたか

**参考文献**
- ・木村修一・香川靖雄日本語監修：食品・栄養食事療法辞典，産調出版，2006
- ・木村修一・吉野純典翻訳監修：最新栄養学第10版　専門領域の最新情報，建帛社，2014
- ・厚生労働省：日本人の食事摂取基準（2025年版）策定検討会報告書，2024
- ・日本静脈経腸栄養学会編：日本静脈経腸栄養学会　静脈経腸栄養ハンドブック，南江堂，2011
- ・和田攻・大久保昭行ほか編：臨床検査ガイド2013〜2014，文光堂，2013
- ・櫻林郁之介監修：今日の臨床検査2013-2014，南江堂，2013
- ・林淳三監修：Nブックス　三訂基礎栄養学，建帛社，2015
- ・中村丁次ほか編集：健康・栄養科学シリーズ　臨床栄養学改訂第2版，南江堂，2014
- ・本田佳子編：新臨床栄養学　栄養ケアマネジメント第2版，医歯薬出版，2013
- ・佐藤和人・本間健・小松龍史編：エッセンシャル臨床栄養学第7版，医歯薬出版，2013

# 第**10**章 代謝・内分泌疾患

　管理栄養士・栄養士が，メタボリックシンドローム，糖尿病，脂質異常症，高尿酸血症などの生活習慣病の患者に食事指導を行い，糖尿病食，脂質異常症食，痛風食などの特別食メニューを作成することはその業務遂行上必須となる。本章では，上記に加え甲状腺疾患，副腎疾患，下垂体疾患，副甲状腺疾患についても臨床栄養学的知識を概説する。

## 1. 代謝・内分泌の基礎知識

### （1）代謝・内分泌疾患にかかわるホルモン

　ホルモンとは，内分泌細胞から直接血中に分泌され，**標的細胞の受容体（レセプター）**に結合し作用発現する物質である。主に内分泌腺の細胞から産生される。主な内分泌腺には，**下垂体，甲状腺，副甲状腺，副腎，膵島（ランゲルハンス島），卵巣，精巣**などがある。さらに，消化管，腎臓は特定の内分泌腺はないが内分泌細胞がありホルモンを分泌している（図10-1）。

### （2）ホルモンの種類と作用機序

　ホルモンは構造式の違いにより3つに分類される。

　　**a．ペプチドホルモン**　　アミノ酸よりなる水溶性ペプチドで，標的細胞のホルモン受容体は細胞膜上にある。受容体と結合後は，**セカンドメッセンジャー**を介して特定の酵素が活性化され生理作用を発現する。視床下部・下垂体ホルモンなど多くのホルモンはこのタイプである。

> **◘セカンドメッセンジャー**
> 　細胞内のシグナル情報伝達物質。細胞膜の受容体と結合後，細胞内に情報を伝えるはたらきがある。

　　**b．ステロイドホルモン**　　ステロイド核をもつ脂溶性ホルモンで，標的細胞の受容体は細胞内にある。ホルモン・受容体複合体となって核内に入りDNAに作用し，mRNAの合成量が増して特定のタンパク質が合成され作用発現する。副腎皮質ホルモン，性ホルモンがある。

　　**c．アミン類**　　チロシンより生成されるホルモンで，脂溶性の甲状腺ホルモンと水溶性のカテコールアミンがある。

### （3）ホルモンの分泌調節機構

　ホルモンの分泌はいろいろな機序によって調節されているが，以下のようなもの

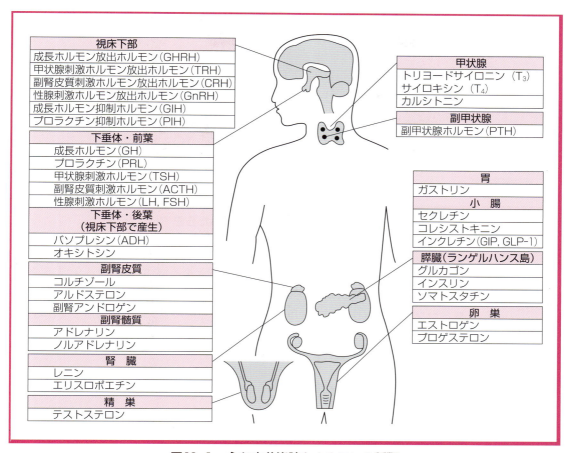

図10-1 主な内分泌腺とホルモンの種類

がある。

　a．**血液成分の濃度による調節**　血糖値は，血糖上昇によりインスリン分泌が促進し，血糖低下によりグルカゴン分泌が促進して血糖値を元に戻そうとする調節がはたらく。

　b．**自律神経による調節**　副腎髄質ホルモンは交感神経刺激により調節される。

　c．**機械的・化学的刺激による調節**　消化管ホルモンは消化管内の機械的・化学的刺激により分泌調節が行われている。

　d．**フィードバック機構**　階層的支配を受けるホルモンは，過剰になると上位内分泌細胞にフィードバック機構がはたらき，分泌調節を受ける。負のフィードバック機構は，視床下部－下垂体－下位内分泌腺がその代表である。

## （4）視床下部・下垂体の構造と機能

　視床下部は間脳にあり，そのすぐ下に下垂体がある。視床下部と下垂体は機能的

◻**フィードバック機構**
　負のフィードバック以外に正のフィードバック（卵胞後期のエストロゲンは黄体形成ホルモン（LH）を増加させる：LHサージ）もある。

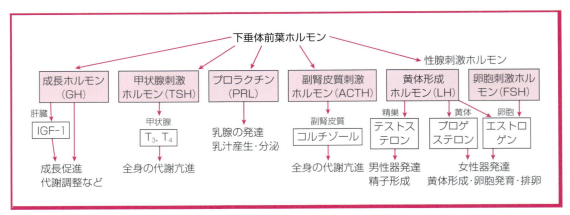

図10-2　下垂体前葉ホルモンのはたらき

○腺性下垂体と神経性下垂体
腺性下垂体は咽頭粘膜由来で，神経性下垂体は脳から分化したものである。

に密接な関係にある。下垂体はトルコ鞍の内腔にある直径1cmくらいの大きさで，前葉（腺性下垂体）と後葉（神経性下垂体）からなる。前葉は，視床下部と下垂体門脈でつながっており，前葉ホルモンは視床下部ホルモンの分泌調節を受ける（図10-2）。後葉ホルモンは，視床下部で産生され軸索を通って後葉まで運ばれ血中に分泌される。

### (5) 甲状腺の構造と機能

甲状腺は甲状軟骨の下にあり，気管を取り囲むように位置している。甲状腺の組織内には多数の濾胞があり，その周囲は濾胞細胞で囲まれている。濾胞細胞は甲状腺ホルモン（トリヨードサイロニン：$T_3$，サイロキシン：$T_4$）を産生し，濾胞の外側にある傍濾胞細胞（C細胞）からはカルシトニンが分泌される。甲状腺ホルモンには，物質代謝亢進作用，発育促進作用などがある。

○$T_3$，$T_4$
モノヨードチロシン（MIT）とジヨードチロシン（DIT）から$T_3$が合成され，DIT2分子から$T_4$が合成される。甲状腺刺激ホルモン（TSH）から分泌調節を受ける。

### (6) 副甲状腺の構造と機能

副甲状腺（上皮小体）は甲状腺の後面に上下各1対ずつ計4個ある小さな器官であり，副甲状腺ホルモン（PTH，パラソルモンともいう）を分泌する。副甲状腺ホルモンは骨吸収を促進して血中$Ca^{2+}$濃度を上昇させ，腎尿細管に作用して$Ca^{2+}$再吸収を促進させ，ビタミンDを活性化して腸管から$Ca^{2+}$の吸収を促進するはたらきがある。カルシトニンと作用は拮抗する。

○活性型ビタミンD
日光によりビタミンDは生成され，肝臓・腎臓で活性型ビタミンDとなる。

### (7) 膵島（ランゲルハンス島）の構造と機能

膵臓は，膵液を分泌する外分泌腺に混じって，膵島（ランゲルハンス島）とよばれる内分泌細胞が散在している。膵島にはグルカゴンを分泌するα細胞，インスリンを分泌するβ細胞，ソマトスタチンを分泌するδ細胞がある（p.147参照）。

インスリンは血糖値の上昇により分泌され，肝臓でグルコースをグリコーゲンに

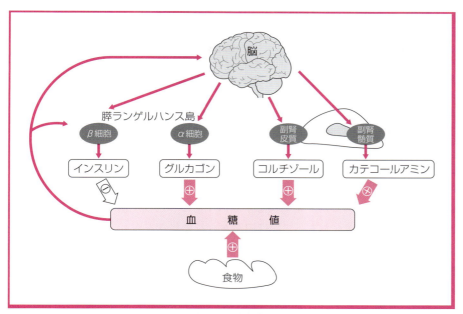

図 10-3　血糖調節

表 10-1　副腎からのホルモン分泌とその作用

| | 物質名 | 作　用 |
|---|---|---|
| 皮質 | ステロイドホルモン | |
| | アルドステロン | 球状層より分泌。腎集合管に作用し、$Na^+$再吸収、$K^+$排泄 |
| | コルチゾール | 束状層より分泌。糖新生・肝グリコーゲン合成、異化作用、脂肪酸動員、抗炎症作用、腸管からの$Ca^{2+}$吸収抑制、腎で$Ca^{2+}$排泄促進 |
| | 副腎アンドロゲン | 網状層より分泌。男性化 |
| 髄質 | カテコールアミン | |
| | アドレナリン<br>ノルアドレナリン | 心拍数増加、血圧上昇、血糖上昇 |

合成し、骨格筋ではグルコースを取り込み、脂肪・タンパク質を合成する作用がある。グルカゴンは血糖値が低下した際分泌され、肝臓でグリコーゲンを分解して血糖値を上昇させ、脂肪やタンパク質を異化する作用がある。ソマトスタチンはインスリン、グルカゴンの分泌を抑制する作用がある。

　血糖は、血糖値を低下させる唯一のホルモンであるインスリンと、血糖値を上昇させるグルカゴン、コルチゾール、カテコールアミンなどによって調節されている（図10-3）。

## （8）副腎の構造と機能

　副腎は腎臓の上端にある左右1対の器官で、皮質と髄質からなる（表10-1）。
　皮質は外側から球状層、束状層、網状層の3層よりなり、それぞれ電解質コルチ

コイド，糖質コルチコイド，副腎アンドロゲンを分泌している。これらはいずれもステロイドホルモンである。

髄質はクロム親和性細胞から**アドレナリン**（80%），**ノルアドレナリン**（20%）などのカテコールアミンを分泌する。交感神経刺激により分泌調節を受けている。

**☐クロム親和性細胞**
　ニクロム酸カリウムで褐色に染色される細胞で，アドレナリン，ノルアドレナリンを分泌する。

# 2. 肥満，メタボリックシンドローム

**病態と原因**　　**肥満**（obesity）とは，身体に脂肪組織が過剰に蓄積した状態のことで，BMI 25以上のものである*。肥満の主原因は，エネルギー摂取量が消費量より多いこと**であるが，基礎疾患が原因である二次性肥満や，食行動異常が原因と考えられる肥満もある。二次性肥満と食行動異常を表10-2に示す。**肥満症**とは，治療が必要な肥満のことであり，過剰蓄積した体脂肪が，種々の健康障害に影響するので減量が必要とされ，疾患単位として取り扱われる。肥満症は，肥満の中から，治療が必要な肥満を抽出するために内臓脂肪蓄積に着目する視点で設定されている。**メタボリックシンドローム**（metabolic syndrome）とは，内臓脂肪型肥満に加えて，脂質代謝異常・高血圧・高血糖のうち2項目以上が当てはまる状態で，動脈硬化の危険要因である。肥満症とメタボリックシンドロームの関係を図10-4に示す。

**症状**　　　　肥満症の症状には，内分泌系と整形外科系の健康障害がみられる。肥満による代表的な健康障害を表10-3に示す。肥満症の内臓脂肪蓄積時には，脂肪

**＊**体脂肪には皮下脂肪と腹腔内脂肪があり，後者を内臓脂肪という。肥満の判定基準には，BMIの他にも体脂肪率やウエスト周囲長などが使われている。減量の必要性は，複数の指標を総合的に判断して行われることが多い。

**＊＊**日本人の食事摂取基準（2025年版）では，エネルギー摂取量が過不足ない状態であるかどうかの判定をBMIで行うことを提唱している。

**☐内臓脂肪蓄積**
　腹腔内に蓄積した内臓脂肪からは，ホルモン様物質であるサイトカインが分泌されており，内分泌代謝系の健康障害を引き起こしている機序が解明されつつある。また，同じ肥満度でも，男性では女性よりも内臓脂肪量の個人差が大きいことが知られている。内臓脂肪が蓄積していると非肥満であっても健康障害のリスクがあると考えられている。

**表10-2　二次性肥満と食行動異常**

| Ⅰ．二次性肥満 | Ⅱ．食行動異常 |
|---|---|
| 1）内分泌性肥満 | 1）食欲の認知性調節異常：間食・ストレス誘発性食行動 |
| ①クッシング症候群 | |
| ②甲状腺機能低下症 | 2）食欲の代謝性調節異常：過食・夜間大食 |
| ③偽性副甲状腺機能低下症 | |
| ④インスリノーマ | 3）偏食・早食い・朝食の欠食 |
| ⑤性腺機能低下症 | |
| ⑥多嚢胞性卵巣症候群 | |
| 2）遺伝性肥満（先天異常症候群） | |
| ①Bardet-Biedl症候群 | |
| ②Prader-Willi症候群 | |
| 3）視床下部性肥満 | |
| ①間脳腫瘍 | |
| ②Frölich症候群 | |
| ③empty sella症候群 | |
| 4）薬物による肥満 | |
| ①向精神薬 | |
| ②副腎皮質ホルモン | |

出典）日本肥満学会：肥満症診療ガイドライン2022，Ⅱは同2016より

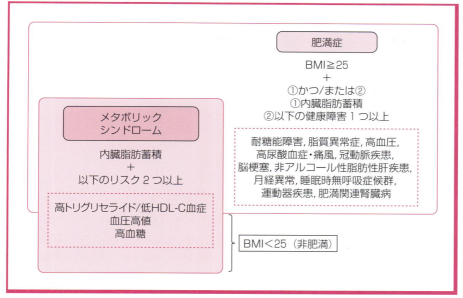

**図10-4　肥満症とメタボリックシンドロームとの関係**

メタボリックシンドロームは肥満の基準（BMI≧25）を満たすかどうかは問わない。すなわち、肥満症と診断される者のなかにはメタボリックシンドロームの診断基準を満たさない者も含まれ、逆に、メタボリックシンドロームと診断される者のなかには肥満症の基準を満たさない者も含まれる。

出典）日本肥満学会：肥満症診療ガイドライン2022より

細胞機能異常として**アディポサイトカイン**の分泌調節異常と脂肪組織の慢性炎症の症状がみられる。アディポサイトカインの概念と関連する病態を図10-5に示す。なお、欧米の研究では、男女共にBMI 22.5～25において死亡率が最も低く、BMIが5増加するのに応じて死亡率は30％増加し、特に血管系の疾患による死亡率が高かったという調査結果がある。

**診断・検査**　肥満度分類を表10-4に示す。標準体重（理想体重）は、疫学的調査から有病率が最小であったBMI 22の体重を基準に計算されており、以下の式で求められる。

　　標準体重（kg）＝〔身長（m）〕$^2$ × 22

また、日本ではBMI≧35を**高度肥満**と定義している。肥満症診断の手順を図10-6に、肥満における内臓脂肪型肥満の判定手順とウエスト周囲長の測定方法を図10-7に示す。また、日本におけるメタボリックシンドロームの診断基準を表10-5に示す。減量の必要性を判断する場合には、BMIや肥満度のほかに、体脂肪率や体脂肪の分布を考慮する必要がある。過体重であっても、減量の必要は少ない筋肉質な場合や、標準体重でありながら体脂肪率が高く、減量が必要となる症例を見分けることが重要である。

**治療**　治療法は、食事療法、運動療法、行動療法が主に行われており、必要性や適応を慎重に検討したうえで薬物療法、外科療法が行われる場合もある。食欲抑制薬（マジンドール）はBMI≧35の高度肥満にのみ、3か月間を限度として適応と

□**アディポサイトカイン**
　脂肪組織をアディポーティシュというので、脂肪細胞から分泌されるサイトカインをアディポサイトカインと総称する。

□**高度肥満**
　身体的合併症に加えて社会的、精神的問題を抱えていることが多く、良好な患者-医療者関係を保つためには、精神的側面へのアプローチも重要となる場合が多い。

### 表10-3 肥満に起因ないし関連する健康障害

1. 肥満症の診断基準に必要な健康障害
   1) 耐糖能障害（2型糖尿病・耐糖能異常など）
   2) 脂質異常症
   3) 高血圧
   4) 高尿酸血症・痛風
   5) 冠動脈疾患
   6) 脳梗塞・一過性脳虚血発作
   7) 非アルコール性脂肪性肝疾患
   8) 月経異常・女性不妊
   9) 閉塞性睡眠時無呼吸症候群・肥満低換気症候群
   10) 運動器疾患（変形性関節症：膝関節・股関節・手指関節，変形性脊椎症）
   11) 肥満関連腎臓病

2. 肥満症の診断には含めないが，肥満に関連する健康障害
   1) 悪性疾患：大腸がん，食道がん（腺がん），子宮体がん，膵臓がん，腎臓がん，乳がん，肝臓がん
   2) 胆石症，3) 静脈血栓症・肺塞栓症，4) 気管支喘息，5) 皮膚疾患：黒色表皮腫や摩擦疹など，
   6) 男性不妊，7) 胃食道逆流症，8) 精神疾患

出典）日本肥満学会：肥満症診療ガイドライン2022より

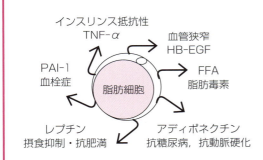

**図10-5 アディポサイトカインの概念と関連する病態**　出典）日本肥満学会：肥満症診断基準2011より

### 表10-4 肥満度分類

| BMI (kg/m²) | 判　定 | WHO基準 |
|---|---|---|
| ＜18.5 | 低体重 | Underweight |
| 18.5≦～＜25 | 普通体重 | Normal range |
| 25≦～30 | 肥満（1度） | Pre-obese |
| 30≦～35 | 肥満（2度） | Obese class Ⅰ |
| 35≦～40 | 肥満（3度） | Obese class Ⅱ |
| 40≦ | 肥満（4度） | Obese class Ⅲ |

注）BMI≧35を高度肥満とする。

出典）日本肥満学会：肥満症診療ガイドライン2022より

＊BMI≧25であっても体脂肪率の低い過体重の状態，骨格筋が発達した状態，が考えられる。

＊＊減量のスピード：減量開始後1か月間に1kg以下の減量であると，継続動機が薄れる場合があり，4kg以上の減量では体調不良になる場合もあるので，減量プログラム作成には注意と工夫が必要である。

　なる。

　肥満症は生活習慣病発症に大きくかかわっている。わが国では特に内臓脂肪蓄積型の肥満は，欧米の基準では軽度肥満に相当する状態であっても，生活習慣病を発症しやすい。そのため減量治療の必要がない肥満＊と分けて，早期から対策することが望ましい。栄養・食事療法と運動療法に行動変容に効果的な行動療法を組み合わせて効果的な減量を計画する＊＊。

　**a．食事療法**　総エネルギー摂取量と三大栄養素摂取比率を適正化することが勧められる。食事療法の基本は，日本の多くのガイドラインでは目標体重＊＊＊に基づき推定目標とする摂取エネルギー量を定める方法が用いられている。BMI＜35の肥満症では1日のエネルギー摂取量は25 kcal×目標体重（kg）以下とし，3～6

2. 肥満, メタボリックシンドローム　109

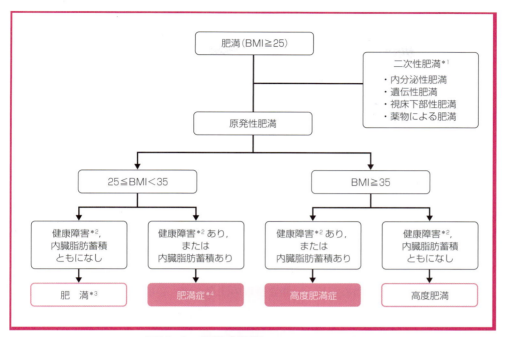

図10-6　肥満症診断のフローチャート

[1] 常に念頭において診療する　[2] 表10-3の1に相当
[3] BMI≧25の肥満のうち, 高度ではない肥満
[4] BMI≧25の肥満のうち, 高度ではない肥満症

出典）日本肥満学会：肥満症診療ガイドライン2022 より

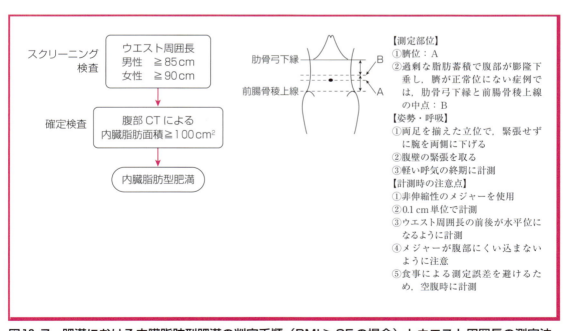

図10-7　肥満における内臓脂肪型肥満の判定手順（BMI≧25の場合）とウエスト周囲長の測定法

出典）日本肥満学会：肥満症診療ガイドライン2022, 左図は同2016 より

## 表10-5　日本におけるメタボリックシンドロームの診断基準

| 必須条件 | 内臓脂肪型肥満 | ウエスト周囲長　男性85 cm以上 | 男女とも内臓脂肪面積100 cm²以上に相当 |
| --- | --- | --- | --- |
| | | ウエスト周囲長　女性90 cm以上 | |
| 3項目のうち2項目以上 | 脂質代謝異常 | 高中性脂肪血症（150 mg/dL以上）　◀かつまたは▶ | 低HDLコレステロール血症（40 mg/dL未満） |
| | 高血圧 | 収縮期血圧130 mmHg以上　◀かつまたは▶ | 拡張期血圧85 mmHg以上 |
| | 高血糖 | 空腹時血糖値　110 mg/dL以上 | |

メタボリックシンドローム診断基準検討委員会：日本内科学会雑誌94（4）；794-809，2005 より引用改変

***目標体重は一律に標準体重（BMI 22）を目標にするのではなく，個々の患者に応じた目標体重を定める。目安として，65歳未満はBMI 22，65歳以上は22以上25未満とする。

◘必須脂肪酸
リノール酸，α-リノレン酸の必須脂肪酸欠乏症は2週間程度で起きることがある。

◘トランス脂肪酸
不飽和結合の部分での結合の仕方が対角線方向になっている不飽和脂肪酸で，血液中のLDLコレステロール濃度増加，HDLコレステロール濃度低下作用がいわれている。トランス脂肪酸を多く摂り続けると冠動脈性心疾患のリスクを高めるとされ，安全性に関する議論がある。

か月で3％以上の体重減少を目指す。BMI≧35の高度肥満症の場合は，1日20～25kcal×kg目標体重以下とし，病態に応じて5～10％の体重減少を目指す。たんぱく質の適正摂取量は，総エネルギー摂取量の13～20％程度を目安に設定される。総エネルギー量の20～30％程度を脂質から，50～65％程度を炭水化物から摂取することが基本的に勧められる。脂質摂取の注意点は，必須脂肪酸確保のために最少でも20 g/日を摂取すること，飽和脂肪酸の摂取割合が7％を超えないようにすること，コレステロールの過剰摂取やトランス脂肪酸摂取を避けることがあげられる。糖質はケトアシドーシス予防の意味からも最低限100 g/日をデンプンから摂り，食物繊維は1,000 kcal摂取当たり10 g以上摂ることにも配慮する。目標体重の基礎代謝量を下回らないエネルギー量を確保することに留意して，対象者の状態に合わせた減量計画と栄養管理を行う。

高度肥満症では，前述した減量が得られない場合は，600 kcal/日以下の超低エネルギー食（VLCD, very low calorie diet）の選択を考慮する。しかし，副作用が生じる危険があるため必ず医療的管理下で行う。

また，必要なたんぱく質とビタミンやミネラル，微量元素も含んだフォーミュラ食は肥満症食事療法の補助として有用である。

**b．運動療法**　運動実施前に，心血管疾患や不整脈，運動禁忌の有無などをメディカルチェックし，肥満の程度や病態に応じて，運動の種類・強度・頻度について運動処方を行うことが望ましい。体脂肪を効率よく燃焼させるには，有酸素運動が勧められる。運動による消費エネルギー量は以下の式で求められる。

運動による消費エネルギー量（kcal）＝1.05×体重（kg）×メッツ×時間（時）

減量した体重の維持や，基礎代謝量を高めて太りにくい代謝状態にするには，筋肉量の維持や増量が求められ，そのためにはレジスタンス運動が推奨される。体脂肪1 kgは7,000 kcal相当と考えられる。筋肉は減らさず体脂肪だけが減った場合は，約240 kcal/日の運動量を1か月継続すると約1 kgの体重減少が期待される。

**c．行動療法**　食行動異常が原因の肥満・肥満症に対しては，行動療法を併用すると減量効果が高く，かつリバウンドも少なく，有効とされている。

# 3. 糖尿病

病態と原因　糖尿病（DM, diabetes mellitus）とは，**インスリンの絶対的もしくは相対的作用不足**による慢性の高血糖状態を主徴とする代謝疾患群[*]である（図10-8）。インスリンは，血糖値を下げる唯一のホルモン[**]で，膵ランゲルハンス島β細胞で合成・分泌され，タンパク質の合成や脂質の代謝にも関与している。

インスリンの分泌は，さまざまな栄養物質，**腸管ペプチド**，神経伝達物質などに影響されるが，グルコースによって最も強く調節される。

インスリンの作用は，まずインスリンが脂肪組織や筋肉，肝臓などの細胞膜にあるインスリン受容体に結合することで，グルコースを細胞内へ取り込むことに始まる。そして取り込まれたグルコースは解糖系で分解されたり，肝臓や筋肉でグリコーゲンとして貯蔵されたり，脂肪にも転換される。インスリンは，これら一連の代謝過程を促進するが，一方でインスリンは肝臓で糖新生を，脂肪組織で脂肪分解を抑える作用をもつ。また筋肉や肝臓ではタンパク質合成を促進する。したがって，インスリン不足や**インスリン抵抗性**があると，グルコースの利用障害のために高血糖と糖尿病を起こすにとどまらず，糖質以外に脂肪，タンパク質，電解質の代謝障害を引き起こしてくる。

[*]代謝疾患群としての認識：糖尿病は単一の疾患ではなく，多岐にわたる成因により惹起される多様な疾患である。

[**]血糖値を上昇させるホルモンには，グルカゴン，成長ホルモン，アドレナリン，糖質コルチコイドがある。

◆**腸管ペプチド**
食物摂取後に消化管の神経内分泌細胞から放出されるインクレチンは，グルコース刺激性にインスリン分泌を増強し，グルカゴン分泌を抑制する腸管ペプチドホルモンである。インクレチンの中でも，小腸粘膜のL細胞から分泌されるGLP-1（グルカゴン様ペプチド-1），小腸粘膜から分泌されるGIP（glucose-dependent insulinotropic peptide）が注目されている。

◆**インスリン抵抗性**
血中のインスリン濃度に対応したインスリン作用が生じていない状態。2型糖尿病の病態のひとつで，肥満による脂肪組織障害と考えられている。

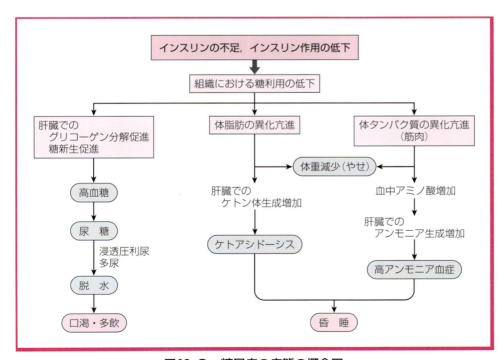

図10-8　糖尿病の病態の概念図

## 表10-6 糖尿病と糖代謝異常[注1] の成因分類[注2]

| | |
|---|---|
| Ⅰ. 1型 | 膵β細胞の破壊，通常は絶対的インスリン欠乏に至る<br>A. 自己免疫性<br>B. 特発性 |
| Ⅱ. 2型 | インスリン分泌低下を主体とするものと，インスリン抵抗性が主体で，それにインスリンの相対的不足を伴うものなどがある |
| Ⅲ. その他の特定の機序，疾患によるもの<br>A. 遺伝因子として遺伝子異常が同定されたもの<br>①膵β細胞機能にかかわる遺伝子異常<br>②インスリン作用の伝達機構にかかわる遺伝子異常<br>B. 他の疾患，条件に伴うもの<br>①膵外分泌疾患<br>②内分泌疾患<br>③肝疾患<br>④薬剤や化学物質によるもの<br>⑤感染症<br>⑥免疫機序によるまれな病態<br>⑦その他の遺伝的症候群で糖尿病を伴うことの多いもの | |
| Ⅳ. 妊娠糖尿病 | |

注1）一部には，糖尿病特有の合併症をきたすかどうかが確認されていないものも含まれる。
注2）現時点ではいずれにも分類できないものは，分類不能とする。

出典）日本糖尿病学会：糖尿病治療ガイド2024，p.6，2024

## 表10-7 糖尿病の成因による分類と特徴

| 糖尿病の分類 | 1型 | 2型 |
|---|---|---|
| 発症機構 | 主に自己免疫を基礎にした膵β細胞破壊。HLAなどの遺伝因子に何らかの誘因・環境因子が加わって起こる。他の自己免疫疾患（甲状腺疾患など）の合併が少なくない | インスリン分泌の低下やインスリン抵抗性をきたす複数の遺伝因子に過食（とくに高脂肪食），運動不足などの環境因子が加わってインスリン作用不足を生じて発症する |
| 家族歴 | 家系内の糖尿病は2型の場合より少ない | 家系内血縁者にしばしば糖尿病がある |
| 発症年齢 | 小児〜思春期に多い，中高年でも認められる | 40歳以上に多い。若年発症も増加している |
| 肥満度 | 肥満とは関係がない | 肥満または肥満の既往が多い |
| 自己抗体 | GAD抗体，IAA，ICA，IA-2抗体，ZnT8抗体などの陽性率が高い | 陰性 |

HLA：human leukocyte antigen
GAD：glutamic acid decarboxylase
IAA：insulin autoantibody
ICA：islet cell antibody
IA-2：insulinoma-associated antigen-2
ZnT8：zinc transporter8

出典）日本糖尿病学会：糖尿病治療ガイド2024，p.7，2024

◻高血糖
血漿のグルコース濃度は，300〜1200mg/dL程度まで上昇することがある。

◻尿糖
血糖値が180mg/dL程度以上になると，腎の尿細管での最大再吸収能力を超えるので，尿にグルコースが排泄されるようになる。しかし，腎臓における尿糖の排泄閾値が低い場合には，血糖値が100mg/dL程度でも尿糖が出現する腎性尿糖の場合もあるので，尿糖で糖尿病の診断はできない。

糖代謝の主な異常としては，高血糖，尿糖，脱水，多尿，血管障害がある。高血糖状態が続くと，細胞外液の浸透圧が上昇するので，細胞内の水が細胞外へ移動し，細胞内脱水が生じる。さらに，尿細管腔内のグルコース濃度の上昇は，尿細管での水の再吸収量を低下させるので，多尿となる。高血糖が長期間持続すると，

3. 糖尿病　**113**

**表10-8　糖尿病の病態による分類と特徴**

| 糖尿病の病態 | インスリン依存状態 | インスリン非依存状態 |
|---|---|---|
| 特　徴 | インスリンが絶対的に欠乏し，生命維持のためインスリン治療が不可欠 | インスリンの絶対的欠乏はないが，相対的に不足している状態。生命維持のためにインスリン治療が必要ではないが，血糖コントロールを目的としてインスリン治療が選択される場合がある |
| 臨床指標 | 血糖値：高い，不安定<br>ケトン体：著増することが多い | 血糖値：さまざまであるが，比較的安定している<br>ケトン体：増加するがわずかである |
| 治　療 | 1. 強化インスリン療法<br>2. 食事療法<br>3. 運動療法（代謝が安定している場合） | 1. 食事療法<br>2. 運動療法<br>3. 経口薬，GLP-1受容体作動薬またはインスリン療法 |
| インスリン分泌能 | 空腹時血中Cペプチド0.6 ng/mL未満が目安となる | 空腹時血中Cペプチド1.0 ng/mL以上 |

出典）日本糖尿病学会：糖尿病治療ガイド2024，p.8，2024

種々の細胞障害，特に血管障害が発生し，その結果として虚血性心疾患，脳血管障害，腎機能障害，網膜障害，四肢の血行障害などの合併症にいたる。腎機能障害は高血圧症の原因にもなり，合併症の悪化を助長する。

　脂質代謝の主な異常としては，糖尿病性の昏睡，粥状動脈硬化症がある。糖代謝異常となりグルコースからエネルギーを十分に得られなくなると，エネルギー基質として脂肪が活用される。脂肪酸のβ酸化で生じたアセチルCoAは，過剰になると肝臓で**ケトン体**に変換される。肝外組織の脳，心筋，骨格筋ではケトン体をエネルギー源として利用できるが，肝臓にはケトン体を代謝する酵素がなく，肝臓でのケトン体生成量が肝外組織におけるケトン体利用量を上回ると，血液中のケトン体濃度が上昇してケトアシドーシスとなる。また，肝臓で脂肪が過剰に代謝されると，脂肪から遊離したコレステロールが血中コレステロール濃度を上昇させ，粥状動脈硬化症の要因となり，心筋梗塞や脳血管障害などの合併症発症の原因ともなる。

　タンパク質代謝の主な異常としては，筋肉の異化亢進および体重減少，高アンモニア血症などがある。生体がグルコースを利用できないと，グルコースが不足した状態として，肝臓ではアミノ酸から糖を生成するため，筋肉のタンパク質が異化され，体重の減少につながる。またタンパク質の分解によりアンモニアの産生も増大し，肝臓でのアンモニア処理能力を超えると，高アンモニア血症が生じ，昏睡となる場合がある。

　インスリンの相対的不足の原因には，インスリン分泌不足とインスリン抵抗性増大がある。糖尿病と糖代謝異常の成因分類を表10-6に，1型・2型の成因による分類と特徴を表10-7に，インスリン依存状態・インスリン非依存状態の病態による分類と特徴を表10-8に示す。症例は1型（インスリン依存状態），2型（インスリン非

**◘ケトン体**
　アセト酢酸，D-3-ヒドロキシ酪酸，アセトンの総称である。アセトンは揮発性なので呼気から体外に排泄され，果物の過熟香のような特有の臭気となる。アセト酢酸，D-3-ヒドロキシ酪酸の血中濃度が高まると血液が酸性となる。ケトン体による代謝性アシドーシスをケトアシドーシスという。

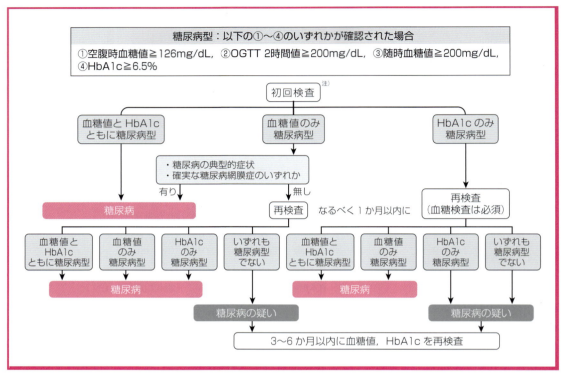

**図10-9 糖尿病の臨床診断のフローチャート**

注）糖尿病が疑われる場合は，血糖値と同時にHbA1cを測定する。同日に血糖値とHbA1cが糖尿病型を示した場合には，初回検査だけで糖尿病と診断する。

出典）日本糖尿病学会：糖尿病治療ガイド2024，p.16，2024

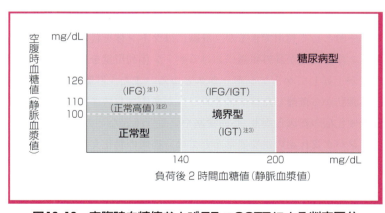

**図10-10 空腹時血糖値および75gOGTTによる判定区分**

注1) IFG（空腹時血糖異常）は空腹時血糖値110〜125 mg/dLで，2時間値を測定した場合には140 mg/dL未満の群を示す（WHO）。ただしADA（アメリカ糖尿病学会）では空腹時血糖値100〜125 mg/dLとして，空腹時血糖値のみで判定している。

注2) 空腹時血糖値が100〜109 mg/dLは正常域ではあるが，「正常高値」とする。この集団は糖尿病への移行やOGTT時の耐糖能障害の程度からみて多様な集団であるため，OGTTを行うことが勧められる。

注3) IGT（耐糖能異常）はWHOの糖尿病診断基準に取り入れられた分類で，空腹時血糖値126 mg/dL未満，75g OGTT 2時間値140〜199 mg/dLの群を示す。

出典）日本糖尿病学会：糖尿病治療ガイド2024，p.18，2024

依存状態）のように成因と病態の両面からとらえるとよい。しかし，インスリン非依存状態の1型やインスリン依存状態の2型などのケースもあり得る。

高血糖状態が長期間に及ぶとさまざまな合併症を起こしてくる。急性合併症としては糖尿病性昏睡，感染症（呼吸器や皮膚などの易感染性の増加）があり，慢性合併症としては細小血管における糖尿病網膜症，糖尿病性腎症，糖尿病神経障害（糖尿病の三大合併症），大血管では動脈硬化性疾患，さらに糖尿病足病変や認知症ほかがある。慢性合併症である糖尿病性腎症については，第14章に詳細を記す。

症 状　　　高血糖による典型的な症状として，口渇，多飲，多尿，体重減少，易疲労感があるが，無症状のことも多くあり，一方で昏睡に至る場合もある。低血糖による典型的な症状として，発汗，顔面蒼白，手指振戦，頻脈，動悸，頭痛，眠気があり，昏睡に至ることもある。合併症が疑われる症状として，視力低下，足のしびれ感，歩行時の下肢痛，便秘，下痢，足潰瘍・壊疽などがある。

診断・検査　　　糖尿病の診断手順を図10-9に示す。糖代謝異常の判定区分には「糖尿病型」「正常型」「境界型」がある。「糖尿病型」と判定されるのは以下の①〜④のいずれかが確認された場合である。

　①早朝空腹時血糖値126 mg/dL以上，②75 gOGTT（経口糖負荷試験）で2時間値200 mg/dL以上，③随時血糖値200 mg/dL以上，④HbA1cが6.5％以上
また以下の⑤および⑥が確認された場合は「正常型」の判定となる。

　⑤早朝空腹時血糖値110 mg/dL未満，⑥75 g OGTTで2時間値140 mg/dL未満
「糖尿病型」にも「正常型」にも含まれない場合は「境界型」である。境界型には，図10-10に示すように，WHO分類による耐糖能異常（IGT）と空腹時血糖異常（IFG）があり，インスリン分泌障害や，腹腔内脂肪蓄積によるインスリン抵抗性増大などの場合が含まれ，糖尿病へ進展しやすい。なかでもIGTは動脈硬化を促進する病態でもある。インスリン抵抗性の指標としてHOMA-IRがある。HOMA-IR＝IRI（空腹時血中インスリン濃度：$\mu$U/mL）×FBS（空腹時血糖：mg/dL)/405で算出され，1.6以下は正常，2.5以上で抵抗性ありと判断される。HOMA-IRは，FBSが140 mg/dL以下であれば妥当性が高いとされている。

妊娠糖尿病とは，妊娠中に初めて発見または発症した糖尿病に至っていない糖代謝異常である。詳しくは，第28章（p.309）参照。

血糖コントロールの指標にはHbA1c値が主に使われ，グリコアルブミン（GA），1,5-アンヒドログルシトール（1,5-AG）も併用される。HbA1cによる血糖コントロール目標を表10-9に示す。なお，高齢者糖尿病の血糖コントロール目標は，対象者を認知機能とADL（日常生活動作）でカテゴリーⅠ〜Ⅲに分け，さらに重症低血糖が危惧される薬剤の使用の有無で区分して，7.0％未満〜8.5％未満の目標値が設定されている。

治 療　　　糖尿病治療の目標は，合併症の発症予防と進展の阻止，つまり健康な人と変らない日常生活の質を維持して，健康な人と変らない寿命を確保すること

□1,5-アンヒドログルシトール
　尿細管での再吸収時にグルコースと競合するため，高血糖であるほど1,5-AGの血中濃度は低下することに注意する。

**表10-9　血糖コントロール目標**

| 目　標 | コントロール目標値[注4] | | |
| --- | --- | --- | --- |
| | 血糖正常化を[注1]<br>目指す際の目標 | 合併症予防[注2]<br>のための目標 | 治療強化が[注3]<br>困難な際の目標 |
| HbA1c（%） | 6.0未満 | 7.0未満 | 8.0未満 |

注1）適切な食事療法や運動療法だけで達成可能な場合，または薬物療法中でも低血糖などの副作用なく達成可能な場合の目標とする。
注2）合併症予防の観点からHbA1cの目標値を7%未満とする。対応する血糖値としては，空腹時血糖値130mg/dL未満，食後2時間血糖値180mg/dL未満をおおよその目安とする。
注3）低血糖などの副作用，その他の理由で治療の強化が難しい場合の目標とする。
注4）いずれも成人に対しての目標値であり，また妊娠例は除くものとする。

出典）日本糖尿病学会：糖尿病治療ガイド2024，p.23，2024

**◘ 小児糖尿病のエネルギー量**

わが国の小児糖尿病は約70%が肥満を原因とする2型糖尿病である。その場合食事制限は健常時の10%減を目安とし，非肥満の場合は5%減程度とする。

**◘ 低血糖**

血糖値が70mg/dL程度になると，発汗，顔面蒼白，手指振戦，頻脈，動悸といった交感神経刺激症状が出る。50mg/dL以下では頭痛，眠気などの中枢神経症状が生じ，さらには意識レベルが低下し昏睡に陥る。

**◘ シックデイ**

糖尿病患者が薬物治療中に発熱や下痢・嘔吐，食欲不振で食事ができないときをシックデイといい，著しい高血糖やケトアシドーシスを起こすことがあるので注意が必要である。

**◘ エネルギー係数**

身体を動かす程度によって決まるエネルギー必要量（kcal/kg目標体重）。
軽い労作：大部分が座位
普通の労作：座位中心＋通勤，家事等
重い労作：力仕事，活発な運動習慣がある
ただし，目標体重と現体重との間に大きな乖離がある場合は，柔軟に設定。

ある。血糖値の高さと高い期間の長さが，合併症の発症と相関しているため，血糖コントロールを良好に保つことが重要である。主な治療法には，食事療法，運動療法，薬物療法がある。糖尿病の血糖コントロールは生涯にわたって行われる必要があるため，患者自身が低血糖，シックデイ，合併症の知識や対策を学ぶことは重要な治療であり，教育入院という学び方もある。

**a．食事療法**　インスリン依存状態でも非依存状態でも，食事療法は糖尿病治療の基本である。適正なエネルギー量の摂取と栄養素バランスの適正化を基盤に，種々の合併症対策を組み合わせて行う。

①**エネルギー量の求め方**：性，年齢，肥満度，身体活動レベル，血糖値，合併症の有無や対象者のライフスタイルを考慮し，以下の式で概算する。

エネルギー摂取量＝目標体重×エネルギー係数〔目標体重(kg)＝65歳未満BMI 22，65〜74歳BMI 22〜25，75歳以上BMI 22〜25（現体重に基づき適宜判断）〕

エネルギー係数は，軽い労作で25〜30 kcal/kg目標体重，普通の労作で30〜35 kcal/kg目標体重，重い労作で35〜kcal/kg目標体重を参考にし，肥満者の場合は20〜25 kcal/kg目標体重として減量を目指す。

②**栄養素バランス**：エネルギー量を決定したら，炭水化物，たんぱく質，脂質の順で栄養素量を考える。糖代謝が不十分な病態であるため，一般的には炭水化物はエネルギー量の50〜60%が推奨され，たんぱく質は20%以下とし，残りを脂質で摂るが，脂質の総エネルギー比率は25%以下が望ましい。「糖尿病食事療法のための食品交換表 第7版」（日本糖尿病学会，2013）には，炭水化物60%，55%，50%の指示単位配分例が示されている。炭水化物が60%の場合と比べて，55%，50%の場合はたんぱく質と脂質の量が増加するため，腎障害や脂質異常症には適応できないことがあることに注意する。

③**食事療法の評価**：糖尿病治療の経過に沿って，指示栄養量の遵守程度や，ライフスタイルおよび病態の変化に伴う栄養量変更の必要性を定期的に評価し，血糖値の正常化と身体活動力の維持を目指す。

④**合併症対策**：良好な血糖コントロールを維持するために，アルコール摂取は，

エタノール換算で1日25g程度とし，肝疾患などの合併があれば原則禁酒とする。食物繊維には食後の血糖上昇抑制効果が認められるので1日20〜25g以上の摂取を，食塩は高血圧予防の観点から減塩（1日男性7.5g未満，女性6.5g未満）を勧め，糖尿病で多くみられる高中性脂肪血症や高コレステロール血症が合併する場合は，これらの脂質代謝異常症の栄養・食事療法基準に合わせた内容を勧める。

⑤カーボカウント法：**カーボカウント法**は，各食前に速効型や超速効型のインスリン注射を頻回に行っている場合に適応される食事量把握の方法である。食事中の炭水化物を集中的に管理することで血糖コントロールを容易にするよう考案された食事療法である。「基礎カーボカウント」として，1日に摂取できる炭水化物量を，指示量と過不足がないように計算して食事ごとに分配する場合と，「応用カーボカウント」として，各食事ごとに含まれる炭水化物の量を計算して，各食前に注射するインスリン量を調節する場合がある。炭水化物の管理が中心なので比較的簡便であり，食事選択の自由度が広がる利点と，たんぱく質や脂質の管理が不十分になる可能性，食事中の炭水化物量の把握と自分の血糖上昇の具合に慣れるまでは頻回に自己血糖測定を行う必要があることを理解する必要がある。

**b．運動療法**　運動の効果として，グルコースや脂肪酸の筋肉への利用促進による血糖値の低下，減量効果に伴うインスリン抵抗性の改善，加齢による筋萎縮や骨粗鬆症の予防，心肺機能の向上ならびに高血圧や脂質異常症の改善が期待できること，活動気分が良好になりQOLが高まることなどがある。食事療法と運動療法を組み合わせることで相乗効果を得られる場合が多い。このような効果が期待できる運動の種類は，**有酸素運動**と**レジスタンス運動**の組み合わせで，中等度の運動強度のものである。運動強度は一般に心拍数を指標にするが，糖尿病では自律神経障害や不整脈などで心拍数を指標にできない場合がある。この場合は体感覚で「ややきつい」程度の運動強度で行う。しかし一方で，空腹時血糖値が250mg/dL以上または尿ケトン体中等度以上であったり，合併症の状態が重篤である場合などには，運動療法の禁止あるいは制限した方がよい場合がある。

**レジスタンス運動**
おもりや抵抗負荷に対して動作を行う筋力トレーニング。

**c．薬物療法**　経口薬療法と注射薬療法がある。経口薬療法は，主にインスリン非依存性の2型糖尿病に対して，インスリン分泌の促進作用と非促進作用に大きく分けられる**経口血糖降下薬**を，病態に合わせて単独または組み合わせて投与する。経口血糖降下薬の特徴を表10-10に示す。注射薬療法は，インスリン依存状態の1型・2型の糖尿病に対して，ヒト合成インスリンやインスリン以外の注射薬（GLP-1受容体作動薬）を自己注射することで行われる。インスリン製剤は，作用発現時間や作用持続時間により，超速効型，速効型，中間型，混合型，持効型溶解に分けられている。インスリンの分泌には，基礎分泌と，食事ごとの追加分泌があるが，できるだけ生理的なインスリン分泌パターンに近づけるように，インスリン製剤や注射回数を工夫する。GLP-1受容体作動薬は，膵臓の$\beta$細胞膜上にあるGLP-1受容体に結合し，血糖依存的にインスリン分泌を促進する作用がある。

表10-10 ２型糖尿病の経口血糖降下薬の特徴

| 機序 | | 種類 | 主な作用 |
|---|---|---|---|
| インスリン分泌非促進系 | | α-グルコシダーゼ阻害薬（α-GI） | 腸管での炭水化物の吸収分解遅延による食後血糖上昇の抑制 |
| | | SGLT2阻害薬 | 腎臓でのブドウ糖再吸収阻害による尿中ブドウ糖排泄促進 |
| | | チアゾリジン薬 | 骨格筋・肝臓でのインスリン抵抗性改善 |
| | | ビグアナイド薬 | 肝臓での糖新生抑制 |
| インスリン分泌促進系 | 血糖依存性 | イメグリミン | 血糖依存性インスリン分泌促進 インスリン抵抗性改善作用 |
| | | DPP-4阻害薬 | GLP-1とGIPの分解抑制による血糖依存性のインスリン分泌促進とグルカゴン分泌抑制 |
| | | GLP-1受容体作動薬 | DPP-4による分解を受けずにGLP-1作用増強により血糖依存性のインスリン分泌促進とグルカゴン分泌抑制 |
| | 血糖非依存性 | スルホニル尿素（SU）薬 | インスリン分泌の促進 |
| | | 速効型インスリン分泌促進薬（グリニド薬） | より速やかなインスリン分泌の促進・食後高血糖の改善 |

出典）日本糖尿病学会：糖尿病治療ガイド2024，p.28，2024

# 4. 脂質異常症

**病態と原因** 脂質異常症（dyslipidemia）は，血液中の脂質レベルが動脈硬化を発症する危険性の高い状態で，**高LDLコレステロール血症**，**低HDLコレステロール血症**，**高トリグリセライド（中性脂肪）血症**がある。

脂質は水に溶解しないため，体内では**リポタンパク質**の形で存在している。リポタンパク質は，脂質とタンパク質（アポタンパク質）の複合体であり，複合体の表面はアポタンパク質で覆われている。アポタンパク質には，酵素が作用する部位や，受容体を認識する作用がある。

リポタンパク質の種類は，含まれる脂質とタンパク質の割合により，**カイロミクロン**，**超低比重リポタンパク質（VLDL）**，**中間比重リポタンパク質（IDL）**，**低比重リポタンパク質（LDL）**，**高比重リポタンパク質（HDL）**に分けられる。低比重リポタンパク質とは，比重が生理食塩水の比重（1.063）よりも小さいものであり，大きいものは高比重リポタンパク質という（図10-11）。

食事として腸管に入ったトリグリセライド（TG）は，消化酵素で脂肪酸（FFA）とモノアシルグリセロール（MAG）に分解され，小腸から吸収された後に再びTGに再合成される。小腸から吸収された脂質（TG）は，カイロミクロンの形で血中に分泌され，**リポタンパク質リパーゼ（LPL）**の作用を受けてカイロミクロン**レム**

◼**動脈硬化性疾患の主要な危険因子**
高LDLコレステロール血症，低HDLコレステロール血症，加齢（男性45歳以上，女性55歳以上），高血圧，糖尿病，喫煙，冠動脈疾患の家族歴などがある。

◼**レムナント**
リポタンパク質リパーゼの作用を受けたリポタンパク質をレムナントという。カイロミクロンレムナント，VLDLレムナント等がある。

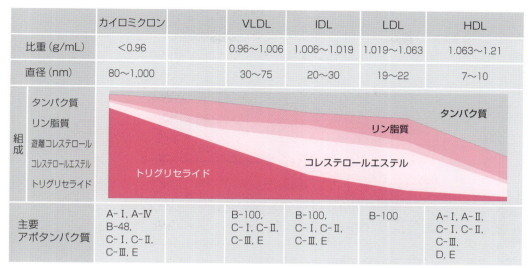

**図10-11　主なリポタンパク質の特徴と組成**

ナントの形になりレムナント受容体と結合して肝臓に取り込まれる。

　肝臓からはVLDLの形で血中に分泌され，VLDLはLPLによってTGが分解され，IDLとなり，さらに肝性トリグリセリンリパーゼ（HTGL）によってLDLとなる。分解されたTGは，エネルギー源として筋肉や心臓で利用され，余剰分は脂肪組織に貯蔵される。LDLはLDL受容体（レセプター）を介して肝臓や末梢組織に取り込まれる。LDLに含まれるコレステロールは各組織で利用され，ステロイドホルモンの前駆体や胆汁の原料，細胞膜の必須構成成分となる。LDLの主な作用は全身の細胞にコレステロールを運搬することであるため，動脈硬化を促進する「悪玉」と呼ばれることがある。しかし，コレステロールは身体に必要な成分であるのでLDLは健常者にも多く存在しており，LDL値が高くても心筋梗塞などの疾患を起こしにくい人もあり，LDL値が低くても動脈硬化が進んでいる人もある。動脈硬化を起こしやすくするリポタンパク質には，カイロミクロンがLPLによって加水分解されたカイロミクロンレムナント，VLDLがLPLで活性化されたIDL，LDLが酸化された酸化LDL等の変異したリポタンパク質が知られている。カイロミクロンレムナント，IDL，酸化LDLはマクロファージに取り込まれて，マクロファージを泡沫化させるため，動脈硬化の原因として考えられている。

　HDLは，肝臓や小腸壁の一部で生成され，末梢組織の過剰なコレステロールを引き抜き，HDL受容体を介してコレステロールを肝臓に転送する。肝臓でコレステロールは胆汁酸に変換される。HDLの主な作用は，動脈壁に蓄積したコレステロールを回収して肝臓に運搬することであるため，動脈硬化を軽減する「善玉」と呼ばれることがある。また，HDLに引き抜かれ組み込まれたコレステロールエステルは，コレステリルエステル転送タンパク質（CETP）によりVLDL，IDL，LDLなどのリポタンパク質へも転送される。

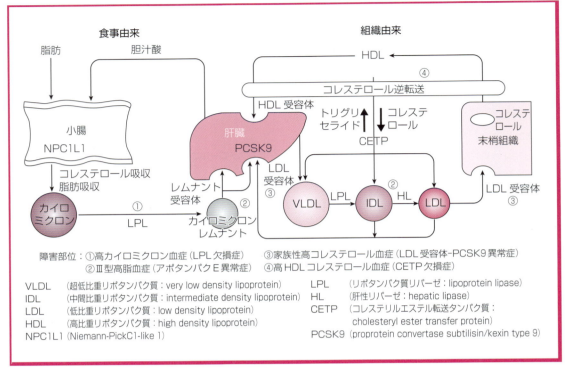

**図10-12　リポタンパク質代謝とその異常**
出典）日本動脈硬化学会：脂質異常症治療ガイド2013年版, p.13

**表10-11　脂質異常症の表現型分類**

| 表現型 | I | IIa | IIb | III | IV | V |
|---|---|---|---|---|---|---|
| 増加するリポタンパク質分画 | カイロミクロン | LDL | LDL VLDL | レムナント | VLDL | カイロミクロン VLDL |
| コレステロール | → | ↑〜↑↑↑ | ↑〜↑↑ | ↑↑ | →または↑ | ↑ |
| トリグリセライド | ↑↑↑ | → | ↑↑ | ↑↑ | ↑↑ | ↑↑↑ |

出典）日本動脈硬化学会：脂質異常症治療ガイド2013年版, p.14

　脂質異常症は，これらリポタンパク質の代謝障害により発症し，病態はリポタンパク質の増加状態で分類される（図10-12，表10-11）。

　脂質異常症は，原発性と，他の基礎疾患に基づいて生じる続発性とに分けられる（表10-12）。脂質異常症の大部分は，遺伝素因，食生活，運動不足，内臓脂肪型肥満などを原因として発症する。どの種類のリポタンパク質が血中で増加している状態なのかによって，栄養・食事療法も異なる介入が必要になる。遺伝的に受容体が欠損していることが原因の場合には，栄養・食事療法だけでの対応は困難なことがあるので，脂質異常症の判別には注意が必要である。

症状　自覚症状はほとんどみられないが，コレステロールエステルが多量に含まれている黄色腫，目の症状（角膜輪），家族性コレステロール血症のアキレス

腱の肥厚といった特徴的な身体所見がみられることがある。

**診断・検査**　脂質異常症の診断基準は，動脈硬化発症リスクを判断するためのスクリーニング値として設定されている（表10-13）。薬物療法を開始するための基準値ではないので，基準を超えている場合は，動脈硬化性疾患の危険度を把握するためにリスクチャートに基づく絶対リスクを正確に評価し（図10-13），患者個別の脂質管理目標値（表10-14）を定める必要がある。

　LDLコレステロール（LDL-C）は，空腹時採血で測定した総コレステロール（TC），トリグリセライド（TG），HDLコレステロール（HDL-C）の値から，以下のFriedewaldの式で算出する。　LDL-C ＝ TC － HDL-C － TG ÷ 5

**表10-12　原発性・続発性脂質異常症（高脂血症）の分類**

| 原発性高脂血症の分類 | 続発性高脂血症の分類 |
|---|---|
| 1. 原発性カイロミクロン血症<br>　① 家族性リポタンパク質リパーゼ（LPL）欠損症<br>　② アポリポタンパク質C-Ⅱ欠損症<br>　③ 原発性V型高脂血症<br>　④ その他の原因不明の高カイロミクロン血症<br>2. 原発性高コレステロール血症<br>　① 家族性高コレステロール血症<br>　② 家族性複合型高脂血症<br>3. 内因性高トリグリセライド血症<br>　① 家族性Ⅳ型高脂血症<br>　② 特発性高トリグリセライド血症<br>4. 家族性Ⅲ型高脂血症<br>5. 原発性高HDLコレステロール血症<br>（厚生省特定疾患原発性高脂血症調査研究班） | A. 高コレステロール血症<br>　1）甲状腺機能低下症<br>　2）ネフローゼ症候群<br>　3）原発性胆汁性肝硬変<br>　4）閉塞性黄疸<br>　5）糖尿病<br>　6）クッシング症候群<br>　7）薬剤（利尿薬・β遮断薬・コルチコステロイド・経口避妊薬・サイクロスポリンなど）<br>B. 高トリグリセライド血症<br>　1）飲酒　　2）肥満<br>　3）糖尿病　　4）クッシング症候群<br>　5）尿毒症　　6）SLE<br>　7）血清タンパク異常症<br>　8）薬剤（利尿薬・非選択β遮断薬・コルチコステロイド・エストロゲン・レチノイドなど） |

出典）日本動脈硬化学会：脂質異常症治療ガイド2013年版，p.15

**表10-13　脂質異常症の診断基準**

| | | |
|---|---|---|
| LDLコレステロール | 140 mg/dL以上 | 高LDLコレステロール血症 |
| | 120〜139 mg/dL | 境界域高LDLコレステロール血症** |
| HDLコレステロール | 40 mg/dL未満 | 低HDLコレステロール血症 |
| トリグリセライド | 150 mg/dL以上（空腹時採血*）<br>175 mg/dL（随時採血*） | 高トリグリセライド血症 |
| Non-HDLコレステロール | 170 mg/dL以上 | 高non-HDLコレステロール血症 |
| | 150〜169 mg/dL以上 | 境界域高non-HDLコレステロール血症** |

\* 10時間以上の絶食を「空腹時」とする。ただし，水やお茶などカロリーのない水分の摂取は可とする。空腹時であることが確認できない場合を「随時」とする。

\*\* スクリーニングで境界域高LDL-C血症，境界域高non-HDL-C血症を示した場合は，高リスク病態がないか検討し，治療の必要性を考慮する。

- LDL-CはFriedewaldの式（TC－HDL-C－TG/5）で計算する（ただし空腹時採血の場合のみ）。または直接法で求める。
- TGが400 mg/dL以上や食後採血の場合はnon-HDL-C（TC－HDL-C）かLDL-C直接法を使用する。ただしスクリーニングでnon-HDL-Cを用いるときは，高TG血症を伴わない場合はLDL-Cとの差が+30mg/dLより小さくなる可能性を念頭においてリスクを評価する。
- TGの基準値は空腹時採血と随時採血により異なる。
- HDL-Cは単独では薬物介入の対象とはならない。

出典）日本動脈硬化学会：動脈硬化性疾患予防ガイドライン2022年版，p.22

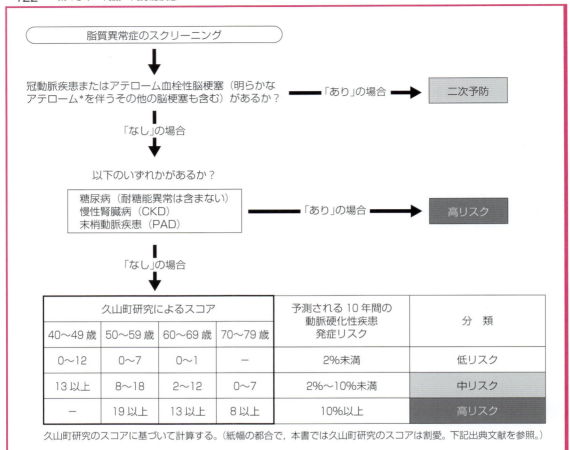

**図10-13　動脈硬化性疾患予防から見た脂質管理目標値設定のためのフローチャート**

出典）日本動脈硬化学会：動脈硬化性疾患予防ガイドライン2022年版, p.69

◆ **飽和脂肪酸が多い食品**
ラード，ココナッツ油などに注意。

◆ **n-3系多価不飽和脂肪酸**
α-リノレン酸，エイコサペンタエン酸（EPA），ドコサヘキサエン酸（DHA）といったn-3系の多価不飽和脂肪酸は，α-リノレン酸があまに油やえごま油（しそ油），くるみにも多く含まれ，EPAやDHAは，さばやいわしといった青魚に多く含まれている。

空腹時のTGが400 mg/dL以上である場合は，Friedewaldの式を用いることができないので，LDL-Cの代わりにnon-HDL-C（TC − HDL-C）を用いて評価する。non-HDL-Cの値は，概ねLDL-C + 30 mg/dLである。

治療　脂質異常症の原疾患があれば，その治療をまず行い，それ以外の脂質異常症では，個々の患者のリスクを評価して治療方針が決定される。治療法には生活習慣の改善（食事療法，運動療法，禁煙ほか）と薬物療法，**LDLアフェレシス**（p.124参照）がある。患者のライフスタイルを把握して問題点を明確にしてから，肥満の場合は5％体重減少を第一目標として食事療法から開始することが一般的である。高齢者では，特にQOLに配慮する必要があり，過度な食事制限による低栄養に注意する。小児では，低栄養および発育障害に注意して栄養・食事療法を行う。

　**a．食事療法**　脂質異常症全般に適応される基本となる食事療法の部分と，病態ごとの危険因子改善を目的に基本部分を強化した食事療法の部分がある。目標体重や血清脂質の目標値を示して定期的に測定し，食事内容の修正を行う。

　①**基本となる食事療法**：①摂取エネルギー量は，日常活動量に見合った量とし，

4. 脂質異常症　**123**

## 表10-14　リスク区分別脂質管理目標値

| 治療方針の原則 | 管理区分 | 脂質管理目標値（mg/dL） | | | |
|---|---|---|---|---|---|
| | | LDL-C | non HDL-C | TG | HDL-C |
| 一次予防<br>まず生活習慣の改善を行った後薬物療法の適用を考慮する | 低リスク | <160 | <190 | <150（空腹時）***<br><175（随時） | ≧40 |
| | 中リスク | <140 | <170 | | |
| | 高リスク | <120<br><100* | <150<br><130* | | |
| 二次予防<br>生活習慣の是正とともに薬物治療を考慮する | 冠動脈疾患またはアテローム血栓性脳梗塞（明らかなアテロームを伴うその他の脳梗塞を含む）の既往 | <100<br><70** | <130<br><100** | | |

- ・ *糖尿病において，PAD，細小血管症（網膜症，腎症，神経障害）合併時，または喫煙ありの場合に考慮する。
- ・ **「急性冠症候群」，「家族性高コレステロール血症」，「糖尿病」，「冠動脈疾患とアテローム血栓性脳梗塞（明らかなアテロームを伴うその他の脳梗塞を含む）」の4病態のいずれかを合併する場合に考慮する。
- ・ 一次予防における管理目標達成の手段は非薬物療法が基本であるが，いずれの管理区分においてもLDL-Cが180mg/dL以上の場合は薬物治療を考慮する。家族性高コレステロール血症の可能性も念頭に置いておく。
- ・ まずLDL-Cの管理目標値を達成し，次にnon-HDL-Cの達成を目指す。LDL-Cの管理目標を達成してもnon-HDL-Cが高い場合は高TG血症を伴うことが多く，その管理が重要となる。低HDL-Cについては基本的には生活習慣の改善で対処すべきである。
- ・ これらの値はあくまでも到達努力目標であり，一次予防（低・中リスク）においてはLDL-C低下率20〜30％も目標値としてなり得る。
- ・ ***10時間以上の絶食を「空腹時」とする。ただし水やお茶などカロリーのない水分の摂取は可とする。それ以外の条件を「随時」とする。
- ・ 高齢者については下記出典文献の第7章を参照。

出典）日本動脈硬化学会：日本動脈硬化性疾患予防ガイドライン2022年版，p.71

身体活動量（軽25〜30，普通30〜35，重35〜kcal/kg）×目標体重を目指す。②栄養素配分のバランスは，総エネルギーのうち脂質で20〜25％，炭水化物で50〜60％を目安にする。③**飽和脂肪酸**は総エネルギー7％未満として，肉の脂身，乳製品，卵黄などの過剰摂取を控える。④**n−3系多価不飽和脂肪酸**の摂取を増やすため，肉類より魚類の摂取を勧める。⑤**トランス脂肪酸**の摂取量を下げるように，マーガリンやショートニングなどの摂取は控える。⑥**グリセミックインデックス（GI），グリセミックロード（GL）**の低い食事にするよう，食物繊維の豊富な未精製穀類，大豆製品，豆類，海藻類，野菜類などの摂取を勧める。⑦食物繊維は1日25g以上を目安に摂るようにする。⑧スクロース（ショ糖）や単糖類，なかでもフルクトース（果糖）の過剰摂取に注意する。⑨食塩摂取を6g/日未満にするよう，食塩を多く含む食品の摂取は控える。⑩アルコールはエタノール換算で25g/日以下に抑える。

②**病態ごとの危険因子を改善する食事療法**：高LDL-C血症には上記③，⑤，⑦の強化に加えて，**コレステロールを多く含む食品を控えて**コレステロールの摂取量を200mg/日未満とすることが勧められる。

高TG血症には上記④，⑩の強化に加えて，糖質を多く含む菓子類，飲料，穀類の摂取を減量し，総エネルギーに占める炭水化物エネルギー比率を低めにすることが勧められる。高カイロミクロン血症に対しては，脂質の摂取を20g/日以下に制限する。低HDL-C血症には上記⑤の強化に加えて，n−6系多価不飽和脂肪酸の摂取を減らすことを勧める。

✿**グリセミックインデックス（GI）**

1981年に米国の栄養学専門誌に発表された概念で，糖質を含む食品を摂取した後2時間の血糖値が，どのようにどれくらい上昇するかを，基準食品摂取の場合と比較した指標。基準食品としては，海外では白パン，日本では白米の飯が使われている。低GI食品は，インスリン必要量も低いと考えられている。単なる高食物繊維食品のことではない。利用にあたっては，GIは食品中の糖質が同量になるよう調節した場合の数値であり，また摂取する糖質の量や質や共存する他の栄養素他の条件に影響されることに留意する。

## 第10章　代謝・内分泌疾患

### ◘ グリセミックロード（GL）

グリセミックインデックスの考え方に糖質の量と質を加味して，その食品は基準食品の何グラムに相当する影響を血糖値に与えるかを示す指標。GL＝GI/100×（1食分の糖質）で表される。ただし日本の食事では食品を単品だけ取ることは少ないので，GLの値だけで食事を評価するのではなく，食品摂取と血糖値への影響を考える時のヒントとして使うことが勧められる。

### 表10-15　運動療法指針

| 種類 | 有酸素運動を中心に実施する（ウォーキング，速歩，水泳，エアロビクスダンス，スロージョギング，サイクリング，ベンチステップ運動など） |
|---|---|
| 強度 | 中強度以上を目標にする* |
| 頻度・時間 | 毎日合計30分以上を目標に実施する（少なくとも週に3日は実施する） |
| その他 | 運動療法以外の時間もこまめに歩くなど，できるだけ座ったままの生活を避ける |

*中強度
・通常速度のウォーキング（＝歩行）に相当する運動強度
・メッツ（METs）安静時代謝の何倍に相当するかを示す活動強度の単位）では一般的に，3メッツ（歩行）であるが個々人の体力により異なる。
・運動中の主観的強度としてボルグ・スケール11～13（楽である～ややきつい）

### ボルグ・スケール

| スケール | 自　覚 |
|---|---|
| 20 | |
| 19 | 非常にきつい |
| 18 | |
| 17 | かなりきつい |
| 16 | |
| 15 | きつい |
| 14 | |
| 13 | ややきつい |
| 12 | |
| 11 | 楽である |
| 10 | |
| 9 | かなり楽である |
| 8 | |
| 7 | 非常に楽である |
| 6 | |

（Borg, GA：Med Sci Sport Exerc；5：90-93，1973）

出典）日本動脈硬化学会：動脈硬化性疾患予防ガイドライン2022年版，p.102

**b．運動療法**　運動療法には，HDL-Cを増やしTGを低下させる効果が認められる。特に食事療法による減量中には，筋肉量を減らさないように，運動療法を併用する。運動強度は中等度（3～4METs）以上を目標に，運動量は毎日合計30分以上を週3回以上を目標とすることが勧められる（表10-15）。

**c．薬物療法**　動脈硬化性疾患の発症予防にはLDL-Cの低下が最も重要と考えられており，LDL受容体活性の上昇でLDL-Cを低下させる薬剤としてHMG-CoA還元酵素阻害薬（スタチン），陰イオン交換樹脂（レジン），小腸コレステロールトランスポーター阻害薬（エゼチミブ）が選択されることが多い。TGが500 mg/dL以上になると急性膵炎の発症リスクが高まるため，食事療法に薬物療法が併用され，フィブラート系薬とニコチン酸誘導体が選択されることが多い。薬物療法では，肝障害や横紋筋融解症などの副作用をモニターする必要がある。治療薬については，巻末付表を参照されたい。

### ◘ コレステロールを多く含む食品

魚卵，子持ち魚，レバー，鶏皮などに注意。

**d．LDLアフェレシス**　LDLアフェレシスは体外循環装置により血漿からLDLを直接除去する治療法である。薬物療法でも十分な治療効果が得られない重度のLDL-C血症が対象で，家族性高コレステロール血症などが適応である。

## 5.　高尿酸血症・痛風

### ◘ 尿酸の体液中の溶解度

上限は7.0～7.6 mg/dLで，8.0 mg/dL以上になると結晶化しやすい。血清尿酸値には生理的な変動や日内変動もある。

### ◘ 尿酸塩沈着症

いわゆる痛風といわれる痛風関節炎，痛風結節，腎障害，尿路結石がある。

**病態と原因**　高尿酸血症（hyperuricemia）とは，血清尿酸値が7.0 mg/dLを超える状態である。高尿酸血症の原因は，尿酸の生産過剰もしくは尿酸の排泄不良，あるいはその両方が重なることと考えられている。高尿酸血症の原因物質である尿酸は，細胞の核酸に含まれるプリン体の最終代謝産物で，食事由来のプリン体が20～30％で，残りは全身の新陳代謝で分解された細胞に含まれているプリン体や肝臓や骨髄，筋肉などで合成されるプリン体であるとされている。高尿酸血症が持続すると，尿酸が結晶化する尿酸塩沈着症ばかりでなく，メタボリックシンドロ

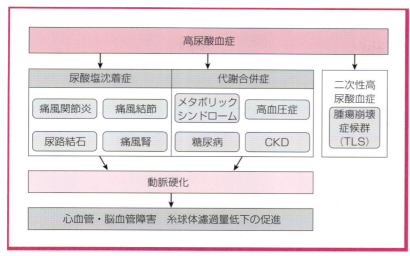

**図10-14　高尿酸血症に伴う臓器障害**

ーム，高血圧・心血管系疾患発症のハイリスク状態となり，慢性腎臓病（CKD）*，脂質異常症，糖尿病などが合併する場合も多い全身性の代謝障害の原因となる（図10-14）。高尿酸血症の病型は，尿酸産生過剰型，尿酸排泄低下型，混合型に大別され，わが国では尿酸排泄低下型が60％程度とされるが，治療中に病型が変化することもある。高尿酸血症の原因には，遺伝素因と環境因子**がある。血清尿酸値が7.0 mg/dL以下であっても，血清尿酸値が上昇すると，男女ともに種々の生活習慣病のリスクが高まることから，潜在する疾患の検査や生活指導が勧められている。わが国の高尿酸血症は急速な増加傾向にあり，年齢別頻度では30〜40歳代が最も高く，男女比は女性1対男性50程度で，男性は20〜60歳代すべての年齢層でみられるが，女性の発症はほとんどが閉経後である。

**症状**　高尿酸血症には，尿酸塩沈着症と代謝障害の症状がある。**痛風（gout）関節炎**の症状は，足の親指の付け根の関節（第一中足趾関節）の炎症が代表的で，疼痛，腫脹，発赤などで，歩けないほどの激痛発作である。発作は7〜10日程度で収まるが，高尿酸血症が続いていると再発しやすく，慢性化すると**痛風結節**を生じることがある。さらに全身性の代謝障害から，腎機能障害，高血圧，耐糖能異常，脂質代謝異常，心筋梗塞，脳梗塞などの症状が出ることもある。

**診断・検査**　血清尿酸値7.0 mg/dL以上で診断される。血清尿酸値には日内変動や季節変動があり，飲酒，食事，運動，精神活動でも変動する。病型分類には，尿酸クリアランスおよびクレアチニンクリアランスの測定を行う。簡便法として随時尿から尿中尿酸濃度/尿中クレアチニン濃度の比を計算し，算出した比が0.5以下であれば尿酸排泄低下型，0.5を超えるときは尿酸産生過剰型と判定することもある。痛風関節炎の診断は，特徴的症状，高尿酸血症の既往，関節液中の尿酸塩結晶の同定で行われる。痛風発作中は，血清尿酸値は必ずしも高値ではない。なお，高尿酸血症の診断に際しては，**二次性高尿酸血症**の可能性を検討する必要がある。

＊血清尿酸値とCKDの発症には相関がみられる。高尿酸血症は腎不全，IgA腎症の危険因子である。CKDと痛風の合併症例には，体内鉛蓄積が関与している可能性が指摘されている。

＊＊高尿酸結晶病因の環境因子としては，肉類・アルコール飲料・砂糖入りソフトドリンク・フルクトースの過剰摂取，無酸素運動，脱水，ストレスなどがあげられている。

◻痛風関節炎
　血清尿酸値が7.0 mg/dL以上になると，高くなるに従い痛風関節炎の発症リスクが高まる。

◻第一中足趾関節
　急性痛風関節炎は第一中足趾関節，足関節などに好発する。

◻痛風結節
　尿酸塩結晶と肉芽組織からなり，痛風の診断に有効である。

◻病型分類のための測定
　尿酸産生過剰型では尿中尿酸排泄量＞0.51 mg/kg/時，尿酸排泄低下型では尿酸クリアランス＜7.3 mL/分が基準とされている。

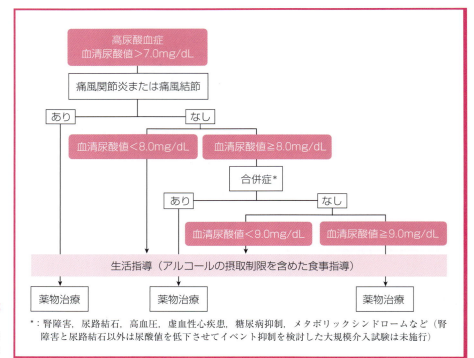

**図10-15　高尿酸血症の治療指針**
出典）日本痛風・核酸代謝学会：高尿酸血症・痛風の治療ガイドライン　第3版，2019より

**治療**　高尿酸血症の治療指針を図10-15に示す。

**a．痛風関節炎の治療**　患者の苦痛を除去してQOLを改善することが痛風発作治療の目的であるが，炎症が鎮静化した後は，痛風の原因である高尿酸血症に対して，生活指導による長期治療への導入が重要である。発作の治療は薬物療法が選択され，前兆期にはコルヒチン，発作の極期には**非ステロイド系抗炎症薬**（NSAIDs）が有効であるが，NSAIDsが使用できない，あるいは無効であった場合には**副腎皮質ステロイド**を投与する。

**b．高尿酸血症の治療**　体組織への尿酸塩沈着を回避することならびに肥満，高血圧，糖脂質代謝異常などの合併症にも配慮して生活習慣の改善を行うことが最も大切である。血清尿酸値を下げるためには，食事療法と飲酒制限，激しい運動やストレスの回避といった生活指導と，必要に応じた薬物療法が行われている（尿酸降下薬については，巻末付表を参照）。

①栄養・食事療法：糖尿病治療に準じた適正なエネルギー摂取，**プリン体**ならびにプリン体合成に関与するフルクトースの過剰摂取制限，十分な飲水（勧められる尿量は，2,000 mL/日である），酸性尿（尿pH 6.0未満）の改善が勧められる。低プリン体食を毎日摂取することは困難であるため，高プリン体食を極力避け，プリン体として400 mg/日を超えないようにする指導が実際的である。また近年は，プリン体の制限から総エネルギーの制限に重点が移行している。乳製品は血清尿酸値を低

---

◻**非ステロイド系抗炎症薬**
極期には短期間のみ比較的多量に投与し炎症を鎮静化することが一般的である。

◻**副腎皮質ステロイド**
経口，筋注，関節内注入など，患者の状態に合わせた投与ルートが選択できる利点がある。

◻**尿酸生成抑制薬**
わが国では長い間1剤（アロプリノール）が用いられてきたが，2011年からフェブキソスタット，2013年からトピロキソスタット（キサンチン酸化還元酵素阻害薬）が導入された。

◻**適正なエネルギー摂取**
適正な体重（BMI＜25）を目標とすることが勧められる。

下させる傾向にあるので勧められる。尿酸はアルカリ環境で溶解しやすいので，尿路結石の予防には酸性尿を改善し，尿のpHを6.0以上7.0未満*に保つことが有効で，そのためには海藻・野菜の摂取が勧められている。

②**飲酒制限**：アルコール飲料は，プリン体含有の有無によらず，アルコールの代謝に関連して血清尿酸値を上昇させるので種類によらず控えることが勧められる。血清尿酸値への影響を最低限に保つ目安としては，1日に日本酒は1合，ビールは500 mL，ウイスキーは60 mLのいずれかが限度とされる。

③**運動の推奨**：過度な運動や無酸素運動は血清尿酸値の上昇につながるので避けることが望ましい。有酸素運動は，血清尿酸値に影響せず，肥満やメタボリックシンドロームの是正につながるので勧められている。

# 6. 甲状腺機能亢進症・低下症

## （1）甲状腺機能亢進症

**病態と原因**　甲状腺機能亢進症（hyperthyroidism）は甲状腺自体の活動が亢進し，甲状腺における甲状腺ホルモンの合成・分泌が高まっている病態を表す。**甲状腺刺激ホルモン（TSH）受容体抗体（TRAb）**による**バセドウ（Basedow）病**がその大部分を占める。その他，機能性腺腫であるプランマー（Plummer）病や，過剰のTSHを産生するTSH産生腫瘍がある。**亜急性甲状腺炎**や**無痛性甲状腺炎**のように一過性に甲状腺組織が破壊され血中甲状腺ホルモンが上昇した場合は，甲状腺機能亢進症ではないので区別する。

**症　状**

**a．甲状腺中毒症状**　甲状腺機能亢進症すべてにみられる症状で，過剰な甲状腺ホルモン作用により代謝が亢進し，動悸，頻脈，心房細動，倦怠感，発汗過多，手指振戦，食欲亢進，体重減少，下痢，**周期性四肢麻痺**などの症状が起こり，二次性糖尿病，高血圧などを併発する。精神的に不安定となることもある。

**b．甲状腺腫**　バセドウ病ではびまん性甲状腺腫となる。プランマー病では甲状腺の一部が結節性甲状腺腫となるが，わが国ではまれである。

**c．甲状腺眼症**　バセドウ病特有の症状で，眼瞼後退，眼瞼腫脹，眼球突出，複視などがみられる（図10-16）。

**診断・検査**　バセドウ病とプランマー病では，血中のT₃，T₄は上昇し，負のフィードバック機構によりTSHは低下する。TSH産生腫瘍の場合は，TSHが上昇する。バセドウ病では**TSH受容体抗体（TRAb）**が上昇する。一般検査ではコレステロール値は低下し，骨型アルカリホスファターゼ値は上昇する。

**甲状腺シンチグラフィー**はバセドウ病とプランマー病の鑑別に有用で，バセドウ病では甲状腺全体にびまん性に集積がみられ，プランマー病では結節部位に集積が

---

□**尿酸のpH変動による溶解度変化**
　pH7では200mg/dLの溶解度は，pH5になると15mg/dLと，1/13にまで下がる。

*　健康な成人の尿pHは，平均するとpH 6.0前後とされるが，食事や運動などによって日内変動がpH4.5〜7.5程度あるとされている。

□**亜急性甲状腺炎**
　主にウイルス感染が原因で甲状腺の腫れ・疼痛と発熱をきたす疾患。炎症により甲状腺組織が破壊されて一過性に甲状腺機能亢進症の症状が起こるが，炎症が治れば次第に元に戻る。

□**無痛性甲状腺炎**
　何らかの原因によって一過性に甲状腺機能亢進症となる疾患。痛みはなく，甲状腺の組織が破壊されて甲状腺ホルモンが血中に放出されることで起こる。橋本病の初期に起こることがある。

□**周期性四肢麻痺**
　発作性に四肢筋力が低下する疾患で，甲状腺機能亢進症による低カリウム血症であることが多い。

**甲状腺シンチグラフィー**
甲状腺に集積するラジオアイソトープを注射して，甲状腺への取り込みをみる検査。$^{123}I$シンチグラム，$^{99m}Tc$シンチグラムが有用であるが，$^{123}I$シンチグラムは1週間程度のヨウ素制限が必要である。

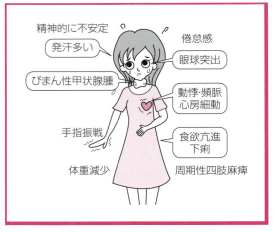

図10-16　バセドウ病の症状

表10-16　ヨウ素の多い食品

| 食品 | μg/100 g |
|---|---|
| まこんぶ（素干し） | 210,000 |
| ほしひじき | 45,000 |
| こんぶの佃煮 | 11,000 |
| あおのり | 2,700 |
| 焼きのり | 2,100 |
| 生わかめ | 1,600 |
| まだら | 350 |
| くろあわび | 200 |
| たらこ（生） | 130 |

（日本食品標準成分表2020年版（八訂）より）

みられる。

**治療**　薬物療法としては，甲状腺ホルモンの合成・分泌を抑制する目的で**抗甲状腺薬**（チアマゾール：MMI，プロピルチオウラシル：PTU）を投与する。頻脈や高血圧にはβ遮断薬を用いる。放射線ヨウ素内服または外科的甲状腺切除により甲状腺ホルモン産生を制限する方法もある。

食事療法は，甲状腺ホルモンが増加している場合は，基礎代謝が亢進しているので1日のエネルギー摂取量は35～40 kcal/kg標準体重に増やすが，甲状腺ホルモンが正常になれば減らしていく。異化亢進傾向になるので，たんぱく質1.0 g/kg/日以上は摂るようにする。**ヨウ素**（I）は甲状腺ホルモンが生成される際必要なミネラルであり，こんぶなどの海藻類に多く含まれているので摂取を控える（表10-16）。

## （2）甲状腺機能低下症

**病態と原因**　**甲状腺機能低下症**（hypothyroidism）は甲状腺ホルモンの作用が必要より低下した状態である。病態としては，甲状腺で甲状腺ホルモンの合成・分泌が低下した場合と，まれであるが標的組織において甲状腺ホルモンでの作用機序に異常がある場合がある。前者の場合は，原発性（甲状腺性）と中枢性（下垂体性，視床下部性）があるが，原発性の多くは自己免疫が関与する**慢性甲状腺炎（橋本病）**である。中枢性の場合は，腫瘍などによりTSH，TSH放出ホルモン（TRH）の合成・分泌が低下した場合がある。先天性甲状腺機能低下症は**クレチン症**とよばれ，成長・発育不良，精神遅滞などが認められるので，早めの治療が望まれる。

**橋本病**
慢性甲状腺炎と同義であるが，橋本策（はかる）が1912年に世界で初めて発表したのでその名にちなんでつけられた。

**クレチン症**
新生児マススクリーニング（p.299参照）の対象となっている。

**症状**　甲状腺ホルモン作用の低下により代謝が低下し，無気力・記銘力低下などの精神症状，易疲労感，寒がり，体重増加，便秘，徐脈，皮膚乾燥，脱毛，粘液水腫（ムチン沈着による瘢痕を残さない浮腫：non-pitting edema）などの症状が起こる（図10-17）。重症の場合は低体温，呼吸不全，循環不全などで昏睡状態になる場

合がある。

**診断・検査**　原発性では，血中の$T_3$, $T_4$は低下し，フィードバック機構によりTSHは上昇する。中枢性の場合は，TSHは低下する。橋本病では**甲状腺自己抗体**（TgAbまたはTPOAb）が陽性である。一般検査ではコレステロール値は増加し，クレアチニンキナーゼ（CK）値も増加する。超音波検査は橋本病の特徴的所見として，表面不正を伴う甲状腺のびまん性腫大（進行例では萎縮），内部エコーの低下と不均一などがある。

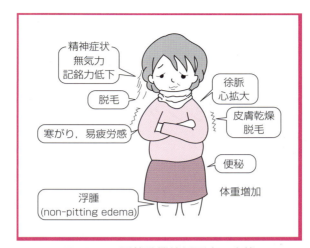

図10-17　甲状腺機能低下症の症状

**治療**　薬物療法が基本で，甲状腺ホルモンの補充目的で**$T_4$製剤**を投与する。補充は少量から漸次増量するが，狭心症のある場合はより慎重に投与する。

食事療法は，エネルギー摂取量は25～30 kcal/kg標準体重とし，体重の増減に注意しながら調節する。一般的にはヨウ素の多い食品を摂取するようにするが，ヨ

表10-17　甲状腺機能亢進症と甲状腺機能低下症

|  | 甲状腺機能亢進症 | 甲状腺機能低下症 |
|---|---|---|
| 原因 | 甲状腺ホルモンの上昇（バセドウ病） | 甲状腺ホルモンの欠乏または無反応（クレチン症，橋本病） |
| 症状 | 心房細動，動悸，頻脈，発汗過多，体重減少，下痢 | 易疲労感，精神活動の低下，心不全，食欲低下，便秘，寒がり |
| 食事療法 | ヨウ素制限（0.3 mg/日以下）<br>35～40 kcal/kg標準体重<br>たんぱく質　1.2～1.5 g/kg<br>ビタミン（目安量レベルを確保）<br>ミネラル（Caは600～1,000 mg/日） | ヨウ素欠乏（日本人には少ない）ではヨウ素含有量の多い食品摂取<br>過剰摂取による機能低下ではヨウ素制限（摂取を禁止）<br>25～30 kcal/kg標準体重<br>たんぱく質　1.2～1.5 g/kg<br>ビタミン（目安量レベルを確保）<br>ミネラル（目安量レベルを確保） |
| 基礎代謝量 | 増加 | 低下 |
| 体重 | 低下 | 増加 |
| 血清$T_3$, $T_4$ | 高値 | 低値 |
| 血清TSH | 低値 | 高値 |
| 血中コレステロール値 | 低下 | 増加 |

130　第10章　代謝・内分泌疾患

ウ素過剰摂取や造影剤による一過性の甲状腺機能低下症となっている場合はヨウ素摂取を控える。

甲状腺機能亢進症と甲状腺機能低下症の比較を表10-17に示した。

# 7. クッシング病・症候群

【病態と原因】　クッシング（Cushing）症候群は副腎皮質ホルモンが過剰に分泌される疾患である。原因は副腎腺腫であることが多く，男：女＝1：4で女性に多い。下垂体腺腫から副腎皮質刺激ホルモン（ACTH）分泌過剰によるものを特にクッシング病という。わが国の症例数は，クッシング症候群（50％），クッシング病（40％）の順であるが，欧米では異所性ACTH症候群が最も多いという報告もある。

【症　状】　コルチゾールの過剰分泌による症状（クッシング徴候）で，満月様顔貌，顔面紅潮，中心性肥満，にきび，野牛肩，多毛，月経異常などを認める。糖尿病，高血圧症，脂質異常症，骨粗鬆症を合併しやすい（図10-18）。

【診断・検査】　クッシング徴候，高血圧，骨粗鬆症，副腎偶発腫瘍（腺腫）のある患者で本症を疑い，尿中24時間遊離コルチゾールを定量し，正常より4倍以上で診断する。デキサメサゾン抑制試験において，クッシング症候群の場合ACTHおよびコルチゾールが抑制されないことが多い。一般検査においては好中球増加，低カリウム血症，高血糖，高コレステロール血症を示す。CT，MRIなどの画像診断において，下垂体，副腎の腫瘍や過形成の有無を確認する。

�«野牛肩

バッファローハンプ(buffalo hump)ともいわれ，肩の間，背中の上部に脂肪の塊がついた状態。ステロイドにより脂肪が増えることにより起こる。

�«デキサメサゾン抑制試験

クッシング症候群が疑われたときに行われる検査。デキサメサゾンはコルチゾールより強力なステロイドで，この薬を内服し翌朝ステロイド値を測定する。クッシング症候群では依然ステロイド値が高値となることにより診断できる。

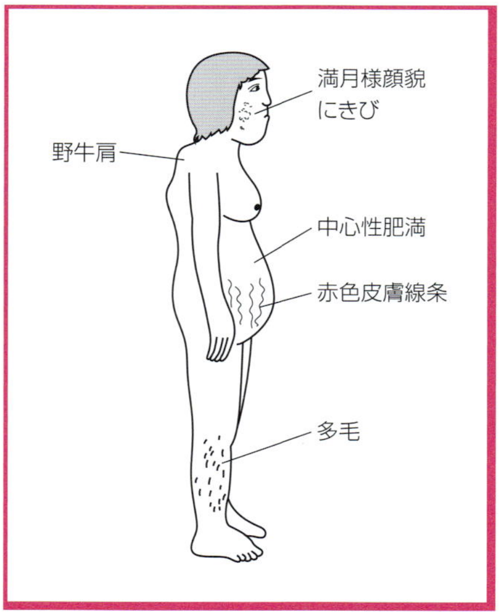

満月様顔貌
にきび
野牛肩
中心性肥満
赤色皮膚線条
多毛

図10-18　クッシング症候群の症状

【治　療】　下垂体腺腫や副腎腺腫によるものでは，摘出手術が第一選択である。

食事療法として，クッシング症候群に対する特有なものはなく，合併する疾患に対して行う。高率に合併する耐糖能異常に対しては糖尿病の食事療法を，高血圧症を合併する場合には6 g/日未満の食塩制限を，高コレステロール血症に対しては脂質摂取を総エネルギーの25％以下とし，300 mg/日以下のコレステロール摂取制限を，骨粗鬆症を合併する場合は1,000 mg/日程度のカルシウム摂取やビタミンD投与が有効である。

# 8. その他の内分泌疾患

## （1）下垂体疾患

### 1）先端肥大症・巨人症

**病態と原因**　下垂体前葉から分泌される成長ホルモン（GH）の過剰分泌によって起こる。骨端線の閉鎖前の成長期に発症すると高身長の<u>巨人症</u>となり，骨端線閉鎖後に発症した場合は四肢末端が肥大する<u>先端肥大症</u>となる（図10-19）。原因はGH産生下垂体腺腫による。

**症　状**　下垂体が視交叉のすぐ後方にあるので，下垂体腺腫が1cmを超える場合は視神経を圧迫して<u>両耳側半盲</u>をきたす場合がある。GHは血糖上昇や血圧を上げる作用があるので，糖尿病や高血圧症を合併しやすい。

**診断・検査**　血中GH濃度高値と<u>IGF-Ⅰ</u>（ソマトメジンC）の高値を確認する。血中GHがOGTT（経口糖負荷試験）で正常域まで抑制されないことを確認する。画像診断においてMRIで下垂体腺腫の所見を認める。

**治　療**　外科的下垂体腺腫摘出術が第一選択であるが，手術できない場合は，ソマトスタチンアナログ（オクトレオチド）やドパミン作動薬（ブロモクリプチン，カベルゴリン）による薬物療法や，<u>ガンマナイフ</u>による局所放射線照射が行われる。

食事療法は合併する疾患に対して行う。高率に合併する糖尿病に対しては糖尿病の食事療法を，高血圧症には6g/日未満の食塩制限を，脂質異常症に対しては脂質制限を行う。

### 2）汎下垂体機能低下症

**病態と原因**　複数の下垂体前葉ホルモンの分泌が低下し，それぞれの下垂体前

□**両耳側半盲**
　視野の外側（耳側）が，視交叉の障害で見えなくなった状態。視交叉のすぐ下に下垂体があるので下垂体腫瘍で症状をきたしやすい。

□**IGF-Ⅰ**
　GHにより肝臓，筋などで産生され，骨，筋，内臓の成長を促進する。

□**ガンマナイフ**
　γ線を脳内病変部に一点照射して壊死させる放射線治療装置。手術困難な脳深部の小さな腫瘍などの治療に有用。

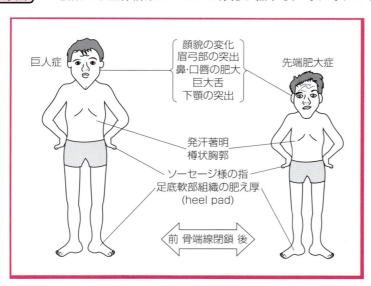

図10-19　巨人症・先端肥大症の症状

**表10-18 尿崩症の鑑別**

| | 中枢性尿崩症 | 腎性尿崩症 | 心因性多飲症 |
|---|---|---|---|
| 発 症 | 突 然 | 一定していない | 徐 々 |
| 夜間尿 | 多 い | 中～多い | 少ない |
| 冷水嗜好 | （＋＋） | （±）～（＋） | （±） |
| 血中Na値 | 正常上限～高値 | 正常上限～高値 | 正常下限 |
| ADH基礎値 | 低 値 | 正常～高値 | 低 値 |
| 水制限試験 | 尿／血漿浸透圧＜1 | 尿／血漿浸透圧＜1 | 尿／血漿浸透圧＞1 |
| バソプレシン負荷試験 | 尿／血漿浸透圧＞1 | 尿／血漿浸透圧＜1 | 尿／血漿浸透圧＞1 |

葉ホルモンの欠落症状を示す。原因は，特発性，下垂体腫瘍，下垂体手術後などがあるが，特に妊娠・分娩に関するものを**シーハン**（Sheehan）**症候群**という。

**症 状**　ACTH欠落症状として，コルチゾールが低下するため易疲労感，体重減少，低血糖，低ナトリウム血症をきたす。TSH欠落症状としては甲状腺機能低下症の症状を示す。

**診断・検査**　下垂体前葉ホルモンや標的臓器のホルモンの血中・尿中の基礎値の低下があったら，下垂体ホルモン刺激試験を行い異常を確認する。頭部MRIにおいて下垂体病変を確認する。

**治 療**　糖質コルチコイド，甲状腺ホルモン，性ホルモン，GHの補充療法を行う。ホルモン補充が適切になされれば，特別な食事療法は必要ないが，低血糖時には糖質の補給を，低ナトリウム血症には250 mEq以上のナトリウムを補給する。

### 3）中枢性尿崩症

**病態と原因**　**尿崩症**はバソプレシン（抗利尿ホルモン，ADH，AVP）の合成・分泌障害による**中枢性尿崩症**とADHの作用障害による腎性尿崩症，さらに心因性多飲症に分けられる（表10-18）。中枢性尿崩症はADHの合成・分泌低下によって腎集合管で尿濃縮障害をきたし，多尿・高張性脱水をきたす疾患である。原因としては，視床下部－下垂体に器質的異常のない特発性と，視床下部－下垂体に器質的疾患を伴う脳腫瘍・頭部外傷などがある。多尿をきたす疾患は本症以外に，糖尿病性腎症などがある。

**症 状**　口渇，多飲，多尿が主症状である。尿量は3～10 L／日に及ぶ。口腔内は熱感を伴うことが多く，冷水を飲みたがる。

**診断・検査**　主症状である口渇，多飲，多尿があり，尿量1日3 L以上・尿浸透圧300 mOsm/kg以下を呈する場合，**高張食塩水負荷試験・バソプレシン負荷試験**を行い診断する。画像診断においては頭部MRIにて下垂体病変の有無を調べる。

**治 療**　AVPアナログである**デスモプレシン**（DDAVP）の点鼻を用いる。

食事療法は，食事自体が普通にできるので特別にしない。ただし，口渇のため多飲となるが糖質の多い飲料水を多量に飲むと肥満になるので注意が必要である。

---

**☐シーハン症候群**
分娩時の大量出血により，下垂体壊死をきたし下垂体機能低下症となる疾患。

**☐高張食塩水負荷試験**
5％高張食塩水を点滴し，血漿浸透圧と血漿ADH値を測定する。中枢性尿崩症では血漿ADH値の上昇を認めない。

**☐バソプレシン負荷試験**
ADHの静脈注射またはその誘導体であるDDAVPを点鼻して血漿浸透圧，尿中浸透圧，尿量を調べる検査。中枢性尿崩症ではADHに反応するので，尿量は減少し，尿中浸透圧は血漿浸透圧を上回る。

**☐デスモプレシン**
ADHの誘導体で，1日2回の点鼻を行う。血圧上昇などの副作用が少ない。

DDAVPの点鼻を開始すると尿量は正常となるが，それまでの習慣どおり多飲し続けると水中毒になるので，飲水量を減らす必要がある。

### 4）抗利尿ホルモン不適切分泌症候群（SIADH）

**病態と原因**　ADHの過剰分泌により利尿障害から体液貯留と低ナトリウム血症を伴う疾患である。原因は中枢神経疾患，肺炎などの胸腔内疾患，異所性ADH産生腫瘍，薬剤などがある。

**症状**　低ナトリウム血症の症状で，軽症の場合は倦怠感・食欲低下など，重症例では意識障害やけいれんを呈することがある。

**診断・検査**　低ナトリウム血症，低浸透圧血症，低クロール血症がみられる。腎機能は正常であり，尿中ナトリウム排泄は正常範囲内である。体液貯留のため尿酸値は低下する。低浸透圧血症にかかわらず，血中ADH濃度は絶対的あるいは相対的高値を示す。

**治療**　水制限と低ナトリウム血症を是正する。血中ナトリウムが125 mmol/L以上の場合は水分制限15〜20 mL/kg/日とする。血中ナトリウムが120 mmol/L以下の著しい低ナトリウム血症の場合は高張食塩水（2.5〜3%）の輸液を行う。

> ◘**異所性ADH産生腫瘍**
> 悪性腫瘍に伴う内分泌異常。肺小細胞がんによる場合が最も多い。

## （2）副甲状腺疾患

### 1）副甲状腺機能亢進症

**病態と原因**　副甲状腺の腺腫または過形成によって副甲状腺ホルモン（PTH）が過剰分泌される原発性副甲状腺機能亢進症と，腸管からの$Ca^{2+}$吸収障害，ビタミンD不足，腎機能障害などで低カルシウム血症となり，その代償でPTHが過剰分泌される二次性副甲状腺機能亢進症がある。二次性副甲状腺機能亢進症の原因は慢性腎不全が最も多い。

**症状**　原発性副甲状腺機能亢進症はPTHの過剰分泌により高カルシウム血症となるが軽症では自覚症状はない。血中$Ca^{2+}$値が12 mg/dL以上になると，中枢神経症状（易疲労感，脱力），腎での尿濃縮力低下による症状（多尿，口渇，脱水），消化管運動低下による症状（悪心，嘔吐，便秘）が起こる。消化性潰瘍，膵炎，尿路結石，骨量低下が起こることがある。二次性副甲状腺機能亢進症で低カルシウム血症が進行するとテタニー症状が出てくる。透析患者の場合，骨病変として線維性骨炎，骨粗鬆症などの腎性骨異栄養症が起こる。

**診断・検査**　原発性副甲状腺機能亢進症は血中PTH高値，高カルシウム血症（血中補正$Ca^{2+}$濃度が10.2 mg/dL），軽度低リン血症，代謝性アシドーシスを示すことが多い。画像診断ではエコー，シンチグラフィーで副甲状腺腫を確認する。

二次性副甲状腺機能亢進症の場合は，低カルシウム血症，高リン血症，血中PTH値上昇となる。PTHは原発性副甲状腺機能亢進症より高値を示すこともある。

**治療**　原発性副甲状腺機能亢進症は病的副甲状腺摘出術を第一選択とする。手術ができない場合は高カルシウム血症に対して生理食塩水の点滴による脱水の改

> ◘**テタニー**
> 血液中の遊離$Ca^{2+}$濃度の低下により，四肢の筋肉の異常な収縮が起こって硬直する症状。通常意識障害は伴わない。

**□ ループス利尿薬**

ヘンレ係蹄上行脚においてナトリウム再吸収を抑制するが、同様にカルシウムの再吸収も抑制するので高カルシウム血症の治療薬として用いられる。

**□ ビスホスホネート**

破骨細胞の作用を阻害し、骨吸収を阻害する薬。骨粗鬆症、腫瘍による高カルシウム血症の治療薬として用いられている。

善、**ループス利尿薬**投与による尿中カルシウム排泄の促進、**ビスホスホネート**やカルシトニン投与による骨吸収の抑制を行う。

二次性副甲状腺機能亢進症の場合は、低カルシウム血症に対してカルシウムと活性型ビタミン$D_3$（カルシトリオール、マキサカルシトール、ファレカルシトリオール、アルファカルシドール）投与を行う。腎不全の場合は血管石灰化が合併症悪化のリスクとなるので、カルシウム×血清リンの値が55より大きくならないようにする。牛乳にはリンも多く含まれているため、低リンミルクなどの特殊食品を用いる。

### 2）副甲状腺機能低下症

**病態と原因**　PTHの分泌低下または作用不全により低カルシウム血症、高リン血症を呈する疾患をいう。

**症 状**　低カルシウム血症による神経・筋の過敏症状によりテタニーが起こる。

**診断・検査**　カルシウム低下、リン上昇を示し、腎機能とマグネシウム値は正常である。

**治 療**　活性型ビタミン$D_3$投与が原則である。カルシウム製剤の投与は腎結石や腎機能悪化のリスクを増加させるのでなるべく行わない。

## （3）副 腎 疾 患

### 1）原発性アルドステロン症

**病態と原因**　副腎から分泌されるアルドステロンの過剰分泌により、低カリウム血症、高血圧をきたす疾患である。アルドステロンはレニン–アンジオテンシン–アルドステロン系によって調節されているが、**原発性アルドステロン症**（primary aldosteronism）はアルドステロンが過剰分泌することによりレニン分泌は抑制される。原因は副腎腺腫または過形成であることが多い。

**症 状**　**高血圧**をきたす以外特徴的症状はない。アルドステロンの作用によりナトリウム・水の貯留で循環血液量が増加するが、浮腫はないのが特徴である。約半数に**低カリウム血症**が起こり、筋力低下、テタニー、不整脈が生じることがある。

**診断・検査**　高血圧症がある場合本症を疑い、血漿アルドステロン濃度の高値、血漿レニン活性の低値を確認する。低カリウム血症による**代謝性アルカローシス**、耐糖能異常をきたす例もみられる。副腎CTで副腎腫瘍を確認する。

**治 療**　副腎腺腫摘出術が第一選択であるが、手術できない症例ではアルドステロン拮抗薬（スピロノラクトン、エプレレノン）を投与する。血中カリウムが正常化しない場合はカリウム製剤を併用する。食事療法は、減塩（食塩5g/日以下の制限）とカリウムの摂取量を増やすよう努める。

### 2）アジソン病

**病態と原因**　**アジソン**（Addison）**病**は、副腎に病変が原発する慢性副腎機能低下症である。原因は副腎結核と自己免疫性（特発性）副腎萎縮がその大部分を占

める。コルチゾール，アルドステロン，副腎アンドロゲンの低下によりACTH高値を示す。

**症状** コルチゾール，アルドステロンの低下により，脱力・倦怠感，体重減少，悪心・嘔吐，精神症状（無気力，不安，性格変化など）を示す。ACTH高値による皮膚・歯肉など色素沈着は特徴的な症状である。副腎アンドロゲンの低下により女性では腋毛，恥毛の脱落症状をきたす。

**診断・検査** 一般検査では，低血糖，低ナトリウム血症，高カリウム血症，低コレステロール血症などを認める。内分泌検査では，血中コルチゾール基礎値低下，ACTH高値を認め，**ACTH試験**によりコルチゾール予備能の低下を確認する。画像診断では，胸腹部レントゲン，CTにおいて石灰化があれば結核性の可能性が高くなる。

**治療** 副腎皮質ホルモンの補充を行うが，コルチゾールの日内変動を考慮してヒドロコルチゾンを朝多めに投与する。いつもと異なるストレス（感染症，手術，運動など）がかかる場合は通常量より数倍ステロイドを必要とするので注意を要する。ステロイド投与により通常，低ナトリウム血症は改善されるが，改善されない場合は食塩3〜4g/日追加するよう指導する。

### 3）褐色細胞腫

**病態と原因** **褐色細胞腫**（pheochromocytoma）は，カテコールアミン産生腫瘍で，副腎髄質腫瘍であることが多いが，副腎外の傍神経節細胞などにあるクロム親和性細胞からも発症する。高血圧症の約0.5％にあり，両側性，多発性，悪性が約10％ずつあるので10％病ともいわれる。

**症状** 血中カテコールアミンの上昇による症状で，高血圧，動悸，不整脈，体重減少，発汗，高血糖などをきたす。ストレスなどで発作的にカテコールアミンが分泌され，高血圧発作が誘発される場合があり注意が必要である。

**診断・検査** 一般検査では，白血球増多，脂質異常，耐糖能異常がみられる。内分泌検査では，血中・尿中カテコールアミンの増加，代謝産物（メタネフリン，ノルメタネフリン）の増加を認める。画像診断（CT，MRI，$^{131}$I-MIBGシンチグラフィー）において腫瘍を確認する。

**治療** 腫瘍摘出が基本である。腫瘍が摘出されれば速やかに高血圧は改善する。手術困難例では薬物治療として$\alpha_1$遮断薬を投与後，$\beta$遮断薬を併用する。$\beta$遮断薬の単独投与は，$\alpha_1$受容体の相対的優位となり**高血圧クリーゼ**をきたすことがあり禁忌である。

---

**◻ACTH試験**

合成ACTHを注射し，コルチゾール増加の程度をみる検査。アジソン病ではコルチゾールの上昇はない。

**◻日内変動**

1日の分泌量の変動をいう。コルチゾールは起床時に最も高値となり，就寝時に最低の値となる。採血する場合は日内変動を考慮する必要がある。

**◻高血圧クリーゼ**

著明な高血圧により臓器障害をきたすため，早急な降圧療法を必要とする病態。

## 第10章　学習チェックリスト

□ 肥満と肥満症はどのように違うか理解できましたか
□ メタボリックシンドロームとは，どのような状態で，何の危険要因であるか理解できましたか
□ 糖尿病の食事療法でのエネルギーの求め方を理解できましたか
□ 脂質異常症の基本となる食事療法のポイントを理解できましたか
□ 高尿酸血症では，酸性尿の改善にどのような食品がよいかを理解できましたか
□ 甲状腺機能亢進症・低下症の病態および栄養指導について理解できましたか
□ クッシング症候群の病態および栄養指導について理解できましたか
□ 原発性アルドステロン症の症状について理解できましたか
□ 下垂体疾患の種類と症状について理解できましたか
□ 副甲状腺疾患の種類と症状について理解できましたか


### 参考文献

・肥満症診断基準2011，日本肥満学会誌　肥満研究，vol.17　臨時増刊号，2011
・日本肥満学会編：肥満症診療ガイドライン2022，ライフサイエンス出版，2022
・山岡正弥・下村伊一郎：メタボリックシンドローム．内科；113(6)：1602-1604，2014
・福井次矢・黒川清日本語監修：ハリソン内科学第4版，メディカル・サイエンス・インターナショナル，2013
・日本糖尿病学会編・著：糖尿病診療ガイドライン2019，南江堂，2019
・日本糖尿病学会編・著：糖尿病治療ガイド2024，文光堂，2024
・日本糖尿病学会編・著：糖尿病食事療法のための食品交換表第7版，文光堂，2013
・坂井建雄・河原克雅編集：カラー図解人体の正常構造と機能（全10巻縮刷版）改訂第2版，日本医事新報社，2012
・日本動脈硬化学会編：動脈硬化性疾患予防のための脂質異常症治療ガイド2013年版，2013
・日本動脈硬化学会編：動脈硬化性疾患予防ガイドライン2022年版，2022
・村勢敏郎：高脂血症診療ガイド第2版，文光堂，2012
・日本痛風・核酸代謝学会ガイドライン改訂委員会編集：高尿酸血症・痛風の治療ガイドライン第3版，メディカルレビュー社，2019
・益崎裕章・屋比久浩市・山川研：尿酸代謝異常をめぐる新たな展望．日本内科学会雑誌；101(4)：1027-1033，2012
・市川奈緒美・谷口敦夫：高尿酸血症．内科；113(6)：1605-1607，2014
・成瀬光栄・平田結喜緒・島津章編：内分泌代謝専門医ガイドブック改訂第3版，診断と治療社，pp.386-394，2013
・日本臨床栄養学会監修：臨床栄養医学，南山堂，pp.82-233，2009
・矢崎義雄総編集：内科学第10版，朝倉書店，pp.1541-1694，2013
・医療情報科学研究所：病気がみえるvol.3　糖尿病・代謝・内分泌第4版，メディックメディア，pp.170 -279，2014
・高橋克敏・藤田敏郎：内科疾患：救急治療の実際Ⅰ.4.高血圧クリーゼ．日本内科学会雑誌；88(12)：23-27，1999

# 第11章 消化器疾患1 消化管の疾患

　消化管は口腔，咽頭，食道，胃，小腸（十二指腸，空腸，回腸），大腸（盲腸，結腸，直腸），肛門からなる全長6～9mの管腔臓器である。摂取された食物を消化吸収する場である消化管粘膜は消化酵素や細菌などの障害因子にさらされている。疾患は主に炎症，腫瘍，機能異常が多い。本章では，消化管の機能を理解したうえで各疾患の概念，治療法，栄養・食事療法を学習する。

## 1. 消化管の基礎知識

　摂取された食物は，口腔内で唾液と混合することで嚥下を容易にする。食道を通過した食物は胃に入る。胃は食道から送られてきた食物を一時ためておく袋のような臓器で，**蠕動**運動と**攪拌**運動，胃液と消化酵素の**ペプシン**を分泌することにより食物を消化する。消化物の**滞胃時間**はおおよそ1～3時間で，十二指腸に流れ込む。胆管および膵管がファーター乳頭部から十二指腸に開口し消化液を分泌する。

　栄養素は90～95％が小腸で吸収される。大腸では水分の吸収と糞便の排出が行われる（図11-1）。

◘ 滞胃時間
　消化物が胃に停滞する時間。炭水化物は約30～60分，たんぱく質は約1～2時間，脂質は約2～3時間である。

## 2. 口内炎，舌炎

**病態と原因**　**口内炎**（stomatitis）とは口腔粘膜の炎症の総称である。局所的原因による口内炎と全身性病変による口内炎に分けられる。**舌炎**（glossitis）とは舌の炎症性病変の総称である。

　局所的原因による口内炎は外傷や感染によるものがある。全身性の口内炎は栄養障害，感染，薬剤性などによる。原因不明の場合も多い。

### 1）栄養障害による口内炎，舌炎

　鉄欠乏性貧血では舌乳頭が萎縮して表面が平滑となる萎縮性舌炎がみられる。悪性貧血

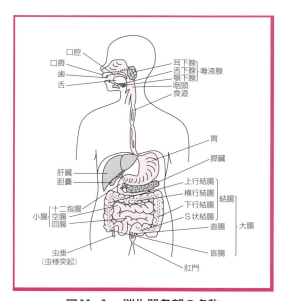

図11-1　消化器各部の名称

138　第11章　消化器疾患1　消化管の疾患

◘ハンター舌炎
　ビタミンB₁₂の欠乏で起こる舌炎で，舌表面の糸状乳頭が萎縮して平滑になり，赤くなったり，食物がしみたり，舌が乾燥する。

◘アフタ
　皮膚粘膜表面が灰色から黄白色に変色した膜に覆われた5〜6mm以下の大きさの潰瘍。

◘ヒスタミンH₂受容体拮抗薬
　ヒスタミンがH₂受容体に結合するのを防ぐことによって，胃酸の分泌を抑える。H₂ブロッカー。

ではハンター舌炎がみられる。亜鉛欠乏では口内炎とともに味覚異常をきたす。

### 2）感染による口内炎，舌炎

溶連菌感染ではイチゴ状舌を呈することがある。免疫力が低下した状態では，カンジダによる鵞口瘡（がこうそう）が起こりやすい。

症状　口内炎はしみるなどの痛みの症状がある。アフタ性口内炎では口腔粘膜の発赤，びらん，腫脹，疼痛などがみられる。

治療　局所的または全身的な原因を明らかにして，その治療を行う。

# 3. 胃食道逆流症

病態と原因　胸やけや呑酸（どんさん）（胃酸のこみあげを伴うゲップ）などの症状を呈する病態の総称である。胃食道逆流症（GERD，gastro-esophageal reflux disease）のなかで食道のびらんや潰瘍を伴うものを逆流性食道炎という。

　胃から食道への逆流を防ぐ下部食道括約部（LES，lower esophageal sphincter）の機能が低下し，胃内容物が食道に逆流することにより起こる。下部食道括約部の機能を低下させる原因としては食道裂孔ヘルニアや胃蠕動低下がある。

症状　胸やけと呑酸が主である。診断にはこれらの症状が不可欠である。

診断・検査　内視鏡により食道粘膜の傷害を確認する。また，食道内pHモニタリングも有用な検査となる。

治療

#### a．食事および生活指導

①下部食道括約部の機能を低下させる食物（高脂肪食品，チョコレート，アルコールなど）は避ける。

②腹部を圧迫する服装をしない。

③肥満の場合は，肥満を改善する。

④就寝直前の食事は避け，食後すぐに横にならない。

⑤暴飲暴食を避けて，ゆっくりよく噛んで食べる。

#### b．薬物療法
食事および生活指導で症状が改善しない場合，胃酸分泌抑制薬（ヒスタミンH₂受容体拮抗薬など）を投与する。

# 4. 胃・十二指腸潰瘍

病態と原因　粘膜の組織欠損が粘膜筋板を越えて粘膜下層より深くに達する状態をいう。十二指腸潰瘍（duodenal ulcer）は若年者に，胃潰瘍（gastric ulcer）は高齢者に発生しやすい。

　ヘリコバクター・ピロリ（H.pylori，ピロリ菌）感染と非ステロイド系抗炎症薬（NSAIDs，p.86参照）の内服が二大原因である。ピロリ菌の除菌により潰瘍再発が

抑制される。また，攻撃因子（酸やペプシン）と防御因子（プロスタグランジン）のバランスが崩れ，攻撃因子優位になり発症する。

症　状　空腹時痛，夜間痛，腹部膨満感，悪心，嘔吐，食欲不振，胸やけ，吐血，下血などがあげられる。症状がまったくないこともある。穿孔すると突発的に激烈な上腹部痛が発生する。

診断・検査　上部消化管造影検査と内視鏡検査を行う。ピロリ菌の有無も検査される。

治　療　ピロリ菌の感染が認められれば，除菌治療を行う。除菌が成功すれば，再発率は著しく低下する。

薬物療法としては，粘膜保護薬，粘液産生・分泌促進薬，粘液血流改善薬などや胃酸分泌抑制薬（ヒスタミン$H_2$受容体拮抗薬）やプロトンポンプ阻害薬がある。これらの薬剤の使用により，手術件数が減少した。

□除菌治療
　プロトンポンプ阻害薬や抗生物質によりピロリ菌を除菌する治療法。

　a．食事療法　食事療法の基本は，胃液分泌や胃の運動を抑制し，胃の安静を保つことが必要となる。粘膜に刺激を与えないように消化のよい食品，調理法とし，香辛料や食塩を多量に用いないようにする。胃・十二指腸潰瘍の食事の進め方の例を表11-1に示す。消化や吸収が阻害されているので，摂取栄養量と栄養状態は一致しない場合がある。食事摂取量，摂取状況を把握し，身体計測を行うなどのアセスメントが必要である。

### 表11-1　胃・十二指腸潰瘍の食事の進め方例

| 病　日 | 食事内容 |
|---|---|
| 第1日 | 絶　食 |
| 第3日 | 流動食 |
| 第6日 | 三分がゆ食 |
| 第9日 | 五分がゆ食 |
| 第12日 | 七分がゆ食 |
| 第15日 | 全がゆ食 |
| 第18日 | 米　飯 |

注1：出血の状況に伴い，絶食期間は変更する。
注2：食事形態の進め方は，個人の病状により，変更する。
注3：少量頻回食とし，胃液分泌を抑制する。

# 5. たんぱく漏出性胃腸症

病態と原因　たんぱく漏出性胃腸症（protein-losing gastroenteropathy）は，血漿成分，特にアルブミンが腸管内へ異常に漏出する結果，低タンパク血症になる状態をいう。

悪性リンパ腫，腸リンパ管拡張症，うっ血性心不全などによる消化管，リンパ管の拡張や閉塞，アレルギー反応による透過性亢進，潰瘍性大腸炎，クローン病，大腸がんによる消化管粘膜の潰瘍や腫瘍，メネトリエ病による粘膜の線溶系の異常などが原因となる。

□メネトリエ病
　30〜60歳の成人にみられ，たんぱく漏出性胃腸症による低アルブミン血症を認める，まれな疾患。

**症　状**　低タンパク血症による浮腫がみられ，低タンパク血症が高度になると腹水が認められる。腸リンパ管拡張症では下痢，脂肪便がみられる。

**診断・検査**　確定診断は，消化管へのタンパク漏出の確認による。そのための試験として，α1－アンチトリプシン・クリアランス試験などが実施される。

**治　療**　原疾患の治療が第一である。高度の低アルブミン血症にはアルブミン製剤を使用，浮腫には利尿薬を使用する。

**a．栄養・食事療法**　栄養障害をきたしている場合が多いため，食事摂取状況を調査し，身体計測，血液生化学検査による栄養状態の評価をする。急性炎症期は中心静脈栄養で管理することがある。症状が改善されれば成分栄養剤を使用する。中鎖脂肪酸を含む成分栄養剤も使用する。経口摂取の場合は，腸管に負担がかからないように低脂質とし，高エネルギー，高たんぱく質の食事とする。

# 6. 炎症性腸疾患

## （1）潰瘍性大腸炎

**病態と原因**　**潰瘍性大腸炎**（**UC**，ulcerative colitis）は，大腸の粘膜を連続性に冒す原因不明の**びまん性非特異性炎症性疾患**である。厚生労働省の指定難病に指定されている。

直腸から口側に連続性に，びらん，潰瘍，浮腫などの炎症を起こす。罹患範囲により直腸炎，左側大腸炎，全大腸炎，区域制大腸炎に分けられる。好発年齢は30歳以下であるが，小児や高齢者でもみられる。大腸がんを発症することがある。

**症　状**　症状は下血，粘血便が多く，腹痛，下痢などがある。合併症として中毒性巨大結腸症やがん化，アフタ性口内炎，**結節性紅斑**（erythema nodosum）などがある。**再燃**と**寛解**を繰り返しながら慢性に経過することが多い。

> **結節性紅斑**
> 皮膚の下に圧痛を伴う赤い隆起（結節）ができる炎症性の疾患。
>
> **再燃**
> 残存している病変が増悪し，進展すること。
>
> **寛解**
> 症状がなく，良い状態。

**診断・検査**　慢性の粘血便がみられる場合に，本症が疑われる。大腸内視鏡検査などにより診断する。UCの特徴的な所見をみる。クローン病にみられる肉芽腫はない。

**治　療**　通過障害を伴う狭窄，治療抵抗性の出血，がん化では外科的切除の適応である。薬物療法ではステロイドおよび5-アミノサリチル酸（5-ASA）を主成分とするサラゾピリンやペンタサの投与が中心である。

**a．栄養・食事療法**　食事療法により腸管の負荷を軽減させるが，食事成分に関して増悪因子は見いだされていない。n－6系多価不飽和脂肪酸を多く含む油脂類は制限するが，n－3系多価不飽和脂肪酸を多く含む魚介類は，新鮮なものをたんぱく質源として摂取することが望ましい。

活動期は経腸栄養法や中心静脈栄養を実施するが経口摂取が可能となれば，脂質の過剰摂取は控え，低残渣食とする。寛解期は症状が出ない限り，特別な栄養・食

事療法は行わない。

潰瘍性大腸炎の増悪因子として，治療薬の減量や中止，過労，睡眠不足，ストレス，上気道感染，鎮痛薬の使用，妊娠・分娩などが指摘されている。

## （2）クローン病

病態と原因　**クローン病**（CD，Crohn's disease）は，口腔から肛門まで，消化管のどこにでも起こりうる原因不明の**慢性炎症性疾患**である。厚生労働省の指定難病に指定されている。

原因は不明であるが，免疫学的異常の関与が考えられている。10歳代後半から20歳代の若年層に多く発症する。主病変は小腸と大腸が多く，その程度により小腸型，小腸・大腸型，大腸型に分けられる。腸管外病変の発生も多く，**結節性紅斑**，虹彩炎，関節炎，壊死性膿皮症，静脈血栓症，肺線維症など全身に病変が発生する可能性がある。

症　状　腹痛，下痢，発熱，体重減少を四主徴とし，ほかに肛門部病変，腸管同士や周辺臓器，皮膚への瘻孔，口腔アフタ，貧血，栄養障害などがある。

診断・検査　大腸内視鏡検査により診断する。縦走潰瘍，敷石状粘膜の所見が特徴的である。粘膜生検組織における**非乾酪性類上皮細胞肉芽腫**の存在が重要である。クローン病の活動指数（10 IBDスコア：表11-2，CDAI：表11-3）や血液検査をもとに寛解期か活動期かの判断をする。

治　療　栄養療法が有効である。通過障害を伴う狭窄，治療抵抗性の瘻孔は手術適応であるが，根治的治療とはなり得ない。栄養療法と薬物療法を組み合わせて行うが，栄養療法が主である。活動期には栄養療法が腸管の病変を改善する。薬物療法として，副腎皮質ステロイドや5-ASA製剤，**抗TNF-α抗体薬**が用いられる。

　a．栄養・食事療法　クローン病患者は低栄養に陥っていることが多く，栄養療法により栄養状態の改善を図ることができる。腸管に高度な狭窄や瘻孔を認める，下痢・出血が重篤，肛門病変が著しく排便が好ましくない，著しい栄養障害がある場合は，中心静脈栄養が行われるがそれ以外は経腸栄養法が推奨される。経腸栄養法には**成分栄養剤**（ED，elemental diet）が主として使用される。EDのたんぱく質は消化を必要としないアミノ酸混合物を使用し，炭水化物はデキストリンを主とし，脂質は必須脂肪酸をごく少量としている。たんぱく質を含まないため，抗原性がなく，腸管での炎症が抑制される。栄養療法は，症状の回復に従って成分栄養剤の摂取比率を調整するスライド方式が用いられる。

回復に従い食事療法が併用されるが，食事療法と経腸栄養法の併用が基本である。食事の基本は低残渣，低脂肪食である。経口摂取が開始された当初は，流動食から開始し，三分がゆ食，五分がゆ食，七分がゆ食，全がゆ食へと食事形態を段階的に上げる。寛解期を持続させることが治療目的となる。

**抗TNF-α抗体薬**
難治症例に用いられる。炎症に関与するサイトカインに作用する。

**成分栄養剤**
浸透圧が高く下痢を誘発しやすい。

### 表11-2　10 IBDスコア

1) 腹痛
2) 1日6回以上の下痢または粘血便
3) 肛門部病変
4) 瘻孔
5) その他の合併症
6) 腹部腫瘤
7) 体重減少
8) 38℃以上の発熱
9) 腹部圧痛
10) 10 g/dL以下の血色素

1項目を1点とし，10項目中何個該当するかによって活動期および寛解期を判断する。
0〜1点：臨床的寛解期
2点以上：活動期

### 表11-3　CDAI

1. 過去1週間の軟便または下痢の回数 ………………… ×2 ＝ y1
2. 過去1週間の腹痛 ………………………………… ×5 ＝ y2
   （下記スコアで腹痛の状態を毎日評価し，7日分を合計する）
   0＝なし，1＝軽度，2＝中等度，3＝高度
3. 過去1週間の主観的な一般状態 ……………………… ×7 ＝ y3
   （下記スコアで一般状態を毎日評価し，7日分を合計する）
   0＝良好，1＝軽度不良，2＝不良，3＝重症，4＝劇症
4. 患者が現在もっている下記項目の数 ………………… ×20 ＝ y4
   1) 関節炎/関節痛
   2) 結節性紅斑/壊死性膿皮症/アフタ性口内炎
   3) 虹彩炎/ぶどう膜炎
   4) 裂肛，痔瘻または肛門周囲潰瘍
   5) その他の瘻孔
   6) 過去1週間の37.8℃以上の発熱
5. 下痢に対してロペミンまたはオピアトの服用 ……… ×30 ＝ y5
   0＝なし，1＝あり
6. 腹部腫瘤 …………………………………………… ×10 ＝ y6
   0＝なし，2＝疑い，3＝確実にあり
7. ヘマトクリット（Ht）………………………………… ×6 ＝ y7
   男（47−Ht）
   女（42−Ht）
8. 体重：標準体重：100×（1−体重/標準体重）…… ×1 ＝ y8

CDAI ＝ y1 ＋ y2 ＋ y3 ＋ y4 ＋ y5 ＋ y6 ＋ y7 ＋ y8
※非活動期：≦150，活動期：＞150，非常に重症：＞450

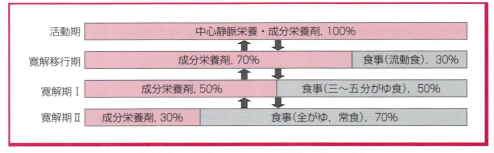

図11-2　クローン病の栄養・食事療法

# 7. 過敏性腸症候群

**病態と原因**　**過敏性腸症候群**（IBS，irritable bowel syndrome）は，明らかな器質的異常は認められないが，腸管の機能異常によって，腹痛，腹部不快感，便通異常を呈する症候群のことである。原因は不明の場合も多いが，ストレス，不安，緊張などがある。発症頻度は高い。腸管の機能異常として腸管運動の異常亢進，協調運動障害，腸管内圧異常，分泌機能異常などがある。

**症状**　症状は，下痢と便秘を繰り返す便通異常が最も多い。便意を頻回に催すが，排便困難感，残便感を伴う。腹部膨満感，腹鳴，不快感がみられる。下痢優位型と便秘優位型があり，うつ状態を伴うときもある。

**診断・検査**　腹痛あるいは腹部不快感が1年のうちに3か月以上あり，その特徴として，①排便により軽快する，②排便頻度の変化で始まる，③便性状の変化で始まる，以上3項目のうち2項目が当てはまる場合を診断基準としている。

**治療**　生活指導（毎朝食後の排便習慣や睡眠，規則正しい食事など）を行い，腸管のリズムを整えるとともに，患者本人に病態を理解させることが大切である。必要に応じて精神科的治療も検討する。薬物療法としては，生活指導が無効な場合，消化管運動機能改善薬，整腸薬，抗不安薬，抗うつ薬などを用いる。

**a．食事療法**　厳しい食事療法はストレスとなるので，実現可能な食生活改善にとどめる。下痢優位型の場合，脂質制限し，腸管粘膜を刺激する冷たいもの，炭酸飲料，香辛料は控える。不溶性食物繊維は避けるが，水溶性食物繊維は有効である。便秘優位型の場合，食物繊維の摂取量を増やして，水分を十分摂取する。他の栄養素は「日本人の食事摂取基準（2025年版）」に従う。

> ◪**器質的異常**
> 注腸造影検査や大腸内視鏡検査で発見される病理的，解剖的異常。

# 8. 下痢，便秘

## （1）下　痢

**病態と原因**　**下痢**（diarrhea）は，便の水分含有量が異常に増加した状態をいう。経過により急性下痢（acute diarrhea）と慢性下痢（chronic diarrhea）に，原因により感染性下痢と非感染性下痢に分けられる。

原因は，分泌亢進，浸透圧性，腸管運動異常，その他に分けられる。

①分泌亢進：細菌感染（コレラ，腸炎ビブリオ）などにより起こる。

②浸透圧性：**乳糖不耐症**，上部小腸切除，慢性膵炎などによる吸収障害，**ダイエット甘味料**の大量摂取などで起こる。また，濃度の高い経腸栄養剤の投与による**高浸透圧性下痢**もある。

③腸管運動異常：過敏性腸症候群などで起こる。

> ◪**慢性下痢**
> 学会での定義はないが，一般的には間欠的にでも水分含有量の多い便が1日3回以上，3〜4週間以上認められるものをいう。
>
> ◪**乳糖不耐症**
> 乳糖分解酵素の欠損，低下により下痢，嘔吐などの消化器症状を引き起こす。
>
> ◪**ダイエット甘味料**
> ヒトの消化酵素で分解されない甘味料（ソルビトール，キシリトールなど）。

急性下痢の原因には，感染，中毒，心因性がある。慢性下痢の原因には，炎症性腸疾患，過敏性腸症候群，胃や大腸の切除後，慢性膵炎などがある。

症　状　　水分や電解質の不足から脱水を引き起こす。

診断・検査　　便中の水分が80％以上に増加した場合に下痢と診断される。

治　療　　脱水，電解質異常に対して水分や電解質を補給する。薬物療法としては，腸管運動抑制薬，整腸薬を用いる。止痢薬は必要により投与する。

　ａ．栄養・食事療法　　下痢の症状が激しいときは，絶食にし，経静脈的に水分，電解質を補給する。症状の回復に伴い，流動食（2〜3日），三分がゆ食，五分がゆ食，七分がゆ食，全がゆ食と進めていく。慢性下痢では，原疾患の病態に応じた治療が原則である。食事療法として，過度に冷たい飲み物は避ける。また，食物繊維や残渣の多い食品（こんにゃく，海藻など），刺激の強い食品（アルコール飲料，香辛料など），腸内で発酵しやすい食品（豆類，さつまいも，くりなど），脂質の多い食品は控えたほうがよい。

## （2）便　　　　秘

病態と原因　　便秘（constipation）は，便が腸管内に長くとどまることで，排便回数が減少し，便の水分量が減少する。

　便秘は，器質性便秘（organic constipation）と機能性便秘（functional constipation）に分けられる。器質性便秘は，がんなどによる腸管の癒着や内腔狭窄などにより起こる。機能性便秘は，弛緩性便秘（flaccid constipation）と直腸性便秘（rectal constipation）とけいれん性便秘（convulsive constipation）に分けられる。

　弛緩性便秘とは，腸管の神経叢の機能低下により起こる。老人性便秘，習慣性便秘ともいわれ，高齢者，薬剤性でみられる。

　直腸性便秘とは，直腸壁の感受性の低下（排便反射の低下）により，直腸に便が到達しても便意が発生しないために起こる。

　けいれん性便秘とは，副交感神経の緊張により便が肛門へ順調に移動しないために起こる。過敏性腸症候群でみられる。

症　状　　腹部の不快感，膨満感，けいれん性便秘では腹痛がみられる。

治　療　　器質性便秘では，原因疾患に対する治療を行う。単純性便秘（弛緩性便秘，直腸性便秘）では，排便習慣の改善を行い，膨張性下剤を用いる。けいれん性便秘では，精神安定剤や抗うつ薬を用いることがある。

　ａ．食事療法　　便秘の種類により，食事療法が異なる。

　弛緩性便秘，直腸性便秘は水分と食物繊維を十分補給する。規則正しい食生活を基本とし，便意がなくても朝食後決まった時間に排便する習慣をつけるようにする。下腹部マッサージ，適度な運動を継続し，食事療法と運動療法を併用し，蠕動運動を促すようにする。適度な刺激は腸管の蠕動運動を高めるので，温度刺激（冷

○薬剤性便秘

　便秘を起こす薬剤には，鎮痙薬，鎮咳薬，抗潰瘍薬，向精神薬，利尿薬がある。

8. 下痢, 便秘　**145**

**表11-4　便秘に適した食事内容**

| | 弛緩性便秘・直腸性便秘 | けいれん性便秘 |
|---|---|---|
| 食物繊維 | 十分に摂取 | 水溶性食物繊維を摂取 |
| 脂　質 | 適度に摂取 | 脂質の多い食品は控える |
| 温度刺激 | 冷水を起床後すぐに摂取 | 過度に熱いもの, 冷たいものは控える |
| 刺激性食品 | 香辛料, 適度なアルコール | 香辛料, アルコールは控える |
| 物理的な刺激の強い食品 | 炭酸飲料, 固い食品を摂取 | 控える |
| ガスを発生させやすい食品 | さつまいも, 豆類を摂取 | 控える |

水, 冷たい牛乳など) や刺激性食品 (香辛料, 適度なアルコールなど) の摂取を試みる。また, 便量を増加させるため, 食物繊維は積極的に摂取する (表11-4)。

　けいれん性便秘ではストレスや過労が原因の場合が多いので, ストレス解消や休養に努め, 低脂質, 低残渣食とする。食物繊維は, 水溶性食物繊維を不足しないように摂取し, 刺激物, 物理的刺激の強い食品, ガスを発生させやすい食品は避ける (表11-4)。

---

**第11章　学習チェックリスト**

☐ 消化管の基礎知識は理解できましたか
☐ 胃食道逆流症の病態と改善方法について理解できましたか
☐ 胃・十二指腸潰瘍の食事療法について理解できましたか
☐ たんぱく漏出性胃腸症の栄養・食事療法について理解できましたか
☐ 潰瘍性大腸炎の病態と治療法について理解できましたか
☐ 潰瘍性大腸炎の栄養・食事療法について理解できましたか
☐ クローン病の病態と治療法について理解できましたか
☐ クローン病の栄養・食事療法について理解できましたか
☐ 過敏性腸症候群について理解できましたか
☐ 下痢の病態と栄養・食事療法について理解できましたか
☐ 便秘の種類と食事療法について理解できましたか

**参考文献**
・日本消化器病学会監修：消化器病診療，医学書院，2004
・難治性炎症性腸管障害に関する調査研究班プロジェクト研究グループ，日本消化器病学会クローン病診療ガイドライン作成委員会・評価委員会：クローン病診療ガイドライン，2011
・炎症性腸疾患の栄養療法．臨床栄養；123(7)，2013
・石川秀樹：潰瘍性大腸炎と上手に付き合う本，三雲社，2009
・厚生労働省：日本人の食事摂取基準（2025年版）策定検討会報告書，2024

# 第12章 消化器疾患2 肝胆膵の疾患

　肝臓は，栄養素やアルコールの代謝，胆汁の生成，解毒など，生体内で最も重要な役割を担っている臓器の1つである。胆嚢は，肝臓で生成された胆汁を濃縮し，食物の摂取に応じて十二指腸へ排出する役割を担う。膵臓は，消化酵素を含む膵液を分泌する外分泌機能とインスリンやグルカゴンなどのホルモンを分泌する内分泌機能の重要な2つのはたらきを有する。本章では，肝胆膵の構造と機能を理解するとともに，各臓器における代表的疾患の原因と症状や診断基準，薬物療法，栄養・食事療法について学習する。

## 1. 肝胆膵の基礎知識

　肝臓は生体内で最大の臓器であり，横隔膜の直下に位置し，腹腔内の右上部にある。栄養素の代謝，アルコールの代謝，胆汁の生成，解毒など，重要な役割を担っている。肝臓は成人では，1,000〜1,500 g程度の重量があり，右葉と左葉に分かれている。肝臓に流入する血管は**肝動脈**と**門脈**の2つがあり，流出路は**肝静脈**である。また，肝臓の特徴の1つとして，予備能と再生能を有することがあげられる。すなわち，肝臓は予備能力が高く，正常肝の場合，80〜85％を切除しても肝機能は正常にはたらく。肝臓を構成する細胞には，**肝細胞**のほかに，**胆管上皮細胞，肝類洞壁細胞**（類洞内皮細胞，Kupffer細胞，肝星細胞，pit細胞）といった非実質細胞がある。これらの細胞は，さまざまな機能を有するとともに生理活性物質やサイトカインを産生し，細胞間相互作用によって肝機能を正常に制御している。

　胆嚢は，長さ約8〜12 cm，幅約4〜5 cmのなす形の袋状をしており，肝臓下面の胆嚢窩とよばれるくぼみに位置する。肝臓で生成された胆汁は濃縮され，食物の摂取に応じて総胆管から十二指腸へ排出される。

　膵臓は，長さ約15 cm，幅約2.5 cmの横長形で十二指腸弯曲部に接しており，消化酵素とホルモンを生成する重要な臓器である。膵臓は，エネルギー産生栄養素（炭水化物，脂質，たんぱく質）の消化酵素を含む膵液を分泌する外分泌腺組織とインスリンやグルカゴンなどのホルモンを分泌する内分泌腺組織からなる。膵液は，導管から膵管を経て十二指腸へ排出される。膵管は総胆管と合流してファーター乳頭に開口する。内分泌腺組織は外分泌腺組織中に島状に点在しており，**膵島**（ランゲルハンス島）とよばれる。膵島の細胞には**グルカゴン**を分泌する**α細胞**，**インスリン**を分泌する**β細胞**，**ソマトスタチン**を分泌する**δ細胞**の3種類がある。

□ **α細胞**
　血糖値を上げるグルカゴンを分泌する。

□ **β細胞**
　血糖値を下げるインスリンを分泌する。

□ **δ細胞**
　インスリンやグルカゴンの分泌を抑制するソマトスタチンを分泌する。

148　第12章　消化器疾患2　肝胆膵の疾患

# 2. 肝　　炎

## （1）肝炎の種類

　肝炎（hepatitis）は，**急性肝炎**（acute hepatitis）と**慢性肝炎**（chronic hepatitis）に分かれ，急性肝炎が劇症化したものを**劇症肝炎**（fulminant hepatitis）という。

　肝炎ウイルスはA，B，C，D，E型の5種類が同定されている（表12-1）が，わが国における急性肝炎の約70～80％がA，BおよびC型によるものである。A型肝炎とE型肝炎は急性肝炎しか発症しないが，B型肝炎，C型肝炎およびD型肝炎は慢性化する。ただし，D型肝炎は単独では発症せず，B型肝炎ウイルスとの同時感染または重複感染によって発症する。

　**a．A型肝炎**　　A型肝炎ウイルス（HAV）が，糞便に汚染された水や農作物，魚介類，特に生がきなどを介して経口感染する。このため，B型，C型肝炎と異なり，集団発生がみられるため，流行性肝炎ともよばれる。典型的な急性肝炎で慢性化しない。一度感染すると免疫が成立するため再び罹患することはない。初発症状は食欲不振，発熱などの感冒様症状，強い全身倦怠感などである。その後，嘔吐や下痢などの消化器症状が出現し，やがて**黄疸**が出現する。

◘ **黄疸**
　血中ビリルビン（2.0～2.5 mg/dL以上）が増加し，全身の皮膚や粘膜に沈着した状態であり，肝細胞性黄疸と閉塞性黄疸，溶血性黄疸がある。

　**b．B型肝炎**　　B型肝炎ウイルス（HBV）が血液や体液を介して感染する。母子感染や幼児の感染では，無症状でウイルスのみが存在するキャリアとなり，その一部が成人になって，急性肝炎を発症し，多くが慢性化する。成人の初感染では，大部分が急性肝炎を示し，慢性化することはごくまれである。治癒すれば再感染することはない。B型肝炎母子感染防止対策事業や輸血の検査体制の確立によってキャリアの頻度や感染は激減している。A型肝炎に比べ発熱，消化器症状は少ない。黄疸は成人ではほぼ必発する。

**表12-1　肝炎ウイルスの分類**

| | A型（HAV） | B型（HBV） | C型（HCV） | D型（HDV） | E型（HEV） |
|---|---|---|---|---|---|
| 核　酸 | RNA | DNA | RNA | RNA | RNA |
| 潜伏期間 | 2～6週 | 1～6か月 | 1～3か月 | 1～6か月 | 2～9週 |
| 感染経路 | 経口感染<br>（食物，水，便） | 血液感染<br>母子感染<br>体液感染 | 血液感染<br>母子感染 | 血液感染<br>母子感染<br>体液感染<br>HBVとの重複感染 | 経口感染<br>（食物，水） |
| 劇症肝炎 | あり（まれ） | あり | あり（まれ） | あり | 妊婦であり（まれ） |
| 慢性化 | なし | あり<br>成人初感染<br>ではまれ | あり | B型重複感染<br>で高率 | なし |
| キャリア率 | なし | 激減　1～2％ | あり | あり | なし |

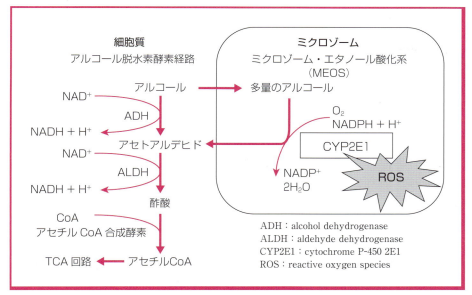

図12-1 アルコール代謝経路

**c. C型肝炎** C型肝炎ウイルス（HCV）が，輸血など血液を介して感染する。近年，輸血によるC型肝炎の発症は激減している。症状を自覚するものは約半数で，全身倦怠感は比較的多いが，消化器症状，発熱は少ない。一般にA型，B型肝炎に比べて症状は軽い。しかし，慢性化しやすいため，肝硬変，肝がんへと進展する可能性が高い。

<u>アルコール性肝炎</u>は，アルコールの代謝過程と密接に関連する。アルコールは通常，<u>アルコール脱水素酵素（ADH, alcohol dehydrogenase）</u>経路を介して代謝される。すなわち，アルコールはADHによってアセトアルデヒドに代謝され，<u>アルデヒド脱水素酵素（ALDH, aldehyde dehydrogenase）</u>によって酢酸に分解される。しかし，多量のアルコールでは，ADHだけでは処理しきれないため，<u>ミクロゾーム・エタノール酸化系（MEOS）</u>を介して代謝される（図12-1）。MEOSでは，薬物代謝酵素である<u>シトクロム（cytochrome）P-450 2E1（CYP2E1）</u>がアルコールをアセトアルデヒドに代謝するが，その際，<u>活性酸素種（ROS, reactive oxygen species）</u>が産生されるため，肝細胞障害を誘導する原因となる。エタノールの代謝産物であるアセトアルデヒドが肝炎の主な要因であるとされてきたが，近年，アルコール性肝炎の原因として，CYP2E1によって産生されるROSが大きな役割を果たしていることが明らかにされている。

◘ **活性酸素種**
酸素分子が還元されて生じるスーパーオキシド（$\cdot O_2^-$）やヒドロキシラジカル（$\cdot OH$），過酸化水素（$H_2O_2$）などが含まれる。不安定で反応性に富み，酸化力が強い。酸化ストレス，細胞傷害，がん化，老化の原因となる。

## （2）急性肝炎と劇症肝炎

### 1）急性肝炎

病態と原因 　肝炎ウイルス感染やアルコール，薬物などによって肝臓に急性の

炎症を生じたものを急性肝炎という。肝炎ウイルス感染のほかに，薬物によるアレルギー，アルコール多飲，自己免疫疾患などが原因で起こる。

**症状**　急性肝炎の症状は，大きく以下の3期に分けられる。

・前駆期（黄疸前期）：全身倦怠感，食欲不振，悪心，嘔吐や感冒様症状（発熱，咽頭痛，頭痛，関節痛）が認められる。

・黄疸期：発症3～10日後に褐色尿が観察され，やがて黄疸が現れる。黄疸は1～2週間以内でピークを迎えるが，黄疸が悪化しているのにもかかわらず，全身症状は軽快し，食欲も回復する。

・回復期：黄疸が軽減するとともに自覚症状が消失する。

**診断・検査**　血液生化学検査では，**逸脱酵素**である血清**アミノトランスフェラーゼ**（**AST**および**ALT**）や**乳酸脱水素酵素**（**LDH**）が顕著な高値を示す。また，血清総ビリルビン値が高値を示し，**直接ビリルビン**が優位となる。一方，血清アルブミン，コリンエステラーゼ，総コレステロール値が低下する。免疫血清検査ではウイルスマーカーが陽性となる。

**治療**　黄疸期は入院，安静とする。臥床安静によって肝血流量を増加させて肝障害の治癒を促進させる。回復期に入れば，安静度を軽減する。栄養補給は経口とするが，食欲不振で必要栄養量の確保が困難な場合は，経静脈栄養法を取り入れる。黄疸期は低脂肪食，低たんぱく質食とする。回復期に入れば，脂質制限は必要ないが，過剰なエネルギー投与による脂肪肝に注意する。ビタミン，ミネラルの十分な補給を行う。薬物療法の必要はほとんどないが，**インターフェロン**（**IFN**）を2～6か月間投与するIFN治療を行うことによってC型肝炎の慢性化を防止することができる。

## 2）劇症肝炎

**病態と原因**　急性肝炎は一般に，経過が良好な疾患であるが，そのうちの約1～2%は劇症化し，劇症肝炎を発症する。劇症肝炎は，初発症状出現から8週以内に高度の肝機能障害に基づいて**肝性脳症**（肝性昏睡II度以上，表12-2）をきたし，プロトロンビン時間（血液凝固機能検査）が40%以下を呈する肝炎と定義される。劇症肝炎はきわめて予後が悪く，救命率も低い。厚生労働省の特定疾患（難病）に指定されている（ただし，難病制度の変更後，指定難病には指定されず，2014年までに認定された患者のみ医療費助成対象）。

**症状**　初期症状は，急性肝炎と同じ経過をたどる。急性肝炎では黄疸が現れた後，全身症状は軽快するが，劇症肝炎に進む場合は，これらの症状が持続するかまたは逆に強くなり，8週間以内に肝性脳症が現れる。病態が進行すれば，多臓器不全の状態を呈する場合もある。発症率は急性肝炎のうち約1～2%である。

**診断・検査**　血清総ビリルビン値が高値を示し，**間接ビリルビン**が優位となる。一方，血清アルブミン，コリンエステラーゼ，総コレステロール値，血中尿素窒素（BUN）が低下する。さらに，プロトロンビン時間が40%以下に低下する。血

**◘直接ビリルビン**
グルクロン酸抱合後のビリルビン。胆汁酸の排泄障害により増加する。肝炎，肝硬変，胆石症などで優位となる。

**◘インターフェロン（IFN）**
非特異的にウイルス増殖を抑制し，免疫活性化作用，腫瘍細胞の増殖抑制作用などを有するタンパク質で，主に白血球，リンパ球で作られる。

**◘間接ビリルビン**
グルクロン酸抱合前のビリルビン。赤血球の破壊亢進により増加する。溶血性貧血，劇症肝炎などで優位となる。

**表12-2　肝性脳症における昏睡度分類**

| 昏睡度 | 精神症状 | 参考事項 |
|---|---|---|
| I | 睡眠-覚醒リズムの逆転<br>多幸気分，時に抑うつ状態<br>だらしなく，気にとめない状態 | Retrospectiveにしか判定できない場合が多い |
| II | 指南力（時，場所）障害，物を取り違える（confusion）<br>異常行動（例：お金をまく，化粧品をゴミ箱に捨てるなど）<br>時に傾眠状態（普通の呼びかけで開眼し会話ができる）<br>無礼な言動があったりするが，医師の指示に従う態度をみせる | 興奮状態がない<br>尿便失禁がない<br>羽ばたき振戦あり |
| III | しばしば興奮状態またはせん妄状態を伴い，反抗的態度をみせる<br>傾眠傾向（ほとんど眠っている）<br>外的刺激で開眼しうるが，医師の指示に従わない，または従えない（簡単な命令には応じる） | 羽ばたき振戦あり<br>指南力は高度に障害（患者の協力が得られる場合） |
| IV | 昏睡（完全な意識の消失）<br>痛み刺激に反応する | 刺激に対して払いのける動作，顔をしかめるなどがみられる |
| V | 深昏睡<br>痛み刺激にもまったく反応しない | |

出典）第12回犬山シンポジウム（1982）より

中アンモニア値が上昇し，肝性脳症（肝性昏睡II度以上）が現れる。

【治　療】　昏睡時の栄養補給は経静脈栄養法を取り入れる。アミノ酸製剤，脂肪乳剤を含まないグルコースを主体とした輸液を用いる。肝性脳症の対策としてラクツロースなどの合成二糖類を経口または注腸投与し，腸管難吸収性抗菌薬を用いて腸内殺菌を行う。グルコース投与後の急激な高血糖に注意する。回復期に入ると経口または経腸栄養法に徐々に切り替える。

## （3）慢性肝炎

【病態と原因】　慢性肝炎は，肝臓の炎症が6か月以上持続した場合をいい，肝炎ウイルスの持続感染によるものがほとんどを占める。わが国における慢性肝炎の約70％がHCV，15〜20％がHBVによるものである。慢性肝炎は肝線維化・肝硬変さらには肝がんに進展する前駆病変と認識する必要がある。症状として全身倦怠や食欲不振があるが無自覚のことも多い。

【症　状】　安定期には，自覚症状は比較的少ないが，易疲労感，食欲不振がある。急性増悪期には，悪心，食欲不振，全身倦怠感，黄疸などを認める。慢性C型肝炎では肝組織における鉄の過剰を認め，過剰鉄によるフリーラジカル産生が肝障害に関与するといわれている。さらに肥満も肝機能に影響をおよぼす可能性がある。

【診断・検査】　ASTおよびALTの軽度から中等度の上昇を認める。AST＜ALTであることが多い。急性増悪期にはAST＞ALTとなる。血清総ビリルビン値が高値を示す。アルコール過剰摂取の場合，γGTP値が顕著に高値を示す。一

方，血清アルブミン値，血小板数は低下する。ウイルス性肝炎では，ウイルスマーカーが陽性となる。

**治療**　B型およびC型慢性肝炎では，肝硬変や肝がんへの進展防止のために，肝炎ウイルスに対する薬物療法が最も重要である。抗ウイルス薬として，HBVにはIFNと**核酸アナログ**（エンテカビル，ラミブジン，アデフォビル）があり，HCVにはIFNにポリエチレングリコールを付加した**PEG-IFN**とリバビリンが用いられている。抗ウイルス薬が効かない場合には，肝細胞の炎症を抑制する**肝庇護薬**（グリチルリチン製剤，ウルソデオキシコール酸など）を投与する。また，C型慢性肝炎に対して，フリーラジカル産生に関与する肝臓内の過剰鉄を減少させ，肝細胞障害を軽減させる**瀉血療法**や鉄制限食が有効とされる。

安定期では食事制限は必要ない。標準体重を維持することができるように適正なエネルギー量でバランスのとれた食事を心がける。食後1時間ほどは安静にする。

**◘瀉血療法**
肝内の鉄を除去することによって血清ALT値を低下させて，肝線維化の進行や肝細胞がんの発症を抑制する療法。

# 3. 肝　硬　変

**病態と原因**　**肝硬変**（liver cirrhosis）は，肝機能不全状態と門脈圧亢進症状を示す肝疾患の終末像であり，結節性の肝実質の再生と肝小葉構造の改築がその特徴である。原因として，HCV感染（70%），HBV感染（12%），アルコール性（5〜10%）である。その他，胆汁うっ滞，自己免疫性肝炎，ヘモクロマトーシス，ウィルソン（Wilson）病などがある。

肝類洞壁細胞の1つである**肝星細胞**は，通常ビタミンAを豊富に含む脂肪滴を有する細胞であるが，ウイルス，薬物，過剰のアルコールなどの種々の刺激によって活性化し，コラーゲンなどの細胞外マトリックスを多量に産生する筋線維芽細胞様に形質変換する。このことから，肝星細胞の活性化は肝線維化さらには肝硬変の原因となることが示唆されている。

**◘芳香族アミノ酸**
ベンゼン環を有するアミノ酸で，タンパク質を構成するアミノ酸としてフェニルアラニン，トリプトファン，チロシンがある。

**アルコール性肝硬変**の発症リスクは，男性の場合，アルコール摂取量が40〜60g/日であるのに対して，女性では20g/日で同等の肝障害を引き起こすことが報告されており，女性の方が，少量の飲酒によって，また短期間にアルコール性肝硬変を発症しやすい。

肝機能が低下することによって，たんぱく質・エネルギー栄養障害（第9章参照）を引き起こす。また，エネルギー源としての内因性脂肪の利用が亢進する。アルブミン合成能が低下するため，血漿浸透圧が低下し，浮腫や腹水を生じる。さらに，血液凝固因子の合成阻害によって，出血傾向となる。また，**芳香族アミノ酸**（AAA）は肝臓での代謝が障害されるため，血中濃度が増加する一方で，**分岐鎖アミノ酸**（BCAA）は筋肉で代謝されるため，血中濃度が減少する。そのため，血漿アミノ酸の不均衡を生じ，**フィッシャー**（Fisher）比（BCAA/AAAモル比）やBTR（BCAA/tyrosineモル比）が低下する。

**◘分岐鎖アミノ酸**
分岐した炭素鎖を側鎖にもつアミノ酸で，タンパク質を構成するアミノ酸としてバリン，ロイシン，イソロイシンがある。

3. 肝 硬 変　　*153*

症 状　　機能的に代償されている時期を**代償期**，機能的に破綻した状態を**非代償期**とよぶ。

・代償期：自覚症状はほとんどみられないが，全身倦怠感，易疲労感，食欲低下を認めることがある。

・非代償期：全身倦怠感や腹部膨満感などを訴え，黄疸，腹水，浮腫，肝性脳症，消化管出血（食道・胃静脈瘤の破裂，胃・十二指腸潰瘍），クモ状血管腫，手掌紅斑，門脈圧亢進による静脈怒張（caput medusa，カプート・メデューサ）などの症状（合併症）がみられる。

　アルコール性肝硬変では，ウイルス性肝疾患に比べ，全身倦怠感，食欲不振，嘔吐，腹部膨満感，発熱，黄疸，浮腫，腹水などの自覚症状が強い。また，肝性脳症や肺炎，消化管出血などの合併症を伴い，重症化することもある。飲酒のみでエネルギーを摂取している場合が多く，低タンパク血症などの栄養障害を呈する。禁酒を継続すれば良好な経過をとる。

診断・検査　　ウイルス検査によって，肝硬変の診断と成因の鑑別を行う。血液生化学検査によって，ASTやALTの上昇が認められるが，一般にAST＞ALTとなる。血清アルブミン値，コリンエステラーゼ値，血小板数は低下する。プロトロンビン時間は延長する。γグロブリン値は上昇する。血清総ビリルビン値が高値を示し，直接ビリルビンが優位となるが，肝不全になると間接ビリルビンが増加する。また，高血糖，高アンモニア血症が認められる。線維化のマーカーであるIV型コラーゲンやヒアルロン酸値が上昇する。腹部エコー検査，腹部CT検査によって腹水や脾臓腫大の有無が確認できる。肝生検によって採取した肝組織から肝硬変を直接診断する。肝硬変の重症度判定には**Child-Pugh分類**が汎用される（表12-3）。

治 療　　代償期では，慢性肝炎と同様の抗ウイルス薬による薬物療法が行われる。また，肝庇護薬として，グリチルリチン製剤，ウルソデオキシコール酸などを投与する。浮腫・腹水の予防のために食塩を7g/日程度とするが，適正なエネルギー量でバランスのよい食事をとる。たんぱく質や脂質の制限は行わず，ビタミン，食物繊維の摂取を心がける。アルコール性肝硬変は断酒とする。

　非代償期では，浮腫・腹水の治療のために，アルブミン製剤や利尿薬の投与，肝性脳症の治療のために，BCAA製剤，ラクツロースなどの合成二糖類，腸管難吸収性抗菌薬を投与する。また，近年，肝性脳症・高アンモニア血症に対して亜鉛補充療法が有効であることが認められている。

　**a．栄養・食事療法**　　「肝硬変栄養管理のガイドライン」や「肝発癌抑制を視野に入れた肝硬変の食事療法ガイドライン2011」（表12-4）が報告されている。たんぱく質の供給源として，動物性たんぱく質（卵，牛乳，鶏肉など）が勧められてきたが，現在では，BCAAを多く含み，AAAの少ないたんぱく質食品の選択が望ましいとされている。また，早朝の絶食状態の回避のための**就眠前補食**（LES，late

表12-3　Child-Pugh 分類

| スコア | | 1 | 2 | 3 |
|---|---|---|---|---|
| アルブミン（g/dL） | | 3.5超 | 2.8〜3.5 | 2.8未満 |
| ビリルビン（mg/dL） | | 2.0未満 | 2.0〜3.0 | 3.0超 |
| 腹水 | | なし | 軽度 コントロール可能 | 中等度以上 コントロール困難 |
| 肝性脳症（度） | | なし | I〜II | III〜IV |
| プロトロンビン時間 | （秒延長） | 4未満 | 4〜6 | 6超 |
| | （%） | 70超 | 40〜70 | 40未満 |

＊上記5項目のスコアを合計して判定する。
　Grade A: 5〜6　　Grade B: 7〜9　　Grade C: 10〜15

表12-4　肝発癌抑制を視野に入れた肝硬変の食事療法ガイドライン2011

| | |
|---|---|
| エネルギー必要量 | 日本人の食事摂取基準を目安にして25〜35 kcal/kg標準体重/日。ただし，耐糖能異常のある場合は25 kcal/kg標準体重/日とする。 |
| たんぱく質必要量 | タンパク不耐症がない場合：1.0〜1.5 g/kg/日（リーバクト顆粒を含む）<br>タンパク不耐症がある場合：0.5〜0.7 g/kg/日＋肝不全用経腸栄養剤 |
| 脂質必要量 | 脂質エネルギー比：20〜25% |
| 食　塩 | 6 g以下，腹水・浮腫がある場合には5 g/日以下 |
| 鉄　分 | 血清フェリチン値が基準値以上の場合には7 mg/日以下 |
| その他 | 亜鉛の補充，ビタミンおよび食物繊維（野菜，果実，いも類）の適量摂取 |
| 分割食（1日4回）としての就眠前補食（late evening snack：LES）（200 kcal相当） | |

鈴木一幸：肝発癌抑制を視野に入れた肝硬変の栄養療法のガイドライン作成を目指した総合的研究，肝発癌抑制を視野に入れた肝硬変の栄養療法のガイドライン作成を目指した総合的研究班 平成22年度総括・分担研究報告書，2011，一部改変

evening snack）が推奨されている。肝硬変ではグリコーゲン貯蔵量が低下するため，数時間の絶食でも肝グリコーゲンが枯渇する。そのため，エネルギー源として脂肪に依存せざるを得なくなり，飢餓状態の代謝パターンを示す。さらに，筋タンパク質を分解しアミノ酸から糖新生が誘導されるため，骨格筋が減少する。そこで，夕食から約10時間が経過する朝起床時の強い絶食状態を防ぐために，早めの夕食を摂取した数時間後に消化のよい非刺激的なLES（200 kcal程度）を摂取すると，窒素出納は有意に改善することが報告されている。

## 4. 脂肪肝，非アルコール性脂肪性肝疾患（NAFLD）・非アルコール性脂肪性肝炎（NASH）

病態と原因　　**脂肪肝**（fatty liver）は，脂肪滴を伴う肝細胞が30％以上に認め

られる状態をいう。脂肪肝の原因として，アルコール，肥満，糖尿病，薬剤などがあげられる。

脂肪肝は大きく**アルコール性脂肪肝**と**非アルコール性脂肪性肝疾患**（NAFLD, nonalcoholic fatty liver disease）の2つに分類される。アルコール性脂肪肝は飲酒を継続し続けると，アルコール性肝炎からアルコール性肝硬変へと至る。また，病理組織像は steatosis（脂肪沈着）から steatohepatitis（脂肪性肝炎）へと進行することが知られている。一方，NAFLD は，アルコール非飲酒者（男性30g/日以下，女性20g/日以下）であるにもかかわらず，肝組織所見はアルコール性肝障害に類似した，主として大滴性の肝脂肪沈着を特徴とする肝障害の総称である。NAFLDは予後良好な単純性脂肪肝（約90％）と**非アルコール性脂肪性肝炎**（NASH, nonalcoholic steatohepatitis）（約10％）に分類される。NASHはアルコール非飲酒者であるにもかかわらず，組織学的にアルコール性肝炎に類似し，肝硬変への進展を認める疾患と定義されている。NASHは約半数が進行性で，10年間で5～20％が肝線維化から肝硬変，肝がんへと進展するといわれている。また，NAFLDのリスクファクターとして肥満，メタボリックシンドローム，糖尿病があげられる。

NASHの発症・進展機序として「**2 hit theory**」（図12-2）がある。2 hit theoryは過栄養・運動不足などによる内臓脂肪の蓄積から始まり，それに続く遊離脂肪酸の増加，インスリン抵抗性などを通して脂肪肝に至る first hit と，さらに肝細胞傷害要因である second hit が加わり，肝炎，肝硬変へと進行していくという概念である。これに対して，近年，「**multiple parallel hits hypothesis**」が提唱された。

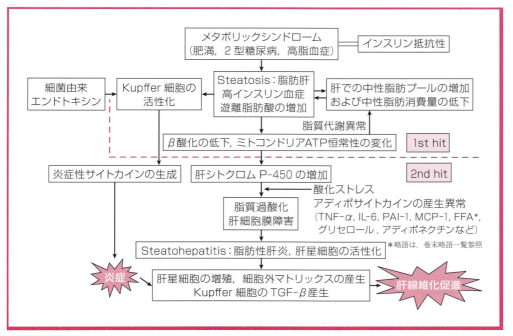

図12-2　NASHの発症・進展機序（2 hit theory）

脂肪毒性を生じるメカニズムとして，肝組織だけでなく消化管の腸内細菌叢および脂肪組織由来のサイトカイン（TNF-α，IL-6，レプチン）といった全身臓器との相互作用によって発症する。いずれも酸化ストレスがNASH発症の重要な役割を果たす。

**症状**　自覚症状はほとんどなく，健康診断や人間ドックなどで発見される場合が多い。軽度の全身倦怠感，易疲労感，腹部不快感などを認めることもある。

**診断・検査**　アミノトランスフェラーゼが高値を示す（AST＜ALT）。コリンエステラーゼ，中性脂肪，総コレステロール値が上昇する。腹部エコー検査，腹部CT検査によって脂肪肝が認められる。線維化が進行したNASHでは，AST，ALTが高値を示し，ALT/AST比が1以下となる。血小板数の減少，**インスリン抵抗性**（HOMA-IR），C反応性タンパク質（CRP），酸化ストレスマーカーが高値となり，アディポサイトカイン分泌異常（アディポネクチン低値，TNF-αおよびレプチン高値）が認められる。

**治療**　食事療法，運動療法などの生活習慣を改善し，肥満をはじめメタボリックシンドロームを是正する。NASHは積極的な薬物療法（インスリン抵抗性改善薬，抗酸化剤，肝庇護薬，脂質異常症治療薬，降圧薬の投与）を行う。

# 5. 胆石症，胆囊炎

## （1）胆石症

**病態と原因**　**胆石症**（cholelithiasis）は，胆道系（胆囊や胆管）に結石が形成される疾患である。形成される部位によって胆囊結石症，総胆管結石症，肝内結石症に分けられる。そのなかでも，胆囊結石症が約80％と最も高い発症率を占める。胆石の構成成分によって，コレステロール結石と色素結石（ビリルビンカルシウム石および黒色石）に分類される。

胆囊結石にはコレステロール結石と黒色石が多く認められ，総胆管結石，肝内結石には，ビリルビンカルシウム石が多い。コレステロール結石は，食生活と密接にかかわっており，高エネルギー，高脂肪食の摂取頻度が多くなると，胆汁中のコレステロール濃度が高くなり，結晶化することによって形成される。一方，ビリルビンカルシウム石は，胆道感染によって，胆汁中の細菌が抱合型ビリルビンを非抱合型ビリルビンとし，カルシウムと結合したものである。また，胆囊結石は，古くから，「**5F：female**（女性），**fatty**（肥満），**forty**（40歳代），**fair**（白人），**fertile**（多産）」の人に多く発症するといわれている。

**症状**　胆石発作の三主徴として，疝痛，発熱，黄疸があげられる。食後（特に脂肪の多い食事）30分から1時間位に急激な右季肋部から心窩部痛，右肩甲骨の放散痛が数十分から数時間持続し，悪心や嘔吐を伴う。一方，症状をまったく認めな

---

**◘TNF-α**
　腫瘍壊死因子。炎症反応に関与するサイトカイン。主に，マクロファージで産生される。

**◘IL-6**
　インターロイキン-6。炎症反応に関与するサイトカイン。

**◘レプチン**
　食欲と代謝を調節し，肥満や体重増加の抑制作用を有し，脂肪細胞から産生されるサイトカイン。

**◘HOMA-IR**
　臨床的に有用なインスリン抵抗性指標である（p.115参照）。

**◘CRP**
　細菌の凝集に関与し，炎症反応の指標となる。

い無症状胆石の場合もある。

**診断・検査**　胆道系酵素（ALP，γGTP），総ビリルビン値が高値となる。直接ビリルビンが優位となる。ASTやALT値が高値のこともある。腹部エコー検査，腹部CT検査，核磁気共鳴コランジオパンクレアトグラフィ（MRCP）などで胆石の存在を認める。

**治　療**　胆石除去のために，腹腔鏡下胆嚢摘出術（LAP-C）や開腹下胆嚢摘出術を行う。また，総胆管結石では，内視鏡的乳頭切開術（EST），内視鏡的乳頭バルーン拡張術（EPBD），胆石溶解療法（ウルソデオキシコール酸の服用）を行う。

　　**a．栄養・食事療法**　疼痛発作後は絶食にし，中心静脈栄養を行う。症状が軽減されると徐々に流動食からかゆ食に移行する。胆嚢の収縮を抑えるために脂質はできるだけ制限する。回復期は流動食からはじめてかゆ食，普通食に移行する。初期では脂質含量の少ない食品を選択し，徐々に増量する。無症状の場合は経過観察で，普通食とするが，コレステロール，動物性脂質は控え，脂質は分割して摂取する。食物繊維を積極的に摂取し，アルコールは控える。暴飲暴食を避け，消化吸収がよく，バランスのよい食事を心がける。

## （2）胆　嚢　炎

**病態と原因**　胆嚢に生じる炎症性疾患を**胆嚢炎**（cholecystitis）といい，経過によって急性胆嚢炎と慢性胆嚢炎に分けられる。急性胆嚢炎は，胆嚢結石によって胆管が閉塞され，胆汁がうっ滞し，細菌感染を引き起こして発症する。一方，慢性胆嚢炎は，長期にわたって胆嚢に炎症が持続したもので，胆石を合併していることが多く，胆嚢壁は胆石による炎症のため肥厚する。

**症　状**　急性胆嚢炎の場合は，胆石症と同様に，上腹部痛，右季肋部痛，発熱，悪心や嘔吐などを認めるが，胆石症よりも激しい痛みが長時間持続する。触診では，右季肋部の圧痛，**Murphy徴候**（右季肋部を圧迫しながら深呼吸をすると激痛のため呼吸が停止する）が認められる。慢性胆嚢炎では，右季肋部痛，上腹部不快感などは急性胆嚢炎に比べて軽度で，圧痛もほとんど認められない。

**診断・検査**　血液生化学検査では，肝・胆道系検査を行い，胆道系酵素，総ビリルビン値，AST，ALTやLDH値が高値を示す。また，白血球数増加，CRP陽性など炎症反応が認められる。腹部エコー検査，腹部CT検査によって，胆嚢腫大，胆嚢壁の肥厚，胆泥，胆石などが確認される。慢性胆嚢炎が進行すると，胆嚢壁が全周性に石灰化した磁器様胆嚢となる。

**治　療**　LAP-Cによる胆嚢摘出や胆嚢ドレナージによって，胆嚢の中にたまった胆汁を体外に排出する。急性胆嚢炎の発作時には，絶食とし，経静脈栄養法を適用する。同時に，鎮痛薬，抗菌薬を投与する。食事療法は，胆石症の食事に準ずる。

---

**腹部エコー検査**

腹部に超音波を当てて，体内から反射される反射波（エコー）を受信し，コンピュータ処理で画像化することによって腹部臓器の状態を診断する検査法。

**腹部CT検査**

腹部にX線を照射し，コンピュータ処理で腹部横断面を画像化することによって，腹部臓器の病変を診断する検査法。

**核磁気共鳴コランジオパンクレアトグラフィ（MRCP）**

MRI装置を用いて造影剤を使用しないで，膵管や胆管像を描画する検査法。

## 6. 膵　　炎

膵組織内で活性化された膵酵素により自己消化され膵組織が壊死する急性炎症性疾患を**急性膵炎**（acute pancreatitis）といい，炎症が6か月以上続き線維化を引き起こし膵臓の機能が障害される疾患を**慢性膵炎**（choronic pancreatitis）という。

## （1）急性膵炎

病態と原因　膵臓が産生するタンパク質分解酵素のトリプシンは，膵組織内では不活性型のトリプシノーゲンとして存在しているが，アルコールや胆石，感染によって膵管内圧が亢進すると，活性型のトリプシンとなる。さらに，エラスターゼやリパーゼなどその他の膵酵素も活性化され，膵組織が自己消化される。その結果，膵実質の浮腫や壊死，出血などによって膵臓の炎症が引き起こされる。膵の自己消化が急速に進行すると，多臓器不全に進展する。

急性膵炎の危険因子として，アルコール（約37％）と胆石（約24％）が二大成因とされる。男性ではアルコール性膵炎が多く，女性では，胆石性膵炎が多い。その他，原因不明の特発性（約23％），高トリグリセリド血症などが原因にあげられる。急性膵炎の発症頻度は，男性が女性の約2倍を占める。

症　状　持続的な激しい上腹部の腹痛（腹痛は前屈座位姿勢で軽減する），背部痛，悪心，嘔吐，発熱などが認められる。重症例では呼吸困難，意識障害，乏尿，ショックを引き起こす。

診断・検査　急性膵炎は，①上腹部に急性腹痛発作と圧痛がある，②血中，尿中あるいは腹水中に膵酵素の上昇がある，③画像で膵に急性膵炎に伴う異常がある，の3項目中2項目を満たし，他の膵疾患および急性腹症を除外したものが急性膵炎と診断される。

画像検査として胸・腹部単純X線検査，腹部エコー検査，腹部CT検査などがあり，炎症の広がり程度や重症度を判定する。血液検査では，血清膵酵素（アミラーゼ，リパーゼ，エラスターゼなど）や尿中アミラーゼが高値を示し，白血球数やCRPが上昇する。腹部CT検査，腹部エコー検査によって，膵臓腫大，滲出液貯留，嚢胞などが観察される。

治　療　絶食，絶飲によって膵臓の安静を保ち，膵酵素の産生と分泌を抑制するためにタンパク質分解酵素阻害薬，鎮痛薬や抗菌薬などが投与される。尿量と血圧が維持できるように十分量の輸液によって水分と栄養を補給する。胆石が原因の場合には，内視鏡的治療によって胆石を取り除く。

炭水化物を中心とした消化のよい食事とし，脂質は制限するが，過度の脂質制限による必須脂肪酸，脂溶性ビタミンの摂取不足に注意する。アルコールは厳禁とし，カフェインや香辛料も制限する。

## （2）慢 性 膵 炎

**病態と原因**　膵臓の炎症が長期におよび，外分泌機能と内分泌機能が低下する難治性進行性疾患である。膵腺房細胞が炎症によって破壊されると，膵臓の内部に不規則な線維化，実質の脱落，肉芽組織などの慢性変化が生じる。また，膵管内の結石（膵石）や石灰化などが認められる。さらに，外分泌機能の低下によって消化吸収障害が，内分泌機能の低下によって糖代謝異常が引き起こされる。

　慢性膵炎は，男性が女性の約3倍と多く発症する。原因として長期のアルコール多飲（70％以上），突発性（約20％），胆石（約5％）などがあげられる。男性ではアルコール性膵炎が多く，女性では特発性慢性膵炎が多い。また，喫煙も疾患の発症や進行に関与していることが報告されている。

**症 状**　慢性膵炎は，膵臓の機能が維持されている**代償期**，**移行期**，さらに膵機能不全をきたした**非代償期**に分けられる。

　代償期では，腹痛と背部痛が主症状で，強い腹痛とともに急性膵炎と同様の状態になる急性増悪期が繰り返して起こる。非代償期では，腹痛は軽減されるが，消化吸収障害（脂肪便，下痢），糖代謝異常（糖尿病），体重減少が認められる。

**診断・検査**　腹部CT検査，腹部エコー検査，**内視鏡的逆行性胆管膵管造影検査（ERCP）** などの画像検査によって膵石を描出する。膵外分泌試験（ベンゾイルチロシル-パラアミノ安息香酸（BT-PABA）試験）で尿中PABA排泄率が低下する。血中膵酵素や血糖が高値を示す。腹部エコー検査，腹部CT検査によって石灰化や，ERCPで不規則な膵管の拡張など特徴的な所見が認められると慢性膵炎と診断される。

**治 療**　代償期では，急性膵炎に準じた治療を行い，禁酒・禁煙，暴飲暴食の禁止，脂質制限食とする。移行期では，膵臓への刺激を抑えた食事とし，脂質は20〜30g/日に制限する。非代償期では，消化のよい食事とし，膵組織の修復にたんぱく質が必要であるが，動物性たんぱく質は脂肪を多く含むため，脂肪分の少ない種類や部位を選択する。

◘**内視鏡的逆行性胆管膵管造影検査（ERCP）**
　内視鏡を用いて十二指腸乳頭からカニューレを挿入し，造影剤を注入し，膵管と胆管を造影する検査法。

◘**BT-PABA試験**
　キモトリプシン活性を間接的に測定し，膵外分泌機能の異常を調べる。

---

### ✎ 第12章　学習チェックリスト

- ☐ 肝胆膵の構造と機能を理解できましたか
- ☐ 肝炎ウイルスの種類と特徴を理解できましたか
- ☐ 急性肝炎と慢性肝炎の病態を理解できましたか
- ☐ アルコール性肝炎の原因を理解できましたか
- ☐ 肝硬変の進展機序を理解できましたか
- ☐ 脂肪肝の原因を理解できましたか
- ☐ 胆石症の原因と病態を理解できましたか
- ☐ 胆嚢炎の原因と病態を理解できましたか
- ☐ 急性膵炎と慢性膵炎の病態を理解できましたか
- ☐ 各疾患における栄養・食事療法について理解できましたか

## 参考文献

- Wisse, E：Ultrastructure and function of Kupffer cells and other sunisoidal cells in the liver. Medecine & Chirurgie Digestives；6：409-418, 1977
- Lieber, CS, DeCarli, LM：Ethanol oxidation by hepatic microsomes-Adaptive increase after ethanol feeding. Science；162：912-918, 1968
- Guengerich, FP：Oxidative cleavage of carboxylic esters by cytochrome-P-450. Journal of Biological Chemistry；262：8459-8462, 1987
- Zima, T, Fialová, L, Mestek, O, et al：Oxidative stress, metabolism of ethanol and alcohol-related diseases. Journal of Biomedical Science；8：59-70, 2001
- Takami, T, Sakaida, I：Iron regulation by hepatocytes and free radicals. Journal of Clinical Biochemistry and Nutrition；48：103-106, 2011
- Karagozian, R, Zoltán Derdák, Z, György Baffy, G：Obesity-associated mechanisms of hepatocarcinogenesis. Metabolism；63：607-617, 2014
- 高後裕監修：我が国における非B非C肝硬変の実態調査2011, 響文社, 2012
- Friedman, SL：Seminars in medicine of the Beth Israel Hospital, Boston：the cellular basis of hepatic fibrosis. Mechanisms and treatment strategies. New England Journal of Medicine；328：1828-1835, 1993
- Becker, U, Deis, A, Sørensen, TIA, et al：Prediction of risk of liver disease by alcohol intake, sex, and age：A prospective population study. Hepatology；23：1025-1029, 1996
- 渡辺明治・森脇久隆・加藤章信ほか：第7回日本病態栄養学会年次総会コンセンサス（2003）. 栄養・評価と治療；20：181-196, 2003
- 鈴木一幸：肝発癌抑制を視野に入れた肝硬変の栄養療法のガイドライン作成を目指した総合的研究, 肝発癌抑制を視野に入れた肝硬変の栄養療法のガイドライン作成を目指した総合的研究班 平成22年度総括・分担研究報告書, 2011
- 奥田博明・白鳥敬子・立松栄次：肝硬変患者に対する長期の夜間就寝前栄養（LES）による栄養アセスメントとQOLについて. 静脈経腸栄養；21：71-77, 2006
- Day, CP, James, OF：Steatohepatitis：a tale of two "hits"？. Gastroenterology；114：842-845, 1998
- Tilg, H, Moschen, AR：Evolution of inflammation in nonalcoholic fatty liver disease：the multiple parallel hits hypothesis. Hepatology；52：1836-1846, 2010
- 日本消化器病学会編：患者さんと家族のための胆石症ガイドブック, 南江堂, 2010
- 急性膵炎診療ガイドライン2010改訂出版委員会編：急性膵炎診療ガイドライン2010 第3版, 金原出版, 2009
- 下瀬川徹：難治性膵疾患に関する調査研究, 難治性疾患克服研究事業難治性膵疾患に関する調査研究班 平成20年度総括・分担研究報告書, 2009
- Bourliere, M, Barthet, M, Berthezene, P, et al：Is tobacco a risk factor for chronic pancreatitis and alcoholic cirrhosis？. Gut；32：1392-1395, 1991
- 日本肝臓学会編：NASH・NAFLDの診療ガイド, 文光堂, 2006
- 中村丁次編著：第3版 栄養食事療法必携, 医歯薬出版, 2005

# 第13章 循環器疾患

　循環器疾患とは，血液を全身に循環させる臓器である心臓や血管などに起こる疾患のことである。循環器に疾患が起こると生命にかかわる重大な事態を引き起こす。わが国の死因の第2位は心疾患，第4位が脳血管疾患である。本章では，循環器疾患の特徴を理解し，生活習慣の改善による予防だけでなく，治療が長期化し患者の生活への影響も大きいことからQOLの向上も重視した栄養管理について理解する。

## 1. 循環器の基礎知識

　循環器とは，心臓と全身に血液を送りだしている動脈，全身から心臓に血液を戻している静脈，そしてリンパ系も含まれる。循環調節機構は，自律神経による神経性調節，ホルモンなどの体液性調節と，局所組織の代謝需要，自己調節，傍分泌による局所性調節があり，組織への血流を調節・維持したり血圧を正常範囲に保つなどの役割を果たしている。

　主な疾患には，高血圧症，虚血性心疾患（狭心症，心筋梗塞），心不全，脳血管疾患（脳梗塞，脳出血など），動脈瘤などがある。循環器疾患の発症には，加齢と遺伝，食生活や喫煙，飲酒，運動などの「生活習慣」が深く関与している。

　循環器疾患の基礎となる動脈硬化性病変は，小児期にすでにその危険因子の存在による進展が病理学的に明らかにされている。そして，リスクの減少は動脈硬化の発症を遅らせることができることも多くのエビデンスがある。また，生活習慣病は胎児期にその素因が作られるという「成人病胎児期発症説」が唱えられている。さらにこの説は，その考え方や概念を拡大して，健康や疾患は胎芽，胎児，新生児期に素因が決定されるとしてDOHaD（developmental origins of health and disease）説といわれるにいたっている。したがって，幼少期は生活習慣が確立される時期であることから適切な栄養および生活指導がきわめて重要となる。また，胎児期における母体の低栄養の管理を十分に行うことが，将来の生活習慣病や冠動脈性疾患の発症，進展を予防するうえで重要である。

## 2. 高血圧症

**病態と原因**　　高血圧症（HT, hypertension）とは，精神的・肉体的に安定し

◻ **傍分泌**
　細胞間におけるシグナル伝達のひとつ。特定の細胞から分泌される物質が，血液中を通らず組織液などを介してその細胞の周辺で局所的な作用を発揮する。

◻ **成人病胎児期発症説**
　英国のバーカー（Barker,D）が提唱した。胎児が低栄養の子宮内で育つと成人病の素因が形成され，その素因を持って生まれた場合，出生後に過量栄養や，過剰なストレス，運動不足というマイナスの生活習慣に暴露されることで成人病が発症する，とした説。低出生体重と関連して，発症リスクが上昇することが明らかとなった疾病は，虚血性心疾患，2型糖尿病，高血圧症，メタボリックシンドローム，脳梗塞，脂質異常症，神経発達異常である。

ている中で血圧が持続的に異常に高い状態をいう。

高血圧には，原因が特定できない**本態性高血圧**と原因が明らかな**二次性高血圧**の2種類がある。日本の高血圧症患者の約90％が本態性高血圧である。

血圧は心拍出量と末梢血管抵抗により規定され，心拍出量は心臓の収縮量と循環血液量により，末梢血管抵抗は血管の弾力性や血管径などにより規定される。これらの因子にそれぞれ自律神経系，カテコールアミン，レニン・アンジオテンシン・アルドステロン系，バソプレシン（ADH）など多くの調整機構が関与している。

発症には，遺伝的要因（年齢・性など）と環境因子（食事・運動・**ストレス**など）が関与し，生活習慣病の1つである。

症状  頭痛，めまい，耳鳴り，肩こり，動悸，息切れなどの症状があるが，高血圧特有の症状だとはっきりわかる自覚症状がなく，サイレント・キラーとよばれている。

診断・検査  心臓が収縮して血液を送り出すときに血圧が最も大きくなり，このときの血圧を**収縮期血圧**という。また，心臓が拡張するときの血圧は最小となり，このときの血圧を**拡張期血圧**という。収縮期血圧と拡張期血圧により，表13-1のように分類される。

検査には，高血圧を診断するための検査と臓器障害，二次性高血圧，心血管病危険因子の有無を評価するための検査を行う。内容は，血圧測定，尿検査，血液検査，心電図検査，胸部X線検査などで，必要に応じて行われる。

治療  血圧を降圧目標まで下げることがとても重要である（表13-2）。治療の基本は，その進展を予防し血圧を下げて心臓や血管への負担を軽減し，動脈硬化や脳出血，心臓，腎臓の二次障害の発症を防止することにある。その治療法としては食事療法，生活習慣の改善および薬物療法がある。

**a．食事療法**  日本高血圧学会による「生活習慣の修正」が基本となる。また，減塩・減量・運動・節酒にさらに**DASH食**（dietary approaches to stop hypertension）を組み合わせると，より降圧の得られることも報告されており，

---

**◘二次性高血圧**
原因となる疾患として，腎血管性高血圧症，原発性アルドステロン症，褐色細胞腫，クッシング症候群，睡眠時無呼吸症候群など，腎性，内分泌性，血管性，薬物によるものなどがある。

**◘ストレスと血圧**
精神的な緊張は交感神経を刺激して血圧を上げる。

**◘DASH食**
アメリカ国立保健研究所などが提唱する，高血圧症患者のための食事法。野菜，果物，低脂肪の乳製品，魚，大豆製品，海藻を増やし，肉やコレステロールが多い食品を減らした食事。

---

**表13-1　成人おける血圧の分類**

| 分　類 | 診察室血圧（mmHg） | | 家庭血圧（mmHg） | |
|---|---|---|---|---|
| | 収縮期血圧 | 拡張期血圧 | 収縮期血圧 | 拡張期血圧 |
| 正常血圧 | ＜120　　かつ | ＜80 | ＜115　　かつ | ＜75 |
| 正常高値血圧 | 120〜129　かつ | ＜80 | 115〜124　かつ | ＜75 |
| 高値血圧 | 130〜139　かつ/または | 80〜89 | 125〜134　かつ/または | 75〜84 |
| Ⅰ度高血圧 | 140〜159　かつ/または | 90〜99 | 135〜144　かつ/または | 85〜89 |
| Ⅱ度高血圧 | 160〜179　かつ/または | 100〜109 | 145〜159　かつ/または | 90〜99 |
| Ⅲ度高血圧 | ≧180　　かつ/または | ≧110 | ≧160　　かつ/または | ≧100 |
| （孤立性）収縮期高血圧 | ≧140　　かつ | ＜90 | ≧135　　かつ | ＜85 |

出典）日本高血圧学会：高血圧治療ガイドライン2019

## 表13-2 降圧目標

| | 診察室血圧<br>(mmHg) | 家庭血圧<br>(mmHg) |
|---|---|---|
| 75歳未満の成人[*1]<br>脳血管障害患者<br>（両側頸動脈狭窄や脳主幹動脈<br>閉塞なし）<br>冠動脈疾患患者<br>CKD患者（蛋白尿陽性）[*2]<br>糖尿病患者<br>抗血栓薬服用中 | <130/80 | <125/75 |
| 75歳以上の高齢者[*3]<br>脳血管障害患者<br>（両側頸動脈狭窄や脳主幹動脈<br>閉塞あり，または未評価）<br>CKD患者（蛋白尿陰性）[*2] | <140/90 | <135/85 |

[*1] 未治療で診察室血圧130-139/80-89mmHgの場合は，低・中等リスク患者では生活習慣の修正を開始または強化し，高リスク患者ではおおむね1カ月以上の生活習慣修正にて降圧しなければ，降圧薬治療の開始を含めて，最終的に130/80mmHg未満を目指す。すでに降圧薬治療中で130-139/80-89mmHgの場合は，低・中等リスク患者では生活習慣の修正を強化し，高リスク患者では降圧薬治療の強化を含めて，最終的に130/80mmHg未満を目指す。
[*2] 随時尿で0.15g/gCr以上を蛋白尿陽性とする。
[*3] 併存疾患などによって一般に降圧目標が130/80mmHg未満とされる場合，75歳以上でも忍容性があれば個別に判断して130/80mmHg未満を目指す。
降圧目標を達成する過程ならびに達成後も過降圧の危険性に注意する。過降圧は，到達血圧のレベルだけでなく，降圧幅や降圧速度，個人の病態によっても異なるので個別に判断する。

出典）日本高血圧学会：高血圧治療ガイドライン2019

カルシウム，カリウム，マグネシウム，食物繊維などを積極的に摂取する。

①**食塩制限**：食塩6g/日未満とする。一般医療施設における食塩摂取量評価は，早朝第2尿や随時尿におけるNa/Cr比などが実際的である。

②**野菜・果物・脂質**：野菜・果物の積極的摂取を推奨する。留意点として，WHOのガイドライン（2012）で，カリウムの摂取量を3,510 mg/日以上としているが，重篤な腎障害を伴う患者では，高カリウム血症をきたすリスクがあるので，野菜・果物の積極的な摂取は推奨しない。また，肥満や糖尿病などエネルギー制限が必要な患者における果物の摂取は80 kcal/日程度にとどめる。

コレステロールや飽和脂肪酸の摂取を控え，多価不飽和脂肪酸，低脂肪乳製品の積極的摂取を推奨する。

③**適正体重の維持**：肥満は高血圧症の重篤な発症要因であるので，BMI 25未満を目標に減量を考慮したエネルギー設定（20～25 kcal/kg）とする。約4 kgの減量で有意な降圧が得られる。

④**運　動**：軽強度の有酸素運動を毎日30分，または週180分以上行う。有酸素運動に加えてレジスタンス運動やストレッチ運動を補助的に組み合わせると除脂肪体重の増加，関節の可動域や機能の向上が期待でき有用である。

⑤**節　酒**：エタノールで男性20～30 mL/日以下，女性10～20 mL/日以下とする。日本酒1合，ビール中瓶1本，ウイスキー・ブランデーW1杯が目安となる。

⑥**禁　煙**：受動喫煙の防止も含め，禁煙とする。

**b．栄養教育**　　高血圧症といえば食塩制限となりがちだが，摂取エネルギー量やアルコールを減らし，カリウムを増やすなどの他の食事因子も関与している。また，体重のコントロールや運動，禁煙なども含めた生活習慣の改善が不可欠である。複合的な生活習慣の修正は，より効果的である。

①**食塩制限（減塩）**：わが国における平均食塩摂取量は10 g/日を超えている。食塩摂取量の90％はしょうゆやみそを含む加工食品からの摂取であることをふまえた減塩の取り組みが必要である。食品表示法の施行に伴い，加工食品の栄養成分表

◻**運動強度**

最大酸素摂取量の40～60％程度の強度。運動時の心拍数（脈拍/分）＝138－（年齢÷2）を目安に実施する。速歩や社交ダンス，水泳など。

示がナトリウム表示から食塩相当量の表示となった（2015年4月）。

換算式は［Na量（g）×2.54＝食塩相当量］である。

本態性高血圧のなかには，食塩摂取量に敏感に反応する人（**食塩感受性**）と，そうでない人（食塩非感受性）がいることが知られている。したがって，食塩摂取量やその反応については個人差があるので，個々人のQOLをふまえた減塩指導が必要である。表13-3に減塩食の工夫を示す。

**表13-3　減塩食の工夫**

1. 旬の素材の味を生かして，季節感に富んだ食卓にする
2. 惣菜，調理済み食品，加工食品，漬物など食塩量の多い食品は控える
3. レモンなどの酢味，香辛料，ハーブ，香味野菜を活用する
4. 煮物や汁物料理は，だし（スープ）のうま味を効かせる
5. アルコールのもつうま味や食材の臭みを消すはたらきなどを活かす
6. 揚物や焼物のこげ風味を利用する
7. 調味料は「かけるよりつけるよう」にして，料理の表面に味をつける
8. 調味料は目分量を避け，計量してから使うようにする（小袋が便利）
9. 汁物は1日1回，具だくさんにし，汁物や麺類の汁の量を調整する
10. 食塩の使用を一品に集中させたり，味つけや歯ごたえ，温度，器，音楽など料理や食卓にメリハリをつけ，減塩を感じさせないように工夫する
11. 減塩しょうゆ・みそなどの低ナトリウム食品を利用する

◻**特定保健用食品の マーク**

◻**カルシウム拮抗薬**
　グレープフルーツに含まれているナリンジンによって肝臓における代謝が障害されるため，降圧効果が増強されてしまい，血圧が下がり過ぎることがある（第7章参照）。

②**運　動**：身体活動の増加は血圧の低下のみならず，体重，体脂肪，インスリン感受性や血清脂質の改善が期待される。しかし，運動強度が強すぎると運動中の血圧上昇が顕著となるので，運動は定期的に，1日に少なくとも10分以上の運動で合計して30分を超えるように指導する。

③**その他の生活習慣の修正**：過労，不眠，寒冷を避けるとともに，精神的・肉体的ストレスを回避するよう指導を行う。

④**特定保健用食品**：**特定保健用食品**は，消費者庁長官の許可を受けて，保健の効果を表示することのできる食品である。からだの生理学的機能などに影響を与える成分を含んでいて，特定の保健の効果が科学的に証明されている点が他の食品とは異なる。血圧に有効とされる食品の降圧機序としてACE阻害活性に基づくものが多いが，摂取に際しては表示されている「1日当たりの摂取目安量」を遵守するとともに，妊婦や腎障害を有する場合には注意喚起をする必要がある。また，特定保健用食品の摂取が，降圧薬の代替となるものではないことも指導する。

**c．薬物療法**　降圧剤は多種多様あり，年齢，合併症の背景により適宜使い分け，降圧目標（表13-2）を達成する。主要降圧薬は，**カルシウム拮抗薬**，ARB，ACE阻害薬，利尿薬，β遮断薬で，それぞれ積極的適応が存在する。

# 3. 動脈硬化症

**病態と原因**　心疾患や脳卒中などの動脈硬化性疾患は，日本での主要な死亡原因であると同時に，平均寿命と健康寿命の乖離の大きな原因となっている。また，年齢，性，冠動脈疾患の家族歴，脂質異常症，高血圧症，糖尿病，肥満，メタボリックシンドローム，慢性腎不全，喫煙などの危険因子が複数重複することによって起こると考えられている。

　動脈硬化（arteriosclerosis）とは，元来弾力性に富んだ血管が加齢とともに硬くなったり，血管壁が肥厚して内腔が狭くなってしまう状態をいう。動脈硬化には，**アテローム性動脈硬化**（粥状動脈硬化），**メンケベルク型動脈硬化**（中膜硬化），細動脈硬化の3つのタイプがある。

　アテローム性動脈硬化は，大動脈や脳動脈，冠動脈などの比較的太い動脈に粥腫ができ，動脈の内膜に蓄積すると血管壁が肥厚し弾力性を失い，放っておくとプラーク（粥状動脈硬化巣）が形成される。プラークができると，血管内腔が狭くなり，血液が流れにくくなって狭心症が起こる。さらにプラークが破綻してそこに血栓ができると，血管が詰まってしまって心筋梗塞や脳梗塞などを引き起こす。

　メンケベルク型動脈硬化は，頸部や四肢の動脈の中膜の石灰化を特徴とする。中膜が壊れやすくなり，血管壁が破れることもある。

　細動脈硬化は，脳や腎臓の中の細い動脈が硬化して，血流が滞る動脈硬化をいう。高血圧症が長期に続くと血管壁の内膜・中幕・外膜の3層全体がもろくなって破れやすくなり，進行すると血管が破裂して脳出血に至るおそれがある。

**症　状**　軽度のアテローム硬化症では，通常は何の症状もないが，動脈が狭窄，閉塞すると心臓発作や脳梗塞を引き起こす。

**診断・検査**　血液生化学検査でリスク因子（脂質代謝，耐糖能異常，UA，腎機能など）をチェックする。さらに，血管の形を見る検査（超音波検査やCT，MRI・MRA，カテーテル検査）。血管の機能検査（ABI，baPWV，CAVIなど）などを行う（略語は，付表p.338参照）。

**治　療**　動脈硬化性疾患を有する患者は，**脂質異常症**に加え，**高血圧症，糖尿病，肥満，慢性腎臓病**（**CKD**）などのリスクを併せもつことが多く，予防にはこれらに対する包括的管理を行うことが大切である。一次予防，二次予防の治療方針の原則とリスク区分別脂質管理目標値は第10章を参照（p.123，表10-14）。

　**a．食事療法**　食生活を見直し，動脈硬化のリスクを減らすことが重要である。動脈硬化性疾患予防ガイドライン2022年版に示されている食事療法を表13-4に示す。また，日本動脈硬化学会は，動脈硬化を知り予防するのに役立つ食事として，日本食を中心とした食事スタイルである「The Japan Diet」を推奨している。

　伝統的な和食は食塩が多く，血圧を上げる原因になるため，だしや薬味などを使

第13章　循環器疾患

### 表13-4　動脈硬化性疾患予防のための食事療法

1. 過食に注意し適正な体重を維持する
   - 総エネルギー摂取量（kcal／日）は，目標とする体重*×身体活動量（軽い労作で25〜30，普通労作で30〜35，重い労作で35〜）を目指す
   - *目標とする体重は，身長（m）²×年齢別目標とするBMIの範囲（「日本人の食事摂取基準（2025年版）」に準じる）
2. 肉の脂身，動物脂，加工肉，卵の大量摂取を控える
3. 魚の摂取を増やし，低脂肪乳製品を摂取する
   - 脂肪エネルギー比率を20〜25％，飽和脂肪酸エネルギー比率を7％未満，コレステロールの摂取を200 mg／日未満に抑える
   - n-3系多価不飽和脂肪酸の摂取を増やす
   - トランス脂肪酸の摂取を控える
4. 未精製穀類，緑黄色野菜を含めた野菜，海藻，大豆および大豆製品，ナッツ類の摂取を増やす
   - 炭水化物エネルギー比率を50〜60％とし，食物繊維は25 g／日以上の摂取を目標とする
5. 糖質含有量の少ない果物を適度に摂取し，果糖を含む加工食品の大量摂取を控える
6. アルコールはエタノール換算で25 g／日以下に抑え（日本酒1合，ビール中瓶1本，焼酎半合，ウイスキー・ブランデーダブル1杯，ワイン2杯に相当），また，休肝日を設ける
7. 食塩の摂取は6 g／日未満を目標にする

出典）日本動脈硬化学会：動脈硬化性疾患予防ガイドライン2022．食事摂取基準の年更新

### 表13-5　おすすめ食品・控える食品

| おすすめ食品 | 控える食品 |
| --- | --- |
| 未精製穀類や雑穀（玄米，七分つき米，麦飯，雑穀，ライ麦パン，全粒粉パン，そば），魚（とくに青背魚），大豆・大豆製品（納豆，豆腐，高野豆腐），緑黄色野菜を含む野菜，海藻，きのこ，こんにゃく，甘味の少ない果物 | 脂身の多い肉（霜降り肉，ひき肉，鶏皮など），動物脂（牛脂，ラード，バターなど），肉加工品（ベーコン，脂の多いハム，ソーセージ），内臓類，卵黄，生クリーム，ナチュラルチーズ，菓子類，甘味飲料，アルコール飲料 |

出典）日本動脈硬化学会：The Jpan Diet，2020

うなど味付け方法を工夫して薄味にし，主食・主菜・副菜をそろえて，朝食，昼食，夕食を偏らずに食べる。また，一日に食べる量やおすすめ食品と控える食品を意識した料理を選ぶなど具体的に示している（表13-5）。

**b．運動療法**　　運動療法はHDLコレステロールおよびアポタンパク質A-1を増やし，TGを減らし，インスリン感受性を高めるため，動脈硬化性疾患の予防・治療に効果がある。中強度以上の有酸素運動を中心に毎日30分以上続けるのがよい。また，レジスタン運動との併用も望ましい。日常生活の中では，座位時間を減らし，活動的な生活を送るように注意を促す。

運動は，骨格系障害をきたしうることや心血管疾患，血圧・血糖の著しい高値や重症網膜症を有する糖尿病患者などでは運動は禁忌になるので，「健康づくりのための身体活動・運動ガイド2023」（厚生労働省）を参考に運動の種類や時間等個別に計画する（「健康づくりの身体活動・運動ガイド2023」は，「公衆衛生学」を参照のこと）。

**c．栄養教育**　　肥満・脂質異常症の改善を目的とした保健指導において，健

康行動理論に基づく保健指導は一般的な指導より効果的であることから積極的に活用する。

　不適切な生活習慣を改善し，規則正しい食生活のリズムを整えることであり，動脈硬化危険因子となる関連疾患があれば加える。特にBMI≧25の場合は，体重減少を図り，内臓脂肪を減少させる。禁煙し，受動喫煙を回避することも重要である。

　**d．薬物療法**　　生活習慣の改善で脂質管理が不十分な場合には，スタチン，陰イオン交換樹脂，小腸コレステロールトランスポータ阻害薬，フィブラート，ニコチン酸誘導体，EPA，プロブコールなどにより薬物療法が考慮される。

# 4. 狭心症，心筋梗塞

**病態と原因**　　虚血性心疾患とは，冠動脈に血行障害が生じ，心筋の酸素需要に供給が追いつかなくなったために生じる病態で，狭心症（angina pectoris）と心筋梗塞（myocardial infarction）とがある。狭心症の場合，虚血は一過性で心筋の傷害は可逆的である。心筋梗塞の場合，虚血が持続し心筋は壊死に陥るため，傷害は不可逆的である。主な原因は動脈硬化であるが，動脈硬化を促進する危険因子を表13-6に示す。

**症　状**

　**狭心症**：胸部や前胸部胸骨裏側から強く締め付けられるような圧迫感，胸やけや肩こり様な症状が1〜5分程度続く。安静により寛解する。

　**心筋梗塞**：えぐられるような強烈な胸痛，吐き気，呼吸困難，冷汗などの主症状が15分以上または数時間継続する。

**診断・検査**　　胸痛，呼吸困難，悪心などの症状を訴える患者に対して，病歴などの問診後，心電図（図13-1），尿，血液検査により診断される。

　①心電図検査：虚血や心筋梗塞の有無を確認する。狭心症ではSTが低下する。

**表13-6　虚血性心疾患の危険因子**

① 加齢（男性45歳以上，女性55歳以上）
② 家族歴として両親，祖父母，兄弟姉妹における突然死や若年発の虚血性心疾患の既往
③ 喫煙
④ 脂質異常症：高LDL-C血症（140 mg/dL以上），高TG血症（150 mg/dL以上）および低HDL-C血症（40 mg/dL未満）
⑤ 収縮期血圧140 mmHgあるいは拡張期血圧90 mmHg以上
⑥ 耐糖能異常，糖尿病
⑦ 肥満：BMI 25以上またはウエスト周囲径が男性85 cm以上，女性90 cm以上
⑧ メタボリックシンドローム
⑨ CKD（慢性腎臓病）
⑩ 精神的・身体的ストレス

出典）循環器病の診断と治療に関するガイドライン（2011年度合同研究班報告）：虚血性心疾患の一次予防に関するガイドライン2012年改訂版

### 心電図の波形

P, Q, R, S, Tなどの名前がつけられており，心房および心室の興奮とその回復により生ずる。
P：心房の興奮時
QRS：心室全体に興奮が広がる時間
T：心室の再分極時
PR間隔：房室間興奮伝導時間
ST：心室全体が興奮している時間
QT間隔：電気的心室興奮時間

### CPK

クレアチンホスホキナーゼ。心筋梗塞では心筋細胞が破壊されて細胞から酵素が血液中に漏れてくる。その代表的なものがCPKで，心筋梗塞の発作後4～5時間たってから血液中に増える。

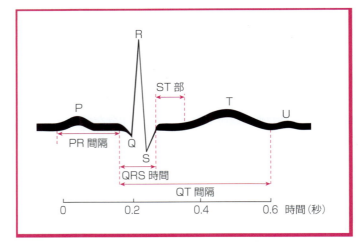

**図13-1　心電図の基本的な波形**

心筋梗塞ではST上昇，Q波の異常，T陰性（冠性T波）が経時的に出現する。
②冠動脈造影：冠動脈に造影剤を注入して狭くなっている病変や閉塞部位，心臓の動き，機能を評価する。
③血液検査：WBC，CK，AST，LDHが狭心症では上昇しない。しかし，心筋梗塞では上昇する。また，**CPK**が増加する。

**表13-7　虚血性心疾患の一次予防ガイドライン：栄養**

**適正体重**
　肥満や痩せは死亡率が高く，糖尿病，脂質異常症，高血圧などの冠危険因子の発症を促進する。適正な体重を維持するためには，消費エネルギーに見合ったエネルギー量とする。

**栄養バランス**
　たんぱく質：動物性たんぱく質比率は40～50％が推奨される。たんぱく質発酵食品に含まれるオリゴペプチドには高血圧改善作用をもつものもある。
- 糖質：糖質エネルギー比を50％以上にする。VLDLの増加を伴う場合には特に果糖，砂糖を過剰摂取しない。また，穀物の摂取が勧められる。
- 食物繊維：LDLコレステロール低下作用，空腹を癒し，エネルギー摂取量を抑制し，耐糖能の改善に効果がある水溶性食物繊維の十分な摂取。成人男性19g/日以上，女性17g/日以上が目標。
- 脂質：脂質エネルギー比は成人で20％以上30％未満とする。S：M：Pで3：4：3程度，n-6：n-3は4：1が目安（n-3の抗動脈硬化作用から増加もよい）。トランス脂肪酸は総エネルギーの2％を超えず，飽和脂肪酸の摂取枠内にする。
- 抗酸化物質：抗酸化物質の摂取。抗酸化物質としてビタミンE・C，カロテノイド，ポリフェノールなどが知られている。他に十分量摂取が求められるのは葉酸，ビタミン$B_6$・$B_{12}$など。
- ミネラル：食塩は成人男性9.0g/日未満，女性7.5g/日未満が望ましい。高血圧予防には食塩摂取量6g/日以下推奨，カリウム（18歳以上）3,500mg/日が望ましい。

**飲酒**
　アルコール摂取量は過量としない。エタノール換算で男性20～30mL/日以下，女性10～20mL/日以下。

出典）循環器病の診断と治療に関するガイドライン（2011年度合同研究班報告）：虚血性心疾患の一次予防ガイドライン2012年改訂版

5. 心 不 全　**169**

[治　療]　　虚血性心疾患の治療は，内科的な治療の食事療法，薬物治療，心臓カテーテル治療（経皮的冠動脈形成術：PCI）と外科的な冠動脈バイパス術がある。

　　**a．食事療法**

　狭心症：冠動脈硬化がもとになっており，食事療法は予防的な内容となる。したがって，適切なエネルギー量と各栄養素をバランスよく摂取することである。さらに，ポリフェノールや植物ステロールなどについても配慮する必要がある（表13-7）。

　心筋梗塞：心臓発作の疑いがある場合はCCU（coronary care unit）に入院し，最初は絶食となる。循環動態が安定すると流動食からかゆ食，軟菜食と段階的に進められる。その後は，心臓への負担を少なくするために食塩制限を行いながら，心筋梗塞の予防を目的に，狭心症に準じた食事療法を行う。

◘**CCU**
　冠疾患集中治療室。循環器系，特に心臓血管系の疾患を抱える重篤患者を対象としたもの。

　　**b．栄養教育**　　動脈硬化の増悪因子となる食生活や生活習慣を是正する必要があることを説明し理解を得るようにする。

　食塩制限が重要なポイントとなるので，食塩制限の目的・意義を十分に説明し，対象者のQOLを低下させないよう注意しながら，実行可能となる食塩制限の工夫について指導する（表13-3）。

　抗凝固薬（**ワルファリン**など）*やカルシウム拮抗薬を使用している場合には，ビタミンKの摂取抑制やグレープフルーツを控えるように指導する。

＊納豆に含まれる納豆菌が腸内においてビタミンKを産生し，血中ビタミンK濃度を増加させるので服用時には食さないようにする。他にクロレラ，青汁，ブロッコリーなどビタミンK含有量の多い食品の過剰摂取を避ける（第7章参照）。

　　**c．薬物療法**

・狭心症の発作の治療には，硝酸薬（ニトログリセリンの舌下）の投与が最も有効である。

・発作の予防には，血管を拡張する持続性の硝酸薬，カルシウム拮抗薬，および心臓のはたらきを抑制する$\beta$遮断薬が用いられる。

・再梗塞の予防のために，抗血小板薬としてのアスピリン，ワルファリンが用いられる。

・脂質管理のためにスタチン，血圧管理の降圧薬，糖尿病の治療なども同時に行う。

　　**d．心臓リハビリテーション**　　運動療法を主体として，患者教育・生活指導およびカウンセリングによる包括的なプログラムによって，身体的・精神的**デコンディショニング**の是正と早期の社会復帰を図るために，**心臓リハビリテーション**が実施されている。

◘**デコンディショニング**
　全身のはたらきを調節するしくみの異常をいう。いつまでも過剰な安静を続けると，筋肉が萎縮し運動能力が低下することなど。

# 5. 心 不 全

[病態と原因]　　心臓のポンプ機能が低下し，体の各組織が必要とする量の血液を供給できない状態を**心不全**（heart failure, cardiac）という。すべての心疾患の終末像である。原因は，高血圧，先天性心疾患などによる心筋への負荷の増大，虚血

性心疾患，拡張型心筋症，心筋症，不整脈などの心筋収縮力の減少に起因する。

症状　　うっ血と心拍出量の減少に伴う症状が認められる。

**a．左心不全**　　左房圧上昇により肺うっ血を生じ，初期は労作時の息切れや動悸，疲労感で，安静時には無症状である。重症化すると夜間発作時呼吸困難や起坐呼吸が生じる。

**b．右心不全**　　右房圧上昇により体循環静脈系のうっ血を生じ，食欲不振，便秘や悪心，腹部膨満感を含む消化障害，肝臓うっ血による肝腫大，腹水を生じ，下半身の顕著な浮腫などが現れる。

**c．低心拍出量**　　易疲労感，脱力感，腎血流低下に伴う乏尿，夜間多尿，チアノーゼ，四肢冷感，記銘力の低下，集中力低下，睡眠障害，意識障害などがある。

診断・検査　　心不全の診断は，身体所見および血液検査，胸部X線撮影，心電図，心エコー検査，心臓カテーテル検査などによって行われる。心聴診についてはⅢ音やⅣ音の聴取により，また血液検査では，心不全の状態によっては，Hb，WBC，CRP，Cr，AST，ALT，BNP（brain natriuretic peptide），ANP（atrial natriuretic peptide）などの値に異常をきたす。

治療　　治療の原則は，心臓負担の軽減（安静），心筋収縮力の増強（強心），過剰な体液貯留の排除（利尿）にある。

**a．食事療法**　　心臓への負担を減らすことが重要で，低エネルギーで減塩食とする。また，胃腸もうっ血のため機能低下を認めるので消化の良いものとする。特にナトリウムや水分の管理により浮腫を予防する。

①食塩制限：1 gのNaCl摂取は200〜300 mLの体液量を増加させる。過剰な体液，浮腫の除去のために厳格な食塩制限3〜5 g/日が重要となる。利尿薬の使用中には緩和することができるので患者個々に考慮する。

②水分制限：重症例では，前日の尿量＋不感蒸泄程度に厳しく制限される。食事以外の水分制限は，500〜1,000 mL/日とする。

③たんぱく質：低アルブミン血症を示すことが多く浮腫を助長する。異化に傾いた代謝状態やたんぱく漏出性胃腸症の併発などにより，たんぱく質の栄養状態は低下している。良質のたんぱく質1.0〜1.2 g/kg/日を確保する。

④ビタミン，ミネラル：水溶性ビタミン特にビタミンB₁，ビタミンD，亜鉛，銅，マグネシウム，カルシウム，セレンを補充する。また，利尿薬の使用により低カリウム血症を起こしやすいのでカリウムの補給に注意する。

⑤アルコール：体液の増加により心不全が悪化するので原則禁止する。

⑥経腸栄養剤：経口摂取により必要栄養量を満たさない場合には，経口補助食品，経腸栄養剤を考慮する。水分制限がある場合にはエネルギーの高い（2 kcal/mL），ナトリウム含有量の少ない栄養剤を選択する。また，ビタミンK含有量の多い栄養剤もあるので，ワルファリンを内服している患者には注意が必要である。

---

**チアノーゼ**
血中の還元ヘモグロビン量が100mL中5g以上となった場合の皮膚や粘膜が暗紫色になる状態。

**BNP**
脳性ナトリウム利尿ペプチド。心室から分泌され，血管拡張作用，利尿作用をもち，体液量や血圧の調整に重要な役割を果たしている。心不全患者では重症度に応じて増加する。

**ANP**
心房性ナトリウム利尿ペプチド。ANPの分泌は，心房圧による心房筋の伸展によって刺激されるため，ANPが高値の場合は，心房負荷や循環血漿量の増加を起こす病態が存在することを意味する。

5. 心 不 全　　*171*

　　b．栄養教育　　慢性の心不全では心臓悪液質とよばれる栄養不良の状態になる危険性もあるので，適切なエネルギー量，心機能に応じた食塩・水分摂取の管理，禁煙などその意義や重要性についての説明を十分に行い，理解を得るようにする。

　高齢者においては，過度の食塩制限が食欲を低下させ，栄養不良となるため注意する。

　　c．薬物療法　　心不全の治療薬は，鎮静薬，利尿薬，血管拡張薬，強心薬，降圧薬，心筋保護薬，抗不整脈薬など多岐におよぶ。

　　d．心臓リハビリテーション　　心不全では，長期安静臥床による身体的・精神的デコンディショニングや廃用症候群，さらには，低栄養や炎症性のサイトカイン上昇による骨格筋萎縮，筋力低下，呼吸機能低下，骨粗鬆症，心臓悪液質をきたしやすいことから，早期から理学療法と教育カウンセリングからなる心臓リハビリテーションを導入する。表13-8に心不全の運動療法における運動処方を示す。

**表13-8　心不全の運動療法における運動処方**

| | |
|---|---|
| 運動の種類 | ・歩行（初期は屋内監視下），サイクルエルゴメータ，軽いエアロビクス体操，低強度レジスタンス運動（筋力低下を認める場合）<br>・ジョギング，水泳，激しいエアロビクスダンスは推奨されない |
| 運動強度 | 【開始初期】<br>・屋内歩行50〜80 m/分×5〜10分間，またはサイクルエルゴメータ10〜20W×5〜10分間<br>・自覚症状や身体所見を目安に，1か月程度をかけて時間と運動強度を漸増する<br><br>【安定期到達目標】<br>・最高酸素摂取量（peak $VO_2$）の40〜60%，または嫌気性代謝域値（AT）の心拍数<br>・心拍予備能（最大心拍数－安静時心拍数）の30〜50%，または最大心拍数の50〜70%<br>・自覚的運動強度（RPE Borgスコア）：11（楽である）〜13（ややつらい）のレベル |
| 運動時間 | 1回5〜10分×1日2回程度から，1日30〜60分まで徐々に増加 |
| 頻　度 | ・週3〜5回（重症例では週3回，安定していれば週5回程度まで増加可）<br>・週2〜3回程度の低強度レジスタンス運動の併用可 |
| 注意事項 | ・開始初期1か月間は特に低強度とし，心不全の増悪に注意する<br>・原則として初期は監視型，安定期では監視型と非監視型（在宅運動療法）の併用<br>・経過中は，常に自覚症状，身体所見，体重，血中BNPまたはNT-proBNPの変化に注意 |

出典）日本循環器学会・日本心不全学会合同ガイドライン：急性・慢性心不全診療ガイドライン2017年改訂版

## 第13章　学習チェックリスト

□ 循環器疾患における病態について理解できましたか

□ 高血圧症の定義と血圧の分類および降圧目標値について理解できましたか

□ 高血圧症治療における「生活習慣の修正」について理解できましたか

□ 虚血性心疾患の危険因子について理解できましたか

□ 降圧薬について理解できましたか

□ カルシウム拮抗薬やワルファリンと食べ物との相互作用を理解できましたか

□ 心臓リハビリテーションについて理解できましたか

□ 循環器疾患における食事療法を理解できましたか

□ 循環器疾患における栄養教育のポイントを理解できましたか

□ 栄養教育における食塩制限と減塩食の工夫について理解できましたか


**参考文献**

・日本高血圧学会高血圧治療ガイドライン作成委員会編：高血圧治療ガイドライン2019，日本高血圧学会，2019

・日本動脈硬化学会：動脈硬化性疾患予防ガイドライン2022年版，2022

・厚生労働省：令和3年（2021）人口動態統計月報年計（概数）の概況，2022

・日本循環器学会・日本心不全学会合同ガイドライン：急性・慢性心不全診療ガイドライン2017年改訂版

・循環器病の診断と治療に関するガイドライン（2011年度合同研究班報告），虚血性心疾患の一次予防ガイドライン2012年改訂版

・心血管疾患におけるリハビリテーションに関するガイドライン2012年改訂版

・医療情報科学研究所編：病気がみえるvol.2　循環器，メディックメディア，2005

・貴邑冨久子・根来秀雄：循環器の生理学．シンプル生理学改訂第6版，p.215-247，南江堂，2008

・後藤昌義・瀧下修一：循環器の疾患．新しい臨床栄養学改訂第5版，p.111-138，南江堂，2013

# 第14章 腎・尿路疾患

　腎臓は，老廃物の排泄，水・電解質の調節，ホルモンの分泌，ビタミンDの活性化など，生体の恒常性維持のために重要な役割を果たしている。腎臓以降の尿路は，腎臓で生成された尿の通り道として重要である。本章では，腎・尿路疾患について，その種類と治療法について学習する。特に，末期腎不全に至る疾患については食事をはじめとする生活指導が肝腎であることを学ぶ。

## 1. 腎・尿路の基礎知識

　腎臓は握りこぶしほどの大きさのそら豆型で，背中側に左右1つずつある。1つの重さは約120～130gで，左腎が右腎よりもやや高い位置にあるのが特徴である。腎臓の機能的単位である**ネフロン**は，左右の腎臓で約200万個存在する（図14-1）。腎臓は，尿の生成，体内水分量の調節，電解質の調節，酸塩基平衡の調節，エリスロポエチン産生，ビタミンDの活性化，カルシウム調節を行っている。腎臓で生成された尿が尿管，膀胱，尿道を通って体外に排泄される経路を尿路という。

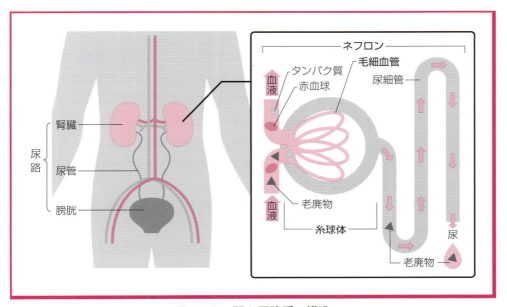

図14-1　腎と尿路系の構造

# 2. 急性・慢性糸球体腎炎

病態と原因 　糸球体腎炎の分類を表14-1に示した。以下の3つに分類される。

### 表14-1　急性・慢性糸球体腎炎の分類

| | 疾　患 |
|---|---|
| 急性糸球体腎炎 | 溶連菌感染後急性糸球体腎炎 |
| 急速進行性糸球体腎炎 | 壊死性半月体形成性糸球体腎炎 |
| 慢性糸球体腎炎 | IgA腎症<br>巣状糸球体硬化症<br>膜性増殖性糸球体腎炎<br>膜性腎症 |

**a．急性糸球体腎炎**（AGN，acute glomerulonephritis）　　咽頭炎・扁桃炎といった上気道炎や皮膚化膿症を起こすA群β溶血性連鎖球菌（溶連菌）の感染によるものが90％程度を占める（溶連菌感染後急性糸球体腎炎）。

**b．急速進行性糸球体腎炎**（RPGN，rapidly progressive glomerulonephritis）　　腎炎を示す尿所見を伴い，数週から数か月の経過で急速に腎不全が進行する症候群である。複数の原疾患により引き起こされる臨床症候群であり，最も頻度の高い病理診断は**壊死性半月体形成性糸球体腎炎**である。比較的まれな疾患であるが，増加傾向にある。無治療であれば多くの症例が末期腎不全に至る。

**c．慢性糸球体腎炎**（CGN，chronic glomerulonephritis）　　糸球体の炎症によって，タンパク尿や血尿が長期間（少なくとも1年以上）持続するものを慢性糸球体腎炎という。慢性糸球体腎炎のうち，糸球体メサンギウム細胞と基質の増殖性変化とメサンギウム領域へのIgAを主体とする沈着物を認めるものを**IgA腎症**という。

症　状 　　急性糸球体腎炎では，咽頭炎・扁桃炎などの上気道炎から1～2週間（平均10日）の潜伏期をおいて，血尿・タンパク尿，乏尿，浮腫，高血圧などの症状を発症する。溶連菌の抗体である抗ストレプトリジンO抗体（ASO）や抗ストレプトキナーゼ抗体（ASK）が増加する。

　　急速進行性糸球体腎炎では，血尿や尿量減少などがみられる。微熱，倦怠感，食欲低下などの初期症状がみられ，数週から数か月で高血圧や浮腫が出現する。

　　慢性糸球体腎炎には，顕著な症状が現れない潜在型と，高血圧・タンパク尿などの症状を伴う腎機能低下がみられる進行型がある。

診断・検査 　　いずれの糸球体腎炎でも，健康診断などで血尿やタンパク尿の所見により見つかることが多い。血液検査で腎機能障害の所見（血清CrやBUNの上昇）がみられる。**腎生検**により確定診断を行う。

治　療 　　急性糸球体腎炎では，溶連菌感染に対して抗生物質投与が行われる。病態に応じて減塩等の食事療法が行われる（表14-2）。

　　急速進行性糸球体腎炎の初期治療では，**ステロイドパルス療法**を行うこともある。維持治療では経口副腎皮質ステロイド薬（ステロイド）投与や免疫抑制治療が行われる。慢性糸球体腎炎は，CKDの治療に準ずる。末期腎不全に至った場合には透析療法が必要となる。

◘**腎生検**
　背中側から針を刺し，腎組織の一部を採取して病理学的検査（顕微鏡で組織を観察する）を行う。

◘**ステロイドパルス療法**
　静脈よりステロイドを短期間（数日）に大量に投与し，徐々に投与量を減らす治療法である。

**表14-2　急性糸球体腎炎の食事療法**

| | | 総エネルギー<br>(kcal/kg体重/日) | たんぱく質<br>(g/kg体重/日) | 食塩<br>(g/日) | カリウム | 水　分 |
|---|---|---|---|---|---|---|
| 急性期 | 乏尿期<br>利尿期 | 35 | 0.5 | 0〜3 | 5.5 mEq/L以上<br>のときは制限 | 前日の尿量＋<br>不感蒸泄量 |
| 回復期および治癒期 | | 35 | 1.0 | 3〜4 | 制限なし | 制限なし |

出典）日本腎臓学会：腎疾患の生活指導・食事療法ガイドライン，東京医学社，1998より引用改変

# 3.　ネフローゼ症候群

**病態と原因**　ネフローゼ症候群（nephrotic syndrome）は糸球体性の大量の
タンパク尿による低アルブミン血症の結果，浮腫が出現する腎疾患群である。一次
性ネフローゼ症候群（腎臓に原発する糸球体疾患）と二次性ネフローゼ症候群（全身
性疾患に合併するもの）に分けられる（表14-3）。糸球体上皮細胞が障害されること
により，糸球体基底膜からのアルブミンの透過性が亢進することによる。

**症　状**　タンパク尿により血漿中のアルブミンが減少し，膠質浸透圧が低下す
る結果，浮腫，胸水，腹水を生じる。また，コレステロールの産生増加・分解低下
により脂質異常症を合併する。その他，乏尿，全身倦怠感，食欲不振，体重増加
（浮腫による），腎静脈血栓症などの症状がみられる。

**診断・検査**　尿タンパク3.5 g/日以上が持続して，血清アルブミン値3.0 g/dL
以下の低アルブミン血症（血清総タンパク質量6.0 g/dL以下も参考になる）の所見が認
められる場合にネフローゼ症候群と診断される。

**治　療**

　　**a．食事療法，生活指導**　ネフローゼ症候群に対する食事療法は，食塩制限
が必須である。次に，尿タンパク減少効果があることから，微小変化型ネフローゼ
症候群を除いて，適切なたんぱく質制限も必要となる。さらに，低栄養を避けるた
めに摂取エネルギー量に関しても留意する（表14-4）。合併症等により運動制限が
行われることがある。

　　**b．薬物療法**　治療はネフローゼ症候群の症候である，浮腫に対する対症療
法と，糸球体疾患に対する根本的な治療である副腎皮質ステロイド・免疫抑制薬に
よる治療がある。さらに，尿タンパク減少を目的としてレニン・アンジオテンシン
系（RAS）阻害薬や抗血小
板薬の使用が推奨されてい
る。ステロイドでは食欲増
進作用により肥満になるこ
とがある。

**表14-3　ネフローゼ症候群の分類**

| 一次性ネフローゼ症候群 | 二次性ネフローゼ症候群 |
|---|---|
| ・微小変化型ネフローゼ症候群<br>・膜性腎症<br>・膜性増殖性糸球体腎炎<br>・単状分節性糸球体硬化症 | ・全身性エリテマトーデス<br>・糖尿病<br>・アミロイドーシス<br>・B型肝炎，C型肝炎<br>・薬物（非ステロイド性消炎鎮痛薬） |

176　第14章　腎・尿路疾患

**表14-4　ネフローゼ症候群の食事療法**

| | 総エネルギー<br>（kcal/kg*/日） | たんぱく質<br>（g/kg*/日） | 食塩<br>（g/日） | カリウム | 水分 |
|---|---|---|---|---|---|
| 微小変化型ネフローゼ<br>症候群以外 | 35 | 0.8 | 5 | 血清K値により増減 | 制限せず** |
| 治療反応性良好な微小<br>変化型 | 35 | 1.0〜1.1 | 0〜7 | 血清K値により増減 | 制限せず** |

＊：標準体重　　＊＊：高度の難治性浮腫の場合には水分制限を要する場合もある。
出典）日本腎臓学会：腎疾患の生活指導・食事療法ガイドライン，東京医学社，1998より引用改変

# 4. 急性腎障害（AKI）

## （1）急性腎不全

**病態と原因**　　急性腎不全（acute renal failure）には，出血・脱水など腎臓以外の原因により糸球体濾過量が低下する**腎前性腎不全**，急性尿細管壊死・糸球体機能など腎臓が障害される**腎性腎不全**，尿管閉塞・前立腺肥大など尿路の閉塞による**腎後性腎不全**がある。急速かつ急激な腎機能低下が起こる。

**症状**　　高クレアチニン血症，高窒素血症，水・電解質異常などが起こり，内部環境の維持ができなくなる。尿量の減少を伴う乏尿性急性腎不全と非乏尿性急性腎不全があり，急速な腎機能低下がみられる。

**診断・検査**　　血清クレアチニン値とBUNの上昇，高カリウム血症や高リン血症などの電解質異常などがみられる。

**治療**　　原因となる病態を治療し，改善するまで腎不全に対する対症療法が行われる。急性腎不全の食事療法を表14-5に示す。急性期で消化器症状が強い場合には，中心静脈栄養による栄養管理が行われることもある。進行した急性腎不全では透析療法が必要になることもある。

**□乏尿，無尿**
尿量が400 mL/日以下となった病態を乏尿という。乏尿よりもさらに尿量が低下して100 mL/日以下となった病態を無尿という。

## （2）慢性腎不全

**病態と原因**　　糖尿病，慢性糸球体腎炎，腎硬化症，生活習慣病の重症化などに

**表14-5　急性腎不全の食事療法の目安**

| | 総エネルギー<br>（kcal/kg/日） | たんぱく質<br>（g/kg/日） | 食塩<br>（g/日） | 水分 | カリウム |
|---|---|---|---|---|---|
| 内科的急性腎不全 | 35〜40 | 0.5〜0.8 | 7以下<br>（浮腫，高血圧<br>に応じて増減） | 尿量＋不感蒸泄<br>＋腎以外の経路<br>からの喪失量 | 血清K値<br>5.5mEq/L以上<br>では制限 |
| 外科的急性腎不全 | | 0.7〜1.0 | | | |
| 透析療法一併用時 | | 0.9〜1.2 | | | |

出典）日本腎臓学会：腎疾患の生活指導・食事療法ガイドライン，東京医学社，1998より引用改変

より，慢性的・不可逆的に腎機能が低下した病態を**慢性腎不全**（chronic renal failure）という。後述のCKD（慢性腎臓病）ステージG4〜G5に概ね該当する（p.178参照）。末期腎不全に至った場合は透析療法や腎移植が必要となる。

**症 状** **診断・検査** **治 療** 　CKDと血液透析，腹膜透析の項を参照。

# 5. 慢性腎臓病（CKD）

**病態と原因**　何らかの原因により，腎機能が低下するか，あるいは尿タンパクが出るといった腎機能障害が続く状態を**慢性腎臓病**（CKD, chronic kidney disease）という。CKDのリスク要因を図14-2に示す。CKDは，心筋梗塞や脳卒中といった**心血管疾患**（CVD, cardiovascular disease）の重大な危険因子である。腎疾患とCVDがお互いに悪影響を与え合うことを**心腎連関**という。

**症 状**　CKDは，慢性的な腎機能低下と尿タンパク異常を主症状とする。併せて原疾患による症状も現れる。CKDステージが進むにつれて，夜間頻尿・血尿・高血圧・腎性貧血・浮腫および尿毒症などの症状が現れる。末期腎不全に至ると，尿量低下・息苦しさ・吐き気および食欲低下などの自覚症状が現れる（図14-3）。

・尿タンパクが出る。
・血圧が高くなりやすい。
・血清クレアチニン値が上昇する。**eGFR**（推算糸球体濾過量）が低下する。
・血清カリウム値，血清リン値が上昇しやすい。
・腎性貧血により血中Hb・Ht値が低下しやすい。

**診断・検査**

**a．CKDの診断基準**

①尿異常・画像診断・血液・病理で腎障害の存在が明らか。特に0.15 g/gCr以上のタンパク尿（30 mg/gCr以上のアルブミン尿）の存在が重要

②GFR＜60 mL/分/1.73 $m^2$

①，②のいずれか，または両方が3か月以上持続する場合，CKDと診断される。

**b．eGFR**　GFRやクレアチニンクリアランス測定が困難な場合，eGFRを用いる。

**c．CKDの病期分類**
CKDの重症度分類は，GFRと尿アルブミン/クレアチニ

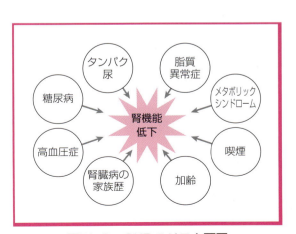

図14-2　CKDのリスク要因

◆eGFR
　腎機能の簡易評価指標として血清クレアチニン値や血清クレアチニン値の逆数を用いることがあった。しかし，血清クレアチニン値では早期の腎機能障害を見つけることはできない。糸球体濾過量（GFR）はクレアチニンクリアランスを正確に表すが，イヌリンの測定は煩雑で臨床向きではない。そこで推算式によるeGFRが広く用いられるようになってきた。血清クレアチニンまたは血清シスタチンCを用いる方法のいずれにおいても，計算式が複雑であるため，日常臨床では早見表を使う。

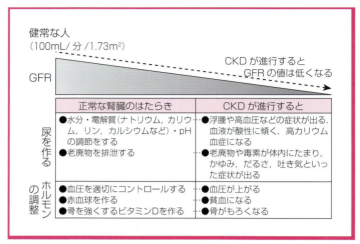

図14-3　CKDの進行と症状

| 原疾患 | タンパク尿区分 | | A1 | A2 | A3 |
|---|---|---|---|---|---|
| 糖尿病 | 尿アルブミン定量(mg/日)<br>尿アルブミン/Cr比(mg/gCr) | | 正常 | 微量アルブミン尿 | 顕性アルブミン尿 |
| | | | 30未満 | 30〜299 | 300以上 |
| 高血圧<br>腎炎<br>多発性嚢胞腎<br>移植腎<br>不明<br>その他 | 尿タンパク定量（g/日）<br>尿タンパク/Cr比（g/gCr） | | 正常 | 軽度タンパク尿 | 高度タンパク尿 |
| | | | 0.15未満 | 0.15〜0.49 | 0.50以上 |
| GFR区分<br>(mL/分/<br>1.73 m²) | G1 | 正常または高値 | ≧90 | | |
| | G2 | 正常または軽度低下 | 60〜89 | | |
| | G3a | 軽度〜中等度低下 | 45〜59 | | |
| | G3b | 中等度〜高度低下 | 30〜44 | | |
| | G4 | 高度低下 | 15〜29 | | |
| | G5 | 末期腎不全（ESKD） | <15 | | |

重症度は原疾患・GFR区分・タンパク尿区分を合わせたステージにより評価する。CKDの重症度は死亡，末期腎不全，心血管死亡発症のリスクを　　　のステージを基準に，　　，　　，　　の順にステージが上昇するほどリスクは上昇する。

（KDIGO CKD guideline 2012を日本人用に改変）

図14-4　CKDの重症度分類

出典）日本腎臓学会：CKD診療ガイド2012，東京医学社，2012，一部改変

ン比で分類される（図14-4）。例えば，糖尿病G2A3，慢性腎炎G3bA1などのように表記する。CKDはステージごとに診療目標が示されている。

5. 慢性腎臓病（CKD）　*179*

#### 表14-6　CKDの診療目標と治療

| CKDステージ | CKDステージG1<br>CKDステージG2 | CKDステージG3a/b | CKDステージG4 | CKDステージG5 |
|---|---|---|---|---|
| 生活習慣の改善 | 禁煙・BMI 25未満 | | | |
| 食事管理 | 高血圧があれば減塩<br>3 g/日以上6 g/日未満 | 食塩摂取量　3 g/日以上6 g/日未満 | | |
| | | たんぱく質制限<br>0.8～1.0 g/kg/日 | たんぱく質制限<br>0.6～0.8 g/kg/日 | |
| | | 高カリウム血症があればカリウム制限 | | |
| 血圧管理 | 130/80 mmHg未満（尿タンパク陰性では140/90 mmHg未満） | | | |
| 血糖管理<br>（糖尿病の場合） | HbA1c　7.0％未満 | | | |
| 脂質管理 | LDL-C　120 mg/dL未満 | | | |
| 貧血管理 | Hb値　10～12 g/dL | | | |

#### 表14-7　CKDステージによる食事基準

| ステージ（GFR） | エネルギー<br>(kcal/kgBW/日) | たんぱく質<br>(g/kgBW/日) | 食塩<br>(g/日) | カリウム<br>(mg/日) |
|---|---|---|---|---|
| ステージ1（GFR≧90） | | 過剰摂取しない | | 制限なし |
| ステージ2（GFR 60～89） | | 過剰摂取しない | | 制限なし |
| ステージ3a（GFR 45～59） | 25～35 | 0.8～1.0 | 3≦　＜6 | 制限なし |
| ステージ3b（GFR 30～44） | | 0.6～0.8 | | ≦2,000 |
| ステージ4（GFR 15～29） | | 0.6～0.8 | | ≦1,500 |
| ステージ5（GFR＜15）<br>5D（透析療法中） | | 0.6～0.8 | | ≦1,500 |
| | 別表（本書p.185，表14-10） | | | |

出典）日本腎臓学会：慢性腎臓病に対する食事療法基準2014年版より引用

**治療**　　腎疾患の重症化予防が重要となる。CKDの診療目標と治療を表14-6に，CKDステージによる食事基準を表14-7に示す。CKDでは，尿タンパクの存在が予後に大きな影響を与えるため，特に早期治療では尿タンパクを減らすことが重要となる。

#### a．食事療法，生活指導

①**BMI管理**：肥満がある場合には，BMIを25未満とする。肥満やメタボリックシンドロームは，CKDの危険因子である。エネルギーコントロールで肥満を是正することにより，尿タンパクを減らすことができる。摂取エネルギーは，全ステージで「日本人の食事摂取基準（2025年版）」に準ずるが，合併する疾患を加味して設定する。

②**減塩指導**：CKDでは，食塩の摂取量が多いと腎血流量が増加して糸球体内圧が上がり，腎機能が低下する。よって，全ステージで食塩3 g以上6 g未満/日の減

塩指導を行う。また，CKDにおける減塩は尿タンパクを減少させる効果もある。CKDステージG1～G2で高血圧がない場合では，「日本人の食事摂取基準（2025年版）」における食塩の目標量でもよいとされている。

③**たんぱく質制限**：CKDでは，たんぱく質を摂り過ぎると糸球体過剰濾過による糸球体障害が起こる。たんぱく質の代謝産物である窒素化合物の蓄積は尿毒症を引き起こし，酸の蓄積は代謝性アシドーシスを引き起こす。CKDでは，ステージに応じたたんぱく質の管理が必要となる。たんぱく質の制限を行う場合，エネルギーが不足すると低栄養を招くことになるので，十分なエネルギー確保を行う。

24時間蓄尿により，食塩摂取量とたんぱく質摂取量が評価できる。

推定食塩摂取量（g/日）

＝24時間蓄尿中尿Na濃度（mEq/L）×24時間尿量（mL）/17,000

1日のたんぱく質摂取量（g/日）　Maroni式

＝｛1日尿中尿素窒素排泄量（g）＋0.031（g/kg）×体重（kg）｝×6.25

④**カリウム管理**：CKDが進行すると電解質異常により高カリウム血症が起こることがある。高カリウム血症に対してはカリウム制限を行うが，たんぱく質の摂りすぎやレニン・アンジオテンシン系阻害薬の副作用の影響も精査する必要がある。

⑤**禁煙指導**：タバコ煙により，高血圧・血管収縮・酸化ストレス・炎症性サイトカインなどの影響から，血管障害・糸球体内圧上昇などが引き起こされる。その結果，糸球体硬化・尿細管機能の障害と萎縮などにより，CKDが増悪する。

⑥**運動療法**：肥満では，運動によるBMI是正と収縮期血圧低下により尿タンパクを減少できる。合併症の有無によって，運動量の制限・調節が必要な場合がある。

　b．**薬物療法による血圧管理**　　CKDにおける血圧管理では，減塩指導に加えて薬物療法による降圧治療が行われる。CKDでは**アンジオテンシン変換酵素阻害薬**（**ACE阻害薬**）と**アンジオテンシンⅡ受容体拮抗薬**（**ARB**）が推奨されている。これらの薬剤は，腎保護作用も期待されている。CKDでは，血圧管理を行うことにより尿タンパクを減らすことができる。

　c．**小児のCKDに対する生活指導**　　食事は「日本人の食事摂取基準（2025年版）」を用いて成長・発育を優先する。病態によっては運動制限が行われることもある。

# 6. 糖尿病性腎臓病（DKD）・糖尿病性腎症

病態と原因　　血糖コントロールが長期にわたって不良であると**糖尿病性腎症**（diabetic nephropathy）を合併する。糖尿病性腎症は放置しておくと進行が速くなり，予後も悪いため，CKDの中においても独自に病期分類が作成されている。糖尿病性腎症の病期分類は，**糸球体濾過量**（**GFR**, glomerular filtration rate）の低下と尿タンパクの症状で分類される（表14-8）。**糖尿病性腎臓病**（**DKD**）は糖尿

---

**◆がまんの禁煙は古い**

禁煙治療は，保険診療で行われるようになった（条件あり）。ニコチンパッチや内服薬などの薬物療法により，禁煙の成功率が上がっている。禁煙指導の方法については，厚生労働省禁煙指導マニュアルに記載されている。

表14-8　糖尿病性腎症病期分類2014と1日当たり栄養基準量

| 病　期 | 尿アルブミン値（mg/gCr）あるいは尿タンパク値（g/gCr） | GFR（eGFR）（mL/分/1.73m²） | 総エネルギー（kcal/kg標準体重） | たんぱく質（g/kg標準体重） | 食塩（g） | カリウム（g） |
|---|---|---|---|---|---|---|
| 第1期（腎症前期） | 正常アルブミン尿（30未満） | 30以上 | 25～30 | 1.0～1.2 | 高血圧あれば6未満 | 制限なし |
| 第2期（早期腎症期） | 微量アルブミン尿（30～299） | 30以上 | 25～30 | 1.0～1.2 | 高血圧あれば6未満 | 制限なし |
| 第3期（顕性腎症期） | 顕性アルブミン尿（300以上）あるいは持続性タンパク尿（0.5以上） | 30以上 | 25～30（GFR 45未満は第4期への変更も考慮） | 0.8～1.0（GFR 45未満は第4期への変更も考慮） | 6未満 | 制限なし（高カリウム血症あれば2.0未満） |
| 第4期（腎不全期） | 問わない | 30未満 | 25～35 | 0.6～0.8 | 6未満 | 1.5未満 |
| 第5期（透析療法期） | 透析療法中 | | （維持透析患者の栄養食事療法に準ずる） | | | |

出典）日本糖尿病学会：糖尿病治療ガイド2014-2015引用改変

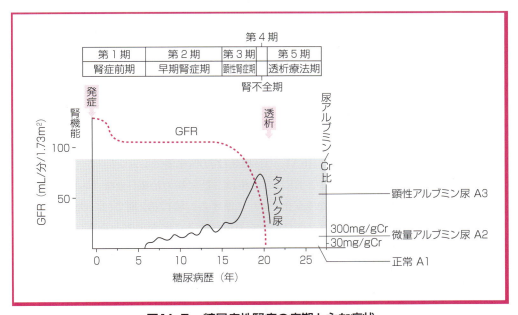

図14-5　糖尿病性腎症の病期と主な症状

出典）日本腎臓学会：CKD診療ガイド2012より引用

病性腎症に加え，尿タンパクや顕性アルブミン尿を伴わないままGFRが低下する糖尿病関連全般の腎疾患を含む概念である。

**症　状**　糖尿病性腎症は糖尿病の症状に加えて，腎症進行により尿タンパクが多くなる。第3期（顕性腎症期）に至るとGFRも顕著に低下し，ネフローゼ症候群による浮腫，高血圧が現れる。第4期（腎不全期）に至ると尿毒症が現れる。第5期（透析療法期）では末期腎不全となる（図14-5）。その他，CKDの症状に準ずる。

**診断・検査**　糖尿病性腎症の診断では，糖尿病性腎症病期分類を用いるが，

第14章　腎・尿路疾患

## 表14-9　糖尿病性腎症病期分類2014とCKDの重症度分類との関係

| アルブミン尿区分 | A1 | A2 | A3 |
|---|---|---|---|
| 尿アルブミン定量<br>尿アルブミン/Cr比<br>（mg/gCr）<br>（尿タンパク定量）<br>（尿タンパク/Cr比）<br>（g/gCr） | 正常アルブミン尿<br>30未満 | 微量アルブミン尿<br>30～299 | 顕性アルブミン尿<br>300以上<br><br>（もしくは<br>高度タンパク尿）<br>（0.50以上） |
| CKDステージ<br>　≧90<br>　60～89<br>　45～59<br>　30～44 | 第1期<br>（腎症前期） | 第2期<br>（早期腎症期） | 第3期<br>（顕性腎症期） |
| 　15～29<br>　＜15 | | 第4期<br>（腎不全期） | |
| （透析療法中） | | 第5期（透析療法期） | |

出典）日本糖尿病学会・日本腎臓学会：糖尿病性腎症合同委員会2013報告より引用改変

CKDの重症度分類に当てはめることもできる（表14-9）。

　検査基準値（CKDの項も参照する）は，下記のようである。

　・微量アルブミン尿が検出された段階で第2期（早期腎症期）となる。

　・第3期（顕性腎症期）以降，腎機能は直線的に低下する。

　・糖尿病性腎症におけるHbA1cの目標値は7.0％未満である。

治療　糖尿病性腎症とDKDの治療は，糖尿病の治療（血糖コントロール）ならびにCKDの治療（腎疾患重症化予防）に準ずる。特に第2期では，次の病期へ重症化させないように血糖コントロールを良好にすることが重要となる。

**■糖尿病透析予防指導管理料**
透析患者は毎年増加している。なかでも糖尿病性腎症は透析導入数第1位の疾患であり，糖尿病の重症化予防が重要視されている。この診療報酬の適用は第2期からである（p.13参照）。よって，微量アルブミン尿の早期発見が重要となり，チーム医療で早期に重症化予防を行うことが求められている。

# 7. 腎硬化症

病態と原因　高血圧が長期間にわたって続くことにより，腎臓の輸入細動脈や糸球体が硬化して腎障害を引き起こす疾患を腎硬化症という。腎硬化症は年々増加傾向にあり，重症化すると透析に至る疾患である。

症状　高血圧症とCKDの症状に準ずる。症状がほとんど現れないことも多い。

診断・検査　高血圧症の治療歴があり，GFRの低下（CKDの診断・検査の項参照）がみられ，他の腎疾患がない場合に腎硬化症が疑われる。確定診断は腎生検により病理学的に行われる。

治療　高血圧症とCKDに準ずる。

# 8. 血液透析，腹膜透析

**病態と原因**　　末期腎不全では，腎代替療法とよばれる腎臓の代わりをする治療が必要となる。腎代替療法には，大きく分けて透析療法と腎臓移植の2つがある。

　透析療法には**血液透析**（HD，hemodialysis）と**腹膜透析**（PD，peritoneal dialysis）がある。透析導入に至る原疾患は，糖尿病性腎症が最も多く，次いで慢性糸球体腎炎が多い。最近微増しているのは腎硬化症と原疾患不明である。他にも多発性嚢胞腎，慢性腎盂腎炎，急速進行性糸球体腎炎，SLE（全身性エリテマトーデス）腎炎などが原疾患となる。

**症　状**　　透析導入後，やがて尿閉する。尿閉により，老廃物，水分，電解質などの排泄障害が顕著に起こり，尿毒症，水分・塩分貯留による体重増加，電解質異常（高カリウム血症，高リン血症）などの症状が出現する。

　高リン血症が長期間続くと**二次性副甲状腺機能亢進症**や**腎性骨異栄養症**が起こる。また，エリスロポエチン分泌低下による腎性貧血が起こる。体重コントロールが不良であると，**不均衡症候群**を起こしやすくなる。

　維持透析期では，透析中の体タンパク質や遊離アミノ酸の漏出，代謝性アシドーシス，尿毒症による食欲低下などにより，体タンパク質異化亢進状態となる。維持透析患者では，低栄養（malnutrition），炎症（inflammation），動脈硬化（arteriosclerosis）の3つがお互いに悪影響を及ぼす**MIA症候群**が発生する。

**診断・検査**

　**a．透析導入**　　血清クレアチニン値が5～7 mg/dLまで上昇，eGFRが10 mL/分/1.73 m² 未満まで低下すると透析導入が検討される。

　**b．維持透析**　　定期的に中2日明けの透析前と透析後に採血を行っている。栄養アセスメントのための身体計測は，透析前後どちらかに決めてモニタリングする必要がある。

- 低栄養による血清アルブミン値低下が起こりやすい。血清トランスサイレチン値や総鉄結合能（TIBC）の測定も有用である。
- たんぱく質の摂りすぎでは，BUNと血清リン値が同時に上昇する。
- 血清カリウム値が上昇しやすい。透析患者の高カリウム血症は危険である。
- 血清リン値が上昇しやすい。食事以外では，透析不足で上昇することもある。
- **Kt/V**（ケーティーオーバーブイ）により透析効率を評価する。
- **nPCR**（標準化タンパク異化率）により体重1 g当たりのたんぱく質摂取量を評価する。
- 透析患者の**ドライウエイト**（透析後の基礎体重）は心胸比などで決められる。透析患者の体重増加は水分貯留によるものである。体重増加量は，中2日明けた透析前の体重がドライウエイトに対して5％増までを目安とするが，体格により目標とする体重増加量を弾力的に決める必要がある。

**■透析患者数の推移**

　透析患者数は2022年末現在で約34万7,500人に達している。透析患者1人当たりの年間医療費は，約450万円である。低栄養による合併症を抱える患者では年間医療費が800万円程度かかる場合もある。透析患者の医療費自己負担はないが，医療費増加の一因ともなっており，国は現在，腎疾患の重症化予防に力を入れている。

**■血液透析患者の体重管理**

　維持透析患者は体内に水分がたまることにより体重が増加し，透析により余分な水分を除去する。このため，水分制限に目が行きがちであるが，本質的には塩分制限を優先することが正しい。実際，排尿の停止による塩分貯留で喉が渇きやすくなる。体内では塩分量に対して水分量が決まる。摂取食塩1 g当たり，約110 mLの水が貯留することになる。

- 体内水分量の影響を受けるBIA法は透析後に行うことが望ましい。
- CRPが慢性的に微増する（微弱な炎症が続き，体タンパク異化が亢進する）。
- 腎性貧血により血中Hb・Ht値が低下しやすい。
- 酸の蓄積による代謝性アシドーシスを起こしやすい。

**治療**

**a．血液透析** 血液透析は，4時間の透析を週3回，医療施設内の透析室で行う（図14-6）。病態や症状により，透析回数や透析時間を調整する。透析膜からなる透析器（ダイアライザー）は種類やサイズがあり，体格や患者との相性などにより選択される。ブラッドアクセス用に内シャントが作られる。

> **シャント**
> 透析を行うために，大量の血液が通るルートであるブラッドアクセスが必要となる。腕の動静脈をバイパスさせるシャントが作られる。

**b．腹膜透析** 就寝中に器械を使って透析を行う自動腹膜透析（APD, automated peritoneal dialysis）と，日中に数回透析液バッグを交換する連続携行式腹膜透析（CAPD, continuous ambulatory peritoneal dialysis）がある（図14-7）。いずれも日常生活の中で透析を行い，月に1～2回の通院を必要とする。

**c．食事療法** 透析の方法に応じた食事療法が行われる（表14-10）。

**d．栄養ケア・マネジメント** 維持透析患者は体タンパク質異化亢進状態にあるため，栄養ケア・マネジメントが重要となる。透析患者の栄養スクリーニングにはYamadaらのGNRIが使用される。

GNRI = 1.489 × 血清Alb値（g/dL）× 10 + 41.7 ×（現体重／理想体重）*

*理想体重はBMI = 22を用いる。現体重＞理想体重の場合，現体重／理想体重 = 1とする。

算出値91以下で栄養障害リスクあり，92以上で栄養障害リスクなしと判定する。

透析患者の栄養アセスメントでは，SGAやMIS（malnutrition inflammation score）が使用される。透析患者は身体構成成分の評価が重要となるため，上腕測

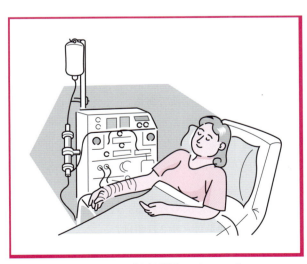

図14-6　血液透析のイメージ

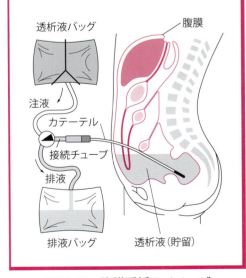

図14-7　腹膜透析のイメージ

8. 血液透析，腹膜透析　　**185**

### 表14-10　透析療法における食事療法基準

| ステージ5D | エネルギー(kcal/kgBW/日) | たんぱく質(g/kgBW/日) | 食塩(g/日) | 水分 | カリウム(mg/日) | リン(mg/日) |
|---|---|---|---|---|---|---|
| 血液透析(週3回) | 30〜35[注1,2] | 0.9〜1.2[注1] | <6[注3] | できるだけ少なく | ≦2,000 | ≦たんぱく質（g）×15 |
| 腹膜透析 | 30〜35[注1,2,4] | 0.9〜1.2[注1] | PD除水量(L)×7.5+尿量(L)×5 | PD除水量+尿量 | 制限なし[注5] | ≦たんぱく質（g）×15 |

注1) 体重は基本的に標準体重（BMI＝22）を用いる。
注2) 性別，年齢，合併症，身体活動度により異なる。
注3) 尿量，身体活動度，体格，栄養状態，透析間体重増加を考慮して適宜調整する。
注4) 腹膜吸収ブドウ糖からのエネルギー分を差し引く。
注5) 高カリウム血症を認める場合には血液透析同様に制限する。

出典）日本腎臓学会：慢性腎臓病に対する食事療法基準2014年版より引用

定やBIA法による身体測定を行う。

**e．薬物療法**　　降圧治療のためにレニン・アンジオテンシン系阻害薬が使用されるが，副作用に高カリウム血症がある。腎性貧血の治療にはヒトエリスロポエチン（rHuEPO）製剤が使用される。

その他，カルシウムとリンをコントロールすることで副甲状腺ホルモンの過剰分泌を抑制し，二次性副甲状腺機能亢進症による合併症の悪化を防ぐ。経口吸着薬（吸着炭，カリウム吸着薬，リン吸着薬）や活性型ビタミンD₃製剤が使用される。

---

### 第14章　学習チェックリスト

□ 急性・慢性糸球体腎炎の食事療法について理解できましたか
□ ネフローゼ症候群の病態について理解できましたか
□ 急性腎不全・慢性腎不全の病態について理解できましたか
□ CKDの基礎，重症度分類（ステージ分類）について理解できましたか
□ CKDの治療について理解できましたか
□ 糖尿病性腎症の病期分類と栄養・食事療法について理解できましたか
□ 血液透析・腹膜透析の基礎について理解できましたか
□ 血液透析・腹膜透析の治療について理解できましたか

---

**参考文献**

日本腎臓学会：腎疾患の生活指導・食事療法ガイドライン，東京医学社，1998
日本腎臓学会：CKD診療ガイド2012，東京医学社，2012
日本腎臓学会：エビデンスに基づくCKD診療ガイドライン2013，東京医学社，2013
日本腎臓学会：慢性腎臓病に対する食事療法基準2014年版，東京医学社，2014

# 第15章 神経疾患

脳は障害部位によりさまざまな症状を呈し，摂食嚥下機能に障害を引き起こすことも少なくない。脳血管疾患は病期によって治療法や栄養管理のポイントが異なる。認知症では，アルツハイマー型認知症のほかに，レビー小体型認知症，血管性認知症などがありそれぞれ原因や臨床像が異なる。また，パーキンソン病や筋萎縮性側索硬化症などの神経難病はそれぞれ特有の運動障害を呈するので，この章ではこれらの疾患について理解する。

## 1. 神経系の基礎知識

◼ 基底核
　被殻と尾状核を合わせて線条体とよび，構造と機能はほぼ同じである。一方，被殻と淡蒼球を合わせてレンズ核というが機能は別々である。被殻と線条体は主に黒質神経細胞からの投射線維が多い。黒質神経細胞はドパミンを神経伝達物質とするため線条体のドパミン濃度は高い。

　神経系は中枢神経系と末梢神経系の大きく2つに分けられる。中枢神経系には大脳のほかに，脳幹（中脳，橋，延髄），小脳，脊髄が入る。神経系は障害される部位によって多彩な症状を呈するという，他の臓器にはない特徴を有しており，そのため症候のみから診断が可能な場合が少なからずある。

　大脳には神経細胞が密集している大脳皮質と大脳基底核が含まれ，さらに大脳皮質は，前頭葉，頭頂葉，側頭葉，後頭葉に分けられる。

　前頭葉は，ヒトで最も発達した部位で，意志，意欲，抽象概念，自制心などを司ると同時に，運動や言語や注視の中枢と運動のプログラムを組み立てる部位が存在する。頭頂葉は触覚や痛覚などの体性感覚の中枢があり，後頭葉からの視覚情報や

表15-1　大脳皮質の主なはたらき

| 葉 | 代表的な部位 | 主なはたらき |
|---|---|---|
| 前頭葉 | 前頭連合野 | 精神活動 |
| | 前頭眼野 | 注視 |
| | ブローカ野 | 言語性出力（優位半球） |
| | 一次運動野（中心前回） | 随意運動 |
| 頭頂葉 | 一次体性感覚野（中心後回） | 体性感覚 |
| | 体性感覚連合野 | 感覚情報の統合と認知 |
| | 縁上回 | 感覚情報，視覚情報による物体認識 |
| | 角回 | 読み，書き，計算などに関係（優位半球） |
| 側頭葉 | 聴覚野 | 聴覚 |
| | ウェルニッケ野 | 言語性入力（優位半球） |
| | 側頭連合野 | 視覚性認知 |
| | 海馬 | 記憶 |
| 後頭葉 | 視覚野 | 視覚 |

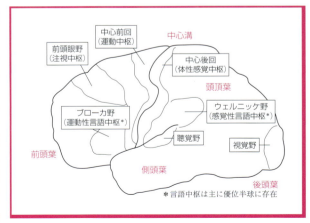

図15-1　大脳皮質の機能局在
（ヒトの大脳皮質皮質構築（ブロードマン，1909）を参考に作成）

側頭葉からの聴覚情報を統合した読み書き，言語理解，空間認知や数の中枢がある。側頭葉には聴覚中枢に加えて記憶や情動に関する部位があり，後頭葉には視覚中枢が存在する（図15-1，表15-1）。

大脳基底核および視床は運動と感覚の中継核として機能している。脳幹には大脳と脊髄を結んで運動出力と感覚入力を運ぶ伝導路が通るほか，目鼻口耳など頭部にある器官からの感覚入力や眼球や顔面，喉への運動出力の中継核が存在する。摂食嚥下に関する中枢は延髄にある。

以上のように，司る機能が異なるため，障害される部位によって特有の運動や感覚の症状を呈するようになる。

# 2. 脳梗塞，脳出血，クモ膜下出血

血管の閉塞や破綻などにより突然神経症状が現れた状態の総称を脳卒中といい，要介護になる最大の原因である。脳血管の狭窄，閉塞などによる虚血性疾患と脳血管の破綻による出血性疾患に分けられる（表15-2）。いずれも血管の疾患であり，心筋梗塞や狭心症，閉塞性動脈硬化症など，他の臓器の血管障害を合併しやすい。

## （1）脳 梗 塞

虚血性の疾患である脳梗塞（cerebral infarction）は，脳血管が詰まることによりその血管が栄養を提供していた範囲の脳の組織が壊死する疾患である。

病態と原因　　原因により分類される。比較的太い動脈がアテローム性動脈硬化により内腔が狭窄ないしは閉塞することで起こるアテローム血栓性脳梗塞，脳の細い穿通動脈の硬化（リポヒアリノーシス）により起こるラクナ梗塞，心房細動により左心房内の血液の流れが淀んだため形成された血栓（血液の塊）が脳の動脈に運ばれて起こる心原性脳塞栓症と，その他に分類される（表15-2）。動脈硬化の促進因子として高血圧症，糖尿病，脂質異常症などの生活習慣病，喫煙，大量飲酒などがあげられる。心房細動の原因は加齢によるものがほとんどである。

症 状　　梗塞を起こす部位によって，眼球共同偏倚，片麻痺，感覚障害，同名半盲のほか，失語や半側空間無視といった高次脳機能障害などさまざまな症状を呈

### 優位半球と劣位半球

右手利きの人の優位半球はほぼ左である。右手利きの場合ブローカ野やウェルニッケ野などの言語中枢は左のみに存在する。一方、空間認知は劣位半球すなわち右半球が優位となり、左半側空間無視は右より起こる頻度が高い。

### アテロームとラクナ

アテロームとは粥腫と書くこともあるが、動脈壁がコレステロールの沈着や炎症により粥状に変性する状態をいう。一方、ラクナとはラテン語で窪みという意味であり、この場合は直径1.5cm以内の小梗塞を指す。

### 同名半盲

視覚を司る後頭葉の一側性障害により、障害を受けた側とは反対側の視野からの情報を知覚することができない。

## 表15-2　脳卒中の分類

| | | | |
|---|---|---|---|
| 虚血性 | 脳梗塞 | アテローム血栓性脳梗塞 | 中〜大径の動脈の狭窄・閉塞 |
| | | ラクナ梗塞 | 細動脈の狭窄・閉塞 |
| | | 心原性脳塞栓症 | 心臓内の血栓による脳動脈の閉塞 |
| | | その他（動脈解離など） | |
| 出血性 | 脳出血 | | 脳実質の動脈の破綻 |
| | クモ膜下出血 | | 脳表面の動脈の破綻 |

する。口腔や咽頭の知覚低下や嚥下筋の運動麻痺により摂食嚥下困難となることも少なくない。広範な大脳半球の梗塞や脳幹被蓋を含む広範な脳幹梗塞では意識障害をきたす。

診断・検査 脳の局所症状を呈し，かつそれを説明できる病変をMRIやCTの画像でとらえることが必要である。梗塞部位が発症後20分程度でMRI拡散強調画像で高信号域を示すため，MRIを用いれば発症後早期に診断が可能である。

治療

a. 急性期（発症後約1週間） 超急性期では血栓溶解や血栓回収が，それ以降急性期では抗血栓や脳保護の治療が優先となる。発症後4.5時間以内に治療が開始できる適応症例に対しては，劇的に改善する可能性があるt-PA（組織プラスミノゲン活性化因子）を使った血栓溶解療法を行うことができる。また，発症8時間以内に治療が開始できる適応症例ではデバイスを用いた血栓回収療法が可能であるが，まだ治療施設が限られる。また，発症24時間以内であれば，脳保護薬の投与を開始する。これらの治療以外は原因別に治療を行う。

心原性脳塞栓症では，急性期の再発予防にヘパリン持続静注やワルファリン内服による抗凝固療法を行う。アテローム血栓性脳梗塞の場合は，48時間以内であれば抗トロンビン薬の持続静注を，ラクナ梗塞の場合は，発症後7日目以内であれば抗血小板薬の点滴静注を開始する。いずれも再発予防の意味合いが強い。アテローム血栓性脳梗塞やラクナ梗塞で，飲水が可能であれば，経口抗血小板薬を早期に開始する。ストレス潰瘍が起きやすいので場合によってはプロトンポンプ阻害薬などを投与する。早期から患者の状態に合わせたリハビリテーションを開始する。

栄養補給は，悪化する可能性を考慮してはじめの数日は主として末梢静脈栄養である。水分出納と電解質管理が中心となる。意識清明で嚥下障害がないか，あるいは軽い場合は，積極的に経口摂取を開始する。この際，嚥下障害に配慮した食形態や，高血圧症や糖尿病，脂質異常症，CKDなどの合併症に配慮した食事内容を提供する必要がある。意識障害があるかあるいは中等度以上の嚥下障害を呈する場合は経鼻胃管からの経腸栄養を開始する。意識清明で嚥下障害がある場合は早期から摂食嚥下訓練を導入する。

b. 亜急性期（発症後約1週間〜1か月） 急性期から症状が安定するまでの期間であり，神経症状によって栄養摂取方法は異なる。嘔吐や合併症により経腸栄養が困難な場合以外は，積極的に摂食嚥下訓練を行い，少しでも食形態を普通なものに近づけていく。意識障害や摂食嚥下障害を呈し経鼻胃管からの経腸栄養の患者も回復に合わせてゼリーなどの嚥下しやすい食事を併用して訓練を行う。

c. 慢性期（発症後1か月あるいは神経症状がある程度固定） 慢性期はリハビリテーションと再発予防に主眼が置かれる。心原性脳塞栓症の場合は経口抗凝固薬を，アテローム血栓性脳梗塞やラクナ梗塞の場合は抗血小板薬を主体に，脳血管危険因子に応じた治療を継続する。すなわち，高血圧症，糖尿病，脂質異常症，CKDな

◘意識障害
意識状態の評価にはJCS（Japan coma scale）やGCS（Glasgow coma scale）などがある。JCS20〜300，GCS10〜3では経口摂取は難しい。

どの基礎疾患の治療となる。

栄養補給は，消化管の機能に問題がない症例では，摂食嚥下機能が保たれていれば経口摂取を，意識障害や摂食嚥下機能に障害があり経口摂取が困難な場合は経鼻胃管からの経腸栄養を行う。長期にわたり経腸栄養を行う必要がある場合は胃瘻を検討する。再発防止には栄養・食事療法や栄養食事指導，禁煙や病態に合わせた飲酒の指導も重要である。栄養必要量はそれぞれの疾患の栄養基準に準ずるが，リハビリテーションの内容にも配慮する。摂食嚥下機能障害では食形態の調整，片麻痺により食器の使用が困難な場合には食べやすい食器の利用など，個々に適した食事および食環境の整備が必要である。

**予　後**　　患者によっては劇的な改善を示すが，多くの患者が後遺症をもちながら生活することとなる。

## （2）脳　出　血

脳出血（cerebral hemorrhage）は脳実質の血管の壁が壊死により破綻し血腫ができ，周りの組織を圧迫して症状を呈する疾患である。

**病態と原因**　　ほとんどが高血圧症に伴う細動脈壊死のための脳血管の破綻のため起こる。その他，脳動静脈奇形や海綿状血管腫などの血管奇形，微小動脈瘤破裂などがある。大量飲酒は危険を増加させる。

**症　状**　　片麻痺や意識障害，眼球共同偏倚，運動失調など，出血を起こす部位と血腫の大きさによって症状はさまざまである。血腫が小さければ症状は軽い。

**診断・検査**　　頭部CTを施行すれば血腫は高吸収域を呈するため診断は容易である。

**治　療**　　安静と血圧のコントロールにより血腫を増大させないことが第一である。血腫の部位と大きさと意識障害の程度により，血腫除去術か保存的療法が選択される。保存的療法では抗脳浮腫薬を浮腫の程度によって投与する。栄養・食事療法は脳梗塞および高血圧症に準ずる。

**予　後**　　脳梗塞と同様であるが，急性期を乗り越えると脳梗塞より改善しやすい傾向がある。

## （3）クモ膜下出血

クモ膜下出血（SAH, subarachnoid hemorrhage）は，何らかの原因疾患により，クモ膜下腔に存在する脳表面の血管が破綻することで，クモ膜と脳組織の間に出血が生じる疾患である。クモ膜下腔に流入した血液により脳が圧迫され頭蓋内圧が亢進する。それにより激しい頭痛や意識の低下・消失をきたす。

**病態と原因**　　ほとんどの場合が脳動脈瘤の破裂によるものである。

**症　状**　　突然の頭痛と嘔吐が特徴的である。頭痛はバットで殴られたような激しい場合が多い。重症例では意識障害を起こし，呼吸停止に至ることも多い。

190　第15章　神経疾患

**認知機能障害**

　認知症では，記憶，言葉，運動，認知の障害（失語，失行，失認）や，遂行機能障害（目標設定・計画・実行・効果的行動の機能が障害され，目的をもった行動や動作の遂行が困難な状態）などが現れる。

**アミロイドβタンパク**

　アミロイドとは「デンプンのような」という意味である。アミロイド前駆体タンパクから酵素により切り出されて細胞外に分泌される。アルツハイマー型認知症では，アミロイド同士が「βシート」構造を取りながら重合することにより分解されづらくなり，細胞外にたまっていく。そして老人斑となる。

**タウタンパク**

　細胞骨格である「微小管」が多数束になって一本の長い神経線維「軸索」の中を，細胞体から軸索の終末まで通っており，栄養や神経伝達物質を細胞体から軸索終末まで，あるいは老廃物を軸索終末から細胞体まで運ぶためのレールとして機能している。その微小管をブリッジして固定している「微小管関連タンパク」の一種である。
　アルツハイマー型認知症では，タウタンパクが異常にリン酸化されると重合して分解されづらくなり「神経原線維変化」とよばれる塊となり細胞内にたまっていく。

---

**診断・検査**　頭部CTでヒトデ型の高吸収域を認める。出血源を特定するために，術前に脳血管撮影を行う。

**治療**　急性期は再出血を防ぐことが重要で，開頭手術により，動脈瘤頸部をクリッピングする方法が一般的である。開頭せずにカテーテルを用いた動脈瘤コイル塞栓術は，低侵襲なため高齢者や重症患者でも施行可能なことが多く，普及している。亜急性期は脳血管攣縮（バゾスパスム）に伴う脳梗塞の予防が重要となる。栄養・食事療法は脳梗塞に準ずる。

**予後**　死亡率が高く，生存例の場合も重度の後遺症が残ることが少なくない。

# 3. 認　知　症

　認知症（dementia）とは，認知機能障害（記憶障害，失語，失行，失認，遂行機能障害）を呈し，それによって社会的職業的に著しい機能低下を示した状態をいう。加齢による物忘れでは，それによって社会的あるいは職業的に機能低下することがない点で区別される。認知症は，変性性認知症と血管性認知症に分けられる。変性性認知症の代表的なものとしてアルツハイマー型認知症があるが，その他にレビー小体型認知症や前頭側頭葉変性症がある。いずれの場合も病状の進行とともに食事摂取が困難となる。

## （1）アルツハイマー型認知症

　高齢者の認知症患者の約半数を占め，最も頻度の高い認知症である。

**病態と原因**　まれに遺伝するが，多くは不明である。アミロイドβタンパクが細胞外にたまり「老人斑」を形成し，神経細胞内にリン酸化したタウタンパクが凝集し「神経原線維変化」を形成する。これらの変化が徐々に全脳に広がっていく。

**症状**　新しいことが覚えられなくなるという記銘力障害から始まる。物盗られ妄想もよくみられる。以前に覚えていた事柄も徐々に思い出せなくなり，生活に支障がでてくる。さらに，食物の認知障害や食事摂取の記憶障害，失算や空間認知障害による徘徊や失語，遂行機能障害などが出現して，さらに数年の経過で意欲低下が前面に出て臥床状態となる。

**診断・検査**　問診や認知機能検査にて認知機能障害がみられ，頭部CTや脳MRIでは海馬を中心とした大脳皮質の萎縮を認める。認知機能検査にはさまざまなものがあるが，代表的なものとして改訂長谷川式簡易知能評価スケール（HDS-R）やMini-Mental State Examination（MMSE）がある。見当識や言葉の記銘（情報を意味に変換して記憶する），計算や言葉の遅延再生などを検査し，得点化して評価する。HDS-Rは20点以下，MMSEでは23点以下で認知機能低下と判断する。認知症様症状を呈する内科的疾患は除外する必要がある。

**治療**　根本的な治療法はまだない。塩酸ドネペジル，ガランタミン，リバス

チグミンなどのコリンエステラーゼ阻害薬やNMDA型グルタミン酸受容体拮抗薬のメマンチンが，見かけ上進行を遅らせる可能性があり投与されている。病状が進むと食事を摂取しなくなるので，栄養補助食品の利用や胃瘻の検討が必要となる。

**予後** 緩徐進行性の経過をとり，数年から十数年で無言寝たきりとなる。

## （2）レビー小体型認知症

認知症の10〜30％程度とされている。アルツハイマー型認知症，血管性認知症とともに三大認知症の1つである。

**病態と原因** 不明である。リン酸化された変性 **αシヌクレイン** が広く大脳皮質の神経細胞内にたまってレビー小体となり認知機能障害をきたす。

**症状** アルツハイマー型認知症と類似した経過をとるが，いくつかの点で異なっている。すなわち，認知機能が変動しやすく，幻視やパーキンソン症状，立ちくらみなどの自律神経症状を伴うことがある。

**診断・検査** 変動する認知機能障害や幻視といった特有の精神症状，パーキンソン病様の症状など，臨床経過や症候を把握したうえで補助検査を併用する。補助検査として，**MIBG心筋シンチグラフィー** を用いてMIBGの心臓への取り込み減少を証明する。この検査所見はパーキンソン病とレビー小体型認知症に特異的である。

**治療** 対症療法が中心となる。塩酸ドネペジルが唯一保険適応薬である。パーキンソン病様の症状にはL-ドパ（レボドパ）が用いられる。

## （3）前頭側頭葉変性症

**病態と原因** 遺伝するものもあるが大部分は不明である。**TDP-43**（TAR DNA-binding protein 43 kDa）がリン酸化を起こして神経細胞の核内から細胞質へ移動し凝集することが特徴である一群と，リン酸化タウの神経細胞内への蓄積（ピック病とよぶ）により発症する一群がある。前者はさらに前頭側頭型認知症，進行性非流暢性失語症，意味性認知症などに分類される。

**症状** 進行性の失語症を呈したり，我が道を行くような自分勝手な振る舞いをしたり，こちらの問いかけにオウム返しに答えるのみ（反響言語）だったり，ある特定の言い回しのみを繰り返したり（滞続言語）する。アルツハイマー型認知症やレビー小体型認知症にはみられない，いわゆる人格変化・行動異常がみられる。

**診断・検査** 脳MRIや脳血流シンチグラフィーで前頭葉や側頭葉の障害を確認する。

**治療** 対症療法やケアが中心となる。環境に合わせて鎮静薬が処方される。

**予後** 緩徐進行性に数年から十数年，時に二十数年で無言寝たきりとなる。

## （4）血管性認知症

記憶を司る海馬や視床の出血や梗塞などの単独の脳血管障害，もしくは大脳白質

---

**◻αシヌクレイン**

遺伝性パーキンソン病の原因遺伝子として同定された産生タンパク質である。その後，レビー小体の主要構成成分であることがわかった。αシヌクレイン自体のはたらきは，シナプス関連タンパクの一種であること以外詳しいことは不明である。αシヌクレインがたまる疾患は，パーキンソン病，レビー小体型認知症のほか，多系統萎縮症がある。

**◻MIBG心筋シンチグラフィー**

MIBGはメタヨードベンジルグアニジンの頭文字で，交感神経終末から放出されるノルアドレナリンとよく似た物質である。通常，交感神経終末に取り込まれ，貯蔵，放出されるが，レビー小体型認知症とパーキンソン病ではMIBGの心臓への取り込みが減少する。

**◻TDP-43**

RNA結合タンパク質である。ALSや前頭側頭葉変性症の病巣にある神経細胞体に変性して凝集することがわかっている。

を中心に多数の箇所に及ぶ脳血管障害が成因となり，認知機能の低下が起こることがある。これを血管性認知症とよぶ。実際には脳血管障害にアルツハイマー型認知症が加わった病態が少なくなく，混合性認知症ということもある。障害の部位により，いわゆる「まだら呆け」を呈し脳梗塞や脳出血が起きるたびに認知機能が段階的に悪化する。診断，治療はそれぞれの脳血管障害の項目に準じる。

# 4. 変 性 疾 患

神経細胞が変性して体の動きが悪くなる疾患で，パーキンソン病や筋萎縮性側索硬化症などがある。体の運動だけでなく摂食嚥下機能も障害される。

## （1）パーキンソン病

パーキンソン病（Parkinson's disease）は，中高年期以降に好発し，人口1千人当たり1人と推定される。高齢になるほど発病率が増加し，介護保険制度の特定疾病に指定されている。

病態と原因 遺伝によるものもあるが，多くは遺伝歴がなく不明である。レビー小体型認知症と同様に，変性αシヌクレインが中脳黒質の神経細胞内にたまってレビー小体となり細胞障害を起こすとされている。黒質神経細胞の神経伝達物質はドパミンであり，パーキンソン病では黒質の主な投射先である被殻のドパミン濃度が低下する。それにより大脳基底核による運動の制御が障害され，症状が出現する。

症 状 はじめは片側の手や脚の震え（振戦）で気づかれることが多い。震えのない例（約30％程度）では片側の手の動きがぎこちなくなったり，歩行障害で発症する。震えは静止しているときに出現し運動を開始すると止まる特徴がある（静止時振戦）。動作が遅くかつ少なくなり（無動），静止時にもかかわらず使っていない筋に力が入ってしまう（筋強剛）ようになる。さらに進行するとすくみ足や加速歩行や小刻み歩行など特有の歩行障害を呈し，一旦バランスを崩すと立て直すことができず転倒してしまう（姿勢反射障害）ため歩行が困難になる。

この静止時振戦，無動，筋強剛，姿勢反射障害をパーキンソン病の四大徴候という。ほかに自律神経症状として，便秘，夜間頻尿，起立性低血圧を高率に伴う。

パーキンソン病にはヤールの重症度分類がある（表15-3）。

診断・検査 パーキンソン症候群を除外する。脳MRIでは異常のないことを確認する。ダットスキャンで被殻のドパミン濃度が低下していることを確認する。ヤールの3度以上の場合には進行性核上性麻痺，多系統萎縮症，大脳皮質基底核変性症との鑑別にMIBG心筋シンチグラフィーが有用である。

治 療

a. 薬物療法 治療の基本は薬物療法である。足りなくなったドパミンの補充を中心とした治療により症状は劇的に改善する。ドパミンは脳血管関門を通過で

## 表15-3 ヤールの重症度分類

| 1度 | 症状が片方の手足のみの状態で, 日常生活への影響はまだきわめて軽微 |
|---|---|
| 2度 | 症状が両方の手足にみられるが, まだ障害は軽く, 日常生活は多少の不自由はあっても従来通り可能であり, 歩行障害はないかあっても軽微である |
| 3度 | 症状が両方の手足にみられ, 典型的な前屈姿勢, 小刻み歩行がみられる。日常生活は自立しているが, 職種の変更などかなりの制約を受けている |
| 4度 | 両方の手足に強い症状があり, 歩行は自力では不可能であるが, 支えてもらえば可能である。日常生活でもかなりの介助を要する |
| 5度 | ベッドまたは車椅子の生活で, ほとんど寝たきり, 全面的介助を要する |

きないため, ドパミンの前駆物質である**L-ドパ（レボドパ）**と脱炭酸酵素阻害薬を合わせた合剤を投与する。しかし, レボドパ・脱炭酸酵素阻害薬合剤は高用量を10年位使用していると, ウェアリング・オフ現象（服薬後に数時間で良いオン状態になるが, 再び数時間で元に戻ってしまう現象）, オン・オフ現象（服薬時間に関係なく突然オフ状態になったり, その後再びオン状態になる現象）, ジスキネジア（意図せず勝手に体が動く不随意運動）などの運動合併症や幻覚妄想などの副作用が出現しやすくなる。そのため, 特に若年者に対してはレボドパ製剤ではなくドパミンの受容体に作用する**ドパミン作動薬**が用いられる。それ以外に, ドパミン放出促進作用のある**アマンタジン**, L-ドパの効果を増強させる種々の薬剤があり, 患者の年齢や症状, 求める運動機能によって薬剤の選択は異なる。

　　b. 栄養・食事療法　　症状の進行に伴い, 体重減少を認める。咀嚼・嚥下機能の低下や便秘, 薬剤の副作用による嘔気・食欲不振などにより食事摂取量が減少し, 低栄養に陥りやすいため, 頻回食や食事の形態調整, 栄養補助食品の利用等, 個々の状況に合わせた対応が必要となる。便秘には水分摂取も大切である。

　運動症状は食事摂取にも影響を及ぼすため, 薬剤の効果時間に食事が摂取できるようタイミングを合わせる。また, L-ドパの吸収阻害因子として胃酸濃度の低下や胃排出時間の延長, 胃の中の大量の食物の存在があげられているので, 服用の時間を考慮した食事が必要である。

## （2）パーキンソン症候群

　筋強剛, 無動, 姿勢反射障害などのパーキンソン病類似の症状を呈する疾患群である。変性疾患によるものと非変性疾患によるものがある。変性疾患には進行性核上性麻痺, 大脳皮質基底核変性症, 多系統萎縮症（特にパーキンソン型）などがあげられ, これらは原因が不明である。いずれも経過中に嚥下障害をきたす。

## （3）筋萎縮性側索硬化症

[病態と原因]　　**筋萎縮性側索硬化症（ALS, amyotrophic lateral sclerosis）**は, まれに遺伝性のこともあるが, 大部分は非遺伝性であり原因はわかっていない。前

頭側頭葉変性症の原因タンパクと同じTDP-43がリン酸化を起こして神経細胞の核内から細胞質へ移動し凝集し発症する。

症状　典型的には片側の手の筋萎縮と筋力低下から始まる。まれに片側下肢や喉，舌の筋萎縮と筋力低下から発症する。腱反射亢進や病的反射など錐体路徴候が診察上みられることが特徴である。診断時には著しい体重減少を認めることが多い。徐々に筋萎縮と筋力低下が強くなると同時に他の部位にも広がる。嚥下障害や舌の萎縮，構音障害などもみられる。次第に全身の筋萎縮が進み，呼吸筋の障害をきたし，人工呼吸器の装着が必要となる。骨格筋の変性や誤嚥により摂取エネルギー量が低下し，栄養状態は予後に影響を与える。

診断・検査　頸椎症など他の疾患を除外することが重要である。筋電図を用いて全身の筋に神経障害の所見（神経原性変化）を証明する。

治療

a. 薬物療法　現代の医学では治療困難な疾患であるため，合併症管理が中心となる。リルゾールが唯一進行を少し遅らせる治療薬である。

b. 栄養・食事療法　病状が進むと嚥下障害が出現するため，摂食嚥下機能に合わせた食事形態とする。また，食事摂取による疲労のため摂取量の低下がみられることもあり，栄養補助食品の利用等，効率的な栄養摂取の配慮が必要となる。

予後　変性疾患としては進行が早く，平均生存期間は発症後3～5年である。

## 第15章　学習チェックリスト

- □ 脳の大まかな構造やはたらきが理解できましたか
- □ 脳梗塞の症状が理解できましたか
- □ 脳出血の症状が理解できましたか
- □ 脳梗塞の急性期～慢性期の栄養・食事療法が理解できましたか
- □ アルツハイマー型認知症の症状の特徴について理解できましたか
- □ レビー小体型認知症の症状の特徴について理解できましたか
- □ 前頭側頭葉変性症の症状の特徴について理解できましたか
- □ パーキンソ病の薬物療法について理解できましたか
- □ パーキンソン病の食事療法について理解できましたか
- □ 筋萎縮性側索硬化症の臨床症状の経過と治療薬について理解できましたか

**参考文献**

・水野美邦編：神経内科ハンドブック第4版－鑑別診断と治療，医学書院，2010
・医療情報科学研究所編：病気がみえるvol.7　脳・神経，メディックメディア，2011
・村松譲兒：イラスト解剖学第8版，中外医学社，2014
・日本神経学会パーキンソン病治療ガイドライン作成委員会編：パーキンソン病治療ガイドライン2011，医学書院，2011

# 第16章 摂食障害

摂食障害（eating disorder）とは，主に神経性やせ症と神経性過食症をさし，極端な摂食制限，過食，自己誘発性嘔吐，過剰運動といった異常な行動と，身体像の歪み，やせへの執着などの精神面とで定義されている（日本摂食障害学会，2012）。食行動の異常により体重や栄養状態への影響が大きいため，栄養・食事療法は不可欠となる。この章では，その疾患の概要と栄養ケア・マネジメントのポイントを学ぶ。

## 1. 神経性やせ症

神経性やせ症（AN，anorexia nervosa）は一般的に神経性食欲不振症，拒食症とよばれることもある。少食でやせを維持する制限型と，やせを維持するために過食後に嘔吐や下剤の乱用で排出をするむちゃ食い／排出型がある。

**病態と原因**　　極端な摂食制限と高度のやせが特徴であるが，やせの原因になる**器質的な疾患**はない。主に10～20歳代の若い女性に多い。思春期に特有なストレス処理能力（**コーピングスキル**）が未熟なことを契機に，**やせ願望や肥満恐怖に基づく食行動の異常**（表16-1）によりやせをきたす。性格・家族的（親が過保護・過干渉で家族内葛藤があるなど）・社会的・心理的要因が複雑に絡み合った心と身体の病気である。

**表16-1　食行動の異常例**

| |
|---|
| 1．摂食制限 |
| 2．過食 |
| 3．排出行動 |
| 　　自己誘発性嘔吐，下剤や利尿 |
| 　　薬の乱用 |
| 4．その他 |
| 　　チューイング，食物貯蔵など |

出典）日本摂食障害学会監修：摂食障害治療ガイドライン，pp.26-27，医学書院，2012より作成

**症　状**　　やせに伴う身体所見や検査所見を認める（表16-2）。低年齢発症例では側弯や低身長も起こる。**骨粗鬆症**は後遺症になる。

**診断・検査**　　わが国では1989年に診断基準が示されている（表16-3）。アメリカ精神医学会の**DSM-5**（Diagnostic and Statistical Manual of Mental Disorders Fifth ed.）が最新の診断基準である（表16-4）。

**治　療**　　体重減少の程度に伴い，身体的な**栄養障害**と飢餓による精神症状は悪化するため，治療は行動療法など精神的治療とともに栄養・食事療法が中心となる。全身衰弱，重篤な合併症，標準体重の55％未満のやせの場合は緊急入院とする。過活動や事故等を防ぐために体重に合わせて**活動（行動）の制限**を行う。また，

□**摂食障害**
機能的な摂食障害と区別するため，中枢性摂食異常症ともよばれる。

□**器質的な疾患**
やせの原因になる器質的疾患には，視床下部腫瘍，慢性炎症性腸疾患，感染症，慢性膵炎，甲状腺機能亢進症，悪性腫瘍などがある。

□**チューイング**
一定時間にわたり，食べ物を口に入れ咀嚼し，飲み込まずにビニール袋などに吐き捨てるという行動を繰り返す。

□**側弯**
脊椎が横方向に弓なりに曲がったり，ねじれたりする。

□**DSM-5**
米国の「精神疾患の分類と診断の手引き」の第5版（2013年）。世界的な診断基準となっている。女性に限らない疾患であるため，無月経の項目は削除されている。

196　第16章　摂食障害

**◘吐きダコ**
　嘔吐のたびに歯が当たる手の甲にできるタコ。

**◘マロリー・ワイス症候群**
　激しい嘔吐・悪心を繰り返すため，急激に腹腔内圧が亢進し，食道・胃接合部付近の粘膜に裂創ができ，そこを出血源として吐血する。

**＊**DSM-5の診断基準には体重に関する具体的な数値は示されていない。成人の場合はBMIの数値で重症度を特定する。（軽度：17以上，中等度：16〜16.9，重度：15〜15.9，最重度：15未満）。また，「無月経」は削除されている。

**◘認知行動療法**
　「認知」とは，主に「ものの見方，とらえ方」を指し，「認知」にはたらきかけて気持ちを楽にする精神療法（心理療法）の一種。

### 表16-2　主な身体および検査所見

| | 身体所見 | 検査所見 |
|---|---|---|
| 制限型 | やせ，徐脈，低血圧，下肢の浮腫，皮膚乾燥，背部のうぶ毛，脱毛，便秘，基礎代謝の低下による低体温，卵巣機能低下による無月経 | 貧血，白血球減少，低血糖，脱水，電解質異常（Na低下，K低下），低タンパク血症，肝機能障害，高コレステロール血症，$T_3$低下，IGF-1低下 |
| むちゃ食い排出型 | 便秘，自己誘発性嘔吐による唾液腺の腫脹，歯のエナメル質の溶解，吐きダコ，食道炎やマロリー・ワイス症候群 | 高アミラーゼ血症，電解質異常（K低下，Cl低下），代謝性アルカローシス，肝機能障害，骨粗鬆症 |

無月経と骨粗鬆症に対する治療も必要となる。

　疾患の特殊性から，チームによる多方面からの取り組みが必要である。治療抵抗性を示すことの多い摂食障害に対して，医師，看護師，精神保健福祉士，臨床心理技術者および管理栄養士等による集中的かつ多面的な治療が計画的に提供されることを評価して，2012年**摂食障害入院医療管理加算**が設置された（p.12参照）。

　管理栄養士は，栄養状態の評価・判定のほか，専門知識を活かして，安心できる食事の提案や誤った栄養に関する知識の修正を行う。

　**a．精神的治療**　コーピングスキルの向上を図ることと，認知の偏りの修正が必要となるため，行動療法と認知療法を併用した**認知行動療法**が行われる。家族療法も有効とされる。

### 表16-3　厚生労働省の診断基準＊

1　標準体重の−20％以上のやせ
2　食行動の異常（不食，大食，隠れ食いなど）
3　体重や体型についての歪んだ認識（体重増加に対する極端な恐怖など）
4　発症年齢：30歳以下
5　（女性ならば）無月経
6　やせの原因と考えられる器質性疾患がない

（備考）1，2，3，5は既往歴を含む。6項目すべてを満たさないものは，疑診例として経過観察する。
出典）厚生省特定疾患・神経性食欲不振症調査研究班，1989

### 表16-4　DSM-5による診断基準の要約

**診断基準**

A．必要量に比べエネルギー摂取を制限し，年齢，性別，成長曲線，身体的健康状態に対し有意に低い体重に至る。有意に低い体重：正常の下限（BMI18.5）を下回り，子どもまたは青年では期待される最低体重を下回ると定義
B．有意に低い体重であるにもかかわらず，体重増加または肥満に対する強い恐怖，または体重増加を妨げる持続的行動がある
C．自分の体重または体型の体験の仕方における障害，自己評価に対する体重や体型の不相応な影響，現在の低体重の深刻さへの認識の持続的欠如

**病型分類**

制限型：最近3か月間に，再発のエピソードの中で，むちゃ食いや排出の行動（自己誘発性嘔吐，下剤，利尿剤，浣腸の誤った使用）がない。この亜型は，体重減少が主に食事制限，絶食，または過剰な運動で体重減少がなされたものを表している
むちゃ食い／排出型：最近3か月間に，再発のエピソードの中で，むちゃ食いや排出の行動（上記同じ）がある

**b．栄養・食事療法**　栄養状態や内分泌代謝の障害がみられる。むちゃ食い／排出型では，除脂肪体重の減少のほか，電解質の著しい低下や微量元素の欠乏，脱水もみられ，重篤な場合が多い。救命や精神的治療の導入のために栄養状態の改善が必要となる。経口摂取が困難で生命の危険が考えられる場合は，経腸栄養または中心静脈栄養を行う。栄養状態と病態を把握し，栄養療法開始時の栄養投与量は推定エネルギー必要量の半量以下とする。その後，体重増加を確認しながら徐々に増加させる。**リフィーディングシンドローム**（p.57参照）予防のために，血清のリン，カリウム，マグネシウム濃度，および血糖値には注意が必要で，頻回にモニタリングを行いながら慎重に投与する。

　食事は，1日3食を規則的な時間に摂取させ，少量から徐々に段階的に増量させていく方法が基本となる。

**c．薬物療法**　非定型抗精神病薬や精神安定剤が用いられるが補助的なものである。胃排出能改善薬や緩下剤は対症療法的に用いられる。

# 2. 神経性過食症

　**神経性過食症**（BN，bulimia nervosa）は，むちゃ食いを繰り返しながらも体重増加を防ぐために種々の不適切な**代償行為**を伴うが，ANと違って**やせに至らない**ことが特徴である。

**病態と原因**　20歳代の大学生，就業者，主婦に多く，近年の増加は著しい。男性より女性に多い。比較的短時間に大量の食物を摂取する「**むちゃ食い**」を繰り返す。むちゃ食いは**自制困難**で，日頃我慢している高エネルギー食品を食べる傾向にある。しかし，やせや体型への強いこだわりがあるため，過食後に自己誘発性嘔吐や下剤・利尿薬の誤用などの**排出**，激しい運動などを繰り返し，体重の増加を抑える。ANに比べると自分の行動についての認識があり，過食後に自己嫌悪感や無気力を伴う。感情的なストレスがきっかけで，むちゃ食いと排出のサイクルが始まることが多い。ANから移行することもある。

**症　状**　身体所見や検査所見としては，高エネルギー食品の**大量摂取に起因**するものと，**代償行為に起因**するものがある。体重はANほど減少せず正常範囲内で変動するため，低栄養による異常は少ない。食物の大量摂取の影響には，個人差はあるが，脂肪肝や脂質異常症，急性膵炎を認める。頻繁な嘔吐や下剤の乱用等の排出行為の影響は，ANのむちゃ食い／排出型とほぼ同様である。

　BNでは衝動的に行動をしたり，アルコールを乱用したりする傾向がみられる。過食は慢性化する場合もある。

**診断・検査**　最新のDSM-5の診断基準を表16-5に示す。

**治　療**　ANの治療同様，チーム医療が必要となる。認知行動療法，**対人関係療法**，集団精神療法などの精神的治療も同様に行われる。認知行動療法と薬物療法

□**代償行為**
　過食をして体重が増えるのを打ち消す行為。DSM-5では代償行為の程度で疾患の重症度を決めている。

□**対人関係療法**
　家族などの最も身近な人との現在の関係に焦点をあてて，問題となっているテーマについて戦略的に治療をする短期精神療法。

## 表16-5　DSM-5による神経性過食症の診断基準の要約

A. 反復する過食エピソード，過食エピソードは以下の両方によって特徴づけられる。
1. 他とははっきり区別される時間帯に（例：任意の2時間の間の中で），ほとんどの人が同様の状況で同様の時間内に食べる量よりも明らかに多い食物を食べる。
2. そのエピソードの間は，食べることを抑制できないという感覚（例：食べるのをやめることができない，または，食べる物の種類や量を抑制できないという感覚）
B. 体重の増加を防ぐための反復する不適切な代償行動，例えば，自己誘発性嘔吐；緩下剤，利尿薬，その他の医薬品の乱用；絶食；過剰な運動など
C. 過食と不適切な代償行動がともに平均して3か月にわたって少なくとも週1回は起こっている。
D. 自己評価が体型および体重の影響を過度に受けている。
E. その障害は，神経性やせ症のエピソードの期間にのみ起こるものではない。

の併用による治療が効果的である。

**a．栄養・食事療法**　　まずは，生活のリズムを正常化し，1日3食規則的な食事をとることとし，その継続を促す。食事日記を書くことは**セルフヘルプ**に効果的である。目標とする栄養量は，「日本人の食事摂取基準（2025年版）」に準ずる。代償行為により栄養不良にある場合には栄養状態の改善を図る。

**b．薬物療法**　　過食嘔吐症状には，抗うつ薬の**選択的セロトニン再取込み阻害薬**（SSRI）を認知行動療法と併用すると軽快する例があるが，内服を中止するとしばしば再発する。

> **◘セルフヘルプ**
> 自助。本人が自分の病気に取り組むこと。

---

## 第16章　学習チェックリスト

- [ ] 神経性やせ症の病態の特徴を理解できましたか
- [ ] 神経性やせ症制限型の症状を理解できましたか
- [ ] 神経性やせ症むちゃ食い/排出型の症状を理解できましたか
- [ ] リフィーディングシンドロームについて理解できましたか
- [ ] 神経性過食症の病態を理解できましたか
- [ ] 神経性過食症の代償行為による身体への影響を理解できましたか
- [ ] 摂食障害に対するチーム医療について理解できましたか

---

**参考文献**

・日本摂食障害学会監修：摂食障害治療ガイドライン，p15，医学書院，2012
・鈴木裕也：神経性食欲不振症とはなにか．臨床栄養；119（1）：19，2011
・鈴木眞理・西園マーハ文・小原千郷：摂食障害−見る読むクリニック，星和書店，2014
・難病情報センター　https://www.nanbyou.or.jp/
・厚生労働省難治性疾患克服研究事業「中枢性摂食異常症に関する調査研究班」神経性食欲不振症のプライマリケアのためのガイドライン，2007
・慶応義塾大学病院HP　https://kompas.hosp.keio.ac.jp/sp/contents/000583.html

# 第17章 呼吸器疾患

　　呼吸器疾患は，COPD（慢性閉塞性肺疾患）や気管支喘息といった慢性疾患，肺炎や肺結核等の感染症，肺がん，睡眠時無呼吸症候群と疾患群は多岐にわたる。呼吸器疾患と栄養障害については，限られた知見のみであるが，臨床の場で栄養状態の低下がみられる患者も少なくない。本章では，主にCOPDを中心に栄養管理が重要な疾患について理解する。

## 1. 呼吸器の基礎知識

### （1）肺の構造と防御機構

　喉頭から下方向へ続く気管は左右の肺に枝分かれし，さらに分岐して細くなり，肺胞につながり，肺胞の周囲には毛細血管が網の目のように張りめぐらされている（図17-1）。肺は酸素を体内へ取り込むという生理機能を有しているために，絶えず外から侵入する真菌，細菌およびウイルスなどの異物に曝されている。このため**異**

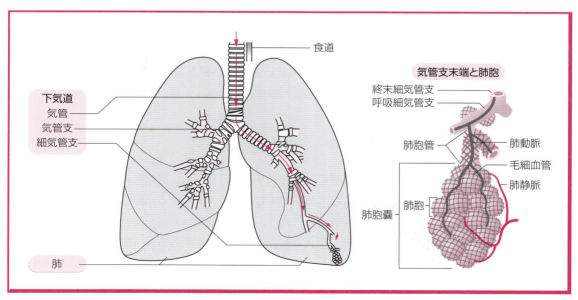

図17-1　気管と気管支の構造

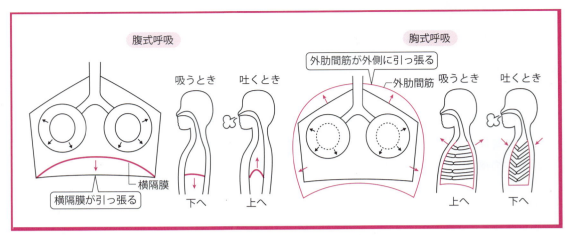

図17－2　腹式呼吸と胸式呼吸
出典）林　洋監修：初めの一歩は絵で学ぶ解剖生理学，p.47，じほう，2014

**物の侵入を排除する機構**が呼吸器には備わっており，気道における排除システムと肺胞における排除システムがある。

## （2）呼吸運動

　肺への空気の出入りの原理は，肺の外側にある外肋間筋や横隔膜が担っており，外肋間筋，内肋間筋および横隔膜などを総称して**呼吸筋**とよぶ。肺は胸腔といわれる胸部の空間の中におさまっているが，この胸腔が広がって容積が増えると，その分だけ肺に空気が吸い込まれるしくみになっている。胸腔の容積を広げるには，胸郭を広げる方法と横隔膜を下げる方法の2つがある。胸郭を広げるのは外肋間筋であり，肋骨につく骨格筋も，肋骨を引っ張り上げて胸郭が広がるのを助ける。**横隔膜**は，厚みのある骨格筋であり，ドームの屋根のように上に膨らんだ形をしている。収縮するとドームの屋根が下がり，その分だけ胸腔の容積が広がって，肺に空気が吸い込まれるしくみになっている（図17-2）。通常の呼吸では，吸気するために収縮した骨格筋が緩めば胸腔の容積が元に戻って息がはき出されるため，息を吐くのに努力を要しない。

## （3）ガス交換

　ガス交換とは，空気中の酸素を取り込み，体内の二酸化炭素を排出することである。ガスの分圧差によって**拡散**が生じることで行われる。肺胞では，酸素は濃度が高い肺胞内から濃度が低い血管内へ，二酸化炭素は濃度が高い血管内から濃度が低い肺胞内へと拡散する。酸素の拡散経路に異常が生じると，酸素が十分に拡散できない（拡散障害）。

◘**拡散**
　濃度（ガスの場合は分圧）に違いのある分子が，濃度（分圧）が高い方から低い方へ差がなくなるまで移動する現象。

# 2. 慢性閉塞性肺疾患（COPD）

**病態と原因**　慢性閉塞性肺疾患（COPD，chronic obstructive pulmonary disease）は「タバコ煙を主とする有害物質を長期に吸入曝露することなどにより生ずる肺疾患であり，呼吸機能検査で気流閉塞を示す。気流閉塞は末梢気道病変と気腫性病変がさまざまな割合で複合的に関与し起こる。臨床的には徐々に進行する労作時の呼吸困難や慢性の咳・痰を示すが，これらの症状に乏しいこともある」（日本呼吸器学会，2018）と定義される。COPD 疫学調査，NICE study（Nippon COPD Epidemiology Study）の結果では，日本人の70歳以上では約210万人がCOPDに罹患していると考えられており，男性に多い疾患である。

COPDは，末梢気道病変と気腫性病変がさまざまな割合で混在する状態であり，中枢気道，末梢気道，肺胞領域，肺血管に病変がみられるが，これらの病変はタバコ煙などの有害物質吸入による炎症が原因で，**喫煙はCOPDの最大の危険因子**である。また，COPD自体が肺以外にも全身性の影響（systemic effects）をもたらして併存症を誘発することから，近年ではCOPDは全身性疾患としてとらえられている。

**症状**　初発症状は**咳，痰，労作時の呼吸困難**（息切れ），**喘鳴**である。進行すれば体動時の呼吸困難の程度が増強し，右心不全症状が出現することもある。COPDのsystemic effectsとしては全身性炎症，栄養障害，骨格筋機能障害，心血管疾患（心筋梗塞，狭心症，脳血管障害），骨粗鬆症（脊椎圧迫骨折），抑うつ，糖尿病，睡眠障害，緑内障，貧血などが知られている。典型的な身体所見は重症になるまで出現しないことが多いが，次のような特徴的な所見がみられる。

- 樽状胸郭（barrel chest）：COPDによる**肺の過膨張**のために，肋骨が水平となり「樽型」の胸郭となり，腹部が突出する。
- 口すぼめ呼吸：気道内圧を高めることで呼気時の気道閉塞を緩和する**口すぼめ呼吸**を，無意識に行っていることがある。
- 胸郭の異常：肺の過膨張のために横隔膜が通常よりも低い位置に押し下げられるため，吸気時に下部肋間が内側に陥凹（かんおう）する。

**診断・検査**　気管支拡張薬吸入後の**スパイロメトリーで1秒率**（$FEV_1/FVC$）が70％未満であればCOPDと診断する（図17-3）。診断には，X線画像検査や心電図などにより他疾患を除外することが必要であり，COPDの気流閉塞における病期分類には，**予測1秒量**に対する比率（対標準1秒量：% $FEV_1$）を用い，気流閉塞の程度によりⅠ～Ⅳ期に分類される（表17-1）。

**治療**　COPDの管理目標は，①現状の改善〔症状およびQOLの改善，**運動耐容能**と身体活動の向上および維持〕，②将来リスクの低減〔増悪の予防，疾患進行の抑制および健康寿命の延長〕であり，全身併存症と肺合併症の予防・診断・治

---

◻**喘鳴**
呼気時に「ゼェー」「ヒュー」といった高音性の連続音が，聴診器なしで聴かれる病態。聴診上は連続性ラ音として聴取される。

◻**肺の過膨張**
息を吸って，吐ききる前に息を吸ってしまうことにより，空気が肺に残って肺が膨張してしまう。

◻**スパイロメトリー**
肺に出入りする空気の量を測定する検査。

◻**1秒率**
1秒間にどれだけ多く息をはけるかを示したもの。1秒量を努力肺活量で除して求める。

◻**$FEV_1$：1秒量**
努力呼出曲線から求められる1秒間の呼出量。

◻**FVC：努力肺活量**
最大吸気位から最大呼気位まで一気に呼出させたときの呼出量。

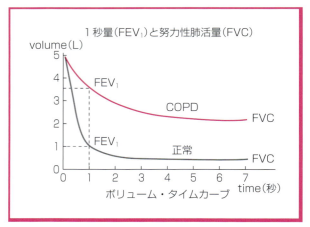

**図17-3　スパイロメトリー**

出典）杉浦久敏：イラストでわかる呼吸器内科学（一ノ瀬正和編），p.75，文光堂，2014

**表17-1　COPDの病期分類**

| 病期 | 気流閉塞の程度 | %FEV$_1$ | FEV$_1$/FVC |
|---|---|---|---|
| Ⅰ期 | 軽度 | 80%以上 | 70%未満 |
| Ⅱ期 | 中等度 | 50%以上80%未満 | |
| Ⅲ期 | 高度 | 30%以上50%未満 | |
| Ⅳ期 | きわめて高度 | 30%未満 | |

出典）日本呼吸器学会COPDガイドライン第5版作成委員会編：COPD（慢性閉塞性肺疾患）診断と治療のためのガイドライン第6版，メディカルレビュー社，2022

療は，①，②双方に通じる。この管理目標の達成は，疾患の進行抑制，生命予後の改善にもつながる（COPD診断と治療のためのガイドライン第6版）。**禁煙やインフルエンザワクチン接種**は，COPDの予防や進行の抑制に有用であるため，病期や症状の程度にかかわらず，すべての患者に推奨される。

　　**a．薬物療法**　　薬物療法は，呼吸困難の抑制や増悪の予防に効果があり，患者のQOLを改善させる。薬物療法の中心は気管支拡張薬であり，抗コリン薬，$\beta_2$刺激薬，テオフィリン薬の3系統がある。気道を拡張することで呼気の排出が容易になるとともに，肺の過膨張が改善され，運動耐容能も向上する。吸入ステロイド薬は，増悪を繰り返すような症例に対して用いられる。

　　**b．呼吸リハビリテーション**　　**呼吸リハビリテーション**は，呼吸困難の軽減，心身の機能の改善，QOLの向上と維持などを目的に行われる。患者は労作時の息切れのため，社会的孤立，抑うつなどを背景に加えながら呼吸困難を増していく悪循環が生じる（図17-4）が，運動療法の導入と身体活動性の維持を中心とする呼吸リハビリテーションは，この悪循環を断ち切る効果がある。そのプログラムはチーム医療で行われるが，**栄養食事指導は重要な構成要素の1つ**である。

　　**c．酸素療法**　　肺機能の低下が進み，低酸素血症を示す患者は，家庭で酸素を吸入する在宅酸素療法を行うことで，生存期間の延長とQOLの向上が図られる。

◘呼吸リハビリテーション
　呼吸器の病気によって生じた障害をもつ患者に対して，可能な限り機能を回復あるいは維持させ，これにより患者自身が自立できるように継続的に支援していくための医療。

**d. 栄養・食事療法**　日本のCOPD患者は，欧米の患者と比べて栄養障害の頻度が高い。また，体重減少の頻度も高く，中等度以上の体重減少では筋タンパク質量の減少も伴い，マラスムス型のたんぱく質・エネルギー栄養障害（PEM，第9章参照）を呈する。体重減少は気流閉塞とは独立したCOPDの予後因子であるため，体重減少がみられる患者は積極的な栄養・食事療法を行う必要がある。

①**栄養評価**：気流閉塞や肺過膨張により，呼吸筋のエネルギー消費が増大している。COPD患者の安静時エネルギー消費量（REE）は予測値の120〜140％に増加している。したがって栄養・食事療法のエネルギー量や組成を決定するうえで，安静時エネルギー消費量を測定することが望まれるが，実際の臨床において測定は容易ではない。そのため，簡便な栄養評価方法である体重測定を定期的に行い，％IBWやBMIを指標として経時的な変化を評価することが重要である。さらに，筋タンパク質量や体脂肪量といった身体組成の評価を行うことも大切である。日本呼吸器学会による推奨される栄養評価項目を示す（表17-2）。

②**栄養・食事療法**：％IBW＜90％の場合は，栄養障害が高度になる前に栄養治療を開始する必要がある。食事摂取量を増加することが困難な場合や体重減少が進行する場合には，経腸栄養剤による経口栄養補給を考慮する。総エネルギー摂取量の目標は，実測REEの1.5倍，予測REEの1.7倍とする。炭水化物の過剰投与は二酸化炭素の産生を増加させ，換気の負担になる可能性が指摘されているが，総エネルギーが過量でなければ二酸化炭素には影響しないという報告があること，筋タンパク質の異化抑制やタンパク質合成促進を目的とした分岐鎖アミノ酸（BCAA）強化栄養剤や，全身性炎症の制御を目指したn-3系脂肪酸強化栄養剤の有効性が報告されているが，最適な栄養治療法についてのコンセンサスは得られていないことから，栄養・食事療法は，患者の栄養摂取状況を十分把握し，栄養補助食品を効果的に利用するなど包括的に行う。

③**栄養食事指導**：体重減少のみられないCOPD患者において，食後代謝が亢進して

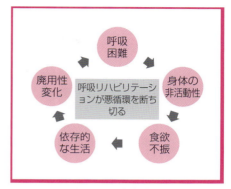

**図17-4　息切れの悪循環**

**表17-2　推奨される栄養評価項目**

- ●必須の評価項目
  - ・体重（％IBW，BMI）
  - ・食習慣
  - ・食事摂取時の臨床症状の有無
- ●行うことが望ましい評価項目
  - ・食事調査（栄養摂取量の解析）
  - ・簡易栄養状態評価表（MNA®-SF）
  - ・％上腕周囲長（％AC）
  - ・％上腕三頭筋皮下脂肪厚（％TSF）
  - ・％上腕筋囲（％AMC：AMC＝AC－π×TSF）
  - ・体成分分析（LBM，FM，BMC，SMI）
  - ・血清アルブミン
  - ・握力
- ●可能であれば行う評価項目
  - ・安静時エネルギー消費量（REE）
  - ・RTP測定
  - ・血漿アミノ酸分析（BCAA/AAA）
  - ・呼吸筋力
  - ・免疫能

出典）日本呼吸器学会COPDガイドライン第6版作成委員会編：COPD（慢性閉塞性肺疾患）診断と治療のためのガイドライン第6版，メディカルレビュー社，2022

第17章　呼吸器疾患

## 表17-3　食事中の呼吸困難緩和の指導

| 食欲不振 | エネルギーの高い食事から食べる<br>可能なかぎり好きな食物を取り入れる<br>食事の回数を増やす<br>呼吸器疾患と栄養の意義を理解させる<br>食べられる量を一皿に盛り分ける<br>栄養補助食品の利用 |
|---|---|
| すぐに満腹 | エネルギーの高い食事から食べる<br>食事中の水分摂取を控える。炭酸飲料は避ける<br>冷たい食事のほうが満腹感が少ない |
| 息切れ | 食事の前の十分な休息をとりゆっくりと食べる<br>気管支拡張薬の使用，食前の排痰<br>咀嚼中の口すぼめ呼吸，食事中の姿勢，軽い食器の利用<br>食事中の酸素吸入量の検討 |
| 疲労感 | 食事前の十分な休息<br>食事の準備に手間をかけない<br>食事中の動作の単純化<br>疲労感の少ない時間帯にできるだけ食べる |
| 腹満感 | 息切れを緩和して，空気の嚥下を避ける<br>少量ずつ回数を増やす<br>急いで食べない<br>ガスを産生する食物，食材を避ける |
| 便　秘 | 適度な運動と繊維質の多い食事 |
| 歯周病 | 適切な歯科の治療，口腔ケア |

出典）日本呼吸器ケア・リハビリテーション学会呼吸リハビリテーション委員会編：呼吸リハビリテーションマニュアル－患者教育の考え方と実践－，日本呼吸器ケア・リハビリテーション学会，p.105，照林社，2007

いるとの報告もみられ，食事という行為が負荷になっていることが示唆されている。食事摂取に積極的になれない要因は患者により異なるため，その要因を把握し対処する。身体活動の維持に必要なエネルギー量を摂取するために，栄養食事指導は重要である（表17-3）。

# 3. 気管支喘息

**病態と原因**　気管支喘息（bronchial asthma）は，「気道の慢性炎症を本態として，変動性を持った気道狭窄による喘鳴，呼吸困難，胸苦しさや咳などの臨床症状で特徴づけられる疾患である」（日本アレルギー学会，2021）と定義される。すなわち，気道炎症に基づいた気流制限や気道収縮物質に対する反応性の亢進といった機能変化から，咳，喘鳴，呼吸困難などの臨床症状を示す疾患である。喘息は I 型アレルギーが関与するアトピー型（IgE依存症）と I 型アレルギーが関与しない非アトピー型（IgE非依存症）に分類される。喘息の危険因子は，表17-4のとおりである。

**症　状**　繰り返す咳，喘鳴，呼吸困難が主な症状である。症状の発現は，夜間から早朝にみられることが多いが，内因性カテコールアミン・コルチゾールの分泌の日内変動や夜間睡眠時の口呼吸による気道の冷却が要因と考えられている。運動による過呼吸や気圧変動によっても症状は悪化する。

◘**可逆性の気流制限**
　$\beta_2$刺激薬（気管支拡張薬）などの吸入により，1秒量の改善がみられる。

**診断・検査**　発作時の呼吸困難，息苦しさ，咳，喘鳴といった症状と可逆性の気流制限および器質的心疾患の除外により総合的に診断される。

**治　療**　急性期における発作の治療とともに慢性期のコントロールが重要である。長期管理により可能な限り呼吸機能を正常化し，患者のQOLを改善する。

　　**a．誘因の除去**　ダニなどの吸入アレルゲン，喫煙，大気汚染，ウイルス性呼吸器感染症などの原因因子を除去する。

　　**b．薬物療法**　長期管理薬は症状の寛解，増悪予防目的で使用，主な薬剤は吸入ステロイドと気管支拡張薬である。発作治療薬は，咳，喘鳴，呼吸困難などの

表17-4 喘息の危険因子

| 1. 個体因子 | 2. 環境因子 | |
|---|---|---|
| 1) 遺伝子要素 | 1) 発病因子 | |
| 2) アトピー素因 | (1) アレルゲン | (4) 喫煙（能動・受動） |
| 3) 気道過敏性 | (2) 呼吸器感染症 | (5) 食物 |
| 4) 性差 | (3) 大気汚染（屋外・屋内） | (6) 鼻炎 |
| 5) 出生時体重や肥満 | 2) 増悪因子 | |
| | (1) アレルゲン | (9) 感情変化とストレス，過労 |
| | (2) 大気汚染（屋外・屋内） | (10) 刺激物質（煙，臭気，水蒸気など） |
| | (3) 呼吸器感染症 | (11) 二酸化硫黄・黄砂 |
| | (4) 運動ならびに過換気 | (12) 月経・妊娠 |
| | (5) 喫煙 | (13) 肥満 |
| | (6) 気象 | (14) アルコール |
| | (7) 食品・食品添加物 | (15) 鼻炎 |
| | (8) 薬物 | |

出典）日本アレルギー学会喘息ガイドライン専門部会編：喘息予防・管理ガイドライン2012，p.40，協和企画，2012

急性症状を抑制する目的で使用，短時間作用性$\beta_2$刺激薬などがある。

# 4. 肺 炎

病態と原因 種々の原因による炎症が肺胞領域で起こる，肺実質の感染性のものを一般に **肺炎**（pneumonia）とよんでいる。肺炎は，一般細菌感染による細菌性肺炎と，病原微生物感染による非定型肺炎に大別される。細菌性肺炎との鑑別に有用な非定型肺炎の特徴は，表17-5のとおりである。黄色ブドウ球菌や嫌気性菌などの口腔内常在菌が関与している **誤嚥性肺炎** は，細菌性肺炎に分類される（誤嚥性肺炎，p.279）。

表17-5 細菌性肺炎と非定型肺炎の鑑別項目

1. 年齢が60歳未満
2. 基礎疾患がない，あっても軽微
3. 頑固な咳嗽がある
4. 胸部聴診上所見が乏しい
5. 喀痰がない，あるいは迅速診断で原因菌らしきものがない
6. 末梢血白血球数が10,000/$\mu$L未満である

| 1～5の5項目中 | 3項目以上陽性：非定型肺炎疑い |
|---|---|
| | 2項目以下陽性：細菌性肺炎疑い |
| 1～6の6項目中 | 4項目以上陽性：非定型肺炎疑い |
| | 3項目以下陽性：細菌性肺炎疑い |

出典）日本呼吸器学会呼吸器感染症に関するガイドライン作成委員会編：成人市中肺炎診療ガイドライン，日本呼吸器学会，2007

症状 細菌性肺炎の症状は，**咳嗽**，**膿性痰**（がいそう），悪寒，発熱である。血液検査では，白血球増加，CRP高値が認められる。一方，非定型肺炎では膿性痰は伴わず，細菌性肺炎に比べ発症が緩徐で発熱も軽いが，**乾性咳嗽** が強い。血液検査では，CRP高値が認められるが白血球増加は認められないことが多い。進行すると呼吸困難やチアノーゼを呈する。重症例では，呼吸不全により呼吸性アシドーシスを認める。

治療 抗菌薬を用いた化学療法が主体となる。原因菌を推定し，基礎疾患や年齢などの危険因子を評価して抗菌薬を選択する。

◘ 咳嗽

いわゆる「咳」である。痰を伴う湿性咳嗽と痰を伴わない乾性咳嗽に分けられる。

◘ 膿性痰

一般に細菌感染を疑う指標として認識されている。

# 5. その他の呼吸器疾患

## （1）肺 結 核

**病態と原因**　結核（tuberculosis）は，結核菌により引き起こされる病態で，**肺が最も冒されやすい**。感染様式は**飛沫による空気感染**である。結核菌に感染しても免疫機構がはたらくため，約90％の感染者は不顕性感染のまま生涯を通じて発病しない。感染後，早期に発症する一次結核と初感染から一定期間経過してから発症する二次結核があるが，多くは二次結核であり，そのほとんどが成人である。既感染率が高く，結核発病の危険が高いのは高齢者，ホームレスなどであるが，感染を受けた場合，発病しやすく重症化しやすいものとして，HIV感染，人工透析，低栄養，糖尿病などがある（結核患者の20％近くが糖尿病であることも報告されている）。

**症 状**　微熱，寝汗，全身倦怠感などが続くと結核が疑われ，体重減少や咳，痰が出現すると肺結核を強く疑う。進行すると血痰，胸痛などがみられる。

**診断・検査**　喀痰による抗酸菌検査（塗抹，培養）にて確定診断を行う。結核の補助診断として胸部X線写真やQFT-3Gなどがある。

**治 療**

**a．薬物療法**　結核化学療法の原則は，①治療開始時は感受性薬剤を3剤以上併用，②治療中は確実に薬剤を服用することを確認する，③副作用を早期に発見し適切な処置を行う，ことである。

**b．栄養管理**　結核病棟の入院患者の約20％は低栄養であり1990年代と同様であるとの研究報告もみられ，**積極的な栄養サポート**が必要な疾患である。結核患者では，入院時の栄養状態が退院時の転帰に関連することが明らかになっており，入院中の適切な栄養管理は大きな意義をもつ。

## （2）睡眠時無呼吸症候群

**病態と原因**　**睡眠時無呼吸症候群**（SAS，sleep apnea syndrome）は，夜間睡眠中に無呼吸または低呼吸の状態が頻回に出現し，その結果，日中傾眠などの種々の症状を呈する疾患の総称である。閉塞型と中枢型に大別される。多くは閉塞型である。閉塞型SASは，肥満に伴う上気道軟部組織への脂肪沈着や扁桃肥大，気道を構成する筋肉の保持力低下などが原因である。

**診断・検査**　閉塞型は，**ポリソムノグラフィ**で，閉塞性無呼吸の出現を認め，1時間当たりの無呼吸低呼吸イベント数である無呼吸低呼吸指数（AHI）が5以上のときに診断する。

**治 療**　閉塞型の場合，軽症では減量などの生活習慣の改善を，中等～重症では**鼻マスク式持続陽圧呼吸**（NCPAP）と**生活習慣の改善**を併用する。

---

**◆飛沫による空気感染**
感染者が咳をしたときのしぶき（飛沫）とともに結核菌が排出され，空気中で水分が蒸発し，結核菌のみで空中を浮遊する。

**◆QFT-3G（クォンティフェロンTBゴールド）**
結核菌感染の体外診断キット。

**◆ポリソムノグラフィ**
睡眠中に多項目の測定を同時に行い，呼吸，循環，睡眠の状態，覚醒反応などを評価する検査。

**◆NCPAP（ネーザルシーパップ）**
鼻マスクを装着し，そこから一定圧で空気を送り込むことで，気道の閉塞を防ぐ方法。

## 第17章　学習チェックリスト

- □ 肺の構造と異物排除システムを理解できましたか
- □ 呼吸運動のしくみについて理解できましたか
- □ 肺胞で行われるガス交換を理解できましたか
- □ COPDの病態を理解できましたか
- □ COPDの診断基準と病期分類を理解できましたか
- □ COPD患者の栄養状態を理解できましたか
- □ COPD患者に対する食事の工夫を理解できましたか
- □ 喘息の危険因子を理解できましたか
- □ 肺炎の分類について理解できましたか
- □ 肺結核と閉塞型睡眠時無呼吸症候群の病態を理解できましたか

## 参考文献

- ・林　洋：解剖生理学 からだの構造と働きがひと目でわかる，じほう，2014
- ・一ノ瀬正和編：イラストでわかる呼吸器内科学，文光堂，2014
- ・医療情報科学研究所編：病気がみえるVol.4　呼吸器，メディックメディア，2013
- ・日本呼吸器学会COPDガイドライン第6版作成委員会編：COPD（慢性閉塞性肺疾患）診断と治療のためのガイドライン第6版，メディカルレビュー社，2022
- ・千田金吾監集：Q＆Aでわかる呼吸器ガイドライン実践ブック，南江堂，2013
- ・橋本修編：慢性閉塞性肺疾患（COPD）のマネジメント改訂版，医療ジャーナル社，2010
- ・日本呼吸器ケア・リハビリテーション学会呼吸リハビリテーション委員会編：呼吸器リハビリテーションマニュアル－患者教育の考え方と実践－，照林社，2007
- ・石川朗：管理栄養士のための呼吸ケアとリハビリテーション，中山書店，2010
- ・日本アレルギー学会喘息ガイドライン専門部会編：喘息予防・管理ガイドライン2021，協和企画，2021
- ・日本呼吸器学会呼吸器感染症に関するガイドライン作成委員会編：成人市中肺炎診療ガイドライン，日本呼吸器学会，2007
- ・日本結核学会編：結核診療ガイドライン第4版，南江堂，2013
- ・睡眠呼吸障害研究会編：成人の睡眠時無呼吸症候群診断と治療のためのガイドライン，メディカルレビュー社，2013
- ・栗原美香ほか：COPD患者における食後代謝の検討．静脈経腸栄養；25：71-77，2010
- ・武内海歌ほか：肺結核患者の入院時栄養評価（第1報）．静脈経腸栄養；28：131-136，2013

# 第18章 血液系の疾患

血液系の疾患は，私たちの毎日の食事や栄養と密接に関連している点が多い。最も身近な血液に関する疾患である貧血の多くは，鉄，ビタミン$B_{12}$，葉酸などの特定の栄養素の欠乏がその主因となっている。白血病に代表される造血器腫瘍では，栄養・食事療法は治療のサポートとして重要である。本章では，血液に関する基礎知識をふまえ，貧血，出血性疾患，白血病についての概要と栄養・食事療法を学ぶ。

## 1. 血液の基礎知識

### (1) 血液とは

血液は，成人では体重の約8％を占め，体重60 kgの場合，4〜5 Lとなる。有形成分である血球（細胞）成分と，液体成分である血漿からなる（図18-1）。血球成分では赤血球がその多くを占め，白血球，血小板の3種からなる。血漿は水分が約90％であり，その他にタンパク質，糖質，脂質，電解質などからなっている。

血液は体内を循環する血管内では，流動性を保ち液体となっているが，採血した血液を試験管内に入れておくと，凝固作用により，ゲル状の沈殿物（血餅）と上澄

◆ 赤血球
　赤血球の主な役割は酸素の運搬である。これは，赤血球に含まれるヘモグロビンのはたらきによるものである。肺で酸素を受け取った赤血球は，それを全身の組織へ供給する。また，組織が排出する二酸化炭素を肺へと運搬する役割も担う。

◆ 白血球
　白血球の主な役割は体内に侵入した病原体や異物から体を守ることである。白血球は種類に応じてさまざまな機能をもっている。

◆ 血小板
　血小板の主な役割は止血（一次止血）である。傷ついた血管内皮下組織のコラーゲンに粘着した血小板は活性化し，血小板同士で凝集することで傷ついた血管をふさぎ止血に至る。

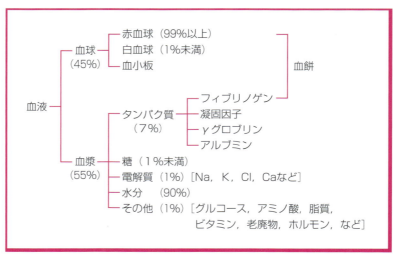

図18-1　血液の構成

## 表18-1　主な血液一般検査

| | 検査項目 | 基準値と注意点など | 試料 | 高値（増加）を示す疾患・病態など | 低値（減少）を示す疾患・病態など |
|---|---|---|---|---|---|
| 赤血球系 | 赤血球数 (RBC) | 男性：420-554×10$^4$/μL<br>女性：384-488×10$^4$/μL | 全血 | 真性赤血球増加症 | 貧血（ヘモグロビンが酸素運搬体の役割をはたすことから，ヘモグロビン量が最も重要な貧血の指標となる） |
| | ヘモグロビン量 (Hb) | 男性：13.8-16.6 g/dL<br>女性：11.3-15.5 g/dL | | | |
| | ヘマトクリット値 (Ht) | 男性：40.2-49.4%<br>女性：34.4-45.6% | | | |
| | 網赤血球 (Ret) | 0.5-2.0%<br>1-10×10$^4$/μL<br>絶対数での評価が重要 | 全血 | 溶血性貧血，大量出血，貧血からの回復期 | 再生不良性貧血，骨髄機能低下 |
| 白血球系 | 白血球数 (WBC) | 3,500-9,200/μL | 全血 | 【高度高値（50,000/μL以上）】白血病，骨髄増殖性腫瘍，重篤な感染症，悪性腫瘍<br>【軽度-中等度高値（10,000-50,000/μL）】感染症，自己免疫性疾患，ストレス，重症の代謝異常，薬物中毒，白血病，骨髄増殖性腫瘍，妊娠，副腎皮質ステロイド薬投与 | 再生不良性貧血，抗がん薬投与，薬物アレルギー，放射線照射，がんの骨髄転移，骨髄異形成症候群，悪性貧血，脾機能亢進症，腸チフス，ウイルス感染症，骨髄線維症，粘液水腫，AIDS，無顆粒球症 |
| | 白血球百分率 | 絶対数での評価が重要 | | | |
| | 好中球 | 40.0-60.0%<br>(1,800-7,200/μL) | 全血 | 急性感染症，その他の炎症，悪性腫瘍，血液疾患，副腎皮質ステロイド薬投与 | ウイルス感染症，薬物，血液疾患，膠原病 |
| | 好酸球 | 2.0-4.0%<br>(0-500/μL) | | アレルギー疾患，寄生虫，皮膚疾患 | 副腎皮質ステロイド薬投与 |
| | 好塩基球 | 0-2.0%<br>(0-150/μL) | | 慢性骨髄性白血病，甲状腺機能低下症 | 甲状腺機能亢進症 |
| | リンパ球 | 26.0-40.0%<br>(1,500-4,000/μL) | | ウイルス感染症，血液疾患 | 細菌による急性感染症，副腎皮質ステロイド薬・抗がん薬投与，放射線照射 |
| | 単球 | 3.0-6.0%<br>(200-950/μL) | | 慢性感染症，血液疾患，膠原病 | 副腎皮質ステロイド薬・抗がん薬投与 |

出典）矢冨裕：NSTのための疾患診断・治療と臨床検査の基礎知識，p.125，建帛社，2014

み液（血清）に分離する。血清は，血漿から血液凝固にかかわるタンパク質であるフィブリノゲンと血球成分が取り除かれたものである。一般の血液検査では試料として全血あるいは血漿を使うが，血液生化学検査では，ほとんどの場合血清を用いる。主な血液一般検査を表18-1に示す。

心臓と血管系により全身を循環している血液は，生命の維持にきわめて重要である。その主な役割は，運搬，緩衝，防御である（表18-2）。全血液量の1/3が喪失すると生命に危険を及ぼす。

## 表18-2　血液の主な役割

| 運搬 | O$_2$，CO$_2$，ホルモン，栄養，熱量などを運ぶ |
|---|---|
| 緩衝 | pH，ホルモン，体温などを一定にする |
| 防御 | 病原体，異物などから体を守る |

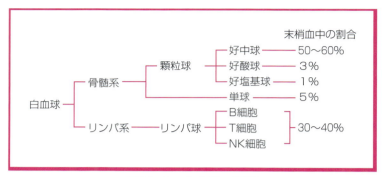

図18-2　白血球の種類

## （2）赤血球

赤血球は，中央部がへこんだ円盤状の形態をし，直径は約7～8μmである。多能性血液幹細胞からの分化の過程で核を失う（脱核）。また，ミトコンドリアなどももたない。細胞質中にヘモグロビン（血色素）を含んでいる。ヘモグロビンは酸素と結合し，体内に酸素を運搬する。

赤血球には寿命があり，骨髄で産生された成熟赤血球は約120日間体内を循環した後，脾臓をはじめとする肝臓，骨髄などの全身の網内系でマクロファージにより貪食，破壊される。

## （3）白血球

白血球は，骨髄系の顆粒球，単球と，リンパ系のリンパ球よりなる。顆粒球は，好中球，好酸球，好塩基球に分けられる。顆粒球はメイ-ギムザ（May-Giemsa）染色を行った際の顆粒の色調で分類される。好中球は淡いピンク色，好酸球は赤色，好塩基球は暗青紫色である。リンパ球には，B細胞，T細胞，ナチュラルキラー（NK）細胞などがある（図18-2）。

◘メイ-ギムザ染色
骨髄穿刺を行って骨髄塗抹標本（メイーギムザ染色）を作成し，芽球の増加があるかどうか調べる。

# 2. 貧　血

血液の重要なはたらきの1つは，酸素を全身に運搬することである。その機能を担う赤血球の数が減少した状態を貧血（anemia）という。末梢血のヘモグロビン濃度（Hb），ヘマトクリット値（Ht），赤血球数（RBC）による赤血球指数により診断される（表18-8参照）。血液の酸素運搬能が低下するため，その代償作用により心拍数，心拍出量が増加し，また，組織の酸素欠乏も起こるため，動悸，息切れ，めまい，頭痛，易疲労性などの症状が現れる。

血液疾患以外の基礎疾患に続発する貧血を二次性貧血という。二次性貧血は，腎疾患による腎性貧血とその他の慢性疾患による貧血とに分類できるが，腎性貧血の

### 表18-3　二次性貧血の基礎疾患

| 二次性貧血の基礎疾患 | 貧血の機序 | |
|---|---|---|
| 慢性感染症：結核，亜急性細菌性心内膜炎など<br>膠原病：関節リウマチ，SLEなど<br>悪性腫瘍：消化管のがん，婦人科系のがんなど | ・鉄の利用障害<br>・赤血球造血抑制<br>・赤血球寿命短縮　など | 慢性疾患に伴う貧血（ACD） |
| 腎疾患：慢性腎不全，透析患者など | ・エリスロポエチン産生低下　など | 腎性貧血 |
| 肝疾患：肝硬変，慢性肝炎，肝細胞がんなど | ・溶血，脾機能亢進による赤血球破壊 | |
| 内分泌疾患：甲状腺機能低下症，アジソン病など | | |
| その他：妊娠，薬物など | | |

### 表18-4　原因からみた貧血の分類

| Ⅰ　赤血球の産生障害によるもの | |
|---|---|
| 骨髄造血機能の障害 | 再生不良性貧血，腎性貧血，白血病，多発性骨髄腫，悪性リンパ腫，骨髄線維症，がんの骨髄転移 |
| 造血に必要な物質の欠乏 | 鉄欠乏性貧血<br>巨赤芽球性貧血（ビタミンB$_{12}$，葉酸欠乏） |
| **Ⅱ　赤血球の破壊亢進によるもの** | |
| 赤血球自体の欠陥 | 各種先天性溶血性貧血<br>発作性夜間血色素尿症 |
| 赤血球以外の因子 | 免疫学的機序：自己免疫性溶血性貧血，不適合輸血<br>物理的機序：脾機能亢進症，赤血球破壊症候群，火傷，化学物質によるものなど |
| **Ⅲ　赤血球の体外への喪失によるもの** | |
| 出血（潰瘍，静脈瘤破裂，月経や月経過多などによる出血傾向） | |

割合が多い。貧血の治療よりも基礎疾患の診断や治療が重要となる（表18-3）。

　貧血はいろいろな観点から分類されるが，原因別に以下のように整理できる。①赤血球の産生障害，②赤血球の破壊亢進，③出血による赤血球の体外への喪失（表18-4）。栄養面からは，ビタミンや微量ミネラル（鉄や銅）の欠乏，飢餓などによる低たんぱく質や低栄養，低コレステロール状態などで貧血が認められる。貧血に関与する栄養素を表18-5にまとめた。

### 表18-5　貧血に関与する栄養素

| 栄養素 | 関　与 | 含有食品 |
|---|---|---|
| 鉄 | ヘモグロビンの産生 | 魚介類，レバー，納豆，ひじきなど |
| 銅 | ヘモグロビンの産生 | 穀類，種実類，肉類，魚介類など |
| ビタミンB$_{12}$ | 核酸の産生 | 魚介類，肉類など |
| ビタミンB$_6$ | ヘム産生 | 魚介類，肉類，種実類など |
| ビタミンC | 鉄の吸収 | 野菜類，果実類など |
| 葉　酸 | 核酸の産生 | 野菜類，海藻類，果実類，肉類など |

## （1）鉄欠乏性貧血

病態と原因　　鉄欠乏性貧血（iron deficiency anemia）は，鉄の不足により赤血球中のヘモグロビンの産生が低下することにより起こる。貧血患者の90％以上

212　第18章　血液系の疾患

## 表18-6　鉄欠乏性貧血の原因

| 原　因 | 主な例 |
|---|---|
| 鉄の摂取不足，吸収低下 | 胃切除，無胃酸症，吸収不良症候群，ダイエット，偏食 |
| 鉄の需要増大（亢進） | 妊娠，授乳，成長期（幼児期・思春期） |
| 鉄の喪失の亢進 | 月経，子宮筋腫，子宮内膜症，がん，消化管潰瘍，痔核 |

を占め，一般的に若年から中年の女性に多くみられる。鉄の摂取不足（吸収低下），鉄の需要増大（亢進），鉄の喪失の亢進によって発症する（表18-6）。

　体内の鉄の量は成人で3～4gであり，その約2/3が赤血球内で**ヘモグロビン**を構成する。約1/3は貯蔵鉄として**フェリチン，ヘモジデリン**と結合し，骨髄，脾臓，肝臓に蓄えられている。それ以外にわずかな量が**ミオグロビン**として筋肉内に，血清鉄として血中に存在する。

　鉄は，生理的に1日約1～1.5mgが便，尿，汗とともに排泄される。女性ではさらに月経による喪失もある。食物から摂取される鉄は1日12～15mgほどあるが，十二指腸や空腸上部で吸収される鉄の量は，1日当たり約1.5mgとわずかである。

　赤血球はその寿命を迎え貪食・破壊されると，ヘモグロビンから鉄が遊離する。遊離した鉄は血漿トランスフェリンに結合して骨髄へ運ばれヘモグロビン産生に再利用される。このようにヘモグロビン鉄はすべて再利用されるため，生理的には喪失と吸収のバランスは保たれ，鉄は不足しない。しかし，鉄の供給不足，需要増大，喪失が原因で鉄が不足すると，貯蔵鉄がヘモグロビン鉄として利用され，減少し始める。貯蔵鉄がなくなると赤血球中の鉄も減少し，ヘモグロビンが低下し貧血を呈する（表18-7）。

症　状　貧血に共通する頭痛，めまい，眼瞼結膜蒼白，動悸，息切れ，易疲労感などの一般的な症状に加え，重度になると組織の鉄欠乏によるスプーン状爪や**プランマー・ヴィンソン**（Plummer-Vinson）**症候群**を呈する。

診断・検査　血液検査から赤血球数やヘモグロビンの低下が確認されたら，平均赤血球容積（MCV），平均赤血球血色素濃度（MCHC），平均赤血球血色素量（MCH）（赤血球指数，表18-8）から小球性低色素性貧血（表18-9）であることを確認

**◪フェリチン**
　血清フェリチンは鉄をほとんど含まないが，体内の貯蔵鉄量を敏感に反映するので，鉄欠乏の検査マーカーとして用いられる。

**◪ヘモジデリン**
　フェリチンが一部変性してできた不溶性タンパク質。

**◪ミオグロビン**
　筋組織中に含まれ，酸素を受け取り貯蔵する機能をもつタンパク質。単量体として存在する。

**◪プランマー・ヴィンソン症候群**
　小球性低色素性貧血に舌炎，口角炎，嚥下障害が合併するものをいう。

## 表18-7　鉄欠乏性貧血の進行

| 軽症⬇重症 | | | |
|---|---|---|---|
| | 前潜在性鉄欠乏 | 自覚症状（貧血）なし | ・貯蔵鉄↓　血清フェリチン値↓<br>・血清鉄，ヘモグロビンの低下なし |
| | 潜在性鉄欠乏 | 自覚症状（貧血）なし | ・血清鉄↓　トランスフェリン↑<br>・ヘモグロビンの低下なし |
| | 軽度の鉄欠乏性貧血 | 徐々に貧血症状（めまい，易疲労感など）が現れる | ・ヘモグロビン鉄↓　酸素運搬能↓<br>・ヘモグロビンの低下あり |
| | 重度の鉄欠乏性貧血 | 組織の鉄欠乏症状（プランマー・ヴィンソン症候群・スプーン状爪など）が現れる | ・組織鉄↓<br>・ヘモグロビンの低下あり |

2. 貧 血 **213**

表18-8　赤血球指数

| | 基準値 | 計算式 | 分類 | |
|---|---|---|---|---|
| 平均赤血球容積<br>MCV | 男性：82.7-101.6 fL<br>女性：79.0-100.0 fL | $\dfrac{\text{ヘマトクリット (\%)}}{\text{赤血球数 }(10^6/mm^3)} \times 10$<br>※赤血球1個の大きさ | $\leq 80$ | 小球性 |
| | | | $81 \sim 100$ | 正常性 |
| | | | $101 \leq$ | 大球性 |
| 平均赤血球血色素濃度<br>MCHC | 男性31.6-36.6 g/dL<br>女性30.7-36.6 g/dL | $\dfrac{\text{ヘモグロビン (g/dL)}}{\text{ヘマトクリット (\%)}} \times 100$<br>※単位容積赤血球当たりの<br>ヘモグロビン濃度 | $\leq 30$ | 低色素性 |
| | | | $31 \sim 35$ | 正色素性 |
| 平均赤血球血色素量<br>MCH | 男性28.0-34.6 pg<br>女性26.3-34.3 pg | $\dfrac{\text{ヘモグロビン (g/dL)}}{\text{赤血球数 }(10^6/mm^3)} \times 10$<br>※赤血球1個当たりのヘモグロビン量 | | |

表18-9　赤血球指数による貧血の分類

| | | 小球性低色素性貧血 | | | 正球性正色素性貧血 | | 大球性正色素性貧血 | |
|---|---|---|---|---|---|---|---|---|
| 基準値 | MCV | ➡ $\leq 80$ | | | ➡ $81 \sim 100$ | | ⬆ $100 \leq$ | |
| | MCHC | ➡ $\leq 30$ | | | ➡ $31 \sim 35$ | | ➡ $31 \sim 35$ | |
| | MCH | ➡ $\leq 27$ | | | ➡ $28 \sim 32$ | | ⬆ $33 \leq$ | |
| 観測対象 | | 血清鉄 | | | 網赤血球 | | 骨髄液 | |
| 状態 | | 低値 | 正常 | 高値 | 低値～正常 | 高値 | 巨赤芽球 | 非巨赤芽球 |
| 鑑別疾患 | | 鉄欠乏性貧血<br>二次性貧血 | サラセミア<br>ヘモグロビン異常症 | 鉄芽球性貧血 | 腎性貧血<br>出血性貧血<br>白血病<br>再生不良性貧血 | 溶血性貧血<br>出血後の貧血 | 巨赤芽球性貧血<br>（悪性貧血）<br>骨髄異形成症候群 | 甲状腺機能低下症<br>アルコール中毒<br>肝疾患 |

する。次いで，**血清鉄，総鉄結合能**（TIBC，正常は約340μg/L），トランスフェリン飽和度（正常は25～30%）を測定する。血清鉄の低下，TIBCの上昇，血清フェリチン値の低下，トランスフェリン飽和度の低下により診断される。

　鉄欠乏性貧血では，鉄欠乏を引き起こす原因の疾患が存在することを念頭に置く。成人の場合，胃・十二指腸潰瘍およびがん，大腸がん，痔，子宮筋腫を考える。

〔治　療〕

　**a. 栄養・食事療法**　　対象者の性・年齢別に「日本人の食事摂取基準（2025年版）」を上回る鉄の栄養基準量を設定する。その際，月経の状態，身体活動レベルも考慮する。

　日常の食事から十分な量を摂取することを第一とするが，鉄を強化した市販食品やサプリメントなどの活用も選択肢に入れる。食欲低下などのため摂取量が不足する場合や鉄の吸収障害が認められる場合は，経腸栄養剤や経静脈栄養法を併用することも検討する。鉄を多く含む食品を表18-10に示した。

◻**血清鉄**
　トランスフェリンと結合した鉄を血清鉄という。

◻**総鉄結合能**
**（TIBC）**
　すべてのトランスフェリンに結合しうる鉄の量を意味する。通常，血清鉄はTIBCの約1/3である。

先にも述べたが，鉄の体内での吸収率は低い。鉄の吸収率はヘム鉄で10～30％，非ヘム鉄では1～5％である。食品中の鉄の85％は非ヘム鉄である。鉄の吸収を促進するものがある（表18-11）。それらと組み合わせて吸収率を上げる栄養管理も有用である。一方で，鉄の吸収を抑制するフィチン酸，タンニン等に注意する（表18-12）。貧血に関与する栄養素（表18-5参照）にも配慮が必要となる。

**b. 薬物療法**　食事療法のみで貧血が改善しない場合は，経口鉄剤などで治療する必要がある。原疾患がある場合はまず原疾患の治療を行う。鉄剤の投与は経口投与が原則である。鉄欠乏性貧血は，まず血清フェリチンが減少し，次いで血清鉄が減少する。鉄剤の投与によりまず血清鉄が上昇し，次いで血清フェリチンが上昇する。治療は，血清フェリチンが回復するまで続ける。

**表18-10　鉄を多く含む食品**

| 食品名 | 1回に食べる目安量 | 含有量mg |
|---|---|---|
| **ヘム鉄** | | |
| あさり・水煮缶 | 30 g（大さじ3） | 9.0 |
| あさり・佃煮 | 20 g（大さじ2） | 3.8 |
| 豚レバー | 60 g（小3切） | 7.8 |
| 鶏レバー | 60 g（小3切） | 5.4 |
| 牛レバー | 60 g（小3切） | 2.4 |
| 牛ヒレ肉 | 80 g（1枚） | 2.0 |
| まぐろ・赤身 | 80 g（刺身6～7切） | 1.4 |
| かつお | 80 g（刺身4切） | 1.5 |
| いわし | 60 g（中1尾） | 1.3 |
| さんま | 80 g（中1尾） | 1.1 |
| かき（貝類） | 50 g（養殖生1個） | 1.0 |
| **非ヘム鉄** | | |
| 鶏卵 | 50 g（小1個） | 0.8 |
| がんもどき | 50 g（大1個） | 1.8 |
| 納豆 | 50 g（1パック） | 1.7 |
| ひじき（鉄釜, 乾） | 10 g（煮物1人前） | 5.8 |
| こまつな | 80 g（小鉢1人前） | 2.2 |
| ほうれんそう | 80 g（小鉢1人前） | 1.6 |

（日本食品標準成分表2020年版（八訂）より）

**表18-11　鉄の吸収を促進するもの**

| 要　素 | 主な例 |
|---|---|
| ビタミンC | 野菜類，いも類，果実類など |
| 動物性たんぱく質 | 肉類，魚類，卵類，乳製品など |
| 胃　酸 | 香辛料，酢，梅干しなどで胃酸の分泌を高める |

**表18-12　鉄の吸収を抑制するもの**

| 要　素 | 主な例 |
|---|---|
| フィチン酸 | 穀類，豆類 |
| タンニン | 緑茶，紅茶，コーヒーなど |
| 大豆たんぱく質 | 大豆，豆腐，豆乳など |
| 食物繊維 | 繊維の多い野菜類，いも類，豆類など |

## （2）巨赤芽球性貧血

病態と原因　骨髄に巨大な赤芽球（巨赤芽球）が現れる貧血を**巨赤芽球性貧血**（megaloblastic anemia）という。ビタミン$B_{12}$または葉酸が欠乏すると，骨髄造血細胞でDNAの合成障害が起こる。その結果，核の成熟が障害される赤芽球が作られるが，細胞質は正常に発達していくため，骨髄に巨赤芽球が生成される。巨赤

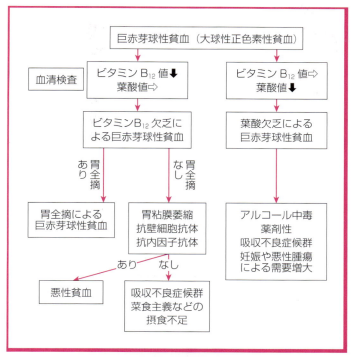

**図18-3　巨赤芽球性貧血の原因の鑑別**

芽球は**アポトーシス**を起こし，末梢血中には一部しか現れない（**無効造血**）。葉酸欠乏症では貧血症状に加えて消化器症状がみられ，ビタミン$B_{12}$欠乏症ではさらに神経症状が加わる。原因として，自己免疫が関与する胃粘膜萎縮による貧血（**悪性貧血**）と胃全摘によるものが大部分を占める（図18-3）。

[症状]　貧血に共通する一般的な症状に加え，特徴的な症状として消化器症状と神経症状を呈する。

[診断・検査]　巨赤芽球性貧血を疑わせる臨床症状，骨髄および末梢血の検査結果により大球性正色素性貧血を鑑別する。悪性貧血ではMCVが120以上のことが多く，抗壁細胞抗体，抗内因子抗体が陽性となり，ビタミン$B_{12}$が吸収されなくなる。骨髄検査により赤芽球陽性を認める。

[治療]
　a．栄養・食事療法　栄養基準は鉄欠乏性貧血に準じる。悪性貧血ではビタミン$B_{12}$を多く摂取する必要がある（表18-13）。葉酸は通常の食生活では欠乏することは少ないが，妊婦や炎症，悪性腫瘍などで需要量が急激に増大することがある。葉酸を多く含む食品を表18-14に示した。特に妊婦の場合はサプリメントなどからプテロイルモノグルタミン酸としての摂取が「日本人食事摂取基準（2025年版）」においても推奨されている。

　b．薬物療法　胃全摘や内因子性による吸収障害のビタミン$B_{12}$欠乏では，

◘**アポトーシス**
生体をよりよい状態に保つために，能動的に引き起こされる細胞死のこと。ネクローシス（壊死）と対立する概念。

◘**無効造血**
無効造血とは，芽球が正常に血球に分化できないため，血管内へ放出される以前に骨髄で破壊されることをいう。アポトーシスの亢進によるものと考えられている。また，無効造血は溶血と異なり，骨髄内で幼若な血球が破壊されるので，網赤血球が低下する。

◘**悪性貧血**
巨赤芽球性貧血の中でも，ビタミン$B_{12}$の欠乏によって自己免疫が関与する胃粘膜の萎縮による内因子分泌不全が原因のものを特に悪性貧血とよぶ。貧血症状，消化器症状，神経症状がみられ，放置すれば2～3年で死亡するが，現在はビタミン$B_{12}$の補充療法が確立されている。

**表18-13　ビタミン $B_{12}$ を多く含む食品**

| 食品名 | 100 g中の含有量（μg） | 常用量 | 常用量中の含有量（μg） |
|---|---|---|---|
| 牛レバー | 53.0 | 60 g | 31.8 |
| 牛小腸 | 21.0 | 50 g | 10.5 |
| 鶏レバー | 44.0 | 60 g | 26.4 |
| さば | 13.0 | 60 g（1切れ） | 7.8 |
| あさり | 52.0 | 30 g（殻付75 g） | 15.6 |

**表18-14　葉酸を多く含む食品**

| 食品名 | 100 g中の含有量（μg） | 常用量 | 常用量中の含有量（μg） |
|---|---|---|---|
| 牛レバー | 1,000 | 60 g | 600 |
| 鶏レバー | 1,300 | 60 g | 780 |
| 納豆 | 120 | 40 g（1パック） | 48 |
| アスパラガス | 190 | 60 g（中3本） | 114 |
| ほうれんそう | 210 | 70 g（小鉢1杯） | 147 |
| ブロッコリー | 220 | 40 g（付け合わせ） | 88 |

（日本食品標準成分表2020年版（八訂）より）

ビタミン $B_{12}$ 製剤の筋肉注射をするが，連日鉄剤の経口投与が有効との報告もある。また，薬剤性や吸収不良症候群による葉酸欠乏は経口食事摂取による改善はないので，薬剤での補給が必須である。ただし，ビタミン $B_{12}$ 欠乏に葉酸の併用は神経症状の悪化をきたすため禁忌である。

## 3. 出血性疾患

**病態と原因**　出血傾向をきたす原因は，血小板が主要な役割を果たす止血・凝固・**線溶系**の異常である。血小板は正常な血管壁には粘着しないが，血管が損傷を受けると，血小板は血管損傷部に凝集し血栓を形成し，止血を行う（一次止血栓）。それに引き続き，活性化された凝固因子によりフィブリンが形成され，より強固で安定した血栓ができる（二次止血栓）。凝固反応の経路には外因性のものと内因性のものがある。止血が完了すると，血栓は血流の障害となるため，線溶系により形成された血栓は溶解され，元の正常な血管に戻る。このいずれの過程に異常が生じても出血傾向が現れる。

**◘線溶系**
線溶系とはフィブリノゲンやフィブリンを分解し，血栓を溶解するしくみである。損傷した血管が修復され，止血していた血栓が不要になると，線溶系が促進されて血栓は除去される。

**播種性血管内凝固症候群**（DIC，disseminated intravascular coagulation）は，重症感染症，悪性腫瘍などの重篤な基礎疾患に伴い，血液凝固系の亢進により，全身の細小血管内に微小血栓が形成され，二次的な虚血が起き，臓器障害をきたす。その際に血小板をはじめとする凝固因子，線溶因子が大量に使われるため，出血傾向が亢進する。

**特発性血小板減少性紫斑病**（ITP，idiopathic thrombocytopenic purpura）は，免疫的機序により，血小板が破壊され，出血傾向を示す自己免疫疾患である。小児期に発症するウイルス感染が先行する急性型と，20～40歳の女性に多くみられる慢性型がある。

先天性の血液凝固異常である**血友病**（hemophilia）は，X染色体の遺伝子異常である。血友病Aは凝固第Ⅷ因子，血友病Bは第Ⅸ因子の異常や欠損による。

**◘血友病**
遺伝形式は血友病A，Bともに伴性潜性（劣性）遺伝（ほとんどの患者は男性）で，幼児期から深部組織への出血を反復する。発症率は，A：B＝5：1である。

**症　状**　出血による症状は，出血部位によりさまざまである。原因別にみると，血管や血小板の異常では，出血時間は延長され，皮膚や粘膜の表在性の点状出

血，紫斑などを起こしやすい。血液凝固異常では凝固反応が遅れるため血栓がうまく形成されない。血友病では筋肉や関節などで深部血腫を起こす。

[診断・検査]　血小板数や出血時間を測定する。血液凝固異常ではプロトロンビン時間（PT，外因凝固系の異常），活性化部分トロンボプラスチン時間（APTT，内因凝固系の異常）などを測定し，出血傾向を判定する。

　出血時間は，皮膚に切傷を作り，そこからの出血が一次止血により自然に止まるまでの時間である。一次止血機構を反映しているので，血小板や血管壁の異常により延長する。わが国では**Duke（デューク）法**が広く用いられている。

○**Duke（デューク）法**
　針で耳介に切傷を作り，止血するまで湧出する血液を30秒ごとに濾紙で吸い取る。基準値は1〜5分である。

[治　療]
　**a.　栄養・食事療法**　血小板減少時には歯肉出血などをきたさないよう，固いものは避ける。ステロイド使用時は食欲亢進による体重増加や血糖値上昇に注意が必要である。ビタミンK欠乏による場合，ビタミンKの摂取を心がける。

　**b.　薬物療法**　第一に基礎疾患の治療を行う。血小板数の減少が顕著な場合は血小板輸血を行う。新生児では，ビタミンK欠乏により消化管出血や頭蓋内出血を起こすため注意が必要である。血友病では凝固因子を製剤投与により補充する。

# 4.　白　血　病

[病態と原因]　**白血病**（leukemia）は造血幹細胞が悪性腫瘍化し，骨髄において白血病細胞が増殖し，全身の臓器や末梢血中にみられるようになる疾患である。急速に進行する急性白血病と緩慢に進行する慢性白血病がる。さらに，白血球細胞が骨髄系分化を示す骨髄性と，リンパ系分化を示すリンパ性があり，急性骨髄性白血病（AML），急性リンパ性白血病（ALL），慢性骨髄性白血病（CML），慢性リンパ性白血病（CLL）に分かれる。わが国では，AMLが約70%，ALLが約20%，CMLが約10%あり，CLLは少ない。

　原因としては，ウイルス性，遺伝，化学物質（薬剤），放射線被曝などがあげられるが，原因不明であることが多い。ウイルス性による特殊な型として成人T細胞白血病がある。急性白血病はどの年齢層にも発症するが，AMLは50歳以上に多く，ALLは10歳未満の小児に多い。

[症　状]　正常の造血が行われず，赤血球減少による動悸，息切れ，全身倦怠感などの貧血症状，白血球減少による肺炎などの感染症合併，血小板減少による出血症状などがみられる。白血病細胞の臓器浸潤によるリンパ節腫脹（歯肉など），肝脾腫などをきたす。

[診断・検査]　血液検査により白血球数や白血球分画を検査する。骨髄検査による骨髄像が確定診断には必須である。慢性白血病では無症状の場合が多く，健診での白血球増加により診断されることも多い。

[治　療]　**支持療法**としての感染症予防と出血対策が重要である。

○**支持療法**
　抗がん剤の副作用，具体的には骨髄抑制，口内炎，下痢，悪心，嘔吐，脱毛症などに対する予防策や治療をいう。適切な支持療法により副作用をコントロールすることは，化学療法の成功のためにはきわめて重要である。

**◘バクテリアルトランスロケーション**
長期にわたり中心静脈栄養で管理されると、腸管の上皮粘膜が萎縮し細菌や毒素などが体内に侵入したような生体反応を起こす。腸管を利用しない経静脈栄養法の重要な問題点である。

**a. 栄養・食事療法**　栄養基準は「日本人の食事摂取基準（2025年版）」に準じるが、高たんぱく質、高エネルギーで刺激物の少ない消化のよい食事がよい。衛生管理を徹底し、生ものを避け、加熱処理する。無菌充填されたパッケージ食品を組み合わせた食事を提供することが多い。また、バクテリアルトランスロケーション（p.49参照）の回避などに有利であるため経口摂取を原則とする。ただし、化学療法の副作用などで経口摂取が困難な状況になった場合は、経静脈栄養法も併用する。

**b. 薬物療法**　抗がん剤治療が基本となる。多剤併用化学療法によって白血球細胞の根絶と正常造血の回復を図る。病型によっては、骨髄移植による造血幹細胞移植（骨髄移植）が行われる。

---

## 第18章　学習チェックリスト

☐ 血液について理解できましたか
☐ 赤血球指数による貧血の分類について理解できましたか
☐ 鉄欠乏性貧血にはどのような原因が考えられるか理解できましたか
☐ 鉄欠乏性貧血の治療について理解できましたか
☐ 巨赤芽球性貧血の原因の鑑別について理解できましたか
☐ 栄養・食事療法が有効でない貧血にはどのようなものがあるか理解できましたか
☐ 貧血の診断に必要な検査について理解できましたか
☐ 鉄欠乏性貧血や巨赤芽球性貧血、出血性疾患、造血器系疾患の症状が異なることが理解できましたか
☐ 白血病の栄養・食事療法の特徴について理解できましたか

---

**参考文献**
・土屋達行・松田晃・伊豆津宏二ほか監修：病気がみえるvol.5　血液，メディックメディア，2013
・松崎政三・福井富穂・田中明編著：三訂臨床栄養管理ポケット辞典，建帛社，2017
・日本臨床栄養学会監修：臨床栄養医学，南山堂，2009
・本田佳子・土江節子・曽根博仁編：栄養科学イラストレイテッド臨床栄養学－疾患別編，羊土社，2014
・佐藤和人・本間健・小松龍史編：エッセンシャル臨床栄養学第7版，医歯薬出版，2013
・中村丁次・小松龍史・杉山みち子ほか編集：健康・栄養科学シリーズ臨床栄養学改訂第2版，南江堂，2014
・井上修二・上原誉志夫・岡純ほか編著：最新臨床栄養学，光生館，2013

# 第19章 筋・骨格疾患（運動器疾患）

人口の高齢化に伴い骨粗鬆症関連の脆弱性骨折，椎間板変性を中心とした脊椎疾患，軟骨変性を伴う変形性関節症（膝・股関節）などの運動器疾患が急増している。これらの運動器疾患は要介護に至る前段階の要支援となる原因疾患の約35％を占めており，これらの疾患への対策が急務である。本章では運動器疾患の病態とその予防法や治療法を学ぶ。

## 1. 筋・骨格の基礎知識

運動器は，骨，関節，筋肉から成り立ち，これらの器官は神経を介して連携し，体を自由に動かしている。運動器の老化は高齢者の活動性を低下させ多様な疾患を発生させる。

### （1）筋　　肉

筋肉の重量は，成人で体重の約40％を占める。加齢に伴い筋量と筋力はともに低下する。大腿四頭筋の断面積を例にとると，24歳をピークとしてその後年齢とともに減少し，80歳代までには成人期の30〜40％が減少する。また筋力は50歳までは維持されるが80歳頃には成人期の20〜40％が低下するとの報告が多い。この主な原因は筋線維の萎縮と線維数の減少にある。減少した分は脂肪に置きかえられる。

### （2）骨

#### 1）骨の構造

骨はタンパク質であるコラーゲン（主にⅠ型）で枠組みが作られ，その上にリン酸カルシウムなどの石灰質が沈着して形成される。

#### 2）骨代謝メカニズム

身長の伸びは，長骨の骨端にある軟骨層で骨細胞が分裂して骨が成長することによる。骨は生涯を通して古い骨を壊して吸収し（骨吸収），新しい骨を作る（骨形成）という骨代謝（骨のリモデリング）を繰り返しながら，血清中のカルシウム値の調節と体の支柱としての役割を担っている。骨吸収は破骨細胞が，骨形成は骨芽細胞が担っており，健常人の骨代謝ではこの骨吸収と骨形成はバランスがとれている。骨は約10％が毎年入れ替わっている。骨は重力に抗して姿勢を保ち，筋肉がはたら

❑石灰質
　リン酸カルシウム（85％），炭酸カルシウム（10％），リン酸マグネシウム（1.5％）からなる。

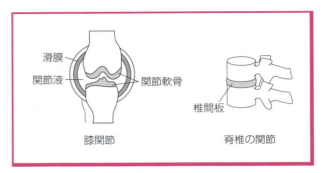

図19-1　関節の構造

□メカニカルストレス
　膝関節は通常歩行では体重の約3倍，腰椎椎間板は直立姿勢で仰臥位の約5倍の負荷がかかる。

く力点となるため常時**メカニカルストレス**にさらされている。骨量は10歳代後半から20歳代の始めに最大となり，その後十数年維持されるが，さらなる加齢とともに少しずつ低下し，特に女性は閉経期以後加速的に低下する。

### 3）カルシウム代謝調節

　血清カルシウム濃度は厳密に調節（8.4〜10 mg/dL）され，多くても少なくても心臓や神経系に障害を及ぼし生命維持が困難となる。調節に関与する主な因子には，**副甲状腺ホルモン（PTH）**，**ビタミンD**などがある。

□副甲状腺ホルモンの作用
　①骨吸収の促進，②腎臓の遠位尿細管でカルシウム再吸収促進。

## （3）関　　節

　関節（図19-1，膝関節，脊椎の関節の構造）と椎間板は，骨格が曲がるための大切な要素であり，コラーゲンが中心となった構造の中に水分を多量に含んでいる。関節内には軟骨があり，関節が動くときの摩擦を軽減している。加齢やメカニカルストレスにより関節軟骨，腰椎椎間板の変性が起こる。この変性は比較的若い20歳代から始まり，60歳代では膝関節，股関節，肘関節および手指の関節の80％以上で認められるようになる。軟骨の主成分は，ムコ多糖類（ヒアルロン酸・コンドロイチン）である。関節軟骨や椎間板には血管が分布しておらず血流に乏しく傷害が起こると修復されにくい。

□ビタミンDの作用
　肝臓と腎臓で水酸化され活性型ビタミンDとなり腸管からカルシウム吸収を促進。

# 2. 骨粗鬆症

[病態と原因]　**骨粗鬆症**（osteoporosis）とは，低骨量（カルシウムやリンなどのミネラルの減少）と骨組織の微小構造の破綻により，骨の脆弱性が亢進し骨折の危険が高まる疾患をいう（図19-2）。骨粗鬆症は，生活機能や生活の質（QOL）を低下させるだけでなく，長期的には骨折の有無にかかわらず，死亡リスクを有意に上昇させる。

　閉経や加齢などの生理的経過の中で出現してくる原発性骨粗鬆症と慢性腎不全や糖質コルチコイド過剰などの特別な原因のある続発性骨粗鬆症に分類される（表

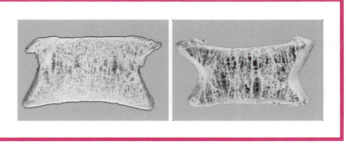

**図19−2　健康な骨（左）と骨粗鬆症の骨（右）**

出典）いいほね.jp　骨粗しょう症ホームページ，https://www.iihone.jp/fear.html
写真提供：浜松医科大学・井上哲郎名誉教授

**表19-1　骨粗鬆症の分類**

| 原発性骨粗鬆症 | 退行性骨粗鬆症<br>閉経後骨粗鬆症 |
|---|---|
| 続発性骨粗鬆症 | 内分泌性：甲状腺機能亢進症・クッシング症候群など<br>栄養性：壊血病・たんぱく質欠乏など<br>薬剤性：コルチコステロイドなど<br>不動性：臥床安静・宇宙飛行など<br>先天性：骨形成不全症・マルファン症候群など<br>その他：関節リウマチ・糖尿病・肝疾患など |

出典）折茂肇ほか：原発性骨粗鬆症の診断基準（2000年改訂版）．日本骨代謝学会雑誌；18：76-82，2001 より一部改変

19-1）。発症因子としては、骨の生理的老化（加齢）を基盤として遺伝因子、エストロゲンなどのホルモン、栄養（ビタミン類）、運動など多数の因子が関与している。

**症 状**　腰背痛、円背（背中や腰が曲がる）、身長の短縮などをきたす。骨折の多発部位は、脊椎椎体、大腿骨頸部、橈骨遠位端（前腕の親指側の長骨）などである。

**診断・検査**　骨粗鬆症の診断は、**骨密度**と骨のもろさ、骨折の有無によって行われ、血液や尿検査では診断できない。骨密度は**YAM**（young adult mean）の骨密度を100％とし、その値の何％かをT値として、その数値を骨粗鬆症の診断に用いる。日本骨代謝学会の原発性骨粗鬆症の診断基準を示す（表19-2）。

・レントゲン検査：胸椎・腰椎で、骨折や変形の有無、骨粗鬆症化の有無を確認する。
・骨密度測定：主な測定法として、DXA法（二重エネルギーX線吸収測定法）、QUS法（超音波法）、MD法があり、その特徴を表19-3に示す。
・骨代謝マーカー測定：血液検査と尿検査により、骨吸収と骨形成の代謝状態を把握し病態の理解（高回転型や低回転型など）や治療薬の選択に用いる。
　骨形成マーカー：オステオカルシン、骨型アルカリホスファターゼ（BAP）

◻**骨代謝マーカー**
　閉経後の骨粗鬆症は高回転型のパターンとなり、骨吸収の亢進（尿中NTx上昇）と骨形成の亢進（骨型ALP〔BAP〕上昇）を示す。治療には骨吸収抑制薬を用いる。

表19-2　原発性骨粗鬆症診断基準

| Ⅰ　脆弱性骨折*あり |
|---|
| 　1．椎体骨折あり |
| 　2．その他の脆弱性骨折あり，骨密度がYAMの80%未満 |
| Ⅱ　脆弱性骨折なし |
| 　　骨密度がYAMの70%以下または−2.5 SD以下 |

YAM：若年成人平均値（腰椎では20〜44歳，大腿骨近位部では20〜29歳）
＊弱い外力によって骨折を起こしたもの
出典）骨粗鬆症の予防と治療ガイドライン作成委員会編：骨粗鬆症の予防と治療ガイドライン2015年版，p.36，ライフサイエンス出版，2015

表19-3　主な骨密度測定法

| | 方　法 | 特　徴 | 主な検査部位 |
|---|---|---|---|
| DXA法 | 2種の異なるエネルギーのX線を用い吸収率の違いをもとに骨量を求める | 再現性が良好<br>放射線を用いるが被曝量は少ない | 腰　椎<br>大腿骨頸部<br>橈骨遠位端 |
| QUS法 | 超音波を骨に通して，その伝播速度と減衰率を測定して骨量と骨構造を求める | 再現性に乏しい<br>集団検診に便利<br>（持ち運び便利） | 踵　骨 |
| MD法 | 骨と厚さの異なるアルミニウム板を同時にX線を用いて撮影して濃度を比較する | 安価かつ簡便な測定法<br>感度が低いというデメリット | 第二中指骨 |

出典）骨粗鬆症の予防と治療ガイドライン作成委員会編：骨粗鬆症の予防と治療ガイドライン2011年版，pp.20-23，ライフサイエンス出版，2011

■FRAXの12個の質問項目
年齢，性別，体重，身長，骨折既往，両親の大腿骨近位部骨折歴，現在の喫煙，ステロイド使用歴，関節リウマチの有無，続発性骨粗鬆症の有無，アルコール摂取，大腿骨頸部の骨密度（またはBMI）。

■ビタミンB₆・ビタミンB₁₂・ビタミンC・葉酸の作用
ホモシステインを抑制してコラーゲン合成促進。

■ビタミンDの作用
肝臓と腎臓で水酸化され活性型ビタミンDとなり腸管からカルシウム吸収を促進，骨形成促進。

■ビタミンKの作用
オステオカルシンを合成促進することで易骨折性を防止。ビタミンK₁は緑色野菜，ビタミンK₂は納豆に豊富に含有されている。

骨吸収マーカー：尿中ピリジノリン（NTx），尿中デオキシピリジノリン（DPD），血清Ⅰ型コラーゲン架橋N-テロペプチド（PINP）

・WHO骨折評価ツール（FRAX）：今後10年間の骨折リスクを評価する方法で，12個の質問項目により評価する。個人レベルでの多様な要素が組み合わせて作られている。

治療　骨折の危険性を抑制し，QOLの維持・改善を目的として行う。

　a．薬物治療　①骨が溶けるのを抑える薬，②骨の形成を助ける薬，③骨質を改善する薬に分類される（巻末付表，p.331参照）。疼痛には，湿布薬や鎮痛薬などを使用する。

　b．食事療法　カルシウムは治療薬の効果を高める基礎的栄養素である。カルシウムを多く含んだ食品（乳製品・大豆類・小魚・海藻類）を積極的に摂取する。骨質を良くする栄養素（ビタミンB₆・ビタミンB₁₂・ビタミンC・葉酸など），カルシウムの吸収を助ける栄養素（ビタミンD・ビタミンK）もあわせて摂取に努める。

　c．運動療法　骨量は力学的負荷により増加するため，かかと落とし運動（40回/分）やジャンプ運動などの重力に抗した運動は，骨量の維持・低下予防として有効である。1日30分程度の有酸素運動は，脂肪分解の促進，筋肉増加作用で

基礎代謝量を増やす。また，筋力を増加させることで転倒・骨折予防につながるウオーキング・サイクリング・エアロビクスなどの，運動強度は高くなくても継続できる運動を週に2～3回は行う。

[予 防]　若年期に最大骨量をできるだけ高く上げ，閉経後の急激な骨量減少を緩やかにさせることが骨折予防につながる。

・日光浴（30分程度）は，紫外線の作用により皮膚でビタミンDの生成を促す。
・喫煙はカルシウムの吸収を妨げるので禁煙とする。
・過剰な飲酒はカルシウムやビタミンDのはたらきを抑制する。
・日常生活では，階段の使用や散歩を心がける。

# 3. 骨軟化症，くる病

[病態と原因]　全骨量は正常だが，骨や軟骨における石灰化障害により類骨（非石灰化基質）が増加し，石灰化骨の割合が減少する。小児期に発症したものをくる病（rickets），成人（骨端線閉鎖以降）に発症したものを骨軟化症（osteomalacia）という。原因は，先天性のものから後天性なものまで多岐にわたるが，ビタミンD抵抗性くる病の成人型，ビタミンD欠乏症，ビタミンD作用不全（例：胃切除後，腸管吸収不全症など），ビタミンD活性化障害（慢性腎不全）などによる。

◨ **ビタミンD抵抗性くる病の成人型**
腎尿細管のリンの再吸収障害による。

[症 状]　発育不良，腰背部痛，骨の圧痛，テタニー症状などが出現する。進行すると，歩行障害，骨折により脊柱の変形が起こる。

[診断・検査]　X線所見（骨変形・偽骨折など）による。

・血液検査：ビタミンD欠乏性では，血清カルシウム値↓・リン値↓・ALP↑
ビタミンD抵抗性では，血清カルシウム値正常・リン値↓・ALP↑

◨ **テタニー症状**
低カルシウム血症で起こる，四肢の筋肉の強い拘縮を起こす筋けいれんである。

[予防と治療]　日光浴などの生活指導とともに，活性型ビタミンDの投与，カルシウム剤の補給を行う。下肢の変形に対しては手術を行う。

# 4. 変形性関節症

[病態と原因]　変形性関節症（OA，osteoarthritis）は，関節軟骨と骨（軟骨下骨層）の変性に始まり，関節の破壊を伴う退行性の変性疾患である。原因が特定できず，老化などの退行性変化による一次性と，外傷，脱臼，関節炎などの関節障害やリウマチ，痛風などに引き続いて発生する二次性に分類される。頻発部位は，荷重のかかる膝関節や股関節で，肥満の女性に多く発生する。

[症 状]　動作開始時の疼痛と罹患関節の腫脹，進行すれば関節可動域の制限と関節変形がみられる。

[診断・検査]　X線所見（骨変形，破壊など）による。

治療 すり減った軟骨や変形した関節を元に戻す治療法はない。食事療法と運動療法として，適切な体重維持と下肢の筋力訓練（大腿四頭筋訓練）を行う。物理療法（温熱療法），薬物療法（関節内注射・湿布薬）や手術（骨切り術・人工関節置換）を行うこともある。

## 5. サルコペニア：加齢性筋肉減弱症（フレイル，老年症候群，廃用症候群との関連）

病態と原因 サルコペニア（sarcopenia）は，筋量と筋力の進行性かつ全身性の低下を特徴とする症候群で，加齢過程の中で慢性疾患や低栄養，不活動な生活習慣など複数の因子で発生し，放置すれば転倒・骨折リスクの増大，移動機能障害，生活の質の低下（ADLの低下，自立性の喪失など）を起こし，さらに要介護や死などの有害な転帰のリスクを伴うものと定義（欧州老年医学会のワーキンググループ：EWGSOP）されている。EWGSOPでは，サルコペニアを老年症候群（第29章参照）の1つとして位置づけている。

一方フレイル（frailty）は，特定の原因疾患はないが加齢的要因が重なり多臓器の生理機能が低下し，ホメオスタシスの障害やストレス対応能の低下を伴う状態で，健康と疾患の中間的な段階にあり，この状態が放置されると容易に介護状態に至るとされる（第29章参照）。

両者はともに身体的な機能障害につながるが，サルコペニアが筋肉量の減少を主体とし，すべての年齢層に発生するのに対し，フレイルは加齢的要因が基本にあり，筋力，移動能力，バランス，認知機能，栄養状態，日常生活の活動性などの広範な要因が関与して発生する。

廃用症候群とは，安静状態（活動低下により）が長期に続くことによって起こる心身のさまざまな機能低下（表19-4）をいう。活動性低下が長期に続くと筋萎縮が全身に及びサルコペニアに陥る。

サルコペニアは，原因別に一次性と二次性に分けられる（表19-5）。

症状 握力低下（ペットボトルを開けられない），歩行速度の低下，脚力低下（横断歩道を青信号内に渡りきれない），自力で階段昇降が困難，食欲低下，身体活動の低下などが出現する。

表19-4 廃用症候群を起こしやすい臓器とその症状

| 臓 器 | 機能の変化 | 症状・疾患 |
|---|---|---|
| 骨 | 骨萎縮 | 骨粗鬆症 |
| 関 節 | 可動域制限 | 関節萎縮 |
| 筋 肉 | 筋萎縮 | 筋力・耐久性低下 |
| 皮 膚 | 萎縮 | 褥瘡 |
| 心 臓 | 機能低下 | 起立性低血圧・頻脈 |
| 肺 | 機能低下 | 息切れ |
| 消化器 | 蠕動運動低下 | 便秘 |
| | 消化機能低下 | 食欲不振 |
| 泌尿器 | 排尿感覚低下・過敏 | 尿失禁・排尿 |
| 脳・神経 | 機能低下 | 精神活動性低下 |

出典）林泰史：理学療法．総合臨床；47（1）：124，1998

表19-5 サルコペニアの分類

| 一次性サルコペニア 加齢性サルコペニア | 加齢以外に明らかな原因はないもの |
|---|---|
| 二次性サルコペニア | |
| 活動に関連するサルコペニア | 寝たきり，不活発な生活スタイル，失調や無重力状態などの原因 |
| 疾患に関連するサルコペニア | 重症多臓器不全，炎症性疾患，悪性腫瘍や内分泌疾患に付随するもの |
| 栄養に関係するサルコペニア | 吸収不良，消化器疾患，および食欲不振を起こす薬剤による，摂取エネルギーおよび/またはたんぱく質の摂取量不足に起因するもの |

出典）原田敦ほか：サルコペニア－定義と診断に関する欧州関連学会のコンセンサスの監訳．日本老年医学会雑誌；49(6)：788-805, 2012

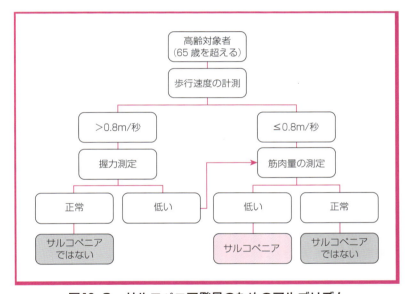

**図19-3 サルコペニア発見のためのアルゴリズム**

出典）原田敦ほか：サルコペニア－定義と診断に関する欧州関連学会のコンセンサスの監訳．日本老年医学会雑誌；49(6)：788-805, 2012

【診断・検査】　高齢者でのサルコペニア早期発見のためのアルゴリズムを図19-3に示した。診断基準は以下のようである。

　a．**SMI**（skeletal muscle mass index：骨格筋指数）**による診断基準**　DXA法で測定した四肢筋肉量の合計値を身長の2乗で除したSMIを求め，18～40歳の平均SMI値から－2SD未満をサルコペニアと診断する。

　b．**EWGSOPによるサルコペニアの診断基準**（表19-6）　筋肉量・筋力・身体能力の3要素で判断する。3要素の評価法は以下のようになる。

　　①筋肉量評価法：コンピュータ断層撮影（CTスキャン），核磁気共鳴画像法（MRI），DXA法，生体電気インピーダンス法（BIA），身体測定（上腕周囲長，下腿周囲長）

◘日本人骨格筋量減少の目安となるSMI値

男性：6.87 kg/m² 未満
女性：5.46 kg/m² 未満

**表19-6　サルコペニアの診断**

| |
|---|
| 1．筋肉量（low muscle mass）の低下 |
| 2．筋力（low muscle strength）の低下 |
| 3．身体能力（low physical performance）の低下 |
| 判定は，基準1とその他から1つ（基準2か3） |

出典）原田敦ほか：サルコペニア‐定義と診断に関する欧州関連学会のコンセンサスの監訳．
日本老年医学会雑誌；49(6)：788-805，2012

**表19-7　サルコペニアの重症度**

| 病期（stage） | 筋肉量<br>(muscle mass) | 筋力<br>(muscle strength) | 身体能力<br>(physical performance) |
|---|---|---|---|
| プレサルコペニア | ↓ | | |
| サルコペニア | ↓ | ↓ | または ↓ |
| 重度サルコペニア | ↓ | ↓ | ↓ |

出典）原田敦ほか：サルコペニア‐定義と診断に関する欧州関連学会のコンセンサスの監訳．日本老年医学
会雑誌；49(6)：788-805，2012

　　②筋力評価法：握力測定，膝の屈伸筋力測定，最大呼気流量など

　　③身体能力評価法：通常歩行速度，簡易身体能力バッテリー（SPPB，short physical performance battery）など

**◻SPPB**
　バランス，歩行，強さ，持久力をまとめて測定する方法。SPPBは，国際的にも虚弱高齢者の生活機能の測定法とし推奨されている。

・サルコペニアの病期分類（重症度）（表19-7）：病期の進行に伴い要素の数が増加する。

（治療）　エネルギー各栄養素は不足なく摂取することはもちろんだが，特に筋肉量を増やすための良質のたんぱく質が重要となる。同時に適切な運動習慣をつけることで筋肉減少の予防につながる。

・低エネルギーやたんぱく質摂取量低下がフレイルに関与する。

・血中カロテノイド，ビタミンE，ビタミンDがフレイルに関与する。

＊運動と栄養の併用群は，介入のない群より筋肉量，歩行速度，伸展力が4倍以上となる。

・栄養補給（たんぱく量）とレジスタンス運動介入試験の結果，それぞれ単独ではなく双方同時介入＊がフレイル・サルコペニアに効果を期待できる。

# 6. ロコモティブシンドローム（運動器症候群）

（病態と原因）　運動器の障害により，生活活動に制限をきたし要支援・要介護状態に陥ったり，またそうなるリスクが高まった状態を**ロコモティブシンドローム**（locomotive syndrome，**ロコモ**）という。日本整形外科学会が2007年に提唱した。特に，高齢者の運動器障害は複合連鎖して，進行すれば日常生活動作（ADL）の自立低下，閉じこもり，廃用症候群，寝たきりなどの要介護状態へとつながる。

　運動器の障害は　変形性関節症や骨粗鬆症などの「加齢に伴う運動器の疾患（筋骨格運動系）」を原因とする場合と，加齢により筋力，持久力，運動速度，バランス

6. ロコモティブシンドローム（運動器症候群） *227*

能力などの運動機能全般が低下して発生する「加齢による運動能不全」に分けられる。

**症 状**　四肢関節や腰背部の疼痛，姿勢の悪化，膝の変形，体が硬くなる，歩行が遅くなる，つまずきやすいなど，病状の進行度によりさまざまである。

**診断・検査**　ロコモの重症度は，体全体の運動機能と歩行機能で判断する。ロコモ自己チェック法を示した（表19-8）。7項目のうち1つでも該当すればロコモの可能性があるため，運動（ロコモーショントレーニング，略称：ロコトレ）を奨励する。同時に専門医を受診させ，運動器不安定症の有無をチェックし，医療機関でのリハビリテーションの必要性の判断をする。

**予防と治療**　ロコモ予防と改善の運動の基本は，①足腰の筋力強化，②バランス力の強化，③膝，腰に過剰の負荷にならないことであり，以下のロコトレが推奨される。

- 開眼片脚立ち訓練（ダイナミックフラミンゴ療法）
- スクワット（股関節の運動）
- その他：ストレッチ，関節の曲げ伸ばし，ラジオ体操，ウオーキング

　食事療法としては，エネルギーと各栄養素は不足なく摂取する。筋肉量を増やすための良質のたんぱく質とエネルギー源となる炭水化物，脂質摂取は大切である。

○**運動器不安定症**
　高齢により転倒リスクが高まった運動器疾患をもつ状態をいい，診断は，65歳以上であること，運動機能低下をきたす疾患（またはその既往）が存在すること，日常生活自立度がランクJまたはA（要支援＋要介護1,2）であること，運動機能評価テスト（開眼片脚起立時間，3m Timed up and go test）の基準を満たすこと，が条件である。

### 表19-8　ロコモ自己チェック法

1　片脚立ちで，靴下がはけない
2　家の中でつまずいたり，滑ったりする
3　階段を上るのに，手すりが必要である
4　横断歩道を青信号で渡りきれない
5　15分くらい続けて歩けない
6　2kg程度の買い物（1Lの牛乳パック2個程度）をして持ち帰るのが
　　困難である
7　家のやや重い仕事（掃除機の使用，布団の上げ下ろしなど）が困難
　　である

出典）中村耕三：ロコモティブシンドローム，日本老年医学会雑誌：49：394，2012

### 第19章　学習チェックリスト

- □ 骨粗鬆症と骨軟化症の病態の違いを理解できましたか
- □ 骨密度測定法を理解できましたか
- □ 骨粗鬆症の食事療法のポイントを理解できましたか
- □ 骨粗鬆症の薬物療法の種類を理解できましたか
- □ 変形性関節症について理解できましたか
- □ 骨代謝について理解できましたか
- □ フレイルの症状を理解できましたか
- □ ロコモティブシンドロームはどのような疾患か理解できましたか
- □ ロコモティブシンドロームの予防・治療を理解できましたか

**参考文献**

- Lexell, J, et al：What is the cause of the ageing atrophy?. J Neurol Sci；84：275-294, 1988
- Doherty, TJ：Aging and sarcopenia. J Appl Physiol, 95：1717-1727, 2003
- Manolagas, SC：Birth and death of bone cells. Endocline review；21：115-137, 2000
- Baumgartner, RN, et al：Epidemiology of sarcopenia among the elderly in New Mexico. Am J Epidemiol；147（8）：755-763, 1998
- Fried, LP, et al：Frailty in older adults；evidence for a phenotype. J Gerontol A Biol Sci Med Sci；56：M146-156, 2001
- Cruz-Jentoft, AJ, et al：Sarcopenia：European consensus on definition and diagnosis：Report of the European Working Group on Sarcopenia in Older People. Age Ageing；39：412-423, 2010
- Bartali, B, et al：Low nutrient intake is an essential component of frailty in older persons. J Gerontol A Biol Sci；61：589-593, 2006
- Semba, RD, et al：Low serum micronutrient concentrations predict frailty among older woman living in community. J Gerontol A Biol Sci；1：594-599, 2006
- Fiatarone. MA, et al：Exercise training and nutritional supplementation for physical frailty in very elderly people. N Engl J Med；330：1769-1775, 1994
- Bonnefoy, M, et al：The effects of exercise and protein-energy supplements on body composition and muscle function in frail elderly individuals：a long-term controlled randomized study. Br J Nutr；89：731-739, 2003
- 内閣府：平成26年版高齢社会白書「平成25年度高齢化の状況及び高齢社会対策の実施状況. 高齢化の現状と将来像」, 2014
- Orimo, H, Yaegashi, Y, et al：Hip fracture in Japan：estimates of new patients in 2007 and 20-year trends. Arch Osteoporosis；4：71-77, 2009
- 厚生労働省：平成25年国民生活基礎調査の概況「要介護者等の状況」, 2014
- 原田敦ほか：サルコペニア－定義と診断に関する欧州関連学会のコンセンサスの監訳. 日本老年医学会雑誌；49（6）：788-805, 2012

# 第20章 免疫・アレルギー疾患

免疫疾患およびアレルギー疾患に関する疫学的・病態的な基本的知識を学び，治療方法，栄養・食事療法を習得する。特に，食物アレルギーに特有な栄養学的問題点を把握し，適切な栄養アセスメントを実施する技術を身につけたうえで，食物アレルギー患者および保護者への栄養管理，栄養教育を展開する。

## 1. 免疫・アレルギーの基礎知識

アレルギー疾患（allergic disease）は環境因子も加わり激増の傾向にあり，社会問題化している。アレルギー（allergy）の原因としてまずあげられるのが遺伝的な要因によるものである。両親または片親がアレルギー疾患に罹っている場合には，子どもの70%以上にアレルギー症状が発現することが知られている。次に食物たんぱく質も大きな要因である。その他，住居環境からのほこり・ダニ・花粉・大気汚染などの環境要因も発症に大きく関与している。通常，食物アレルギーが引き金となり気管支喘息やアレルギー性鼻炎を引き起こす場合が多く，ひとつのアレルギーが次のアレルギーを引き起こすことをアレルギーマーチとよんでいる。例えば，食物アレルギーにダニ・花粉などの環境因子が加われば，症状をさらに悪化させてしまう。

私たちは，健康を維持するために，体の中に侵入してきた微生物や病的物質を非自己物質（抗原：アレルゲン，allergen）として認識し，その物質を無毒化する物質（抗体：レアギン，reagin）を作って体を守ろうとする防衛システムを備えている。これを免疫といい，抗原と抗体の相互作用を免疫反応（抗原抗体反応）とよぶ。しかし，この免疫反応はときとして生体にとって不都合に反応し，自分自身の組織を攻撃することで体に害をもたらす。この異常な反応をアレルギーとよんでいる。

免疫反応は一度発症すると二度目は発症しないか，もし発症しても軽症な症状で済んでしまうが，アレルギー反応では一度目より二度目の方に過剰な病的反応が起こることが特徴的である。アレルギーでは，消化管から体内に入った食物が抗原となるものを食物アレルギーといい，抗原が呼吸器から侵入するものを吸入性アレルギーという。アレルギー反応は液性免疫による一過性の即時型アレルギー（I・II・III型アレルギー）と細胞性免疫による症状の発現が遅い遅延型アレルギー（IV型アレルギー），そしてII型の亜型ともいえるV型の5種類に分類される（表20-1）。

表20-1 アレルギー反応の分類

| 分類名 | Ⅰ型アレルギー | Ⅱ型アレルギー | Ⅲ型アレルギー | Ⅳ型アレルギー | Ⅴ型アレルギー |
|---|---|---|---|---|---|
| 発生する現象 | アナフィラキシー型反応 | 細胞傷害型反応 細胞融解型反応 | 免疫複合型反応 (アルサス反応) | 遅滞型反応 | 抗レセプター型反応 |
| 関与する成分 | IgE, IgG | IgG, IgM, IgA 補体 | IgG, IgM, IgA 補体 | Tリンパ球 | 抗レセプター抗体 |
| 関与する細胞 | マスト細胞 好塩基球 | マクロファージ 多形核白血球 キラー細胞 | 好中球 血小板 | 単球 マクロファージ | 甲状腺上皮細胞 |
| 疾患 | アトピー性皮膚炎 気管支喘息 アレルギー性鼻炎 アレルギー性結膜炎 | 溶血性貧血 紫斑病 | 全身性エリテマトーデス 血管炎 多発性動脈炎 膠原病 | 結核空洞 拒絶反応 | バセドウ病 (機能亢進) 橋本病 (機能低下) |

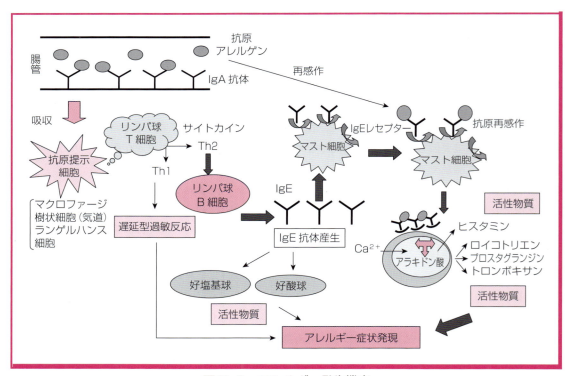

図20-1 アレルギー発生機序

食物アレルギーはⅠ型アレルギーである。

アレルギーの発症機序を図20-1に示した。アレルゲンが体内に入ると抗原提示細胞（マクロファージ・樹状細胞・ランゲルハンス細胞）に取り込まれる。そのアレルゲンをリンパ球T細胞（thymus：胸腺由来）が認識し，生理活性物質（サイトカイン）が産生され，Th1，Th2細胞が誘導される。Th2細胞はアレルギー反応に促進的に

はたらき，Th1細胞は抑制的にはたらく。Th2細胞が誘導されるとリンパ球のB細胞（bone marrow：骨髄由来）が抗原に対してIgE（免疫グロブリンE, immunogloblin E）抗体を産生する。抗体は一種のタンパク質であり，リンパ球細胞で作られ，血中では免役グロブリンとして存在する。IgE抗体は皮膚や目・鼻・呼吸器・消化器などの粘膜にある**マスト細胞**に接着する性質があるので，マスト細胞や好塩基球のIgEレセプターに結合してマスト細胞を活性化し，多くの活性物質（ヒスタミン・ロイコトリエン・プロスタグランジン・トロンボキサン）を放出する。この化学伝達活性物質は好酸球，好中球，リンパ球など多くの細胞を活性化させ，粘膜を刺激し，血管を拡張し，筋肉を収縮させるアレルギー症状を誘発する。

◘**マスト細胞（肥満細胞）**

多能性幹細胞由来で，皮膚と腹腔内に存在する結合組織肥満細胞と肺と腸管に分布する粘膜肥満細胞に分けられる。

# 2. 食物アレルギー

**食物アレルギー**とは「食物によって引き起こされる抗原特異的な免疫学的機序を介して生体にとって不利益な症状が惹起される現象」（日本小児アレルギー学会, 2012）と定義される。つまり，摂取した特定の食物が原因となって，抗体が産出されて生体の反応状態が変わり，その食物に対し過剰な免疫応答が発症する。この引き起こされた異常な過敏反応（不利益な症状）を食物アレルギーといい，その原因となる物質を**アレルゲン**と称する。

食物アレルギーは乳幼児期に多く発症し，成長・発育に悪影響を及ぼし，成長とともに種々のアレルギーを発症するアレルギーマーチを引き起こすため，早期の予防・治療とともに，根本的な解決策が求められている。特に，乳幼児期は食物アレルギーの有病率も高く，食物アレルギー児は増加傾向を示している。現在わが国では1歳児の10人に1人，3歳児で20人に1人，学童で50〜100人に1人が，何らかの食物に対してアレルギーを起こすと推定されている（海老澤ほか，2010）。

食物アレルギー患者および保護者のQOLと食物アレルギー児を取り巻く環境整備に重点が置かれるようになり，2011年に「食物アレルギーの診療の手引き（最新版は2023年版）」「食物アレルギーの栄養指導の手引き（最新版は「栄養食事指導の手引き2022」）」が厚生労働科学研究班より発表され，2016年には日本小児アレルギー学会が「食物アレルギー診療ガイドライン2016」（最新版2021年版）を提示している。さらに，保育所・幼稚園などにおける給食対応は，より複雑化し困難をきわめていることより，厚生労働省は2011年に「保育所におけるアレルギー対応ガイドライン（2019年に改訂版公表）」，2012年には「保育所における食事の提供ガイドライン」を公表して，食物アレルギー児への給食を個別対応するように指示している。

## （1）食物アレルギーの臨床型分類

食物アレルギーの免疫学的機序は，大きく即時型と特殊型に分類される。臨床型

232 第20章 免疫・アレルギー疾患

表20-2 食物アレルギーの臨床型分類

| 臨床型 | 発症年齢 | 頻度の高い食物 | 耐性獲得（寛解） | アナフィラキシーショックの可能性 | 食物アレルギーの機序 |
|---|---|---|---|---|---|
| 食物アレルギーの関与する乳児アトピー性皮膚炎 | 乳児期 | 鶏卵，牛乳，小麦など | 多くは寛解 | （+） | 主にIgE依存性 |
| 即時型症状（じんましん，アナフィラキシーなど） | 乳児期～成人期 | 乳児～幼児<br>　鶏卵，牛乳，小麦，ピーナッツ，木の実類，魚卵など<br>学童～成人<br>　甲殻類，魚類，小麦，果物類，木の実類など | 鶏卵，牛乳，小麦は寛解しやすい<br>その他は寛解しにくい | （++） | IgE依存性 |
| 食物依存性運動誘発アナフィラキシー（FEIAn/FDEIA） | 学童期～成人期 | 小麦，えび，果物など | 寛解しにくい | （+++） | IgE依存性 |
| 口腔アレルギー症候群（OAS） | 幼児期～成人期 | 果物・野菜・大豆など | 寛解しにくい | （±） | IgE依存性 |

出典）厚生労働科学研究班：食物アレルギーの診療の手引き2023より

◻即時型食物アレルギー

食後30分以内に症状が現れる。

分類を表20-2に示す。**即時型食物アレルギー**はIgE抗体が介在して起こる。食物の中でアレルゲンになるのは，特定のタンパク質に限られている。タンパク質は消化酵素によって分解されてペプチドやアミノ酸になり，腸管から吸収されるが，抗原性をもつペプチドが腸管から吸収されると，消化管粘膜でアレルギー反応を起こすだけでなく，血液を介して皮膚，気管支粘膜，鼻粘膜，結膜などに到達して，それぞれの部位のマスト細胞表面のアレルゲン特異的IgE抗体と結合し，マスト細胞から放出された化学物質の作用により多彩な症状を示す。

## （2）食物アレルギーの原因

食物アレルギーは，アレルゲンによって抗原抗体反応が起こり，表20-3の症状が発症する。新生児の腸液内は，IgAが多く含まれ，アレルゲンの吸収を阻止する作用がある。しかし，IgAの分泌が不十分な場合や3歳未満の小児では腸管が未成熟であるため消化能力が十分でなく，未消化の高分子物質（タンパク質）が腸管を通過してしまって，食物アレルギーを引き起こして発症する。食物アレルギーの症状には全身に多彩な症状が起こる（表20-3，図20-2）。

## （3）食品中の主なアレルゲン

食物アレルゲンは，一般的にはタンパク質が多く，多量に反復摂取する食品がアレルゲンになりやすい。子どもの**主要食物アレルゲンは鶏卵・牛乳・小麦**である

表20-3　食物アレルギーの症状

| 皮膚の症状 | かゆみ，じんましん，発赤，湿疹 |
|---|---|
| 眼の症状 | 結膜の充血，かゆみ，涙，まぶたの腫れ |
| 口・のどの症状 | 口の中の違和感・腫れ，のどのかゆみ，イガイガ感 |
| 鼻の症状 | くしゃみ，鼻汁，鼻づまり |
| 呼吸器症状 | 息が苦しい，咳，ゼーゼーする，のどのつまった感じ，声がれ |
| 消化器症状 | 腹痛，はきけ，嘔吐，下痢，血便 |
| 循環器症状 | 頻脈，血圧低下，手足が冷たい，蒼白 |
| 神経症状 | 頭痛，元気がない，ぐったり，意識障害，不穏 |
| アナフィラキシー | 意識障害，ショック症状 |

出典）よくわかる食物アレルギーの基礎知識，環境再生保全機構，2012，一部改変

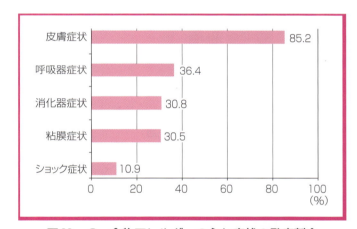

図20-2　食物アレルギーの主な症状の発症割合
出典）消費者庁：令和3年度食物アレルギーに関連する食品表示に関する調査研究事業，2022

表20-4　食物アレルギーの主な原因食物

| 原因食物 | 割合（％） |
|---|---|
| 鶏卵 | 33.4 |
| 牛乳 | 18.6 |
| 木の実類 | 13.5 |
| 小麦 | 8.8 |
| 落花生 | 6.1 |
| 魚卵 | 5.2 |
| 果実類 | 3.5 |
| 甲殻類 | 3.3 |

出典）消費者庁：令和3年度食物アレルギーに関連する食品表示に関する調査研究事業，2022

が，最近では多種多様の食品がアレルゲンとなっており，特にくるみをはじめとする木の実類の増加が目立っている（表20-4）。種々の食品中の主なアレルゲンを表20-5に示した。

食物アレルギーの原因物質となる食品のうち，8品目（卵・乳・小麦・えび・かに・くるみ・落花生・そば）は，食品表示法により表示が義務づけられている（くるみは2023年指定）。また，8品目以外の20品目は表示を推奨している（表20-6）。

## （4）食物アレルギーの診断と検査値

食物アレルギーの診断には，①問診（症状と症状出現の状況検討），②食物日誌を活用して原因食物の検索，③一般血液検査：末梢血液検査により好酸球数，IgA，IgG，IgMを検査する。④皮膚テスト（プリックテスト）；通常背部の皮膚にアレルゲンを1滴浅く刺して接触反応させて，注入部の発疹状況を観察する（15〜20分）。

**表20-5　食品中のアレルゲン**

| 食物 | タンパク質 | | 特徴 |
|---|---|---|---|
| 牛乳 | カゼイン | | 熱に安定，ペプシンで分解 |
| | β-ラクトグロブリン | | ペプシンに安定，中等度の加熱で変性 |
| | α-ラクトアルブミン | | 中等度加熱やペプシン処理で失活 |
| 鶏卵 | オボムコイド | | 熱や消化に安定 |
| | オボアルブミン | | 熱で変性し凝固する |
| | リゾチーム | | 風邪薬に使われている |
| 小麦 | α-アミラーゼインヒビター | | 水溶性・吸入でも反応 |
| | グルテン | グリアジン | α，β，γ，ω 区分あり，ω-5は小麦依存性運動誘発アナフィラキシーと関連 |
| | | グルテニン | 水に不溶，酸・アルカリ溶性 |
| えび | トロンボミオシン | | 加熱に安定 |
| ピーナッツ | ビリシン・グリシニン・コングルチン | | 加熱に安定，ローストするとアレルゲン性が増強 |
| 魚 | パルブアルブミン | | 加熱，酸処理に安定 |

出典）よくわかる食物アレルギーの基礎知識：環境再生保全機構，2012

**表20-6　食物アレルギーの原因物質**（食品表示基準）

| 表示義務（8品目） | 表示推奨（20品目） | | |
|---|---|---|---|
| 卵<br>乳<br>小麦<br>えび<br>かに<br>くるみ<br>落花生<br>そば | いくら<br>さけ<br>さば<br>いか<br>あわび<br>やまいも<br>ごま | 大豆<br>アーモンド<br>カシューナッツ<br>マカダミアナッツ<br>バナナ<br>もも<br>りんご | キウイ<br>オレンジ<br>牛肉<br>鶏肉<br>豚肉<br>ゼラチン |

**特異IgE　RASTスコア**
≦0.34　：0（陰性）
0.35—0.69　：1（境界）
0.7—3.49　：2（陽性）
3.5—17.49　：3（強陽性）
17.5—49.99　：4
50.0—99.99　：5
≧100　：6
（4-6 高度陽性）

⑤**血中抗原特異的IgE抗体検査**（CAP-RAST）：抗原特異的IgEを測定する方法であり，セルロースのスポンジにアレルゲンを吸着させて，血清中のIgEの総量を測定し，アレルゲンに特異的に反応するIgE（RAST）を測定してアレルゲンを同定する。⑥**食物除去試験**：疑わしい原因食物を，食事より1～2週間除去して臨床症状が消失するか否かをみる。⑦**食物負荷試験**：原因食品の診断を確認するために，必ず医師の管理の下で，除去試験で症状が改善した食品について食物負荷試験を行う。負荷後48時間観察して症状を誘発する食品を検索する。食物負荷試験の注意点として，負荷は少量から開始し，症状が出現したら中止するが，体調の悪いときは行わない。抗アレルギー薬などの内服薬は原則中止する。食物アレルギー児が3歳ぐらいになると，鶏卵・牛乳・小麦などの場合，食物アレルギーの耐性を獲得して，アレルギー反応を起こさなくなるので，専門医と相談しながら，食物経口負荷試験の計画を立て，耐性獲得の確認も行う。

## (5) 栄養・食事療法

　食事療法の基本は「正しい診断と最小限の食物除去」である。治療のポイントは，①繰り返し同じ物を食べさせない，②アレルギー児だけの特別食にしない，③アレルゲン除去加工食品などを取り入れる，④代替食品の販売店を知っておく，⑤除去食による必要な栄養素の不足に気をつけることである。

　除去食物を使用せず，主食・主菜・副菜を組合せた献立とし，バランス良く栄養素が摂取できるようにする。特に，除去食物ごとに不足しやすい栄養素を補う工夫を指導する。家庭で日常的に使用する調味料や加工食品にまで制限がおよぶ場合は，使用できる代替食品（図20-3）を具体的に提案しながら指導する。

- 鶏卵アレルギー：卵アレルギーは主に卵白のたんぱく質が原因である。離乳食の初期は卵黄から加熱して与える。加熱により抗原性が低減できる。
- 牛乳アレルギー：牛乳にはカルシウムやたんぱく質が多く含まれているため，未発達な乳幼児の腸や腎臓では，負担がかかりやすくなる。カルシウム摂取不足が問題となるためアレルギー用ミルクを利用する。
- 小麦アレルギー：パン・麺類などの主食の原材料であるため，主食は米飯とし米粉を利用する。麩は小麦のたんぱく質（グルテン）から作るため，注意が必要である。ビーフンは，米の加工品なので使用できる。
- 大豆アレルギー：大豆製品を除去するが，重症でない場合は，大豆油やしょうゆ，みそなどの調味料は除去しなくてもよい。豆類の除去は必要でない。
- えび・かにアレルギー：甲殻類と魚の抗原は別であるため，魚介類として除去することはない。
- 落花生アレルギー：学校給食や菓子類に含まれるので，誤食に注意する。
- そばアレルギー：そばおよび茹で汁などの混入に注意する。
- 野菜・果物アレルギー：アレルギー反応を示さない果物と野菜でビタミンやミネラル，食物繊維を摂取する。加熱によって抗原性が低減できる。

🅰 アレルギー用ミルク

　牛乳たんぱく質を小さいペプチドに加水分解した粉乳。主な市販製品は以下のとおり。
- ミルフィーHP（明治）
- MA-mi（森永）
- ペプディエット（雪印ビーンスターク）
- ニューMA-1（森永）

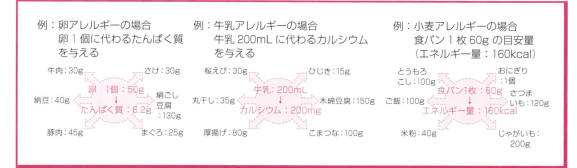

図20-3　代替食品

## （6）緊急時の対応（アナフィラキシー反応）

　食物アレルギー症状への対応では，①何を食べたか，②食べてから発症までの時間は（多くは数分～2時間以内に発症する），③どれだけ食べたか，④症状の持続時間は（症状が出てから30～60分でピークになり半日以内で消失），⑤症状の特徴は，⑥症状の再現性はあるのか，などの情報を医師に伝えることが必要である。短時間のうちにアレルギー症状が全身に現れる**アナフィラキシー反応**がみられる場合は，原因食物摂取から2～4時間は運動を控える。症状の進行は早いため，迅速な対応が要求される。原因食物を摂取して症状が出現した場合は，まず抗ヒスタミン薬・ステロイド薬を内服し，**エピネフリン自己注射薬**（商品名**エピペン**，発症30分以内に使用）を投与して救急車等を利用して医療機関を受診する。また，緊急時に，周囲の人に援助カードを示して，円滑な対応を求める。教育者や保育者，管理栄養士は緊急時の対応として，エピペンの使用方法も知識として知っておくことが必要である。

### ◘アナフィラキシーショック

　薬や牛乳・卵・ピーナッツ・そば・魚介類などを食べたり飲んだりした後，すぐにじんましんがでて，呼吸が苦しくなる症状で，激しいときは血圧低下を起こしてショック状態に陥るものである。特に食物依存性運動誘発アナフィラキシーは，学童期に多く，食べたあとすぐに汗をかくような運動をすると，突然倒れて意識不明になるので注意が必要である。

# 3. 膠原病，自己免疫疾患

　膠原病とは，全身の複数の臓器に炎症が起こり，さまざまな多臓器障害と免疫異常をもたらす一連の疾患群の総称であり，リウマチ熱を除いて，非腫瘍性，非感染性の全身性炎症性疾患である。発熱などの全身症状に加え，皮膚，関節，腎，漿水，肺，神経組織，心，筋などが同時にまたは時期を異にして障害され，複雑，多彩な臨床像を呈する。

　自己免疫疾患とは，体の中に微生物や病的物質が侵入してくると，その抗原を認識して，体を守ろうとする免疫システムが作動する。しかし，何らかの原因によって自己抗原やリンパ球によって細胞が損傷され，これによって病気が発症する疾患を自己免疫疾患という。代表的なものとして，全身性エリテマトーデスと関節リウマチがある。

## （1）　全身性エリテマトーデス

　**全身性エリテマトーデス**（SLE, systemic lupus erythematosus）は，血管が破れ，血漿タンパクが組織に沈着するフィブリノイド変異が起こって，さまざまな臓器に障害を起こす。全身の結合組織内に自分自身に対する抗体（自己抗体）が検出される。アレルギー症状としてはⅡ，Ⅲ，Ⅳ型の症状をもたらす。なお，SLEによる腎炎はループス腎炎とよばれる。

## （2）関節リウマチ

　**関節リウマチ**（RA, rheumatoid arthritis）は慢性的に関節炎が起こり，関節障害が起こる。この障害にはマクロファージ，リンパ球B細胞，T細胞，好中球など

さまざまな細胞が関与する。マクロファージ，リンパ球B細胞などの抗原提示細胞が活性化されると抗原をヘルパーT細胞に提示する。活性化したヘルパーT細胞はB細胞を活性化して抗原を産生するようになる（図20-1参照）。このとき，B細胞は リウマチ因子 を産生する。このリウマチ因子が好中球によって貪食され活性化し，プロスタグランジン，リソゾーム酵素，活性酸素などを産生し，組織に対して傷害をもたらす。また，マクロファージが活性化するとIL-1，TNF-αなどのサイトカインが産生され，滑膜細胞の増殖や骨破壊を引き起こす。

### （3）強皮症

強皮症（systemic sclerosis）には，全身性強皮症と限局性強皮症があり，限局性強皮症では皮膚のみに硬化が起こるが，全身性強皮症では皮膚と内臓に硬化が発症する慢性疾患である。

国際的に全身性強皮症は，びまん皮膚硬化型全身性強皮症と限局皮膚硬化型全身性強皮症の2つに分類されている。前者は発症より5〜6年以内は進行するが，後者は軽症型で進行はほとんどみられない疾患である。男女比があり，1：12で女性に多く発症する。原因は複雑でよくわかっていないが，免疫異常（自己抗体産生：トポイソメラーゼ抗体，RNAポリメラーゼ），線維芽細胞の活性化（肺線維症），血管障害（レイナー症状）などの症状が起こる。

### （4）シェーグレン症候群

シェーグレン症候群（Sjögren's syndrome）とは，全身性の臓器病変を伴う自己免疫疾患であり，慢性的に経過する炎症性疾患（慢性唾液腺炎・乾燥性角結膜炎）がある。全身性エリテマトーデス，関節リウマチ，強皮症など膠原病に合併する「二次性シェーグレン症候群」と膠原病の合併がない「一次性シェーグレン症候群」に分類される。この疾患も女性に多く発症し，眼の乾燥，口腔の乾燥，鼻腔の乾燥などの症状がある。

①口唇小唾液腺の生検組織でリンパ球湿潤がある，②唾液分泌量の低下，③涙の分泌低下，④抗SS－A抗体か抗SS－B抗体が陽性である。この4項目の中，2項目以上が陽性であれば，シェーグレン症候群と診断する。

## 4. 免疫不全症

免疫不全症とはマクロファージ，T細胞，B細胞などの免疫を司る機能が「機能しない」または「機能が低下」などにより発症する。生まれながらにして免疫不全を患っている場合を先天性免疫不全症といい，生まれた後に何らかの原因で免疫不全に陥る場合を後天性免疫不全症という。

---

□ リウマチ因子
関節リウマチでみられるIgGに対する自己抗体の1つであり，リウマトイド因子ともよばれる。

□ 滑膜細胞
関節リウマチや変形性関節症において異常増殖し関節破壊に関与する。

□ 肺線維症
びまん皮膚硬化型全身性強皮症の合併症であり，空咳や息苦しさを生じ，酸素吸入を必要とすることもある。

□ レイナー症状
冷たいものにふれると，手指が蒼白や紫色になる。治療は保温である。

## （1）先天性免疫不全症

　先天性免疫不全症としては，ADA（アデノシンデアミナーゼ）欠損症がある。ADA は核酸の代謝にかかわり，アデノシンを分解してイノシンを生成する酵素である。この酵素が先天的に欠損している場合，デオキシアデノシン三リン酸（dATP）が蓄積する。核酸を代謝する酵素の1つにヌクレオチダーゼがあるが，リンパ球ではヌクレオチダーゼの活性が低い。そのため，アデノシンの代謝はほとんど ADA に依存する形となっており，ADA 欠損症の患者では dATP が蓄積する。dATP が蓄積すると「ヌクレオシド二リン酸（NDP）→dNDP」への変換過程を阻害してしまい，dNDP を合成できなくなる。これによって DNA 合成に必要なヌクレオチドが合成できなくなり，結果としてリンパ球の発生が阻害される。

　その他，ディジョージ症候群（胸腺欠如，T細胞不全），IgA 単独欠損症（B細胞不全），SICD（severe combinded immunodeficiency），Wiskott-Aldrich 症候群（T細胞・B細胞とも不全），慢性肉芽腫症，Chediak-Higashi 症候群（好中球不全）などがある。

## （2）後天性免疫不全症候群（エイズ）

　遺伝的なものではなく，**ヒト免疫不全ウイルス**（**HIV**, **human immunodeficiency virus**）によって起こる免疫不全症が**後天性免疫不全症候群**（**AIDS**, **acquired immunodeficiency syndrome**）である。HIV の粒子（120nm の球状）はウイルス性の糖タンパク質をもっている。そのウイルス性糖タンパク質がヘルパーT細胞と結合して発症する。HIV は，感染者の血液，分泌液，母乳等を介して感染する。

---

### 第20章　学習チェックリスト

- [ ] アレルギー反応の5分類について理解できましたか
- [ ] アレルギーの発生機序を理解できましたか
- [ ] 食物アレルギーの疾患要因を理解できましたか
- [ ] 食物アレルギーの臨床型分類について理解できましたか
- [ ] 食物アレルギーの原因物質（アレルゲン）を理解できましたか
- [ ] 食品表示法において表示義務がある食品8品目を覚えましたか
- [ ] 食品表示法において表示推奨されている20品目を覚えましたか
- [ ] 食物アレルギーの食事療法の基本を理解できましたか
- [ ] アナフィラキシー反応への対応を理解できましたか
- [ ] 膠原病，自己免疫疾患について理解できましたか

---

**参考文献**
- 海老澤元宏・林典子ほか：食物アレルギーと栄養指導．栄養学雑誌；68（3）：157-165，2010
- 海老澤元宏編：食物アレルギー（小児アレルギーシリーズ），診断と治療社，2010

## 第21章 感染症

　この章では，まず，感染症の感染ならびに発症要因としての病原体，宿主要因，感染経路について理解し，感染経路別の予防対策について学ぶ。次に，院内感染症の起きるメカニズムを理解し，NST活動の感染症予防上の意義，施設全体としての院内感染対策について知る。最後に，給食施設での食中毒について，主な疾患の症状，感染経路，予防対策等について知るとともに，食中毒患者の一般的な栄養・食事療法について学ぶ。

# 1. 病原微生物と感染症

## （1）病原微生物の概念と種類

　通常，肉眼では見えず，顕微鏡を用いることでその形態を確認することができる微小な単細胞生物のことを微生物という。微生物は，ウイルス，マイコプラズマ，リケッチア，細菌，真菌，原虫などに大別される。そのうち，ヒトに病気を引き起こす可能性があるものを病原微生物とよぶ。これらの病原微生物に加え，寄生虫等が，感染症を引き起こす病原体となりうる。

## （2）感染症の分類と発症要因

### 1）感染症とは

　病原微生物が，ヒトなどの宿主の体表面，体内，組織内を汚染し，さらに定着して増殖することを感染という。感染の結果，種々の症状が出現した状態が感染症である。感染後発病することを発症，発病しない場合を不顕性感染とよぶ。

### 2）感染症の分類

　感染症は，感染力，罹患した場合の重篤性等に基づき，感染症法（感染症の予防及び感染症の患者に対する医療に関する法律）により，1類〜5類感染症，新型インフルエンザ等感染症，指定感染症，新感染症に分類され，グレードに応じた措置や対応が定められている。例えば，コレラ，細菌性赤痢，腸管出血性大腸菌感染症，腸チフス，パラチフスの感染症は，3類感染症に分類され，特定の職業への就業によって感染症の集団発生を起こしうる感染症とされ，特定職種（調理，給食にかかわる職種も含む）への就業制限，消毒などの対物措置が定められている。

### 3）感染症の発症要因

感染症の感染ならびに発症するかどうかは，病原体，宿主要因，環境（感染経路）の3つの要因が関係する。

感染源となる病原体は，それぞれ特徴ある病原性や感染性（感染力の強さや感染様式）をもつ。病原性は，1つの病原体がもつ毒性と菌量を掛け合わせたもの（積）で考える必要がある。例えば，腸管出血性大腸菌は，1つの菌がもつ毒性が強いため，菌量がきわめて少なくても感染や発病を引き起こすことに留意する必要がある。

宿主となるヒトの免疫状態も，感染を起こすかどうか，さらに発病するかどうかを左右し，宿主要因とよばれる。健常人では，腸管をはじめ，多種多様の細菌が定着した常在細菌叢が備わっており，感染防御に重要な役割を果たしている。健常人の免疫レベルでは発症しないが，免疫力が低下した患者（易感染状態）で発症する感染症もある（日和見感染）。栄養状態が悪いことや糖尿病による免疫力の低下も，感染や発病を引き起こしやすくする宿主要因である。

感染源から排出された病原体が，新しい宿主に侵入して再び感染を引き起こす経路を，感染経路とよぶ。感染経路は大別すると，直接感染（接触感染，飛沫感染，母子感染）と間接感染（空気感染，媒介物感染，媒介動物感染）に分けられる。この中で，施設内での感染が特に問題となる感染様式である，接触感染，飛沫感染，空気感染について，感染様式の説明と院内で対策が必要となる代表的疾患を表21-1に示す。感染症の予防には，それぞれの感染症の感染経路をよく理解し，感染経路を遮断することが重要である。

**◘常在細菌叢**

健常人では，体内に住んでいる微生物とうまく共生している。常に体内の定まった部位（腸管粘膜等）に集団で存在している微生物を常在細菌叢とよぶ。常在細菌叢は，病気の原因となる微生物から人体を守ってくれることが多い。食事，衛生状態，大気汚染，衛生習慣などの環境因子によって，各人がもつ常在菌の種類は変わってくる。

**◘日和見感染症**

免疫力が何らかの原因によって低下したときに，健常人ではほとんど病気を起こさないような病原体によって引き起こされる感染症のことをいう。

**表21-1　感染経路別感染症**

| 感染経路 | 感染様式の説明 | 代表的疾患 |
|---|---|---|
| 空気感染（飛沫核感染） | 病原体を含む飛沫の水分が脱落することでできる飛沫核（直径5μm以下の粒子）による感染。長期間浮遊する飛沫核を吸入し感染する。閉鎖された空間で患者といっしょにいることで感染するおそれがある | 結核，麻疹，水痘 |
| 飛沫感染 | 咳，くしゃみ，会話などで生じる飛沫（直径5μm以上で水分を伴う）を吸入することで感染する | インフルエンザ，マイコプラズマ肺炎，風疹，百日咳，流行性耳下腺炎等 |
| 接触感染 | 直接接触または器具や環境により間接的に接触することにより感染する | MRSA（メチシリン耐性黄色ブドウ球菌感染症），VRE（バンコマイシン耐性腸球菌感染症），多剤耐性緑膿菌，腸管出血性大腸菌感染症（O157等），ノロウイルス感染症，疥癬等 |

# 2. 院内感染症

## （1）院内感染とは

　**院内感染**とは，病原体によって，患者が原疾患とは別に入院後48時間以降新たに罹患した場合，および医療従事者等の健常人が病院内で感染した場合等，病院内で生じた感染症とされる。これに対して，入院前に病原体に曝露し，感染症に罹患した場合か，入院後48時間以内に発病した場合は市中感染とされる。

　院内感染は，健常人でも起こすものと，免疫力が低下した患者にのみ起こりうるものに大別される。病原体の病原性が強く正常免疫をもつ健常人でも起こりうる院内感染の原因となる感染症で重要性の高いものとしては，細菌性食中毒，ウイルス性肝炎，HIV感染症，結核，水痘，麻疹，ノロウイルス感染症，ロタウイルス感染症，インフルエンザ，風疹，白癬，疥癬などがある。

　それに対して，健常人には通常病原性を示さないが，免疫力の低下した患者に日和見感染を起こし，院内感染の原因となる感染症としては，メチシリン耐性黄色ブドウ球菌（MRSA），腸球菌（バンコマイシン耐性腸球菌（VRE）を含む），緑膿菌（多剤耐性緑膿菌（MDRP）を含む），単純ヘルペスウイルス，サイトメガロウイルス，真菌（カンジダ，アスペルギルス，クリプトコッカス）等がある。これらの病原体による日和見感染は，**敗血症**を起こすこともまれではない。

## （2）NST活動の院内感染予防上の意義

　効果的なNST活動は，院内感染症を減少させることが知られている。低栄養状態にある患者は，免疫力が低下し，MRSA等による日和見感染の危機にある。適切な栄養アセスメントに基づく栄養治療は，患者の栄養状態の改善と免疫力の向上をもたらし，日和見感染の発症率を減少させることができる。また，経腸栄養を含む適切な栄養・食事療法は，中心静脈カテーテルを必要とする患者を減らしたり，

### ●敗血症●

　全身性細菌感染の結果として起きる全身性炎症反応症候群のことである。原因菌としては，黄色ブドウ球菌（MRSA等），大腸菌，肺炎桿菌，緑膿菌，エンテロバクター属などが多い。症状はしばしば悪寒戦慄とともに始まり，発熱，低血圧，乏尿，および錯乱を含む。肺，腎臓，肝臓を含む多くの臓器で急性不全が起こる場合もある。中心静脈カテーテルの使用は，敗血症のリスク要因として指摘されている。治療では，積極的な輸液蘇生，抗生物質の投与，支持療法，ときとして血糖値の徹底的なコントロール，コルチコステロイドおよび活性化プロテインCの投与が行われる。

留置期間を短くすることに役立つ。結果的に，中心静脈カテーテルに由来する敗血症等の重篤な院内感染症の予防につながる。さらに，患者の嚥下機能の適切な評価に基づく食事方法や食形態の選択は，誤嚥性肺炎の発症率低下にも寄与しうる。

### （3）施設全体としての対策

院内感染を防ぐためには，標準予防策と感染経路別予防策による2段階の対策が求められている。院内感染症の予防および危機対応のため，病院には，感染症対策に対して相当に経験をもつ医師や病院の幹部職員等により組織される院内感染対策委員会を設置することが義務づけられている。栄養管理部門の代表者も院内感染対策委員会のメンバーであることが通常である。院内感染対策指針およびマニュアルを作成し，すべての職員に対して組織的な対応方針の指示や教育を行う。院内感染対策マニュアルには，栄養管理部門のかかわる部分も記載される必要がある。

さらに，一定規模以上の病院には，感染症に経験をもつ医師，看護師など専門職による実働部隊である感染制御チーム（ICT，infection control team）が組織されていることが多く，感染対策の計画と実行，サーベイランスの実施，病棟ラウンドと助言などを行う。効果的な院内感染予防対策を進めるには，NSTとICTの連携も重要とされている。

**◻標準予防策**

標準予防策は，判明している感染症の有無にかかわらず，患者の血液，体液，分泌物（汗は除く），排泄物，あるいは傷のある皮膚や粘膜を感染の可能性のある物質とみなし対応することで，患者と医療従事者双方における院内感染の危険性を減少させる予防策である。手指衛生，感染防護具の使用等が実践内容である。

## 3. 給食施設における食中毒（腸管感染症を中心として）

### （1）給食施設における食中毒対策の留意点

食中毒対策の基本は，細菌などの病原体を①つけない，②増やさない，③殺菌するの3点である。特に留意すべき点として強調しておきたいのは，仕入れされた食材は汚染されていなくても，給食のプロセスで汚染され，給食を通じて，感染症（食中毒）を引き起こす可能性を十分に想定しておく必要があることである。厚生労働省「大量調理施設衛生管理マニュアル」に従った予防対策が求められる。

### （2）食中毒の原因となる主な病原体

食中毒には，黄色ブドウ球菌，サルモネラ属菌，病原大腸菌，ウェルシュ菌，カンピロバクター，ボツリヌス菌等の細菌によるもの，ノロウイルス，A型肝炎ウイルス（HAV），E型肝炎ウイルス（HEV）等のウイルスによるものがある。それらに加え，獣肉を未加熱で食べた場合には，寄生虫による食中毒を起こすこともあるが，給食施設では問題となることは少ないので，詳述しない。この項では，給食施設で問題となることが多いいくつかの食中毒についてのみ述べる。

#### 1）黄色ブドウ球菌による食中毒

黄色ブドウ球菌は，食品中で増殖する際にエンテロトキシンと呼称される毒素を

産生する。エンテロトキシンが産生された食品を喫食すると，約3時間後に激しい嘔気・嘔吐，疝痛性腹痛，下痢を伴う急激な急性胃腸炎症状を発する。まれに発熱やショック症状を伴うこともある。手指の傷の菌による食品汚染が，特に注意すべき感染経路である。予防対策としては，手洗いの徹底，食品の10℃以下での保存，手指に化膿巣のある人は食品を直接触ったり，調理しないことが大切である。

### 2）サルモネラ属菌による食中毒

症状はまず悪心および嘔吐で始まり，数時間後に腹痛および下痢を起こす。下痢は1日数回から十数回で，3〜4日持続するが，1週間以上に及ぶこともある。小児では意識障害，けいれんおよび菌血症，高齢者では急性脱水症および菌血症を起こすなど重症化しやすく，回復も遅れる傾向がある。潜伏期は，8 時間〜4日と幅がある。感染経路は，食肉および鶏卵の菌による汚染である。予防対策としては，原因食材の低温保存管理，それらの調理時および調理後の汚染防止が基本である。

### 3）カンピロバクターによる食中毒

症状は下痢，腹痛，発熱，悪心，嘔吐，頭痛，悪寒，倦怠感などであり，他の感染型細菌性食中毒と類似する。潜伏期は2〜5日間とされる。予防対策としては，獣肉（特に家禽肉）調理時の十分な加熱処理，また，調理器具や手指などを介した生食野菜・サラダへの二次汚染防止に極力注意することが大切である。

### 4）腸管出血性大腸菌による食中毒

腸管出血性大腸菌による食中毒は，O157 をはじめとするベロ毒素産生性の腸管出血性大腸菌で汚染された食物などを経口摂取することによって起こる腸管感染が主体である。また，ヒトからヒトへの二次感染も問題となる。

その症状は，無症候性から軽度の下痢，激しい腹痛，頻回の水様便，さらに，著しい血便とともに重篤な合併症を起こし死に至るものまで，さまざまである。多くの場合，激しい腹痛を伴う頻回の水様便の後に，血便となる（出血性大腸炎）。発熱は軽度で，多くは37℃台である。潜伏期は，3〜5 日とされる。有症者の6〜7%において，下痢などの初発症状発現の数日から2 週間以内に，溶血性尿毒症症候群（HUS, hemolytic uremic syndrome），または脳症などの重症な合併症が発症する。HUS を発症した患者の致死率は1〜5%とされている。予防対策としては，汚染食品からの感染が主体であることに留意して，食品を十分加熱したり，調理後の食品はなるべく食べきる等の注意が大切である。ヒトからヒトへの二次感染に対しては，糞口感染であることから，手洗いの徹底等により予防することが可能である。

### 5）ウェルシュ菌による食中毒

エンテロトキシン産生性ウェルシュ菌が大量に増殖した食品を喫食することにより，本菌が腸管内で増殖して，芽胞を形成する際に産生・放出するエンテロトキシンにより発症する感染型食中毒である。主要症状は腹痛と下痢である。症状は一般的に軽く1〜2日で回復する。潜伏期は通常6〜18時間とされる。

原因食品は大量に加熱調理された後，そのまま数時間から一夜室温に放置されて

いることが多い。加熱調理された食品中では，熱抵抗性が強いウェルシュ菌芽胞は生存するため，再加熱により芽胞の発芽が促進される。また，ウェルシュ菌の至適発育温度は43～47℃と他の細菌よりも高く，増殖速度も速いため，加熱調理食品が冷却していく間にウェルシュ菌は急速に増殖する。したがって，予防の要点は食品中での菌の増殖防止である。すなわち，加熱調理食品は小分けするなどして急速に冷却し，低温に保存する。保存後に喫食する場合は十分な再加熱を行う。大量調理時に発生することの多い食中毒であり，前日調理，室温放置は避けるべきである。

### 6）ノロウイルスによる食中毒

**a．症状と感染経路**　嘔気，嘔吐，下痢が主症状であるが，腹痛，頭痛，発熱，悪寒，筋痛，咽頭痛，倦怠感などを伴うこともある。特別な治療を必要とせずに軽快することが多い。しかし，乳幼児や高齢者等では，嘔吐，下痢による脱水や誤嚥には注意をする必要がある。潜伏期は1～2日とされる。ヒトへの感染経路は，主に経口感染（食品，糞口）である。感染者の糞便・吐物およびこれらに直接または間接的に汚染された物品類，そして食中毒としての食品類（汚染されたかきあるいはその他の二枚貝類の生，あるいは加熱不十分な調理での喫食，感染者によって汚染された食品の喫食，その他）が感染源の代表的なものとしてあげられる。

ノロウイルスは，糞便や吐物が乾燥するとウイルスを含むちりが容易に空中に漂い，これが口に入って感染を引き起こす，という特異な感染経路ももつので，特に注意が必要である。吐物や糞便は乾燥しないうちに床等に残らないよう速やかに処理し，処理した後はウイルスが屋外に出ていくよう空気の流れに注意しながら十分に換気を行うことが感染防止に重要である。床等に飛び散った患者の吐物や糞便を処理するときには，使い捨てのガウン（エプロン），マスクと手袋を着用し汚物中のウイルスが飛び散らないように，糞便，吐物をペーパータオル等で静かに拭き取る。拭き取った後は，次亜塩素酸ナトリウム液で浸すように床を拭き取り，その後水拭きをする。おむつ等は，速やかに閉じて糞便等を包み込む。おむつや拭き取りに使用したペーパータオル等は，ビニール袋に密閉して廃棄する（この際，ビニール袋に廃棄物が十分に浸る量の次亜塩素酸ナトリウム液を入れることが望ましい）。

**b．給食業務責任者並びに従事者が注意すべき点**　ノロウイルスは少ないウイルス量でも感染が成立する。給食を介しての感染を防ぐため，給食業務従事者は日頃から自分自身の健康状態を把握し，下痢や嘔吐，風邪のような症状がある場合には，給食業務責任者にその旨伝えることが大切である。責任者は，下痢や嘔吐等の症状がある従事者を，食品を直接取り扱う作業に従事させないようにするとともに，直ちに医療機関を受診させ，感染性疾患の有無を確認する。また，ノロウイルスは下痢等の症状がなくなっても，通常では1週間程度長いときには1か月程度ウイルスの排泄が続くことがあるので，症状が改善した後も，しばらくの間は直接食品を取り扱う作業をさせないようにすべきである。さらに，このウイルスは感染していても症状を示さない不顕性感染も認められていることから，給食従事者は，そ

の生活環境においてノロウイルスに感染しないような自覚をもつことが重要である。例えば，家庭の中に小児や介護を要する高齢者がおり，下痢・嘔吐等の症状を呈している場合は，その汚物処理を含め，トイレ・風呂等を衛生的に保つ工夫が求められる。また，常日頃から手洗いを徹底するとともに食品に直接触れる際には「使い捨ての手袋」を着用するなどの注意が必要である。

給食業務責任者は，外部からの汚染を防ぐために客用とは別に従事者専用トイレを設置したり，従事者間の相互汚染を防止するためにまかない食の衛生的な調理，ドアノブ等の手指の触れる場所等の洗浄・消毒等の対策を取ることが大切である。

## （3）食中毒（腸管感染症）患者の一般的栄養・食事療法

頻回の下痢は，水分・電解質の喪失，発熱による不感蒸泄や発汗の増大は，脱水をもたらし，重篤な状態を招くことがある。腸管の安静を保つために，厳重な食事制限が必要な場合がある。その場合，水分・電解質・ビタミン・エネルギー源を非経口的（経静脈的）に補給する必要がある。症状の軽快に伴い，電解質飲料，果汁，番茶などから経口摂取を開始する。ただし，冷たい飲料は下痢を誘発するので，体温に近い温度のものがよい。さらに症状が改善すれば，流動食からはじめ，半流動食，全がゆ，常食へと順次進めていく。経腸栄養施行時には，抗菌薬を投与する例も多い。抗菌薬の使用により，腸内細菌叢が乱れ，クロストリジウム・ディフィシルという細菌による偽膜性腸炎を起こすことがある。それらの治療には，抗菌薬治療に加え，**プロバイオティクス**製剤が併用されることも少なくない。

**プロバイオティクス**
プロバイオティクスとは，消化管内の細菌叢を改善し，宿主に有益な作用をもたらしうる有用な微生物と，それらの増殖促進物質のことである。ヨーグルトなどの発酵食品等，多くの食品に含まれている。健常成人の腸内細菌叢を構成する細菌を利用したプロバイオティクス製剤が販売されている。

### 第21章　学習チェックリスト

- □ 感染と発病の違いが理解できましたか
- □ 感染症成立の３要因を理解できましたか
- □ 主な感染経路を理解できましたか
- □ 院内感染には，２種類あることを理解できましたか
- □ NST活動の院内感染予防効果について理解できましたか
- □ 院内感染症の拡大や予防のために求められる施設の体制について理解できましたか
- □ 給食を介する感染の予防のため大切なことは何か理解できましたか
- □ ノロウイルス感染症拡大を防止するために大切なことを理解できましたか
- □ 腸管感染症の栄養・食事療法のポイントを理解できましたか

### 参考文献


・厚生労働省：「大量調理施設衛生管理マニュアル」（平成9年3月24日付け衛食第85号別添）（最終改正：平成29年6月16日付け生食発0616第1号）
・矢野邦夫：感染対策としてのNST活動の意義．静脈経腸栄養：21（2）：25-32，2006
・大柳治正：NSTのクオリティ・コントロール．臨床栄養：110（6）：610-614，2007
・国立感染症研究所感染症疫学センター　https：//www.niid.go.jp/niid/ja/from-idsc.html

# 第22章 がん

　　がん（cancer）疾患の栄養治療は，研究途上にあるものが多く，かかわりの中心は治療による副作用対策や治療を完遂するための基礎となる身体の栄養状態の維持・向上が大きな割合を占める。本章では，がん病態の特殊な代謝と各臓器の治療および栄養管理を理解する。また，がん患者の治療前からサバイバーとしての生活管理，ターミナルケアや緩和医療の意義と意味を学習する。なお，白血病は，第18章で血液系の疾患として述べる。

＊放射線治療は，機能や形態を温存することを目指した治療で，外照射と腔内照射に大別される。また，抗がん剤を併用することにより手術同様の根治治療も行われている。化学療法（抗がん剤治療）の多くは，他の臓器に転移しているときに選択され，根治を目的とする外科療法や放射線治療に併用する集学的な治療としても行われる。

＊＊抗がん剤の副作用は，がん細胞だけでなく，正常な細胞にも影響を及ぼすため，特に髪の毛，口や消化管などの粘膜，骨髄など新陳代謝の盛んな細胞が影響を受けやすく，脱毛，口内炎，下痢，白血球や血小板の減少が起こる。そのほか，全身のだるさ，吐き気，心臓への影響として動悸や不整脈が，また肝臓や腎臓に障害が出ることもある。

# 1. 消化管のがん

　　日本人に多い消化管のがんは，胃がんと大腸がんであり，その治療法は外科治療，化学療法，放射線治療と，それらの組み合わせで行われる集学的治療がなされる＊。その結果，消化管の欠損による消化吸収への影響や，治療による副作用＊＊のために食欲不振や嘔気・嘔吐から食事摂取量の減少を引き起こし低栄養となることが多い。各臓器の治療法と治療前後の栄養管理を中心に理解し，患者支援を行う。

　　上部消化管の予防要因として，野菜や果物の摂取があげられているため，適切なバランス食は重要であり，がん治療後のサバイバーにとっても栄養食事指導は必要であり，「がんを防ぐための新12か条」（がん研究振興財団，2011）もポイント指導には有用である（がん研究振興財団，https://www.fpcr.or.jp/pamphlet.htmlで冊子公開）。

## （1）食道がん

病態と原因　　　食道は，のどと胃をつなぐ長さ約25 cm，太さ2〜3 cm，厚さ約4 mmの管状の臓器で，食べ物が通りやすいように内側が粘液を分泌する粘膜でおおわれている。食道がん（esophageal cancer）は，この粘膜上皮から発生するが，日本では食道がんの90％以上が扁平上皮がんであり，欧米では腺がんが増加している。そのほとんどは胃の近くの食道下部に発生する。生活習慣などの欧米化により，今後，日本でも腺がんが増えることが予想される。食道がん罹患率や死亡率は，ともに40歳代後半以降に増加する傾向にあり，女性よりも男性に多い。発生の危険因子としては，喫煙や大量の飲酒が明らかになっている。特に扁平上皮がんでは，喫煙と飲酒が相乗的に作用してリスクが高くなることも指摘されている。また，熱い飲食物がリスクを上昇させるという研究結果も多く報告されている。腺がんでは，食べ物や胃液などが胃から食道に逆流する胃食道逆流症に加え，肥満で確

実にリスクが高くなるとされている。日本人の食道がんの約半数は食道の真ん中付近から発生し，4分の1は食道の下部に発生している。粘膜上皮から発生したがんは，次第に大きくなり食道外膜に向かって広がっていく。食道の周囲には，気管・気管支や肺，大動脈，心臓など重要な臓器が近接しているためがんが大きくなるとこれらの臓器に浸潤し，腹部や首のリンパ節，他の臓器に転移することもある。

**症状** 初期症状はないことが多く，検診や人間ドックの際の発見が20％近くある。症状としては，がんの進行度により異なるが，食べ物を飲み込んだときに胸の奥が痛む，熱い物を飲み込んだときにしみる，食道で食べ物がつかえる，体重が減少する，胸や背中が痛む，むせるような咳や血の混じった痰が出る，声がかすれるなどがある。定期的な検診や，症状が続くときは早期受診が大切である。

**診断・検査** 食道がんの診断は，一般にX線による食道造影検査と内視鏡検査を行う。食道がんの広がりを調べる検査としては，CT，MRI，超音波内視鏡検査，超音波（エコー）検査などがある。

**治療** 食道がんの治療法は，内視鏡治療，手術，放射線治療，抗がん剤治療（化学療法）があるが，がんの進行度や全身状態により治療法は異なる。内視鏡治療*はリンパ節転移のないがんに対して，内視鏡的に粘膜を切除する治療法である。切除した組織を顕微鏡で詳細に検索した結果，取りきれなかった部分があったり，リンパ節転移の可能性が高いと判断された場合は，追加の手術や放射線治療，化学療法が必要となる。内視鏡治療では，出血や穿孔，治療後に食道狭窄などの合併症が起こることがある。手術は最も標準的な治療法で，食道切除術とともにリンパ節郭清が行われ，胃管等で食物経路を再建する。術後に縫合部が狭くなることがあり，食道拡張術を繰り返し行うこともある。手術による合併症としては，肺炎，縫合不全，肝・腎・心障害などが起こることもある。

**a．栄養・食事療法** 手術後の食事は，流動食から始め，徐々に通常の食事に戻していく。ゆっくり食事時間をかける，消化のよい食べ物にする，1回の食事量を減らし回数を増やすなどを心がける必要がある。

食道がんは，疾患の進行に従い食道狭窄や嚥下障害を伴う場合も多く，治療前から食形態に工夫し治療完遂のための栄養管理が重要である。さらに治療による食道再建による通過障害や反回神経麻痺などに対応する食事の配慮も認められる。水分は嚥下後の吻合部の通過には問題ないが，嚥下時に誤嚥する可能性があるため，とろみをつけるなどで，まとまりやすくする工夫が必要となる。反回神経麻痺の場合は，麻痺側へ頸部回施前屈姿勢で食事を食べるよう指導を行う。食道がんの外科治療は侵襲が大きく，栄養予後の不良を起こしやすいため，下部消化管に問題がなければ，術中に腸瘻の準備を行い，早期経腸栄養を開始することが推奨される。

食道がんでは，がんのある食道をそのまま残して食べ物の経路を別に作るバイパス手術が行われることもある**。また，食道狭窄の程度が強い場合は，胃瘻や腸瘻を作ったり，経静脈栄養管理をすることもある。

---

**◘サバイバー**
がんを抱えながら社会生活を送る人，がんでも自分らしく生きるをテーマとしている。

＊内視鏡的粘膜切除術（EMR）は，内視鏡で食道の内側から粘膜内のがんを切り取る方法で，0期とⅠ期の一部が対象となる。

内視鏡的粘膜下層剝離術（ESD）は，病変の下部部にヒアルロン酸ナトリウムなどの薬剤を注入しながら，病変を電気メスで徐々にはぎ取る方法で，大きな病変も一括して切除する。

＊＊がんによる食道狭窄のために食事が通りにくく，十分に食べられない場合には，シリコンゴムや金属の網でできた筒状のステントを食道の中に入れて食べ物が通るようにすることもある。手術しなくても内視鏡を用いてできるので，負担が少なく，生活の質（QOL）の向上のためには有用である。

## （2）胃 が ん

**病態と原因**　　　**胃がん**（gastric cancer）は，胃粘膜に発生する悪性腫瘍である。主な要因に**ピロリ菌**（*H.pylori*）の感染，食塩の過剰摂取，$\beta$カロテンの摂取不足などがあげられる。

**症　状**　　　胃がん進行度分類を表22-1に示す。

**診断・検査**　　　検査は，胃内視鏡検査や胃X線検査を行い，胃がんの広がりを調べる検査として，胸部X線，腹部超音波（エコー），CT，注腸検査などが行われる。

**治　療**　　　胃がんに対する治療は，「胃癌治療ガイドライン」（日本胃癌学会）により示され，胃がん進行度分類（表22-1）に沿い，治療法選択のアルゴリズム（図22-1）により治療が行われる。手術式の選択などステージ別の治療方針を理解することが必要となる。

リンパ節に転移している可能性がきわめて小さいときは，内視鏡を用いて胃がんを切除する，内視鏡的粘膜切除術（EMR）や，内視鏡的粘膜下層剥離術（ESD）などの方法がある。これらの治療では，内視鏡による切除が十分かどうかを病理検査で確認し，不十分な場合は胃の切除術を追加することもある。

胃がんの抗がん剤治療には手術と組み合わせて使われる補助化学療法と治療が難しい状況で行われる抗がん剤中心の治療がある。抗がん剤の副作用は人によって程度に差があるため，効果と副作用を観察し行う。副作用が著しい場合には治療薬を変更したり，治療の休止，中断を検討することもある。

**a．栄養・食事療法**　　　手術治療においては，手術の種類や再建法によって，術後の経過や留意事項，栄養指導の内容が異なるため，各再建法を理解する。

胃がん術後の患者の不安の多くは体重減少であるが，3〜6か月の一定期間減少が続くのが一般的で，食事量を増やすことで体重回復しようとすれば，胃痛や嘔気，嘔吐，下痢などを引き起こし改善につながらないため注意する。

### 表22-1　胃がん進行度分類（ステージ分類）

| | N0 | N1 | N2 | N3 | M1 |
|---|---|---|---|---|---|
| T1a (M), T1b (SM) | ⅠA | ⅠB | ⅡA | ⅡB | Ⅳ |
| T2 (MP) | ⅠB | ⅡA | ⅡB | ⅢA | Ⅳ |
| T3 (SS) | ⅡA | ⅡB | ⅢA | ⅢB | Ⅳ |
| T4a (SE) | ⅡB | ⅢA | ⅢB | ⅢC | Ⅳ |
| T4b (SI) | ⅢB | ⅢB | ⅢC | ⅢC | Ⅳ |

| T1 | がんの浸潤が粘膜（M）または粘膜下層（SM）にとどまるもの |
|---|---|
| T2 | がんの浸潤が固有筋層（MP）に至るもの |
| T3 | がんの浸潤が漿膜固有筋層（MP）に至るもの |
| T4a | 遊離腹腔に露出しているもの（SE） |
| T4b | がんの浸潤が直接他臓器まで及ぶもの（SI） |

N：リンパ節転移 → N1：転移個数が1〜2個，N2：3〜6個，N3：7個以上
M：領域リンパ節以外の転移がある。（CY1（細胞診陽性）も含む）

出典）日本胃癌学会編：胃癌治療ガイドライン，2014年5月改訂

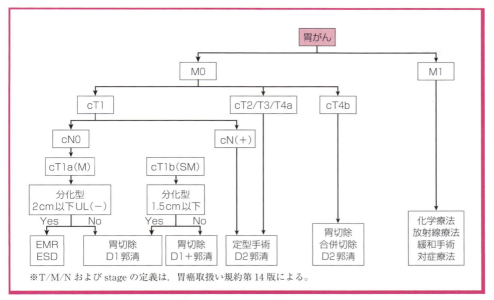

**図22-1　日常診療で推奨される治療法選択のアルゴリズム**

出典）日本胃癌学会編：胃癌治療ガイドライン，2014年5月改訂

## （3）大腸がん（結腸がん・直腸がん）

**病態と原因**　大腸がん（colon cancer）は，長さ約2ｍの大腸（結腸・直腸・肛門）に発生するがんで，日本人ではS状結腸と直腸にがんができやすい。大腸粘膜の細胞から発生し，腺腫という良性腫瘍の一部ががん化して発生したものと正常粘膜から直接発生するものがある。粘膜の表面から発生し，大腸の壁に次第に深く侵入していき，進行するにつれてリンパ節や肝臓や肺など別の臓器に転移することがある。大腸がんは，肉類特に加工肉の摂取やアルコールの摂取量に関連が強いことが疫学的に示されており，活動量（運動量）の減少も原因の1つとされている。

**診断・検査**　大腸がんの発見には，**便潜血検査**の有効性が確立しており，検診で早期発見が可能となっている。早期に発見できれば完全に治る可能性が高い*。少し進んでも手術が可能な病状であれば，肝臓や肺などへの遠隔転移が認められていても，手術により根治できる場合がある。切除が難しい転移が起こった時期に発見された場合は，手術に加え，放射線治療や抗がん剤治療（化学療法）が行われる。

　大腸がんの検査は，がんの部位や広がりを調べるために，直腸指診や注腸造影検査，内視鏡検査，CTやMRI検査，腹部超音波（エコー）検査などを行う。

　大腸がんは部位により，よく起こる症状がある。盲腸，上行結腸，横行結腸では貧血やしこりが現れやすく，下行結腸，S状結腸，直腸では下血，血便，便秘や下痢，便が細くなる等が現れやすい。どの部位においても，腹痛や腸閉塞が起こる。

**治療**　大腸がんの治療は，手術による切除が基本である。がんのある腸管とリンパ節を切除し，がんが周囲の臓器に及んでいる場合には，それらの臓器も一緒

□**便潜血検査**
　大腸がんの症状の多くに出血を伴うため，便中のヘモグロビンを抽出する精度がよくなっている。

＊大腸がんの罹患率は，50歳代から増加し始め，高齢になるほど高くなる。大腸がんの罹患率は，1990年代前半までは増加し，その後は横ばい傾向となっている。大腸がんの死亡率は，1990年代半ばまで増加し，その後は少しずつ減る傾向であり，男女とも，死亡率は罹患率の約半分であり，大腸がんの生存率は比較的高いといえる。

250 第22章 が ん

に切除する。がんの位置に応じて切除範囲，合併症や危険性も異なる。病状や手術の方法によっては人工肛門の造設を必要とする場合がある。直腸がんの場合は，直腸が骨盤内の深く狭いところにあり，すぐ周囲に神経や筋肉があるため，切除する範囲によってはがんと一緒に神経や筋肉を切除する。そのため，排便，排尿，性機能に障害が起きることがあり，進行度によっては，神経や筋肉を残す方法（自律神経温存術，肛門括約筋温存術）が行われる場合もある。また，腹腔鏡手術も行われる。

大腸がんの手術により，軟便や下痢，便秘などの異常を生じることがある。また，おなかの張りや腸閉塞，縫合不全や創感染などにも注意が必要である。

直腸がんでは，手術前後の補助治療として，「骨盤内からの再発の抑制」，「手術前のがんのサイズの縮小」や「肛門を温存すること」などを目的として放射線治療を行う場合がある。また，切除が難しい骨盤内のがんによる痛みや出血などの症状緩和，骨転移による痛みや，脳転移による神経症状などを改善するためにも行われることがある。 放射線治療の副作用*は，大腸がんでは，下痢，肛門痛，下血，血尿，頻尿，排尿時痛，皮膚炎，会陰部皮膚炎（粘膜炎）などに現れる。全身症状としてはだるさ，吐き気，嘔吐，食欲低下，白血球減少などがある。治療後しばらくして起こりうる副作用もあり，腸管や膀胱に出血，炎症などの影響が出ることがある。

**a．栄養・食事療法**　治療前の栄養状態において，肥満または過体重の場合は，術前の期間で可能な範囲での体重コントロールを勧める。体重のみに注視した極端な食事制限は，脂肪組織を温存し，低栄養を招くので正しい栄養食事指導が必要である。術後では，個々の栄養評価によりアプローチを行うが，比較的食欲の戻りも良く，吸収にも大きな問題を生じないケースが多いため，急激な体重増加を起こさないよう注意する。このケースでは，同時に食事摂取量の過剰により，腸閉塞や排便トラブルを引き起こすため，定期的チェックと栄養食事指導を重ねる。

術前から術後6か月および術後補助化学療法時は，スクリーニングを続ける。術直後は循環動態に配慮することは，他の術後ケアと同様であるが，その後は大腸術後に多い，癒着や通過障害を中心に排便コントロールや腹部症状がスクリーニングの中心となる。半年後は，定期的腫瘍マーカー，注腸検査，画像診断を行い，再発，転移病変の早期発見に努める。食べてはいけない食品や料理はないものの，患者の症状や不安によって指導内容を調整する。基本的には，おいしく，ゆっくり，楽しく食べることを大切にし，食べすぎず，消化の良い食品，バランスの良い食事を心がけ，アルコールの過飲を避けることである。

*副作用は主として放射線が照射されている部位に起こるため，症状は部位によって異なる。
　副作用は個人によって程度が異なり，症状が強い場合は，症状を和らげる治療を行う。通常は，治療後2〜4週ぐらいで改善する。

# 2. その他のがん

## （1）肝臓がん

病態と原因　**肝臓がん**（liver cancer）は，肝臓にできた原発性肝がんと他の

臓器のがんが肝臓に転移した転移性肝がんに大別される．原発性肝がんには，肝臓の細胞ががん化する肝細胞がん（HCC, hepatocellular carcinoma）と，胆管の細胞ががん化する肝内胆管がん（胆管細胞がん）がある．

肝細胞がんのHBs抗原陽性率は約15％，HCV抗体陽性率は約70％であり，その大半は，慢性肝炎ウイルスに関連して発症する．慢性肝炎からの発がんは，肝炎ウイルスの持続感染に起因する肝の持続炎症とそれに伴う肝細胞の壊死・再生の繰り返しの結果として発症すると考えられている．そのため肝細胞がんの多くは肝硬変を合併している．最近はウイルス性以外の肝硬変からの発がんが増加傾向にあり，アルコール性肝硬変や非アルコール性脂肪性肝炎（NASH）等も危険因子となる．

症状・診断　肝細胞がんは，無症状のことが多く早期発見が難しい．慢性肝炎や肝硬変などの危険因子をもつ患者に対して，腫瘍マーカーと超音波（エコー）検査等，定期的スクリーニングが行われる．確定診断には画像診断が必要となる．

腫瘍マーカーには，AFP，PIVKA-Ⅱ，AFP-L3分画がある．胆管細胞がんでCA19-9，CEAなども参考として使用される．画像診断法には，腹部超音波（エコー）検査，CT，MRI，血管造影などがある．進行度は，腫瘍の個数，腫瘍径や脈管侵襲の程度で規定するT因子，リンパ節転移の状況のN因子，遠隔転移の状況のM因子の3因子で決められる．

治療　肝障害が背景にあるため，治療法はがんの進行度だけでなく，予後の影響因子である肝障害度を考慮して決定される．①外科療法（肝切除，肝移植），②局所療法（ラジオ波焼灼療法（RFA），経皮的エタノール注入療法（PEIT），経皮的マイクロ波凝固療法（PMCT）），③肝動脈塞栓療法（TAE），④肝動注化学療法（TAI），⑤化学療法等がある．

**a．栄養・食事療法**　栄養食事管理は，禁酒を基本としバランス食とするが，治療中の食欲不振時は，必要栄養量にこだわらず，嗜好を考慮し無理のない経口摂取とする．

## （2）肺　が　ん

病態と原因　肺がん（lung cancer）は日本人のがんによる死亡原因のトップであり，増加する傾向にある．肺がんは組織を顕微鏡で調べる検査（病理検査）の結果によって，主に腺がん，扁平上皮がん，小細胞がん，大細胞がんに分類される．治療にあたっては，経過や治療方法，治療効果の違いから，非小細胞肺がんと小細胞肺がんの2種類に分けられる．肺がんの原因は，喫煙，受動喫煙が大きく，アルミニウム，ヒ素，アスベスト等の吸引も原因とされる．

非小細胞肺がんは肺がんの約85％を占め，がんの発生しやすい場所，進行のしかたとその速さ，症状などはその種類によって異なる．小細胞肺がんは肺がんの約15％を占め，がん細胞の増殖のスピードが速く，転移しやすいがんである．そのため，発見時にすでに転移していることもある．

252　第22章　が　ん

症状　　肺がんの一般的な症状としては，なかなか治りにくい咳，血痰，胸痛，呼吸時の喘鳴，息切れ，嗄声，軽度の発熱，顔や首のむくみなどがある。必ずしも肺がんに特有のものではないが，肺がんは進行の程度に関係なく，症状がほとんどない場合もある。肺がんは，症状がなくても検診によって早期発見をすることが可能となっている。

診断・検査　　肺がんの診断は，胸のX線検査や喀痰細胞診，血液検査，胸部CT，腫瘍マーカー検査，気管支鏡検査などを行う。必要に応じ胸水の検査，経皮的肺穿刺・生検，脳のMRI，腹部のCTや超音波（エコー）検査，骨シンチグラフィー，PETなどを行う。

治療　　肺がんの治療は，肺がんの分類（非小細胞肺がんと小細胞肺がん）と病期（ステージ）に基づいて治療法が決まるが，がんのある場所，全身の状態，年齢，心臓や肺の機能なども総合的に検討して治療法が選択される。

　　a．手術療法　　非小細胞肺がんのⅠA，ⅠB，ⅡA，ⅡB（時にⅢA）期，小細胞肺がんのⅠ期の場合は手術の適応となる。がんの場所や広がりによって，肺葉の1つか2つを切除する場合や，片側の肺すべてを切除する場合などがある。手術は治療効果の高い方法であるが，切除する範囲が大きい場合，手術のあと息切れなどが起こることもあり，術後に呼吸機能がどれだけ残りうるかが，手術を行うかどうかの判断の基準になる。また，ほとんどの手術でリンパ節を切除し，がんがリンパ節に転移しているかどうかを調べる。

　　b．放射線治療　　高エネルギーのX線を体の外から照射してがん細胞を傷つけ，がんを治療する。抗がん剤治療（化学療法）と同時に行う方法（化学放射線治療）もある。骨や脳にがんが転移したことに伴う症状を緩和する目的で放射線による治療を行うこともある。また，小細胞肺がんでは脳への転移がしばしばみられることから，治療によりがんが完全に消失した患者に対して，脳への転移を防ぐために脳に放射線を照射することがある（予防的全脳照射）。

　　副作用は主として放射線が照射された部位に起こり，主なものは，放射線治療中や終わりごろから症状が強くなる放射線による特殊な肺炎，食道炎，皮膚炎である。肺炎の初期症状は，咳や痰の増加，微熱，息切れである。食道炎では固形物の通りが悪くなり，胸やけや痛みを伴うこともあり，症状が強いときには，鎮痛薬の服用や栄養剤の点滴で対処しながら，放射線治療は完遂を目指す。またそれ以外にも個人によって程度は異なるが，だるさ，食欲低下，白血球の減少なども起こる。症状が強い場合は，症状を和らげる治療をするが，通常は治療後2週から4週で改善することが多い。手術や放射線による治療後では肺機能が低下するので，腹式呼吸など呼吸訓練が必要となる。

□間質性肺炎
　肺の間質組織の線維化が起きる。炎症が進行すると肺線維症となる。

　　c．分子標的治療　　非小細胞肺がんに対して，がんの増殖や転移などにかかわっているがん細胞の分子を標的とした「分子標的薬」という新しい抗がん剤が使用される。従来の抗がん剤と異なり正常細胞に対する影響は比較的少ないが，間質

性肺炎などの副作用が起こることがある。

**d．生活指導，栄養・食事療法**　喫煙は肺がんの原因となるだけでなく，肺気腫やCOPDに直接悪影響があるので，**禁煙**を第一に生活改善する。また多くの患者では，基礎代謝量の上昇や摂取量の減少がみられ，低栄養のリスクが高い。高エネルギーの食事計画や呼吸商を考慮した栄養補助剤の利用で，栄養状態の安定を目指す。

## （3）膵臓がん

**病態と原因**　**膵臓がん**（pancreatic cancer）は，死亡数・罹患数ともに増加傾向にあり，高齢者に好発する難治性の消化器がんで，症状に乏しくスクリーニングに有用な検査法がないため**早期発見が困難**であり，予後不良である。

原因は，糖尿病，肥満，慢性膵炎，急性膵炎，膵石症，大量飲酒，喫煙などがあげられる。膵臓がん患者の半数以上に糖尿病を認める。

**症状・診断・検査**　症状は，胆道閉塞や神経叢浸潤，膵外分泌や耐糖能異常が原因で，腹痛，黄疸，腰背部痛，体重減少また下痢や白色便が続き消化不良となる。診断は，血液検査では，膵酵素（アミラーゼ，リパーゼ等），腫瘍マーカー（CA19-9，Span-1等）の上昇，また腹部超音波，腹部造影CT，MRI等の画像診断を行うが，確定診断には超音波内視鏡による針生検査を行う。

**治療**　手術不可能と判断される膵臓がんは全体の8割にのぼる。主な外科治療は膵頭十二指腸切除術（PD）膵体尾部切除（DP）となるが，膵臓がんは再発率が高いため術前術後に化学療法（SFU製剤）や放射線治療を組み合わせる。手術不能や切除不能の場合には化学療法，放射線治療が選択される。

**a．栄養・食事療法**　膵頭部がんでは，術前より閉塞性黄疸がみられ，**経皮経肝胆道ドレナージ**や**内視鏡的胆管ドレナージ**によって減黄を実施する。閉塞性黄疸が続くと脂肪や脂溶性ビタミンの吸収不良となり，ビタミンK欠乏を起こす。

術後の栄養管理では，早期経腸栄養が推奨される。経腸栄養は10～20 mL/時から開始するが，腹部膨満，腹痛や下痢などの消化器症状があれば，投与速度を減少させる。経口摂取は，分割食で流動～常食まで形態を上げていく。脂肪性下痢が生じることが多く，膵消化酵素の補充も必要となる。膵炎を合併しているときには脂質を制限する。

膵臓がんに限らず他のがんにも一般的にいえることだが，**化学療法時の栄養管理**は，副作用対策としての症状緩和で低栄養状態を予防する。食欲低下，悪心嘔吐，下痢，味覚変化などで，食事量の確保は難しいが，食べやすい食品や調理の工夫によって患者支援を行う。さらに悪液質へと増悪しやすいので，緩和療法やターミナルケアの栄養療法も重要となる。

◻**経皮経肝胆道ドレナージ（PTBD）**
腹壁から胆汁を排泄することで，胆道内圧を低減し，細菌を含む胆汁の肝臓への逆流を防止する。

◻**内視鏡的胆管ドレナージ（EBD）**
内視鏡的経鼻胆道ドレナージと胆管ステント留置の2種類により，体外または十二指腸に胆汁を排泄し胆道内圧を低減する。

## （4）子宮がん

　子宮がんには，子宮体がん（cancer of uterine body）と子宮頸がん（cervical cancer）がある。子宮体がんは子宮内膜がんともよばれ，子宮内膜から発生する。一方，子宮頸がんは，子宮の入り口の子宮頸部から発生する。早期に発見すれば，比較的治療しやすく予後のよいがんである。

### 1）子宮頸がん

〔病態と原因〕　子宮頸がんの発生には，その多くにヒトパピローマウイルス（HPV，human papillomavirus）の感染が関連しているとされており，患者の90％以上からHPVが検出される。また喫煙も，子宮頸がんの危険因子であるため予防のために禁煙は有効である。子宮頸がんは30歳代後半〜40歳代に多く発症するが，最近は，若い女性で増加傾向にある。

〔診断・検査〕　子宮頸がんは，異形成という前がん状態を経てがん化することが知られており，がん細胞に進行する前に，異型細胞の状態を細胞診検査で見つけることができる。最近では，子宮頸がんの発生が若い人に増えていることや，晩婚化に伴い妊娠年齢が上昇していることから，妊娠中にがんが発見される機会もある。がん検診は通常細胞診のみを行うが，細胞診の結果がんが疑われたときには，精密検査として組織診，コルポスコープ診（腟拡大鏡による診察）を行う。がんの広がりをみる検査としては，内診，直腸診，超音波（エコー）検査，CT検査，MRI検査などがある。また膀胱鏡，直腸鏡，尿路検査などが行われることもある。

〔治　療〕　子宮頸がんの治療には，手術，放射線治療，化学療法があり，がんの病期や年齢，合併症の有無など病状に応じて選択される。早期子宮頸がんの一般的な治療法は，手術であり，がんの広がりによって，手術の術式が変わる。がんのある子宮頸部の組織を円錐状に切除する円錐切除術や，子宮を切除する単純子宮全摘出術，子宮と腟，基靱帯の一部を切除する準広汎子宮全摘出術や，子宮・腟の一部や基靱帯，さらにリンパ節を取り除く広汎子宮全摘出術などがある。

　閉経前に両側の卵巣を切除した場合，女性ホルモンの産生がなくなるために，更年期障害のような不快な症状を認めることが多い。子宮を含め広く切除した後に排便や排尿に関する障害や，リンパ節郭清を行った後には足などに浮腫が起こる。

　放射線治療には，放射線を体の外から照射する外部照射と，腟を通して子宮頸部のがんのある内部に照射する腔内照射がある。放射線治療は，がんの根治を目的として行う場合と，手術後に補助的に行う場合があり，いずれの場合にも，子宮頸がんに対する放射線治療については，化学療法と併用した同時化学放射線治療が，放射線治療単独よりも有効性が高いことが証明されてきている。

### 2）子宮体がん

〔病態と原因〕　子宮体がんは，エストロゲンという女性ホルモンの刺激が長期間続くことが原因で発生する場合と，エストロゲンとは関係ない原因で発生する場合

---

◘ヒトパピローマウイルス
　接触感染で皮膚粘膜の微小な傷から侵入し，扁平上皮基底部の組織に感染する。

◘更年期障害
　卵巣機能の低下によるエストロゲン欠乏のため，ホルモンバランスが崩れ，ほてり，のぼせ，発汗などの症状が起こる。

があるが，約8割はエストロゲンの長期的な刺激と関連していると考えられている。エストロゲンが関係していると考えられる子宮体がんでは，肥満，閉経が遅い，出産経験がないなどの場合に，発症のリスクが高くなることがわかっている。また，乳がんの治療でタモキシフェンという薬剤投与がある場合や，更年期障害の治療でエストロゲンの補充療法を受けている場合も，子宮体がんのリスクが高くなるとされている。

[診断・検査] わが国で子宮体がんと診断される人は，40歳代から多くなり，50〜60歳代の閉経前後で最も多くなっている。脂肪摂取量の増加など食生活の欧米化も要因としてあげられている。

子宮体がんの検査では，子宮内膜を少しとり，細胞と組織に異常がないかを調べる病理検査・病理診断を行う。がんの広がりを調べる検査としては，内診，直腸診，子宮鏡検査，超音波（エコー）検査，CT検査，MRI検査などがある。

### 3）子宮がんの栄養・食事療法

子宮がんの栄養管理は，各種治療が完遂できるよう，特に消化器症状に応じて食べやすい食品をバランスよく計画することである。

## 3. 緩和ケアと終末期医療（ターミナルケア）

現在の**緩和ケア**の考え方は，これまでの終末期の看取り医療から，患者のもつ痛みを全人的な痛み（トータルペイン）としてとらえ，多角的に評価対応しようとするよう理解されている。したがってがんと診断された初期から，緩和ケアは開始され，積極的治療の時期と並行して行われる（図22-2）。

また，**がん終末期**とは，いかなる治療効果も期待できず，積極的治療が不適切と考えられる状態で，生命予後が6か月以内と考えられる状態とされている。この時期の患者の栄養状態は，がん特有の代謝障害からたんぱく質・エネルギー低栄養状

○**トータルペイン**
がんの複雑な苦痛を表す概念。身体的，精神的，社会的，霊的などあらゆる側面からの苦痛。

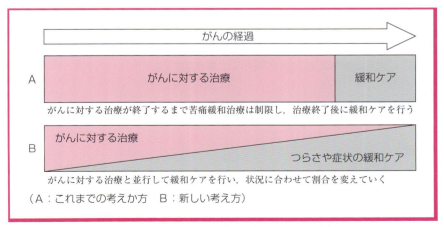

図22-2　がんの治療と緩和ケアの関係

態（PEM）をきたしている場合が多い。

栄養代謝が可逆的な状態にあれば，個々の必要栄養量の設定に従い，投与計画をたてるが，悪液質を伴い，不可逆的な状態と判断されれば，患者や家族のQOLを重視した栄養管理計画が望まれる。

消化器の状態を考慮し，可能な食形態で時間にとらわれず，好きなものを無理のない量で提供する。概ね必要栄養量の1/2～1/3程度から病状が進めばさらに少量となる。特に過剰な輸液は推奨されず，有害となるため注意する。日本緩和医療学会による医学的推奨要約においても，以下のように示されている。①PS（performance status）の低下した，または消化管閉塞以外の原因のため，経口摂取ができない終末期がん患者において，輸液治療単独でQOLを改善させることは少ない。②PSがよく消化管閉塞のために経口摂取ができない終末期がん患者において適切な輸液治療はQOLを改善させる場合がある。③終末期がん患者において，輸液治療は，腹水，浮腫，気道分泌による苦痛を悪化させる可能性がある。④終末期がん患者において輸液治療は，口渇を改善させないことが多い。口渇に対して看護ケアが最も重要である。⑤終末期がん患者において，輸液治療はオピオイドによるせん妄や急性の脱水症状を改善させることによってQOLの改善に寄与する場合がある。⑥静脈経路が確保できない，不快になる終末期がん患者において，皮下輸液は望ましい輸液経路になる場合がある。

　　a．栄養・食事療法　　この時期としては，患者や家族の望む経口摂取を支援することにある。緩和ケアチームやNSTによる痛みや抑うつの治療，食環境の整備，各症状緩和を行ったうえで，希望の食事調整を行う。また，味覚の低下や障害も多いため，口腔ケアを行い，味覚の調整の工夫も欠かせない。

---

**◻悪液質**
　がんの進展に伴う，脂肪と骨格筋の消耗を伴う複雑な栄養不良症候群。

**◻PS**
　がん患者の全身状態（一般状態）を表す国際的指標。

**◻オピオイド**
　モルヒネ様の作用をする非アルカロイド化合物。強い痛みに対する鎮痛薬として使用される。

---

## 第22章　学習チェックリスト

☐ 消化管がんの治療法について理解できましたか
☐ 胃がんの治療法および栄養・食事療法について理解できましたか
☐ 大腸がんの治療法および栄養・食事療法について理解できましたか
☐ 肝臓がんの治療法および栄養・食事療法について理解できましたか
☐ 終末期医療について理解できましたか
☐ 緩和ケアについて理解できましたか

---

**参考文献**
・外村修一ほか編集：栄養ケアマネジメントファーストトレーニング4 消化器がん，医歯薬出版，2012
・本田佳子編：新臨床栄養学　栄養ケアマネジメント第2版，医歯薬出版，2013
・国立がん研究センター：がん情報サービス　https://ganjoho.jp/public/index.html
・がん研究振興財団：食事に困った時のヒント，2012

第**23**章　周術期の管理

　外科治療は治療そのものが生体に及ぼす影響が大きく，特有の代謝が起こる。本章では，その侵襲が引き起こす代謝を理解し，外科治療前から治療後までの栄養管理を理解する。周術期の栄養管理は，感染防止や低栄養の改善など役割は重要であるため，患者個々の栄養アセスメントが適切に行える技術も必要となる。

# 1. 周術期の基礎知識

## （1）術前の栄養管理

　術前の栄養状態は，術後の感染症や回復に大きく影響を与える。欧州静脈経腸栄養学会（ESPEN）のガイドラインには術前の栄養管理が推奨される適応として主に4項目が示されている。①6か月で10%～15%以上の体重減少がある場合，②BMI＜18.5の場合，③SGA（p.24参照）の栄養評価で高度低栄養の場合，④血清アルブミン＜3.0 g/dLの場合である。さらに術前の栄養・食事療法に必要な時間は，生理的な機能を回復させるためには4～7日，体タンパク質の回復を目標とした場合は7～14日が必要とされている。その栄養補給ルートの優先順位は，経口，経腸，経静脈の順となる。

## （2）手術侵襲による代謝変動

　手術侵襲による代謝相変化は4相に分けて説明される（Moore, FD）。

　I相（傷害期）は，術後2～4日にあたり，術後早期の乏尿期でタンパク質異化亢進，血糖上昇期となる。II相（転換期）は，タンパク質異化から徐々に同化へ移行し，利尿期へと進む。III相（同化期）は，異化状態から脱出する。IV相（脂肪蓄積期）は，術後数か月となり同化が安定し，失われた脂肪を回復する時期となる。

### 1）全身性炎症反応症候群（SIRS）

　診断基準としては，体温38℃以上，ないし36℃以下，脈拍数90回/分以上，呼吸数増加（20回/分以上）またはPaCO$_2$（二酸化炭素分圧）が32 Torr以下，白血球数12,000/mm$^3$以上，ないし4,000/mm$^3$以下あるいは未熟型10%以上などの項目のうち2項目以上を満たす場合は，SIRS（p.265参照）と診断され，かつ血液を介する感染症を合併した場合敗血症（p.241参照）となる。敗血症は重篤な病態であるた

め，術後の回復は一層困難となる。予防のためには，栄養状態の安定と，回復のためにはタンパク合成を支援することが期待される。

### 2）ERAS (enhanced recovery after surgery)

ERASは，術後の回復促進に役立つケアを導入し，回復力を強化するプログラムである。その中でも，術前の絶食時間を短縮することで，術後の高血糖や口渇，空腹感，不安感の軽減に役立つとされる。具体的には，12.5％炭水化物含有飲料を手術前夜に800 mL，手術2時間前までに200 mLの摂取を促す。

## （3）術後の栄養管理

術後では，感染合併症の減少や入院期間の短縮を目的として早期の経腸栄養が推奨される。早期経腸栄養は，外科手術侵襲後24時間，もしくは36時間以内に経腸栄養が開始されると定義されている。その対象者は，頭頸部および消化管がんの手術後や明らかな低栄養が予測され，経口摂取が十分期待できない場合などである。

# 2. 上部消化管の周術期管理

## （1）胃術後の合併症と栄養管理

◆腸閉塞
　腸管内容物の肛門側への移動が障害されること。イレウス。

胃の手術は，切除する部位により，①胃全摘，②幽門側胃切除，③噴門側胃切除④幽門保存胃切除（図23-1），⑤内視鏡的切除がある。内視鏡的切除には，内視鏡的粘膜切除術（EMR）や内視鏡的粘膜下層剥離術（ESD）がある。再建法は①Roux-en-Y法，②billroth Ⅰ法，③billroth Ⅱ法，④空腸間置法がある。内視鏡的切除術の場合は，胃が温存されるため，食生活に対する影響がほとんどなく，QOLを保つことが可能である。処置後はしばらく胃潰瘍に準じた栄養・食事療法となる。

胃術後の早期合併症としては，術後出血，縫合不全，吻合部通過障害，腸閉塞，などに注意が必要である。縫合不全は吻合部がうまくつながらない場合，つなぎ目から食物や消化液が漏れ，炎症が起こり痛みや発熱が起きる。吻合部の周囲に膿がたまったり，腹部全体に膿が広がると腹膜炎を起こすこともある。縫合不全が起こる頻度は，おおよそ胃全摘術などで食道と小腸を吻合する場合が約1～2％，十二指腸を閉鎖する場合で約0.5％，

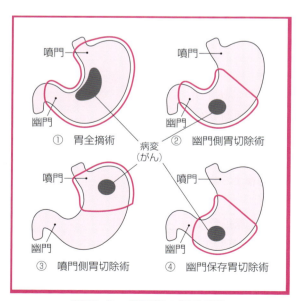

図23-1　胃手術の切除部位

胃と小腸の吻合ではほとんどない。

後期合併症は切除部位によりそれぞれ頻度が異なるが，胃が小さくなることで起こる小胃症候群では，食後の腹痛や嘔吐また長期には食事摂取量が減るために低栄養や体重減少につながることもある。

### 1）術式と症状（合併症）

**a．胃全摘術の後の症状**　全摘の場合は，食物が食道から直接すぐに小腸に流れることで，ダンピング症候群が起こりやすくなる。栄養の吸収は小腸で行われるが，小胃症候群が起こるため，一度にたくさんは食べられなくなり，少量，よく噛むことが何より重要である。腸の動きがよくないと，逆流症状（逆流性食道炎）が生じたり，下痢を起こしやすい。

**b．幽門側胃切除術の後の症状**　胃で消化された食物を十二指腸や小腸へ送り出す幽門も合せて切除するため，食物が胃から腸に流れ込みやすくなり，ダンピング症候群が起こりやすい。消化不良，腹痛，下痢などの症状に注意が必要である。

**c．噴門側胃切除術の後の症状**　食物や胃液が食道に逆流することを防ぐ噴門を切除することによって胃の内容物が逆流しやすく，逆流性食道炎が起こりやすくなる。逆流性食道炎は，胃液や腸液，胆汁などの苦い消化液が逆流することで，胸やけなどの症状が出現しやすくなる。対策としては，食べ物が消化される時間を考え，夕食は就寝の2時間から4時間以上前にとるように心がける。脂肪分の多い食事を控え，食後すぐに横になるのは避ける。横になる場合は，上半身を少し高くし，消化液が逆流したら水を飲むのもよい。

**d．幽門保存胃切除術の後の症状**　幽門側胃切除術とは異なり，幽門のはたらきを残すことで，食物の消化と栄養の吸収がよく血糖の上下も穏やかなため，ダンピング症状は少ないが，手術直後は幽門のはたらきが十分に回復せず，食物がなかなか十二指腸へ通過しない場合もある。満腹感や胃が張った感覚，胃もたれなどの症状が起こりやすくなる。

### 2）早期ダンピング症候群

早期ダンピング症候群は，胃全摘や幽門側胃切除の場合，糖分の高い食物が十二指腸あるいは上部空腸内へ急速に排出されることが引き金となり，血糖値が急激に上昇するために起こる現象である。食後直後から30分以内に出現する冷や汗，動悸，目まい，眠気，腹鳴，脱力感，顔面紅潮や蒼白，下痢などの症状がある。

**a．栄養・食事療法**　1回の食事量を少なめに，何回かに分けて，ゆっくり時間をかけて食べるようにする。

### 3）後期ダンピング症候群

胃全摘や幽門側胃切除の場合，食物がそのまま小腸に流れ込み，腸管からの糖質の吸収によって急に血糖値が高くなると，血糖値を下げるホルモンであるインスリンが大量に分泌されて，逆に低血糖となることがある。後期ダンピング症候群の症状としては，食後2～3時間頃に目まい，脱力感，発汗，震えなどが起こる。

◻️**後期合併症**
　主に手術目的の退院後に起きる合併症。

**表23-1　胃切除後症候群（早期ダンピング症候群と後期ダンピング症候群）**

| | 早期ダンピング症候群 | 後期ダンピング症候群 |
|---|---|---|
| 発症時間 | 食後30分程度 | 食後2～3時間程度 |
| 高頻度術式 | 胃全摘および幽門側切除 | 胃全摘および幽門側切除 |
| 原　因 | 胃の食物貯留能力の低下による。炭水化物が急速に十二指腸または空腸に流入することで，さまざまな消化管ホルモンの分泌が亢進し引き起こされる | 食後血糖が急激に上昇し，これに反応してインスリンやインスリン分泌促進ホルモンが過剰に分泌されるために出現する反応性低血糖症状である |
| 症　状 | 強い眠気，頻脈，発汗，めまい，脱力感，顔面紅潮，腹痛，嘔吐 | 低血糖による全身倦怠感，発汗，動悸，めまい，空腹感，脱力感，失神 |
| 食事療法 | 食事は分食し，1回量を減らしゆっくりと摂取する　食事中の水分を少なめにする | 食後2時間くらいに補食(分食)をする　外出時にはあめ玉などを携帯する　食事がデンプンや糖分を多く含むものに偏らないようにする |
| 薬物療法 | 抗ヒスタミン薬，抗セロトニン薬，抗不安薬 | $\alpha$グルコシダーゼ阻害薬 |

　　**ａ．栄養・食事療法**　　予兆があることが多く，血糖値が下がることで起こるため，糖分を補うことで改善できる。予兆があるときや食後2時間くらいに間食をしたり，外出の際にもあめなどを持参すると，症状が起こったとき対応しやすい。

### 4）貧　　血

　　胃切除後に起こる貧血は，①鉄吸収障害による小球性低色素性貧血と，②胃全摘によるビタミン$B_{12}$吸収障害による巨赤芽球性貧血（悪性貧血）がある。胃全摘以外では，ビタミン$B_{12}$欠乏はまれである。

　　**ａ．栄養・食事療法**　　食事量が少なくなっても，鉄の摂取を心がける。定期的に血液検査を受け，必要に応じて鉄剤を内服したり，ビタミン$B_{12}$の注射を受けることもある。

### 5）骨粗鬆症

　　胃の手術後は，カルシウムの吸収が悪くなるため，骨が弱くなり，骨折しやすくなる。

　　**ａ．栄養・食事療法**　　必要に応じてカルシウム剤やビタミンD製剤を処方されることがある。バランスのよい食事とともに，骨を支える筋力を強化するための運動も大切となる。

### 6）その他：膵液漏

　　膵臓の周りのリンパ節郭清を行うと，膵臓の表面から一時的に膵液が漏れ出し，周囲の脂肪を溶かしたり，感染を起こして，膿瘍を形成する。内臓脂肪の多い男性に生じることが多く，膿が出なくなるまで，1か月から2か月かかることもある。

　　**ａ．栄養・食事療法**　　術前に過栄養，肥満，メタボリックシンドロームの改善を指導することでリスクを軽減することが可能である。

---

◘小球性低色素性貧血

赤血球の大きさとヘモグロビン濃度が低い貧血。鉄欠乏性貧血，鉄芽球性貧血，サラセミア等。

### 7) 胃切除後の栄養食事指導

胃切除後の患者不安は体重減少にあるが，退院後3か月（長い場合6か月程度）さらに体重減少が起きるが，その代謝や回復の予測についても十分な説明を行い，体力回復やストレス解消のための適度な運動も勧めるとよい。

術後の栄養食事指導は，患者個々の食事摂取状況を把握し，無理のない計画を立案する。退院後間もなくは，摂取量より不快な症状が抑えられ，気分よく生活できるよう食べ方や調理法の教育を中心に行う。その後症状が落ち着いた後は，全身栄養状態の回復を目標に適切な食事法のアドバイスを行う。

## (2) 食道術後の合併症と栄養・食事療法

食道は一般的に右開胸開腹で切除後，標準術式として，頸部，胸部，腹部の3領域リンパ節郭清とともに胃管などで食道経路を再建する。再建経路は，胸壁前経路，胸壁後経路，後縦隔経路，胸腔内経路がある（図23-2）。

食道術後の合併症として特徴的なものは，誤嚥による肺炎や膿胸，**反回神経麻痺**などである。経口摂取の訓練を行い，誤嚥の危険性を減らすことは回復にも重要となる。嚥下障害については，均一な性状になるよう調理を工夫したり，水分にはとろみを付けむせを予防する。また片側反回神経麻痺では，麻痺側へ頸部回旋前屈姿勢で食べるよう姿勢を整える。VF検査（嚥下造影検査）やVE検査（嚥下内視鏡検査）を必要に応じて行い，正しい評価から摂食嚥下の訓練計画を行う。

食道がん治療では，化学放射線療法が手術とならび治療成果をあげているが，再発に関してサルベージ手術が行われる。この治療後は，合併症，全身状態悪化とともに，栄養管理も困難な例が多い。

**a．栄養・食事療法**　食道手術は侵襲が広範囲で，術後長期にわたり，経口摂取量の低下から栄養状態の悪化が予測される。多くは術中に空腸瘻を増設し早期経腸栄養から在宅での経腸栄養を継続し，栄養状態の低下を防止する。

◖反回神経麻痺
手術により反回神経が傷つくことで起こる。嗄声や会話時息切れなどの症状がある。

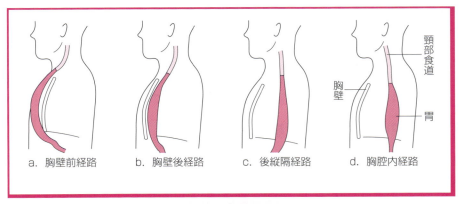

**図23-2　食道再建経路**

出典）外村修一 ほか：食道がん術前・術後の100日レシピ，p.50，女子栄養大学出版部，2011

# 3. 下部消化管の周術期管理

## （1）大腸術後の合併症と栄養・食事療法

大腸の手術対象は，裂孔性腹膜炎，炎症性腸疾患，大腸がんであるが，日本人のがん疾患でも，大腸がんは増加傾向にある。大腸がん（結腸がん）の占拠部位と切除範囲は，次の通りとなる。

① 盲腸・上行結腸下部－回盲部切除，右結腸切除
② 上行結腸上部－右結腸切除・右結腸半切除
③ 横行結腸－横行結腸切除
④ 下行結腸－左結腸切除・左結腸半切除
⑤ S状結腸－S状結腸切除・高位前方切除

また，直腸がんの術式では，①高位前方切除術，②低位前方切除術，③超低位前方切除術がある。

早期の大腸がんで深達度が粘膜にとどまっており，リンパ節に転移がない場合は，内視鏡的ポリープ切除術（ポリペクトミー），内視鏡的粘膜切除術（EMR），内視鏡的粘膜下層剥離術（ESD）が行われることもある。病変の大きさや肉眼型，部位，深達度によって開腹手術や腹腔鏡下手術など治療方法が決定される。

術後早期の合併症は上部消化管と同様であるが，大腸術後の合併症として注意を要すものは，癒着や腸閉塞であり，適切な歩行運動などによるリハビリテーションや無理のない食事管理（暴飲・暴食，高繊維食を避けるなど）が効果的である。大腸術後の食事管理では，食べていけない食品はないものの，食べ方や生活管理がトラブル予防には重要である。

**a．栄養・食事療法**　　S状結腸や直腸の術後では，排便反射がなくなるため，下痢や軟便となったり，吻合部の浮腫や狭窄があると便秘になったりするが，生活管理で対応し，不安感を軽減するよう支援することが大切である。下痢や軟便が続くときは脱水にならないよう水分摂取が勧められる。

また，術後の栄養管理では，上部消化管のように食事摂取量が減ったり，吸収障害による低栄養が起こることはないため，体重が上昇しやすく一般的な生活習慣病予防を視点に指導することは再発防止の点からも重要である。

## （2）小腸術後の栄養・食事療法

何らかの原因による小腸大量切除した場合，短腸症候群（SBS, short bowel syndrome）となる。短腸症候群は，小腸の吸収面積が減少し，水分，電解質，主要栄養素，微量元素，およびビタミンなどの吸収が障害された吸収不良症候群となる。成人では，上腸間膜動脈・静脈血栓症やクローン病，腸閉塞に対して行われる

ことが多い。小腸通過時間の短縮も，栄養素および水分の吸収障害に関係する。吸収障害の程度は残存小腸の長さと，回盲弁・大腸の残存に影響される。

　　**a．栄養・食事療法**　　小腸大量切除後の臨床経過は3期に分類され，各々の時期の臨床病態に応じた栄養管理が必要となる。

　第Ⅰ期（術直後期）では，術後2〜7日間の腸管麻痺に続いて腸蠕動の亢進が起こるために頻回の水様下痢をきたし，水分・電解質を中心にすべての栄養素の喪失を引き起こしやすい。中・長期の中心静脈栄養（TPN）を要する。

　第Ⅱ期（回復適応期）では，残存する小腸の機能が代償期に入り吸収能も改善するため，下痢の回数は減少する場合が多い。この時期は下痢に注意し，経腸栄養を開始する。脂肪含有量の少ない成分栄養剤から始めることが多いが，浸透圧が高いため腹部症状を引き起こしやすく，観察が重要である。必須脂肪酸欠乏を予防するため，定期的に経静脈的に脂肪乳剤を投与する。徐々に経口摂取に移行していく。

　第Ⅲ期（安定期）では，残存腸管の回復により経腸栄養や経口摂取を進めていく。TPNからの離脱を目標とするが，一般的に，小児では残存小腸20〜30cm以上，成人では残存小腸40〜60cm以上が必要とされている。

# **4.** 消化管以外の周術期栄養・食事療法

　消化管以外の外科処置後では，術直後の循環器動態安定後は，経口摂取の制限がほぼなく，一般的にはバランス食を継続することでよい。しかし腹部開腹を伴う子宮頸がん，子宮がん，卵巣がん，前立腺がんなどでは，大腸がん術後に準ずるような注意が必要なこともある。暴飲・暴食，食物繊維の摂り過ぎなどで，腸閉塞や腹部膨満などの原因となることもあるため，規則正しく生活することが勧められる。

---

### 第23章　学習チェックリスト

- □ 手術侵襲による代謝変動を理解できましたか
- □ ERASプロトコールのメリットを理解できましたか
- □ 胃切除術の術式と再建法を理解できましたか
- □ 胃切除後の症状について理解できましたか
- □ 胃術後の栄養・食事療法について理解できましたか
- □ 食道術後の栄養・食事療法について理解できましたか
- □ 大腸術後の栄養・食事療法について理解できましたか
- □ 小腸術後の栄養・食事療法について理解できましたか
- □ 術後の栄養食事指導のポイントについて理解できましたか

---

**参考文献**

・外村修一ほか：食道がん術前・術後の100日レシピ，p.50，女子栄養大学出版部，2011
・本田佳子編：新臨床栄養学　栄養マネジメント第2版，医歯薬出版，2013

# 第24章 クリティカルケア

**重症外傷，広範囲熱傷などの侵襲後は，神経内分泌系や炎症性サイトカインなどの生体反応により代謝は大きく変動する。安静時エネルギー消費量の増加，タンパク質異化亢進，脂肪分解亢進，インスリン抵抗性増加，高血糖などが認められる。重症外傷，広範囲熱傷では，循環動態が安定し，消化管が使用できれば，侵襲後24〜48時間以内の早期に経腸栄養を開始することで腸管粘膜の萎縮を防止し，消化吸収機能や腸管免疫能を維持することができて，感染性合併症が減少する。**

## 1. クリティカルケアの基礎知識

**クリティカルケア**は，重症外傷や広範囲熱傷，敗血症など，身体に大きな侵襲を受けた重症病態患者に対して行われる**救急救命医療**のことである。

### (1) 侵襲後の代謝変動の特徴 (図24-1)

重症外傷や広範囲熱傷などの侵襲後，交感神経や視床下部-下垂体-副腎系を中心とする神経内分泌系，**炎症性サイトカイン**などの生体反応によりエネルギー代謝が変動する。侵襲直後からおよそ24〜48時間は，**安静時エネルギー消費量**（REE, resting energy expenditure）は，一過性に低下し，干潮期とよばれる。心拍出量，酸素消費量，体温とも低下し，ショックとなることも少なくない。

干潮期を過ぎると**REE**，**心拍出量**，**酸素消費量は増加**，体温も上昇し，満潮期とよばれる。満潮期は，異化期とそれに続く同化期に分けられ，長期間（数週間〜数か月）持続する。REEは，多発外傷で10〜30%，重症感染症で25〜60%，広範囲熱傷で50〜100%程度，健常時に比べて増加する。外傷や熱傷などで感染症を併発するとREEはさらに増加する。また，体温が1℃上昇するとREEはおよそ13%の割合で増加する。IL-6を介した肝細胞におけるCRPなどの**急性相反応タンパク質**の合成や，免疫系の賦活（ふかつ）もREEを増大させる。

重症外傷や広範囲熱傷などの大きな侵襲時には，エネルギー基質としてのグルコース（ブドウ糖）の利用能が著しく低下する。このため，骨格筋のタンパク質が分解されてエネルギー基質として利用され，窒素バランスは負に傾く（**タンパク質異化亢進**）。**脂肪分解も亢進**し，血中の遊離脂肪酸が増加，肝や骨格筋などでエネルギー源として利用される。また，侵襲に対して，ストレスホルモン（カテコールア

**◘炎症性サイトカイン**
侵襲が加わり，炎症が起こると分泌されるサイトカインで，TNF-α，IL-1，IL-6などがある。

**◘急性相反応タンパク質**
IL-6により肝臓で合成される生体防御，創傷治癒などに関与するタンパク質。CRP，フィブリノゲン，血清アミロイドAなどがある。

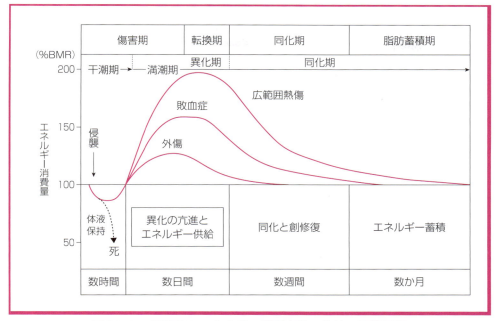

**図24-1　侵襲後のエネルギー代謝変動と生体の回復過程**
出典）日本外傷学会監修：外傷専門診療ガイドライン, p.364, へるす出版, 2014を一部改変

ミン，糖質コルチコイド，グルカゴン，成長ホルモン）の分泌が亢進する。**インスリン抵抗性が増加**，肝での**糖新生の増加**，膵β細胞からのインスリン分泌低下をきたし，**高血糖**が認められる。

　末梢組織の循環不全や低酸素症のため，好気的解糖系であるTCA回路がうまくはたらかず，嫌気的解糖が行われ乳酸が産生される。**高乳酸血症**は代謝性アシドーシスを引き起こす。

## （2）全身性炎症反応症候群（SIRS）

　**全身性炎症反応症候群**（SIRS, systemic inflammatory response syndrome）は，外傷，熱傷，敗血症，手術，急性膵炎などの大きな侵襲に伴い，炎症性サイトカイン（TNF-α，IL-1など）が産生され，全身性炎症反応が引き起こされる病態である。適度のSIRSは非特異的な生体防御反応と考えられるが，SIRSの程度が大きくなると，かえって自己破壊反応に転じ，多臓器機能障害が惹起される。SIRSのうち，感染によって引き起こされたものを**敗血症**とよぶ（診断基準は，第23章参照）。

## （3）代償性抗炎症反応症候群（CARS）

　**代償性抗炎症反応症候群**（CARS, compensated anti-inflammatory response syndrome）は，炎症性サイトカインが過剰に産生された場合，抗炎症性サイトカインの産生も過剰となり，免疫能が低下（免疫麻痺），易感染性となる病態である。感染症の重症化や臓器不全の発症率が高くなる。

# 2. 外　　傷

**病態と原因**　外傷は，機械的な外力により身体の組織や臓器の損傷を生じた状態をいう。受傷機転により鈍的外傷と鋭的外傷に分類される。鈍的外傷は，交通事故，墜落，転倒，労災事故などによる強い衝撃力が引き起こす臓器損傷である。鋭的外傷は，刃物や銃弾によるものである。

**症　状**　外傷の部位や程度によりさまざまな症状を呈する。外傷で致命的となる症状としては，**大量出血によるショック**と，中枢神経系の広範囲な損傷によるものが大半を占める。

**診断・検査**　外傷初期診療において，生命維持のための診療が最優先される。

　　**a．primary survey（初期評価，生理学的評価）と蘇生**　気道（A：airway），呼吸（B：breathing），循環（C：circulation），中枢神経系の異常（D：dysfunction of CNS），脱衣と体温管理（E：exposure and environment）を**ABCDEアプローチ**として評価する。生命を脅かす生理学的異常に対し速やかに救命処置（蘇生）を実施する。

　　**b．secondary survey（二次評価，解剖学的評価）**　全身および神経学的所見を系統的に診察，画像検査を施行し確定診断を行う。身体を①頭頸部，②顔面，③胸部，④腹部，⑤四肢と骨盤，⑥外皮の6区分に分け，損傷が2区分以上にみられる場合を多発外傷という。各損傷への根本治療はsecondary surveyが終了してから実施する。

　　**c．出血性ショックを認める場合**　直ちに胸部と骨盤X線，FAST（focused assessment with sonography for trauma）を行い，大量血胸，腹腔内出血，骨盤骨折に伴う後腹膜出血を検索する。初期輸液で循環の安定が得られたら，CT検査で損傷臓器の詳細な診断を行う。

**治　療**　致命的となる病態の治療を優先し，全身管理を行う。出血性ショックの治療原則は，確実な止血である。初期輸液で循環が安定し，画像診断で実質臓器損傷や骨盤骨折に伴う動脈性の出血源が特定できた場合，血管内カテーテルを用いたIVR（interventional radiology）で，塞栓術を行い止血する。

　大量出血を伴った患者には，低体温，代謝性アシドーシス，血液凝固異常という生理学的破綻が発生し，これを外傷死の三徴とよぶ。生理学的破綻が出現した場合，手術の進行はきわめて危険で，ダメージコントロール手術を行う。すなわち，初回手術は，ガーゼパッキング等で迅速な止血を図り，臓器切除等は行わずに簡略化する。引き続き集中治療室で全身管理を行い，全身状態の改善後に再手術で根本治療を行う。

　　**a．栄養・食事療法**　干潮期には，心拍出量減少やショックを伴うことが多いことから，エネルギーの補給よりも呼吸管理，輸液や輸血による循環管理，原疾患の治療が優先される。エネルギー消費量が増大する満潮期には，栄養管理が非常

---

**■出血性ショック**
大量出血による循環血液量減少性ショックのことで，収縮期血圧90 mmHg以下を指標とする。重要臓器の血流が維持できなくなり，臓器障害が起こる。頻脈，顔面蒼白症状を伴う。

**■FAST**
外傷の初期診療における迅速簡易超音波検査法で，循環の異常を認める患者に対して，心嚢腔，胸腔，腹腔内の出血の有無を検索する方法。

**■IVR**
画像診断に用いる放射線学的手技を応用して行う治療法。外傷に伴う動脈性出血に対して血管内カテーテル操作で塞栓物質やコイルを用いて止血を行う。

**■ガーゼパッキング**
肝臓など大量出血している臓器の周囲に束ねたガーゼを詰め込み圧迫止血を図ること。一時的な処置であり，循環が安定したら早期に除去する。

2. 外 傷 **267**

に重要となる。重症外傷においては，栄養・食事療法は予後を決定する重要な因子である。

**①栄養指標**

・血清アルブミン値は**血管透過性亢進**や急性相反応タンパク質合成の影響で低下し，身体計測は浮腫で誤差が生じるため，栄養状態を正確には反映しない。

・急速に栄養状態が悪化するため，毎日栄養評価を行う。

・血清アルブミン値，RTP（p.30参照），窒素バランスなどの栄養指標を用いて評価するが，外傷前の状態も含め，経時的な変化を重視した評価を行うことが大切である。

**②栄養の投与経路**

・**消化管が使用できれば，治療開始後48時間以内に経腸栄養を開始し**，5～7日間で目標投与エネルギーに到達することを目指す。

・腹腔内出血，腸管損傷，腹膜炎などで腸管が使用できない場合，経静脈栄養を行う。

**③投与エネルギー量の決定**：浮腫で体重増加を認める場合，エネルギー必要量は平常時または標準体重を用いて計算する。以下の算出法がある。

・Harris-Benedictの式により基礎エネルギー消費量（BEE）を算出し，活動係数と傷害係数（ストレス係数）を乗じる方法。

必要エネルギー量（kcal/日）＝BEE×活動係数×傷害係数

活動係数：寝たきり（1.0），ベッド上安静（1.2），ベッドを離れ活動できる（1.3）

傷害係数：長管骨骨折（1.1～1.3），多発外傷（1.2～1.4），人工呼吸器を使用した複合外傷（1.5～1.7）

・簡易的に25～30 kcal/kg/日とする。

・間接熱量計を用いることでより正確にエネルギー消費量を測定できる。ただし人工呼吸管理中や高濃度酸素投与時には不正確となる。

**④たんぱく質投与量**

・外傷では，タンパク質異化亢進や創部からの喪失により，たんぱく質の必要量は増加する。

・侵襲の程度を基準にして1.2～2.0 g/kg/日の範囲で決定する。

・非たんぱく質カロリー/窒素比（NPC/N）＝120～150を目標に投与窒素量を決定する。

・高齢者や腎機能低下例では，過剰投与に注意する。

・アミノ酸の組成について，**分岐鎖アミノ酸**（BCAA：バリン，ロイシン，イソロイシン）含有率の多い製剤が用いられる。BCAAは侵襲時にタンパク質崩壊を抑え，窒素バランスを改善するためである。

**⑤脂肪投与量**

・経腸栄養での脂肪投与量は，総投与エネルギー量の20～40％を基準として病

---

◘**血管透過性亢進**

侵襲により血管内皮細胞同士の間隙が開き，通常は透過しない血液成分が血管外に漏出すること。

◘**非たんぱく質カロリー/窒素比（NPC/N）**

糖質と脂肪で供給される非たんぱく質熱量とたんぱく質に含まれる窒素量の比率のこと。アミノ酸を効率よくたんぱく質に合成するために必要な最適な熱量があり，非侵襲下では，NPC/N比は150～200が適当とされている。

**脂肪乳剤の投与速度**

脂肪乳剤が有効に利用されるには，リポタンパク質リパーゼによって脂肪酸に加水分解される必要があるため，速度制限がある。

**グルタミン**

筋肉に貯蔵され，生体内で最も豊富な遊離アミノ酸である。免疫細胞や腸管上皮のエネルギー源として利用される。侵襲下では需要が増大し，相対的に不足するため体外から供給が必要となる条件つき必須アミノ酸である。

**アルギニン**

創傷治癒促進，免疫能増強，一酸化窒素（NO）産生増大による微小循環動態の改善に作用する。条件つき必須アミノ酸である。

**n-3系不飽和脂肪酸**

生体内で合成されない必須脂肪酸で，エイコサペンタエン酸（EPA）などがある。抗炎症作用，免疫能を高める作用がある。

**抗酸化剤**

侵襲によって生じた過剰な活性酸素種を消去する酵素の活性を保ち，酸化ストレスによる細胞障害を軽減する物質。抗酸化ビタミン（A，C，E），セレン，亜鉛，銅などの微量元素のこと。

態に応じて増減する。高炭酸ガス血症を伴う場合は，脂肪エネルギー比率の高い製剤の使用を考慮する。

・脂肪乳剤の静脈内投与速度は0.1 g/kg/時以下とし，最大投与量は1.0 g/kg/日を超えないようにする。

**⑥糖質投与量**

・エネルギー投与量からたんぱく質と脂質のエネルギーを差し引いた量を投与する。通常，糖質エネルギー比率は，50～60％となる。

・静脈内投与時は，生体の処理能力を考慮して4 mg/kg/分を超えないようにする。

・過剰なグルコース投与は，易感染性，創傷治癒遅延，脂肪肝などの危険がある。

・血糖値は180 mg/dL以下で管理する。インスリンによる低血糖に十分注意する。

**⑦ビタミン・ミネラル**：ビタミンや微量元素の不足に注意する。亜鉛は創傷治癒にも重要である。

**⑧免疫賦活栄養**：手術，外傷，熱傷，人工呼吸患者などに対しての**免疫賦活栄養素**（**グルタミン，アルギニン，核酸，n-3系不飽和脂肪酸，抗酸化剤**）を強化した経腸栄養剤の使用は，感染性合併症発生を抑制し，在院日数の短縮に効果があると報告されている。

# 3. 熱　　傷

病態と原因　　火災，高温液体，化学物質，電撃，放射線などが原因で起こる熱エネルギーによる生体組織損傷である。低温熱源の直接接触によっても生じうる（低温熱傷）。

**a．ショック期（受傷後0～48時間）**

・エネルギー代謝変動における干潮期にほぼ一致した時期。

・**血管透過性が亢進**し，血管内の水分が大量に組織間質に漏れ出す。熱傷面積が広くなるにつれ，非熱傷部の血管透過性も亢進し，全身で血漿成分の漏出が起きる。

・循環血液量減少性ショックを防ぐために**大量輸液**が必要である。

**b．利尿期（受傷後48時間～4日）**

・組織間質に貯留した水分やアルブミンなど血漿成分が血管内に戻り，循環血液量が増加することで血圧上昇，尿量増加，浮腫の消退がみられる。

・心不全，肺水腫が起こりやすい。

**c．感染期～創閉鎖（受傷後数日～数週間，数か月）**　　ショック期を離脱し，創部が皮膚で覆われるまでの時期で，創部が感染しやすい。

症 状 　　小範囲であれば局所症状のみだが，広範囲では全身に症状が及び生命を脅かす。

診断・検査

　　a．熱傷深度の測定　　視診を中心に臨床症状から判断し，I〜Ⅲ度に分類する。

Ⅰ度熱傷

・表皮熱傷とよばれ，発赤を認め，疼痛がある。

・水疱形成を認めず，数日で治癒する。

Ⅱ度熱傷

・真皮熱傷とよばれ，真皮の浅い層に限局する浅達性Ⅱ度熱傷と，それより深い深達性Ⅱ度熱傷に分けられる。

・強い疼痛があり，水疱形成を認める。

・浅達性Ⅱ度熱傷では，水疱底が赤色を呈する。表皮化し，1〜2週間で治癒する。

・深達性Ⅱ度熱傷は，水疱底が白色を呈する。3〜4週間を要して表皮化し治癒するが，瘢痕を残す可能性が高い。

・深達性Ⅱ度熱傷では，感染などで容易にⅢ度熱傷に移行してしまう。

Ⅲ度熱傷

・壊死が皮下組織にまで達し，全層熱傷とよばれる。

・無痛性で，蒼白，羊皮紙様と称される。完全に炭化したものも含む。

・容易に感染をきたしてしまう。

・上皮形成を認めないので，自然治癒は不可能で植皮を要する。

　　b．熱傷面積（%BSA）の測定（図24-2）　　熱傷面積は，体表面積に対するパーセンテージ（%BSA，% body surface area）で表現される。Ⅱ度熱傷とⅢ度熱傷についてそれぞれ面積を算定する。

・熱傷面積の推定方法として，成人では**9の法則**がある。

　　頭部（頸部・顔面含む：9%），1側上肢（9%），体幹前面（前胸部9%＋腹部9%），体幹後面（胸背部9%＋腰背部・臀部9%），1側下肢（大腿9%＋下腿9%），外陰部（1%）として計算する。

・幼・小児では，頭部の占める割合が大きく**5の法則**を用いる。

・受傷した人の片方の手掌の面積は，体表面積の約1%である。

・正確に評価するときは，Lund＆Browderの公式を用いる。

　　c．重症度の評価法　　**熱傷指数**（BI，burn index）がある。

・BI＝[Ⅱ度熱傷面積（%）×1/2＋Ⅲ度熱傷面積（%）]

・BIが10〜15以上は重症熱傷で，集中治療の対象となる。

　　d．気道熱傷の評価

・口腔・咽頭・鼻腔内に煤付着，嗄声，肺雑音聴取などの診断が基本である。

・確定診断は，気管支鏡検査による直接的な観察が有用である。

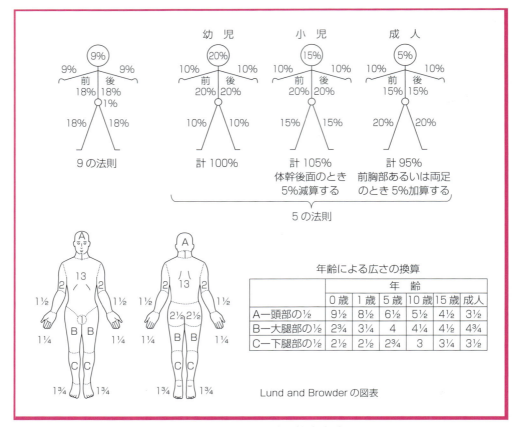

**図24-2　熱傷面積の算定方法**
出典）佐々木淳一：標準救急医学第5版（日本救急医学会監修），p.430，医学書院，2014

- 一酸化炭素中毒を合併する場合があるため，意識障害があればCO-Hb検査は必須である。

### e．予後の評価

- 予後熱傷指数（PBI, prognostic burn index）＝年齢＋熱傷指数：100を超えると予後不良，70以下では生存の可能性が高い。
- 感染症の併発，糖尿病・肝硬変・慢性腎不全などの基礎疾患合併例では重症化しやすい。

[治　療]

　a．輸液療法　　熱傷ショック期における循環血液量減少性ショックを回避，離脱するために輸液療法は非常に重要である。

- 熱傷面積が成人で全体表面積の15％以上，小児で10％以上では，**初期輸液**が推奨される。
- 初期輸液は，受傷後できるだけ速やかに細胞外液とほぼ等張の電解質輸液（乳酸リンゲル液など）を使用して開始する（熱傷受傷後2時間以内が望ましい）。
- 成人における初期輸液（Parkland法）は，乳酸リンゲル液などを受傷後24時間

で4 mL×体重（kg）×熱傷面積（%BSA）を目安とし，最初の8時間にその1/2
量，次の16時間に残り1/2量を投与する。
・成人の初期輸液開始後，0.5 mL/kg/1時間以上の尿量を指標に輸液量を調節す
る。
・アルブミンなどのコロイド輸液の併用は，総輸液量の減少，一時的な膠質浸透
圧の維持，腹腔内圧の上昇抑制の点から考慮する。
・小児（特に体重30 kg未満）における初期輸液は，体重をもとに計算される量よ
りも多くの輸液を要する。
・小児の初期輸液開始後，1.0 mL/kg/1時間以上の尿量を指標に輸液量を調節す
る。
・小児では低血糖を防ぐために輸液による糖質補給が行われることがある。
　　**b．気道熱傷に対して**　　気管挿管，人工呼吸管理を行う。
　　**c．手術療法**　　四肢・頸部・胸部の全周性Ⅲ度熱傷に対して圧迫解除を目的
に減張切開を行い，血行障害や拘束性換気障害を予防する。
・Ⅲ度熱傷に対する早期壊死組織切除術，遊離分層植皮術（メッシュ状）を行う。
・採皮が足りない場合，同種皮膚移植，自家培養皮膚移植。
　　**d．創傷処置**　　外用抗菌薬，創傷被覆剤，湿潤環境維持。
　　**e．感染症対策**　　創の無菌操作，創の経時的細菌培養，適切な抗菌薬投与。
　　**f．栄養・食事療法**　　重症熱傷患者の代謝は著しく亢進し，さらに熱傷創は
感染を起こしやすく生命予後に直結する。創傷治癒や免疫能維持のために積極的な
栄養管理を行うことは，きわめて重要である。投与経路は，循環動態が安定してい
る場合には，24時間以内の早期経腸栄養が原則である。早期経腸栄養は，経静脈
栄養に比べて代謝亢進を抑制する，腸管の粘膜萎縮を防ぎ，消化吸収機能や感染防
御バリア機能，腸管免疫能を維持できて感染性合併症を減少させることができる。
治療中の長期間にわたり腸管機能を維持し，経腸栄養を継続できるように，下痢，
便秘，麻痺性腸閉塞の対策を行う。
　　**①投与エネルギー量**
・Harris-Benedictの式でBEEを求め投与エネルギー量を算出する場合，傷害係
数は熱傷範囲10%ごとに1.0から0.2ずつ増加させ，2.0を最大とする。
・熱傷では，カレーリ（Curreri）の公式も用いられる。
　・需要量（kcal/日）＝[（25×体重（kg））＋（40×熱傷面積（%））]
　・熱傷面積が広範囲である場合に，過大評価される傾向がある。
　・過剰なエネルギー投与は，生存率を低下させる。
　　**②たんぱく質投与量**：侵襲の程度を基準にして1.2〜2.0 g/kg/日の範囲で決定す
る。
・非たんぱく質カロリー/窒素比（NPC/N比）＝100〜120とする。
　　**③脂肪投与量**：総投与エネルギー量の15〜30%とする。

④**糖質投与量**：総投与エネルギー量の50～60%となる。

⑤**ビタミン投与量**：ビタミンB$_1$をはじめ，種々のビタミンの需要が高まる。また，滲出液からは亜鉛，セレン，銅などが失われるため，通常量より多く投与する。

**□ セレン**
抗酸化作用のある微量元素。過酸化物質除去酵素であるグルタチオンペルオキシダーゼ生成に必要である。

# 4. 集中治療

**病態と原因**　　**集中治療**とは，呼吸，循環，代謝その他の重篤な急性機能障害の患者に対して，**集中治療室**（ICU，intensive care unit）において厳重な呼吸・循環のモニタリングをしながら，集中的に行われる治療である。対象疾患は，呼吸不全，急性心不全，ショック，敗血症，意識障害，急性腎不全，肝不全，大手術後，広範囲熱傷，多発外傷，急性薬物中毒，心肺蘇生後などである。いずれも病態としてSIRSを呈することが多く，多臓器機能障害が惹起されうる。

**症　状**　　特徴的な症状を示す。

・呼吸不全症状は，頻呼吸，呼吸困難，喘鳴，チアノーゼ，意識障害など。

・心不全症状は，起坐呼吸，発作性夜間呼吸困難，喘鳴，泡沫状血性痰，頻脈，尿量減少，頸静脈怒張，浮腫など。

**診断・検査**　　呼吸不全は，血液ガス分析，胸部X線撮影，CT検査，血液生化学検査などで評価する。心不全は，胸部X線撮影，血中脳性ナトリウム利尿ペプチド（BNP）測定，心エコー検査，心電図，動脈圧モニター，中心静脈圧（CVP），心拍出量（CO）などで評価する。

**□ 脳性ナトリウム利尿ペプチド(BNP)**
心室に負担がかかると分泌される。BNPの血中濃度は左室拡張末期圧をよく反映し，心不全の補助診断法として有用である。

**治　療**　　呼吸不全に対して酸素療法，非侵襲的陽圧換気（NPPV），人工呼吸管理，抗菌薬投与などが行われる。心不全に対しては，循環作動薬投与，大動脈内バルーンパンピング（IABP），経皮的心肺補助（PCPS），血液浄化療法などの治療が行われる。

**a．栄養・食事療法**　　人工呼吸患者の栄養管理ガイドラインの要点を示す。

・適切な呼吸管理が実施され，循環状態が安定している症例では，**侵襲後24～48時間以内の早期に経腸栄養を少量から開始**する。

・経腸栄養が実施不可能な場合や，経腸栄養のみでは必要栄養量を投与できない場合には，経静脈栄養を施行する。

・急性期の経静脈栄養時には設定エネルギー投与量の80%をゴールとし，過剰投与にならないようにする。過剰なエネルギー投与は，高血糖，炎症反応の増加，過剰な二酸化炭素の産生など有害な効果をもたらす。

・アルギニンを強化した経腸栄養剤は，軽度から中等度の感染症に対しては有効であることが報告されているが，重症感染症では死亡率を高めると報告された。

・急性肺障害，急性呼吸促迫症候群（ARDS）患者に対しては，抗炎症作用のあ

るエイコサペンタエン酸（EPA）やγリノレン酸（GLA），抗酸化物質を強化した**免疫調整経腸栄養剤**の使用が推奨される。

・重症患者では，抗酸化ビタミン（C，E）や微量元素（亜鉛，セレン等）の投与が，多臓器不全発症率を改善したという報告がある。

・インスリンを用いた積極的な血糖値管理を行い，**血糖目標値**は120〜160 mg/dLとし，180 mg/dLを超えることなく変動幅を少なくし，かつ低血糖に十分注意する。

---

### 第24章　学習チェックリスト

☐ クリティカルケアとは何か，理解できましたか
☐ 侵襲後の代謝変動の特徴について理解できましたか
☐ SIRS，CARSについて理解できましたか
☐ 外傷の初期診療について理解できましたか
☐ 熱傷の病態と診断について理解できましたか
☐ 外傷，熱傷の栄養・食事療法について理解できましたか
☐ 早期経腸栄養の有用性について理解できましたか
☐ 人工呼吸患者の栄養・食事療法について理解できましたか
☐ 免疫調整経腸栄養について理解できましたか
☐ 重症患者に対する血糖管理について理解できましたか

---

**参考文献**

・日本静脈経腸栄養学会編：静脈経腸栄養ガイドライン第3版，照林社，2013
・日本静脈経腸栄養学会編：静脈経腸栄養ハンドブック，南江堂，2011
・東口高志編：NST完全ガイド改訂版，照林社，2009
・日本病態栄養学会編：NSTガイドブック2014改訂第4版，メディカルレビュー社，2014
・平澤博之編：クリティカルケアにおける栄養管理，克誠堂出版，2009
・日本救急医学会監修：標準救急医学第5版，医学書院，2014
・日本外傷学会監修：外傷専門診療ガイドライン，へるす出版，2014
・日本呼吸療法医学会：急性呼吸不全による人工呼吸患者の栄養管理ガイドライン．人工呼吸；29（1）：75-120，2012

# 第25章 摂食機能の障害

　本能としての摂食行動は，生きるための栄養補給が目的であり，個体や種族維持に不可欠な生命活動のひとつである。そのため，摂食機能が障害された場合でも，生きている間は食べることに対する欲求はかなり強く残る。摂食嚥下障害に対する栄養サポートには，医学的安定や栄養補給のみならず，QOLの維持・向上も求められ，患者の有する摂食嚥下機能を最大限に活かしつつ摂取可能な嚥下調整食の選択が重要となる。

## 1. 摂食機能の基礎知識

表25-1　摂食嚥下の5期

| | |
|---|---|
| 先行期 | 認知・食欲，口運び |
| 準備期 | 食物摂取，咀嚼・食塊形成 |
| 口腔期 | 咽頭への食塊移送 |
| 咽頭期 | 咽頭通過（嚥下反射） |
| 食道期 | 食道通過 |

　食べ物を見て口に取り込み，咀嚼し，飲み込み，それが食道を通って胃に送られるまでの摂食嚥下運動は，一連の流れで行うものであり，ひとつずつ分断して行うのは困難である。しかしながら，機能を理解するために，便宜的に①先行期，②準備期，③口腔期，④咽頭期，⑤食道期の5期（摂食嚥下の5期）に分けられる（表25-1）。

### （1）先行期（認知期）

　食べ物を認知し，それを口に運ぶまでの段階であり，認知期ともいわれる。食べ物の認知は，ヒトにおいて摂食行動を誘発するキーであり，以降の摂食嚥下運動を進めるために大変重要な段階である。認知とは，ある対象を知覚し，それを経験や知識・記憶などに基づいて解釈することである。何かを認知するためには，十分な記憶力，理解力，判断力が必要となる。また，知覚するためには，脳への対象に関する情報伝達，すなわち五感（視・聴・触・味・嗅覚）入力が必要となる。

　食べ物を認知した後，摂食行動に移す前の段階においても，記憶力や判断力が求められる。この段階では，経験や知識・記憶などから，食べるために適切な食具の選択や体勢など，食べ方を判断している。

　そして，実際の摂食行動として口まで食べ物を運ぶ過程では，体幹の重心移動や姿勢保持，食べ物を手や食具に取るための上肢・手指の動き，口まで食べ物を運ぶための口の位置に合わせた上肢の動きなど，さまざまな協調運動が行われる。これらの運動を遂行できる運動能力が必要となる。

## （2）準備期（咀嚼期）

　食べ物を口腔内に取り入れ，食べ物を飲み込める状態，すなわち食塊にする段階である。食具などで一口量に調整された食べ物はそのまま，それ以上の量のものは前歯で噛み切り調整しながら，口腔内に取り込む。その後，口唇を閉じ，臼歯部で噛み砕いたりすりつぶしたりしつつ，唾液と混和し，食塊を形成する。この過程を咀嚼という。そのため，準備期を咀嚼期ともいう。

　咀嚼運動において，食べ物の口腔内の移動や唾液との混和は，舌の動きによる。また，歯による噛み切りや噛み砕き，すりつぶしは，下顎の動きによる。さらに，連続的な咀嚼運動を効率的に行うためには，これらの歯，下顎，舌の動きだけでなく，口唇や頬を含めた口腔周囲筋の協調性が求められる（図25-1）。食塊形成に十分な唾液分泌も必要である。

　なお，すべての食べ物について，このような連続的な咀嚼運動により食塊が形成されるとは限らない。例えば，液状のものはそのまま飲み込めるため，口腔内に取り込んだ後は，すぐに次のステップ（口腔期）へ進む。また，ゼリーのようにスプーンなどで押して崩せるような軟らかさのものは，そのまま飲み込むことはできないものの，舌と口蓋で押しつぶすことで飲み込める状態となるため，咀嚼は必要ない。咀嚼の必要性の有無については，口腔内の圧受容器による情報で判断している。

## （3）口　腔　期

　食塊を口腔から咽頭へ送り込む段階である。舌縁をやや持ち上げて舌背に食塊をまとめた後，舌尖を硬口蓋の前方（/t/音を構音する位置）に押しつけ，徐々に後方（軟口蓋側）へ舌と口蓋の接触面積を増やし，食塊を咽頭へ押し進める。このとき舌だけでなく，下顎も挙上し，口唇も強く閉鎖している（図25-2）。残りが少ないチューブから内容物を絞り出すイメージである。送り込む効率は，いかに舌を口蓋にしっかりと押しつけ，口腔内の空間を少なくできるかで決まる。したがって，歯の存在や舌の可動域と筋力が求められる。また，食塊が鼻腔側ではなく確実に咽頭へ送り込まれるよう，軟口蓋を後上方に持ち上げ，鼻腔と口腔咽腔を分けている（鼻咽腔閉鎖）。軟口蓋の動きもまた重要である。

　なお，準備期と口腔期は，日常の食事においてはほぼ

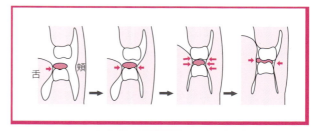

図25-1　準備期：咀嚼運動中の頬と舌の動き

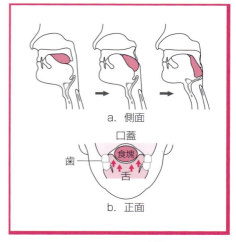

図25-2　口腔期

同時進行で行われ，口腔内で咀嚼しながら，先に食塊となったものを咽頭に送り込んでいる。

### (4) 咽 頭 期

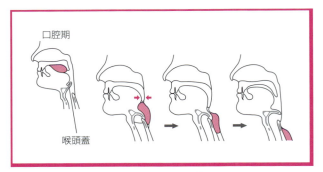

図25-3　咽頭期

食塊が咽頭を通過し，食道へ向かう，すなわち嚥下の段階である。嚥下は反射運動であり，送り込まれた食塊による圧感覚などにより引き起こされる。①喉頭蓋の後傾，②食道入口部の開大，③咽頭内圧の上昇がタイミング良く進むことで成立する（図25-3）。

まず舌骨や喉頭が前方に大きく挙上することで，喉頭蓋が後傾する。これにより，気管に蓋をした状態となる。このとき披裂部も閉鎖しており，気管は二重に防御される。そして，食道入口部の輪状咽頭筋（上部食道括約筋）が弛緩し，先の喉頭の前方挙上に引っ張られるように食道入口部が開く。舌根（咽頭前壁）が後方に，咽頭後壁が前方に移動することで，咽頭内圧（嚥下圧）を高め，食塊が一気に咽頭を通過し食道へ入る。食塊の咽頭通過後，喉頭蓋は元の位置に戻り，披裂部やそれぞれ閉鎖されていた鼻腔・口腔・咽頭間は速やかに開かれる。

嚥下が正常に行われるためには，圧受容に対し嚥下反射を誘発したり上部食道括約筋を弛緩させたりする神経・筋機構，舌骨や喉頭の挙上にかかわる筋肉の力，咽頭内圧を産生する筋肉の量や力が求められる。

また，呼吸との協調も重要である（図25-4）。嚥下反射の際，呼吸は一時的に停止をしており，そのため声門下の呼気圧が上昇している。この呼気は嚥下が終了し，気道が再開すると同時に，勢いよく排出される。この呼気は，咽頭に残留した食塊などを気管から離れたところに吹き飛ばす役割もある。

### (5) 食 道 期

◻食道の生理的狭窄部位
　食道には食道入口部，気管分岐部，食道裂孔部の3か所，生理的狭窄部位があり，この部位では停滞しやすい。

食塊が食道を通過して胃に運ばれる段階である。この食塊の移動は，不随意な食道の蠕動運動による。一度胃に入ったものは，下部食道括約筋の存在などにより，逆流が防御される。これらの運動は，蠕動運動を司る神経・筋機構と食道の筋肉量・力により成り立つ。

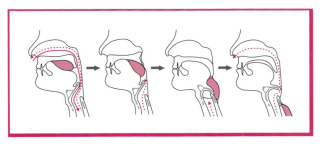

図25-4　嚥下と呼吸のタイミング

# 2. 摂食嚥下機能障害

**病態と原因**　摂食嚥下5期のいずれかあるいは複数の期に障害がみられる状態である。原因となり得る疾患はさまざまであるが，器質的障害による症例は少なく，脳血管障害による機能的障害が大半を占める（表25-2）。また，加齢に伴う生理的変化は摂食嚥下機能を低下させる要因となっている（表25-3）。そのほか，意識レベルも摂食嚥下に影響を及ぼす。急性期における意識障害の評価には，**グラスゴー・コーマ・スケール**（Glasgow coma scale，**GCS**）や**ジャパン・コーマ・スケール**（Japan coma scale，**JCS**）がよく用いられる。JCS（表25-4）では，Ⅱ群（2桁）では誤嚥リスクが上昇し，Ⅲ群（3桁）では経口摂取が不可能となる。

**症　状**　摂食嚥下障害が生じると，食べ方にさまざまな変化が認められ，一般に食事に要する時間が長くなる（表25-5）。その結果，誤嚥や窒息，摂取量不足から栄養不良や脱水，誤嚥性肺炎をきたすこともある。

**a．誤　嚥**　**誤嚥**とは，食べ物や唾液が声門より下に侵入することである。健常者においても，適切な食べ方の予測を誤ったり嚥下のタイミングがずれたりすることによる誤嚥がしばしば認められる。摂食嚥下障害においては，主に表25-6に示した原因により誤嚥を生じやすい。誤嚥した場合は，異物の侵入を感知し，喀

> **◘喉頭侵入**
>
> 食べ物や唾液が喉頭内の声門上に侵入すること。異物感から咳払いが生じ，喀出される。咳払いが生じない，あるいはその力が十分ではない場合には，そのまま貯留し，吸気や重力により声門下に侵入するリスクが高い。

## 表25-2　摂食嚥下障害をきたす病態

| | |
|---|---|
| 機能的障害 | 中枢神経障害<br>　脳血管障害（特に多発性脳血管障害，脳幹部病変）<br>　変性疾患（筋萎縮性側索硬化症，パーキンソン病，ウィルソン病など）<br>　炎症性疾患（多発性硬化症，脳炎，急性灰白髄炎など）<br>　中枢神経系腫瘍，特に脳幹部腫瘍<br>　外傷脳損傷，中毒性疾患，脊髄空洞症<br>末梢神経障害<br>　多発性脳神経炎，ニューロパチー（ジフテリア後麻痺，ボツリヌス中毒など）<br>　脳神経腫瘍，外傷性脳神経損傷<br>神経筋接合部疾患，筋疾患<br>　重症筋無力症，筋ジストロフィー，多発筋炎，アミロイドーシス<br>　代謝性筋疾患（甲状腺ミオパチー，糖尿病性ミオパチー，アルコールミオパチー）<br>　薬剤性（抗けいれん薬，精神安定薬，抗コリン薬など） |
| 器質的障害 | 嚥下関連器官の腫瘍，炎症（扁桃炎，扁桃周囲膿瘍，喉頭蓋炎，咽後膿瘍，咽頭・喉頭結核など）<br>嚥下関連器官の外傷，手術後<br>咽喉頭部異物，食道憩室，狭窄<br>頸椎骨棘による圧迫（フォレスティエ病），甲状腺腫による圧迫 |
| 心因性障害 | 認知症<br>高次脳機能障害（注意障害，半側空間無視，失認，失行など）<br>感情失禁<br>うつ，拒食<br>転換性障害 |

第25章　摂食機能の障害

### 表25-3　加齢に伴う摂食嚥下機能低下の要因

- 塩味，苦味の閾値上昇
- 歯の欠損による咀嚼能力の低下
- 唾液腺の萎縮
- 嚥下反射の惹起性の低下
- 安静時の喉頭の低位化
- 嚥下－呼吸協調性の低下
- 咳嗽反射の低下
- 薬剤使用機会の増加

### 表25-4　Japan coma scale（JCS）

| | | |
|---|---|---|
| **Ⅲ．刺激をしても覚醒しない状態** | | |
| | 300 | 痛み刺激にまったく反応しない |
| | 200 | 痛み刺激で少し手足を動かしたり顔をしかめたりする |
| | 100 | 痛み刺激に対し，払いのけるような動作をする |
| **Ⅱ．刺激すると覚醒する状態** | | |
| | 30 | 痛み刺激を加えつつ呼びかけを繰り返すとかろうじて開眼する |
| | 20 | 大きな声または体を揺さぶることにより開眼する |
| | 10 | 普通の呼びかけで容易に開眼する |
| **Ⅰ．刺激しないでも覚醒している状態** | | |
| | 3 | 自分の名前，生年月日が言えない |
| | 2 | 見当識障害がある |
| | 1 | 意識清明とはいえない |

### 表25-5　摂食嚥下障害における特徴的な食事中の観察所見

| | |
|---|---|
| 先行期 | 摂食拒否（口を開けない，吐き出す）<br>丸呑み，詰め込み食べ<br>口の中のものを噛まない・飲み込まない |
| 準備期 | いつまでも噛んでいる<br>やわらかいもの，水気の多いものばかりを好む<br>噛むときに顎が上下には動くが，食物をすりつぶすような左右への動きがみられない<br>食べ物や液体を口からこぼす<br>頬と歯の間や舌の下に食べ物がたまる |
| 口腔期 | 咀嚼を要さない食べ物を飲み込むまでの時間が長い |
| 咽頭期 | 甲状軟骨の動きが少ない<br>むせやすい，咳き込みやすい<br>食事の後半や食後に咳や痰が多い，ガラガラ声になる<br>飲み物，汁物を敬遠する |

### 表25-6　誤嚥の主な原因

| | |
|---|---|
| 嚥下前誤嚥 | 気道防御が完了する前に食塊が咽頭に流入する<br>・嚥下反射惹起の遅延<br>・舌骨・喉頭挙上の遅延 |
| 嚥下中誤嚥 | 嚥下時の気道防御が不完全<br>・麻痺<br>・器質的異常 |
| 嚥下後誤嚥 | 嚥下後に残留物が吸気や重力の作用で気道に流入する<br>・口腔期障害による口腔内残留<br>・咽頭期障害による咽頭残留<br>・食道期障害による食道内残留 |

出のために激しいむせや咳き込みが生じる。一方で，異物の感知ができずむせや咳き込みが生じない症例もある。これを不顕性誤嚥といい，誤嚥なしとの鑑別が必要となる。

　摂食嚥下障害においては，誤嚥の有無ではなく，誤嚥の頻度とその程度，喀出の可否で評価する。

　　**b．窒　息**　　嚥下時に気道閉塞を生じることを窒息という。摂食嚥下障害の有無にかかわらず，もちやパン，米飯・かゆなど主食による窒息が50％を超えるとの報告がある。パンや米飯は咀嚼時や嚥下時の圧縮により，硬さ，凝集性，付着性が増して飲み込みづらくなり，さらに一度詰まったら取り出しづらくなる食品で

ある。そのほか，菓子類や果実類の窒息も多い。食事以外での摂取にも注意が求められる。

なお，窒息の多くは，咀嚼を十分にせずに，丸呑みしたり，詰め込み食べをしたりする食べ方に原因がある。すなわち，先行期や準備期の障害によるものが多い。

**c．誤嚥性肺炎**　誤嚥により，細菌が唾液や胃液とともに肺に流れ込み，肺の中で細菌が増殖して引き起こされる肺炎を**誤嚥性肺炎**という。経口摂取をしていなくても，誤嚥性肺炎となり得ることに留意が必要である。診断は，肺雑音や，CRPの上昇や白血球の増加などの炎症反応，胸部レントゲン写真における肺炎像により行われる。一般には，発熱や咳，痰などの症状を伴うが，高齢者においては顕著な症状を伴わず，元気がない，失禁するようになったなど，日常生活における変化により発見されることもある。

誤嚥性肺炎は，再発症例が多い。発症後，抗菌治療を行うが，治癒するまでは経口摂取を一時中断する必要があるため，摂食嚥下機能のさらなる低下を招き，悪循環に陥りやすい。誤嚥性肺炎の予防には，栄養状態を良好に保つことで免疫力を保持するとともに，適切な口腔ケアにより口腔内細菌数を減少させることが有効である（第17章第4節を参照）。

[診断・検査]　日常の観察所見，口腔内診査，食事中の観察所見などにより，摂食嚥下障害の有無や障害されている期を大まかに把握することができる（表25-5，表25-7）。また，標準化されたスクリーニング・ツールとして，**反復唾液嚥下テスト，改訂水飲みテスト，食物テスト**があり，患者の抽出に有用である。

反復唾液嚥下テスト（RSST，repetitive saliva swallowing test）は，誤嚥のスクリーニングとして最も簡便な方法である。30秒間に可能な空嚥下の回数から判定す

❏**空嚥下**
　口に食べ物が入っていないときに，唾液を飲み込むことをいう。

**表25-7　摂食嚥下障害を疑う観察所見**

| | | | |
|---|---|---|---|
| **先行期** | ・意識レベルが不清明，傾眠<br>・失行がある<br>・姿勢保持が困難<br>・上肢・手指に麻痺がある<br>・口腔過敏がみられる | **咽頭期** | ・口がしっかりと閉じない<br>・よだれがたまったり流れたりする<br>・舌の片側が縮んでいる<br>・呼吸音に喘鳴が混ざっている（誤嚥疑い）<br>・咳の音が乾いておらず，ガラガラする（誤嚥疑い）<br>・痰が多い（誤嚥疑い）<br>・発熱を繰り返す（誤嚥疑い）<br>・咳をする力が弱い<br>・声が出にくい，弱い，声が長く続かない<br>・円背である（喉頭低位，咽頭腔拡大になる）<br>・体幹姿勢の保持が困難である（頸部過緊張になりやすい） |
| **準備期** | ・歯の欠損が多い<br>・義歯が合っていない<br>・口がしっかりと閉じない<br>・マ・パなど唇を使う発音がしにくい<br>・ろれつがまわりにくい<br>・ラ・タ・カなど舌を使う発音がしにくい<br>・舌の片側が縮んでいる（舌に麻痺がある） | | |
| **口腔期** | ・口がしっかりと閉じない<br>・歯の欠損が多い<br>・舌の片側が縮んでいる<br>・よだれがたまったり流れたりする<br>・ラ・タ・カなど舌を使う発音がしにくい | | |

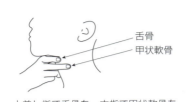

図25-5 反復唾液嚥下テスト(RSST)

る（図25-5）。改訂水飲みテスト（MWST, modified water swallow test）は，少量の冷水を嚥下させ，嚥下後の状態から咽頭期障害を評価する方法である（表25-8）。これと同様の手法で，プリンあるいはかゆを嚥下させ評価するものが食物テスト（FT, food test）である。咽頭期障害のほか，口腔における食塊形成能や咽頭への送り込みを評価することができる（表25-9）。

なお，いずれのスクリーニングテストにおいても，患者が覚醒状態にあり，従命が可能であることが必要である。

スクリーニングにより，摂食嚥下障害のリスクがあると判定されたら，精査を行う。嚥下造影検査（VF, videofluoroscopic examination of swallowing）と嚥下内視鏡検査（VE, videoendoscopic examination of swallowing）があり，それぞれ長所・短所があるため併用が望ましい（表25-10）。これらの検査では，障害を的確に評価すると同時に，その後の治療に必要な情報として，機能に対し安全に，そして確実にかつ現実的に摂取可能な食形態や摂取方法を確認することも重要な目的となる。したがって，検査に使用する食べ物や飲み物の形態・性状は，検査後の食事や飲み物を想定したものを準備する必要がある。

治療　摂食嚥下障害の治療の目的は，誤嚥や窒息のリスクを減らし，栄養状態を維持し，医学的に安定した状態を保つことにある。いずれも原因となる疾患の治療を優先し，摂食嚥下障害に対しては，障害の内容と程度に応じて，リハビリテーションや介助などの支援を行う。なお，現疾患の治療薬が，摂食嚥下機能に影響を及ぼしている症例もしばしばみられる。薬剤の種類や量，服用のタイミングなどの変更が有効な場合もある。

　a．先行期障害　先行期障害においては，集中できる食事環境の整備，嗜好に合った食事など食べ物の認知や食欲への配慮，姿勢保持や自助具の利用など全身機能に応じた口運びへの支援が必要となる（表25-11）。

　b．準備期・口腔期・咽頭期障害　器質的障害による場合は，外科的手術が選択されることもあるが，多くの場合は機能的障害であり，摂食リハビリテーションにより摂食能力の維持・改善を目指す。

摂食リハビリテーションの手段として，大きく間接訓練と直接訓練とがある。間接訓練とは，①舌・口唇・軟口蓋など摂食嚥下にかかわる筋肉を再教育したり，②嚥下反射を誘発する感覚受容を高めたり，③呼吸や発声，随意咳など関連運動を強化したりする目的で行われる。食べ物や飲み物を使わずに行うもので，摂食リハビリテーションの基本となる。目的に応じさまざまな訓練法が提案されているが，それらを少しずつ組み込んで一連のものとした嚥下体操は，食事前の準備体操としても取り入れやすく，対象にかかわらず勧められる。

一方，直接訓練は，食べ物や飲み物を用い，実際に飲み込む練習を行うものであ

◆自助具
　身体の機能などの理由から，日常生活で困難をきたしている動作を，可能な限り自分自身で容易に行えるように補助する道具のことである。食具や食器もさまざまなものが市販されている。

## 表25-8　改訂水飲みテスト（MWST）

**手　技**
①冷水3mLを口腔底に注ぎ，嚥下を指示する。
②嚥下後，反復嚥下を2回行わせる。
③評価基準が4点以上なら最大2施行繰り返す。
④最低点を評点とする。

**評　点**
1　嚥下なし，むせる and/or 呼吸切迫
2　嚥下あり，呼吸切迫（不顕性誤嚥の疑い）
3　嚥下あり，呼吸良好，むせる and/or 湿性嗄声
4　嚥下あり，呼吸良好，むせない
5　4に加え，反復嚥下が30秒以内に2回以上可能

**判　定**
3以下が陽性

## 表25-9　食物テスト（FT）

**手　技**
①プリンまたはかゆを約4g（ティースプーン1杯），舌背前部に置き，嚥下を指示する。
②嚥下後，反復嚥下を2回行わせる。
③評価基準が4点以上なら最大2施行繰り返す。
④最低点を評点とする。

**評　点**
1　嚥下なし，むせる and/or 呼吸切迫
2　嚥下あり，呼吸切迫（不顕性誤嚥の疑い）
3　嚥下あり，呼吸良好，むせる and/or 湿性嗄声，口腔内残留中等度
4　嚥下あり，呼吸良好，むせない，口腔内残留ほぼなし
5　4に加え，反復嚥下が30秒以内に2回以上可能

**判　定**
3以下が陽性

## 表25-10　嚥下造影検査と嚥下内視鏡検査の特徴

| | 嚥下造影検査 | 嚥下内視鏡検査 |
|---|---|---|
| 画　像 | 二次元，間接的（X線） | 三次元，直接的（患者や家族への説明にも利用可） |
| 侵　襲 | 被　曝 | ファイバーの鼻腔挿入 |
| 場所的制約 | あり（遮蔽室） | なし（ベッドサイド可） |
| 時間的制約 | 不利（食事時の評価不可） | 有利（食事時の評価可） |
| 検査食 | 造影剤の添加が必要 | 食事など一般食品 |
| 準備期・口腔期の評価 | 可 | 不可（咽頭流入した食塊から間接評価は可） |
| 咽頭期の評価 | 可 | 嚥下反射時は不可（ホワイトアウト）反射後の咽頭内観察は可 |
| 食道期の評価 | 可 | 不可 |

## 表25-11　先行期障害への対応

**食事環境の整備**
・調子の良い時間帯の見極め
・食事に要する時間を短くする
・集中できる環境を整える

**認知・食欲への配慮**
・認知しやすい食事
　（色・香り・形状）
・嗜好に合った食事
　（食材・味・色・盛りつけ）

**口運びへの支援**
・食事中の姿勢保持
・食器・食具の選択（自助具）
・必要に応じた食事介助
・上肢の可動性に配慮した食事
　（形状・盛りつけ）

る。飲み物などそのまま飲み込めるものを用い，症例に適切な姿勢，一口量，飲み方で飲み込む練習を行うのが**代償的嚥下法訓練**である。栄養補給を目的とした食事の摂取が困難な症例に対し行われる。症例を問わず勧められるのは，**反復嚥下**や**意識嚥下**などである。なお，誤嚥のリスクがある症例のため，誤嚥性肺炎を予防する目的で，用いる飲み物はお茶や水など，栄養がほとんど含まれない飲み物とする。一般にはとろみをつけて口腔から咽頭流入速度を遅くすることが多いが，口腔期の障害により咽頭への送り込みがスムーズに行えない症例に対し，ゼリー化したものを用いることもある。どのような性状の食品を用いるかは，検査の結果により判断する。このように訓練に用いる食品を**嚥下訓練食品**という（表25-12）。とろみ付けには，市販の**とろみ調整食品**が用いられることが多い。とろみ調整食品は主原料や

**反復嚥下**
　一口につき複数回嚥下をすることで咽頭残留を除去し，嚥下後誤嚥を防止する嚥下法である。複数回嚥下ともいう。

**意識嚥下**
　意識的に嚥下を行うことで，各運動の協調を維持し，誤嚥や咽頭残留を減らす嚥下法である。

第25章 摂食機能の障害

## 表25-12 嚥下訓練食品の種類と特徴

| コード・名称 | 特　徴 |
|---|---|
| コードOj<br>嚥下訓練食品Oj | ゼリー状<br>① 均質<br>② 粘膜への貼り付き・残留感がない（低付着性）<br>③ スライス状にすくえるまとまり感（凝集性）<br>④ 丸呑みおよび口腔・咽頭内で残留した場合の吸引が容易である<br>　やわらかさ<br>⑤ 体温下（口腔内）での離水がほとんどない |
| コードOt<br>嚥下訓練食品Ot | とろみ液状<br>① 嚥下調整食分類2021（とろみ）に準じたもの（均質，低付着性，<br>　まとまり感あり）<br>（原則的には，中間のとろみあるいは濃いとろみのどちらか） |

出典）日本摂食嚥下リハビリテーション学会，嚥下調整食分類2021（食事）から改変

## 表25-13　とろみの段階

| | | 段階1<br>薄いとろみ | 段階2<br>中間のとろみ | 段階3<br>濃いとろみ |
|---|---|---|---|---|
| 飲んだとき | drink or eat | 「drink」 | 「drink」 | 「eat」 |
| | とろみの感じ方 | あまり気にならない場合もある | 明らか | 明らか |
| | 口腔内の動態 | 広がる | すぐには広がらず，舌でまとめやすい | まとまりが良い |
| | 嚥下しやすさ | 大きな力は不要 | （やや意識が必要） | 送り込みに力が必要 |
| | ストロー飲み | 細いものでも容易 | 抵抗あり<br>太いものは可能 | 困　難 |
| 見たとき | スプーン | スプーンを傾けるとすっと流れ落ちる | スプーンで混ぜると表面に混ぜ跡が残るスプーンですくってもこぼれにくいが，傾けるととろとろと流れる | スプーンを傾けても，形状がある程度保たれ，流れにくい |
| | フォーク | フォークの歯の間から素早く流れ落ちる | フォークの歯の間からゆっくりと流れ落ちる | フォークの歯の間から流れ落ちず，少しはすくえる |
| | カップ | カップを傾けると，少し落ち，遅いと感じるが，移し替えは容易<br>流れ出た後には，うっすらと跡が残る程度の付着 | カップを傾け，流れ出た後には，全体にコーティングしたように付着 | カップを傾けても流れ出ない（ゆっくりと塊となって落ちる） |

出典）日本摂食嚥下リハビリテーション学会，嚥下調整食分類2021（とろみ）から改変

## 表25-14　嚥下調整食の種類と特徴，必要な能力

| コード・名称 | 特　徴 | 必要な能力 |
|---|---|---|
| コード1j<br>嚥下調整食1j | [主食の例：おもゆゼリー，ミキサーがゆのゼリー]<br>① 均質<br>② 粘膜への貼り付き・残留感がない（低付着性）<br>③ 少量すくっても形状を保つまとまり（凝集性）<br>④ 丸呑みできるやわらかさ<br>⑤ 体温下（口腔内）での離水がほとんどない | <u>若干の食塊保持能力が必要</u><br>送り込む際に多少意識して口蓋に舌を押しつける必要がある |
| コード2<br>嚥下調整食2 | [主食の例：粒がなく，付着性の低いペースト状のおもゆやかゆ（コード2-1）／やや不均質（粒がある）でもやわらかく，離水もなく付着性も低いかゆ類（コード2-2）]<br>① なめらか（流動性）<br>② スプーンですくって"食べる"ことができるまとまり（凝集性）<br>③ 粘膜への貼り付き・残留感が少ない（低付着性）<br>④ 均質なもの（コード2-1）／軟らかい粒などを含む不均質なもの（コード2-2） | 口腔内に保持したり，食塊状にまとめたり，それを送り込んだりと，<u>舌や口唇・頬など口腔周囲の動きが必要</u> |
| コード3<br>嚥下調整食3 | [主食の例：離水に配慮したかゆ]<br>① 舌で口蓋に押しつけてつぶせるやわらかさ（形がある，丸呑みはできない）<br>② 体温下（口腔内）および押しつぶしによる離水が少ない<br>③ つぶした後ばらばらにならず，食塊としてまとめやすい<br>④ 食塊の粘膜への貼り付き感・残留感が少ない | <u>舌と口蓋で押しつぶし，食塊としてまとめ，送り込む必要がある</u> |
| コード4<br>嚥下調整食4 | [主食の例：軟飯・全がゆ]<br>① 箸やスプーンで容易に切れるやわらかさ（舌と口蓋間で押しつぶすことは困難）<br>② 体温下（口腔内）および粉砕・すりつぶし・押しつぶしによる離水が少ない<br>③ 粉砕・すりつぶし・押しつぶし後，ばらばらにならず，食塊としてまとめやすい<br>④ 食塊の粘膜への貼り付き感・残留感が少ない | <u>咀嚼様運動による粉砕・すりつぶし・押しつぶしが必要</u> |

出典）日本摂食嚥下リハビリテーション学会，嚥下調整食分類2021（食事）から改変

商品により，添加量や経時変化，温度変化など，特徴が大きく異なる。使用にあたっては，特徴をよく把握し，各使用方法を遵守することを心がけ，患者の口に入る時点の性状を必ず確認する必要ある。性状の確認方法は，日本摂食嚥下リハビリテーション学会の嚥下調整食分類2021（とろみ）が参考となる（表25-13）。

飲み込みが安全に確実に行え，栄養補給を目的とした食事の摂取が可能な症例に対しては，段階的摂食訓練が適用される。症例が有する機能・能力を活かし，摂取可能な食形態の食事を摂取することで，摂食能力の維持あるいは改善を図る。どのような形態・性状の食事が適切かどうかについても，検査の結果により判断する。なお，摂食機能・能力に合わせ，形態や性状を調整した食事のことを，嚥下調整食という。大きく4タイプに分けられるが，いずれも誤嚥や窒息への配慮は必要であ

る（表25-14）。症例が有する摂食機能・能力と摂取する食事の形態・性状とのマッチングは，非常に重要であり，症例の予後が大きく左右されることに留意されたい。

**ｃ．食道期障害**　第11章第3節の胃食道逆流症を参照。

---

### 第25章　学習チェックリスト

- □ 摂食嚥下の正常機能を理解できましたか
- □ 誤嚥と不顕性誤嚥の違いを理解できましたか
- □ 窒息の主な原因を理解できましたか
- □ 誤嚥性肺炎の症状を理解できましたか
- □ 日常や食事中の観察所見と摂食嚥下障害との関係を理解できましたか
- □ 標準化されたスクリーニング・ツールの概要を理解できましたか
- □ 嚥下造影検査と嚥下内視鏡検査の特徴を理解できましたか
- □ 間接訓練と直接訓練の違いを理解できましたか
- □ 嚥下訓練食品の特徴について理解できましたか
- □ 嚥下調整食の特徴と必要な摂食嚥下機能との関係を理解できましたか

---

**参考文献**

・才藤栄一・向井美惠監修，鎌倉やよいほか編集：摂食・嚥下リハビリテーション第2版，医歯薬出版，2007
・日本摂食嚥下リハビリテーション学会医療検討委員会：摂食・嚥下障害の評価（簡易版）．日摂食嚥下リハ会誌；15：96-101，2011
・日本摂食嚥下リハビリテーション学会医療検討委員会：嚥下造影の検査法（詳細版）．日摂食嚥下リハ会誌；18：166-186，2014
・日本摂食嚥下リハビリテーション学会医療検討委員会：嚥下内視鏡検査の手順 2012改訂（修正版）．日摂食嚥下リハ会誌；17：87-99，2013
・日本摂食嚥下リハビリテーション学会医療検討委員会：訓練法のまとめ（2014年版）．日摂食嚥下リハ会誌；18：55-89，2014
・日本摂食嚥下リハビリテーション学会嚥下調整食委員会：日本摂食嚥下リハビリテーション学会嚥下調整食分類2021．日摂食嚥下リハ会誌；25（2）：135-149，2021

# 第26章 身体・知的・精神障害

　障害者が自立して快適な日常生活を営み，尊厳のある自己実現を目指すためには，障害者一人ひとりの栄養改善や食生活の質の向上をさらに推進することが不可欠である。障害者の栄養状態や食生活の質には，主障害，併存症，身体的・精神的問題，食行動，問題行動，口腔ケア，服薬等が大きくかかわる。そのため，障害者の栄養状態の改善および食生活の質の向上にあたっては，管理栄養士と医師，看護師などの多職種がお互いの情報を共有しながら，協働で栄養管理を行うことが重要である。本章では，障害者の特性を理解したうえで，障害者の栄養管理全般について学習する。

# 1. 障害の基礎知識

## （1）障害者の定義および状況

　**障害者基本法**において，障害者は「身体障害，知的障害又は精神障害（発達障害を含む）その他の心身の機能の障害（以下「障害」と総称する）がある者であって，障害及び社会的障壁により継続的に日常生活又は社会生活に相当な制限を受ける状態にあるもの」と定義されている。

　障害者数の概数をみると，身体障害者436万人，知的障害者109万4千人，精神障害者419万3千人となっている。これを人口千人当たりの人数でみると，身体障害者34人，知的障害者は9人，精神障害者は33人となる。複数の障害を併せもつ者もいるため，単純な合計数にはならないが，国民の約7.6％が何らかの障害を有していることになる。また，身体障害における施設入所者の割合1.7％，精神障害における入院患者の割合7.2％に対して，知的障害者における施設入所者は12.1％となっており，特に知的障害者の施設入所の割合が高い（表26-1）。

## （2）年齢階層別の障害者数

### 1）身体障害者

　在宅の身体障害者428.7万人の年齢階層別の内訳をみると，18歳未満6.8万人（1.6％），18歳以上65歳未満101.3万人（23.6％），65歳以上311.2万人（72.6％）である。調査時点（2016年）の高齢化率27.3％と比較すると，約2.7倍の水準にある。また，65歳以上の割合の推移をみると，1970年には3割程度だったが，2016年には7割ま

**表26-1　障害者数（推計）**

| | | 総　数 | 在宅者 | 施設入所者 |
|---|---|---|---|---|
| 身体障害児・者<br>（在宅：2016年現在<br>施設：2018年現在） | 18歳未満 | 7.2万人 | 6.8万人 | 0.4万人 |
| | 18歳以上 | 419.5万人 | 412.5万人 | 7.0万人 |
| | 年齢不詳 | 9.3万人 | 9.3万人 | — |
| | 合計 | 436.0万人 | 428.7万人 | 7.3万人 |
| 知的障害児・者<br>（在宅：2016年現在<br>施設：2018年現在） | 18歳未満 | 22.5万人 | 21.4万人 | 1.1万人 |
| | 18歳以上 | 85.1万人 | 72.9万人 | 12.2万人 |
| | 年齢不詳 | 1.8万人 | 1.8万人 | — |
| | 合計 | 109.4万人 | 96.2万人 | 13.2万人 |

| | | 総　数 | 外来患者 | 入院患者 |
|---|---|---|---|---|
| 精神障害者<br>（2017年現在） | 20歳未満 | 27.6万人 | 27.3万人 | 0.3万人 |
| | 20歳以上 | 391.6万人 | 361.8万人 | 29.8万人 |
| | 年齢不詳 | 0.7万人 | 0.7万人 | 0.0万人 |
| | 合計 | 419.3万人 | 389.1万人 | 30.2万人 |

注1：精神障害者の数は，ICD 10（国際疾病分類第10版）の「Ⅴ精神及び行動の障害」から知的障害（精神遅滞）を除いた数に，てんかんとアルツハイマーの数を加えた患者数に対応している。
注2：身体障害児・者の施設入所者数には，高齢者関係施設入所者は含まれていない。
注3：四捨五入で人数を出しているため，合計が一致しない場合がある。

出典）内閣府：令和4年版障害者白書

で上昇している。

### 2）知的障害者

　在宅の知的障害者96.2万人の年齢階層別の内訳をみると，18歳未満21.4万人（22.2％），18歳以上65歳未満58.0万人（60.3％），65歳以上14.9万人（15.5％）となっている。身体障害者と比較すると，18歳未満の割合が高く，65歳以上の割合が低い。知的障害者の推移をみると，2011年と比較して約34万人増加している。知的障害は発達期に現れるものであり，身体障害のように人口の高齢化の影響を大きく受けることはない。以前に比して知的障害への認知が広まり，療育手帳取得者が増加したと考えられる。

### 3）精神障害者

　外来の精神障害者389.1万人の年齢階層別の内訳をみると，25歳未満38.5万人（9.9％），25歳以上65歳未満206.0万人（52.9％），65歳以上144.7万人（37.2％）となっている。調査時点（2017年）の高齢化率27.7％と比較すると，高い水準にある。65歳以上の割合の推移をみると，2008年から2017年までの9年間で，65歳以上の割合は31.5％から37.2％へと上昇している。

## （3）障害種類別の障害者数

### 1）身体障害者

　在宅の身体障害者の障害種類別の内訳をみると，視覚障害31.2万人（7.3％），聴

覚・言語障害34.1万人（8.0％），肢体不自由193.1万人（45.0％），内部障害124.1万人（28.9％）となっている。障害種類別の年次推移をみると，視覚障害，聴覚・言語障害，肢体不自由はほぼ横ばいであり，内部障害の増加率が高い。

### 2）精神障害者

　精神障害者の疾病別の内訳（2017年）をみると，「気分（感情）障害（躁うつ病を含む）」127.6万人，「神経症性障害，ストレス関連障害及び身体表現性障害」83.3万人，「統合失調症，統合失調症型障害及び妄想性障害」79.2万人，「アルツハイマー病」56.2万人，「てんかん」21.8万人，「血管性及び詳細不明の認知症」14.2万人等となっている。2008年度からの9年間の外来患者数の傾向を疾患別にみると，アルツハイマー病は2倍以上の伸びを示している。

# 2. 身体・知的障害の栄養管理

## （1）身体・知的障害者の栄養状態

　障害者入所施設における入所者の栄養状態は，身体障害では**アルブミン低値者**が男性の約5割，女性の約6割，**BMI低値者**が男女とも約4割という高い割合であった。一方，知的障害では**BMI高値者**が男性の約1.5割，女性の約3割であり，特に女性の肥満が問題となっている。さらに，身体・知的障害ともに炎症反応の存在が疑われる**CRPやIgGの高値者**が多いことも特徴となっている（大和田・中山，2008）。

## （2）障害福祉サービス等報酬改定

　前述のように，障害者施設入所者の栄養状態は改善すべき点の多いことが示されている。2009年4月には「**障害福祉サービス費等の報酬改定**」の中で，入所者の栄養改善や食生活の質の向上をさらに推進するために，

　　・管理栄養士を中心に多職種協働で行う利用者一人ひとりに応じた個別の栄養管理（栄養マネジメント加算：12単位/日），

　　・経管栄養から経口栄養への移行（経口移行加算：28単位/日），

　　・誤嚥が認められる者の経口維持（経口維持加算（Ⅰ）：400単位/月，経口維持加算（Ⅱ）：100単位/月），

　　・療養食の提供（療養食加算：23単位/日）

について報酬加算されるという画期的な取り組みがなされた（単位数は，2024年現在）。

## （3）障害者における栄養管理の必要性

　障害者が自立して快適な日常生活を営み，尊厳のある自己実現を目指すためには，障害者一人ひとりの栄養改善や食生活の質の向上をさらに推進することが不可欠となっている。障害者の栄養状態や食生活の質には，主障害（知的障害，身体障害），有している障害の原因となっている疾患（ダウン症候群，脳性麻痺，脳血管疾患等），併存症（糖尿病，高血圧症等），身体的・精神的問題，食行動，問題行動，口腔ケア，服薬等が大きくかかわる。そのため，障害者の低栄養・過栄養状態の予防や改善および食生活の質の向上にあたっては，管理栄養士を中心に，医師，看護職員，サービス管理責任者，生活支援員などの多職種がお互いの情報を共有しながら，協働で栄養管理を行うことが重要である。管理栄養士には**多職種協働をコーディネート**するためのマネジメント能力も必要とされる。

## （4）栄養管理の実務

### １）栄養スクリーニング

　管理栄養士は，関連職種と協働して低栄養または過栄養状態のリスクを把握する。**栄養スクリーニング**は，別紙1の様式例（p.289）を参照のうえ作成する。

### ２）栄養アセスメント

　管理栄養士は，栄養スクリーニングを踏まえ，解決すべき課題を把握する。**栄養アセスメント**の実施にあたっては，別紙2の様式例（p.290）を参照のうえ作成する。医師からの療養食の指示の有無，通院状況（治療経過，服薬等）および身体状況（臨床データ，下痢・便秘，浮腫，褥瘡，歯の状態，発熱等）については，看護職員から情報を収集し，記入する。日常生活機能（身支度，歩行等）や日常的な食事摂取，食行動の状況（咀嚼，嚥下，過食，早食い等）および生活状況については，生活支援員から情報を収集し，記入する。

### ３）栄養管理計画の作成

　管理栄養士は，上記の栄養アセスメントに基づいて，身体・知的障害者の①栄養補給（補給方法，エネルギー・たんぱく質量，療養食の適応の有無，食事の形態等食事の提供に関する事項等），②栄養食事相談，③課題解決のための関連職種の分担について，関連職種と協働して，**栄養管理計画**（栄養ケア計画）を作成する。栄養管理計画は，別紙3の様式例（p.291）を参照のうえ作成する。

　また，管理栄養士は，サービス担当者会議に出席し，栄養管理計画原案を報告し，関連職種との話し合いのもと，栄養管理計画を完成させる。栄養管理計画の内容を，個別支援計画にも適切に反映させる。医師は，栄養管理計画の実施にあたり，その内容等を確認する。

### ４）栄養管理の実施

　サービスを担当する管理栄養士および関連職種は，医師の指導等に基づき栄養管

## 2. 身体・知的障害の栄養管理　289

### 栄養スクリーニング　（様式例）　別紙1

| 記入者氏名 | | 作成年月日　　　年　　月　　日 | |
|---|---|---|---|
| 氏　名 | （ふりがな）　　　　　　　　□男　□女 | 障害程度区分　□1　□2　□3　□4　□5　□6 | |
| 生年月日 | □大正　□昭和　　年　　月　　日 | 併存症 | □糖尿病　　　　□腎疾患<br>□脂質異常症　□高血圧<br>□その他（　　　　　　　） |
| 主障害 | □知的障害　　　□身体障害 | | |
| 主障害の原因疾患 | □ダウン症候群　□脳性まひ　□てんかん<br>□頸椎損傷　　　□脳血管疾患<br>□その他（　　　　　　　　） | 特記事項 | |

#### 栄養状態のリスクのレベル

| 実施日 | 年　月　日 | 年　月　日 | 年　月　日 | 年　月　日 |
|---|---|---|---|---|
| リスク | □低　□中　□高 | □低　□中　□高 | □低　□中　□高 | □低　□中　□高 |
| 身　長（cm） | cm | cm | cm | cm |
| 体　重（kg） | kg | kg | kg | kg |
| 肥満度*<br>[　　] | □低　□中　□高 | □低　□中　□高 | □低　□中　□高 | □低　□中　□高 |
| 体重変化率（%） | ヶ月に　　%<br>□増　□減 | ヶ月に　　%<br>□増　□減 | ヶ月に　　%<br>□増　□減 | ヶ月に　　%<br>□増　□減 |
| | □低　□中　□高 | □低　□中　□高 | □低　□中　□高 | □低　□中　□高 |
| 血清アルブミン値**（検査日）<br>（g/dl） | g/dl（　/　）<br>□低　□中　□高 | g/dl（　/　）<br>□低　□中　□高 | g/dl（　/　）<br>□低　□中　□高 | g/dl（　/　）<br>□低　□中　□高 |
| 食事摂取量 | 主食　　%〔平均<br>副食　　%〔　　%<br>内容： | 主食　　%〔平均<br>副食　　%〔　　%<br>内容： | 主食　　%〔平均<br>副食　　%〔　　%<br>内容： | 主食　　%〔平均<br>副食　　%〔　　%<br>内容： |
| | □低　□中　□高 | □低　□中　□高 | □低　□中　□高 | □低　□中　□高 |
| 栄養補給法 | □経腸栄養<br>□静脈栄養 | □経腸栄養<br>□静脈栄養 | □経腸栄養<br>□静脈栄養 | □経腸栄養<br>□静脈栄養 |
| | □低　□中　□高 | □低　□中　□高 | □低　□中　□高 | □低　□中　□高 |
| 褥瘡 | □褥瘡<br>□高 | □褥瘡<br>□高 | □褥瘡<br>□高 | □褥瘡<br>□高 |

*肥満度を判定した指標を入れる　　**検査値がわかる場合に記入

【栄養状態のリスクの判断】
○上記の全ての項目が低リスクに該当する場合には、「低リスク」と判断する。高リスクにひとつでも該当する項目があれば「高リスク」と判断する。それ以外の場合は「中リスク」と判断する。
○食事摂取量、栄養補給法については、その程度や個々人の状態等により、栄養状態のリスクは異なることが考えられるため、入所（児）者個々の状態に応じて判断し、「高リスク」と判断される場合もある。

| リスク分類 | | | 低リスク | 中リスク | 高リスク |
|---|---|---|---|---|---|
| 肥満度 | 成人 BMI***<br>（18歳以上） | 知的障害 | 19～26未満 | やせ　15～19未満<br>肥満　26～30未満 | やせ　15未満<br>肥満　30以上 |
| | | 身体障害 | 16～24.5未満 | やせ　11.5～16未満<br>肥満　24.5～28.5未満 | やせ　11.5未満<br>肥満　28.5以上 |
| | 幼児期　カウプ指数<br>（3～5歳） | | 15～19未満 | やせ　13～15未満<br>肥満　19～22未満 | やせ　13未満<br>肥満　22以上 |
| | 学童期　肥満度<br>（6～11歳） | | -15%未満<br>または 30%未満 | やせ　-15%以下<br>肥満　30～50%未満 | やせ<br>肥満　50%以上 |
| | 思春期　肥満度<br>（12歳～17歳） | | -15%未満<br>または 30%未満 | やせ　-15%以下<br>肥満　30～50%未満 | やせ<br>肥満　50%以上 |
| 体重変化率 | | | 変化なし<br>（増減：3%未満） | 1ヶ月に3～5%未満<br>3ヶ月に3～7.5%未満<br>6ヶ月に3～10%未満 | 1ヶ月に5%以上<br>3ヶ月に7.5%以上<br>6ヶ月に10%以上 |
| 血清アルブミン値<br>（成人のみ） | | | 3.6g/dl以上 | 3.0～3.5g/dl | 3.0g/dl未満 |
| 食事摂取量 | | | 76～100% | 75%以下 | |
| 栄養補給法 | | | | 経腸栄養<br>静脈栄養 | |
| 褥瘡 | | | | | 褥瘡 |

***大和田浩子、中山健夫：知的障害者（児）・身体障害者（児）における健康・栄養状態における横断的研究-多施設共同研究-、厚生労働科学研究費補助金「障害者の健康状態・栄養状態の把握と効果的な支援に関する研究」平成19年度総括・分担研究報告書、2008. p167-174から算出。

理計画に基づいたサービスの提供を行う。以下に管理栄養士の職務の要点をまとめる。

・食事の提供にあたっては，給食業務の実際の責任者としての役割を担う者（管理栄養士・栄養士，調理師等）に対して，栄養管理計画に基づいて**個別対応**した食事の提供ができるように説明および指導をする。なお，給食業務を委託している場合には，委託業者の管理栄養士等との連携を図る。

・栄養管理計画に基づいて，栄養食事相談を実施する。

・関連職種と協働して食事摂取状況や食事に関する**アクシデントの事例**等の把握を行う。

・栄養管理提供の主な経過を記録する。記録の内容は，栄養補給（食事の摂取量

## 栄養アセスメント・モニタリング（様式例）　別紙2

| 利用者名 | | 記入者 | |
|---|---|---|---|
| 身体状況，栄養・食事に関する意向 | | 家族構成とキーパーソン | 本人　― |

（以下は，入所者個々の状態に応じて作成）

| | 実　施　日 | 年　月　日（記入者名） | 年　月　日（記入者名） | 年　月　日（記入者名） |
|---|---|---|---|---|
| 身体計測等 | 体　重（kg） | （kg） | （kg） | （kg） |
| | 肥満度[1] | | | |
| | 3％以上の体重変化 | □無 □有（　　kg/　ヶ月） | □無 □有（　　kg/　ヶ月） | □無 □有（　　kg/　ヶ月） |
| | 血清アルブミン値（g/dl） | □無 □有　　　（g/dl） | □無 □有　　　（g/dl） | □無 □有　　　（g/dl） |
| | その他（必要に応じて高血圧，高血糖，脂質異常症，貧血等に関する指標） | | | |
| 食生活状況等 | 栄養補給の状況　食事摂取の状況[2] | [　　]　　　　% | [　　]　　　　% | [　　]　　　　% |
| | ・主食の摂取状況[2] | [　　]　　　　% | [　　]　　　　% | [　　]　　　　% |
| | ・主菜の摂取状況[2] | [　　]　　　　% | [　　]　　　　% | [　　]　　　　% |
| | ・副菜の摂取状況[2] | [　　]　　　　% | [　　]　　　　% | [　　]　　　　% |
| | ・その他（補助食品，経腸・静脈栄養など） | [　　]　　　　%（　　　） | [　　]　　　　%（　　　） | [　　]　　　　%（　　　） |
| | 必要栄養量（エネルギー・・たんぱく質など） | kcal　　g | kcal　　g | kcal　　g |
| | 食事の留意事項の有無（療養食の指示，食事形態，嗜好，禁忌，アレルギーなど） | □無 □有 | □無 □有 | □無 □有 |
| | その他（食習慣，生活習慣，食行動などの留意事項など） | | | |
| 多職種による栄養ケアの課題 | 低栄養・過栄養関連問題 | □過食 □拒食 □偏食　□早食い・丸呑み □異食　□盗食 □隠れ食い　□開口・閉口障害 □食べこぼし　□褥瘡 □口腔及び摂食・嚥下　□嘔気・嘔吐 □下痢・便秘　□浮腫 □脱水 □感染・発熱　□経腸・静脈栄養　□生活機能の低下　□医薬品 □その他 | □過食 □拒食 □偏食　□早食い・丸呑み □異食　□盗食 □隠れ食い　□開口・閉口障害 □食べこぼし　□褥瘡 □口腔及び摂食・嚥下　□嘔気・嘔吐 □下痢・便秘　□浮腫 □脱水 □感染・発熱　□経腸・静脈栄養　□生活機能の低下　□医薬品 □その他 | □過食 □拒食 □偏食　□早食い・丸呑み □異食　□盗食 □隠れ食い　□開口・閉口障害 □食べこぼし　□褥瘡 □口腔及び摂食・嚥下　□嘔気・嘔吐 □下痢・便秘　□浮腫 □脱水 □感染・発熱　□経腸・静脈栄養　□生活機能の低下　□医薬品 □その他 |
| | 特記事項 | | | |
| 問題点 | ① 身体計測等 | □無 □有 | □無 □有 | □無 □有 |
| | ② 食生活状況等 | □無 □有 | □無 □有 | □無 □有 |
| | ③ 食行動 | □無 □有 | □無 □有 | □無 □有 |
| | ④ 身体症状 | □無 □有 | □無 □有 | □無 □有 |
| | ⑤ その他 | □無 □有 | □無 □有 | □無 □有 |
| | 評価・判定 | □改善 □改善傾向 □維持　□改善が認められない | □改善 □改善傾向 □維持　□改善が認められない | □改善 □改善傾向 □維持　□改善が認められない |

[1] 成人はBMI，幼児期はカウプ指数，学童期・思春期は肥満度を記入。3歳末満は乳児身体発育曲線または幼児身体発育曲線を利用。
[2] [ 1：良　2：不良 ] の中から[ ]へ該当数字を記入し，食事摂取量を％で記載。
※ 利用者の状態及び家族等の状況により，確認できない場合は「空欄」とする。

等）の状況や内容の変更，栄養食事相談の実施内容，課題解決に向けた関連職種のケアの状況等とする。

### 5）実施上の問題点の把握

　サービスを担当する管理栄養士および関連職種は，栄養管理計画の変更が必要となる状況を適宜把握する。栄養管理計画の変更が必要になる状況が確認された場合には，対応する関連の職種へ報告するとともに計画の変更を行う。

### 6）モニタリングの実施

　モニタリングは，栄養管理計画に基づいて，栄養状態の低リスク者は3か月ごと，栄養状態の高リスク者および栄養補給法の移行の必要性がある者の場合には2週間ごとを基本に適宜行う。ただし，栄養状態の低リスク者も含め，体重は1か月ごと

## 栄養ケア計画書 （様式例）

別紙3

| 氏名 | | 殿 | 入所日 | 年 月 日 |
|---|---|---|---|---|
| 作成者 | | | 初回作成日 | 年 月 日 |
| 利用者<br>または<br>家族の意向 | | | 作成（変更）日 | 年 月 日 |
| | | | 説明と同意日 | 年 月 日 |

| 解決すべき課題<br>（ニーズ） | 栄養状態のリスク（ □低 □中 □高） | サイン |
|---|---|---|
| 長期目標と期間 | | 続柄 |

| 短期目標と期間 | 栄養ケア<br>（①栄養補給、②栄養食事相談、③多職種による栄養ケアなど） | 担当者 | 頻度 | 期間 |
|---|---|---|---|---|
| | | | | |
| | | | | |
| 特記事項 | | | | |

栄養ケア提供経過記録

| 年 月 日 | サービス提供項目 |
|---|---|
| | |
| | |
| | |
| | |
| | |
| | |
| | |

に測定する。

　サービスを担当する管理栄養士および関連職種は，長期目標の達成度，体重等の栄養状態の改善状況，栄養補給量等をモニタリングし，総合的な評価判定を行うとともに，サービスの質の改善事項を含めた，栄養管理計画の変更の必要性を判断する。モニタリングの記録は，別紙2の様式例（p.290）を参照のうえ作成する。

### 7）再栄養スクリーニングの実施

　管理栄養士は，関連職種と連携して，栄養状態のリスクにかかわらず，栄養スクリーニングを3か月ごとに実施する。

### 8）栄養管理の際の留意点

　管理栄養士の策定した栄養管理計画は，関連職種にその必要性を十分に説明し，

共通の認識をもって栄養管理を行う。以下に留意点をまとめる。

- ・管理栄養士は，必要に応じて，口腔ケア，摂食嚥下リハビリテーション，排泄管理等について，専門職種との連携を通じて管理栄養士としての職能を生かした栄養管理を行う。
- ・知的障害のある者は，**過食，偏食，異食**等の食行動をとることがある。偏食は味だけでなく，食べ物の色，食感，外観への「こだわり」が原因の場合もある。したがって，必要に応じて，何にこだわっているのかを明らかにし，「こだわり」を弱めるアプローチも視野にいれておくとよい。また，異食がある者には，食事を提供する際にハラン，アルミカップ，紙カップ等をはずして提供する。
- ・服薬による副作用等の栄養状態への影響についても理解する。
  例）抗てんかん薬や向精神薬による貧血，抗てんかん薬による歯肉増殖炎
- ・優先すべき疾患がある場合には，医師と相談のうえ，優先すべき疾患の対応を第一に行い，食生活上の問題があればそれに応じた栄養管理計画を立てる。
- ・体重の変化は，栄養補給量を決める際の重要な指標になる。管理栄養士は，体重測定が正しく行われているか，適宜確認することが大切である。また，施設での体重測定担当者には，体重の数値の重要性を認識してもらうよう働きかける。必要に応じてマニュアルを作成し，担当者に配布する。

### 9）経口移行・経口維持のための食事の対応

摂食嚥下障害のある障害者にとって，口に入る食べ物は**誤嚥**や**窒息**などのリスクが高く，非常に危険な場合がある。しかし口から食べるということは本人の満足度が高く，栄養状態の改善にもつながる。したがって，わずかでも経口摂取の可能性があれば，適切な栄養アセスメントのもと経管栄養から経口摂取へ移行し，また現在の摂食嚥下機能を維持するためのアプローチも重要である。

**経管栄養から経口摂取移行**を開始する食事の条件は，①食塊としてまとまっている，②流動性が強くなく適度な粘性がある，③咽頭通過に際し変形性がある，④口腔や咽頭でバラバラになりにくい（凝集性），⑤味・香りがはっきりしている（味覚や嗅覚を刺激）ことである。

## 3. 精神障害の栄養管理

うつ病や統合失調症などの精神疾患患者は，糖尿病，心筋梗塞，メタボリックシンドロームなどの生活習慣病を併発しやすいことが知られている。これは，非定型抗精神病薬の副作用の側面もあるが，**不適切な食習慣**が大きくかかわっており，食習慣の改善が生活習慣病の予防につながる。

食事上の問題点は，知的障害者と同様に，**過食，偏食，拒食，異食**などがあげられる。また，統合失調症患者の食事内容を調べた調査では，一般の人に比べて，脂

肪の摂取量が多く食物繊維の摂取量が少ないことがわかっている。さらに，デイケアに通所する統合失調症患者の食習慣，生活習慣に関する調査結果によると，統合失調症患者の79.6％が毎日ソフトドリンクを摂取（このうち31.5％の患者は毎日3本以上摂取），63％の患者は週に1回ファストフードを摂取（このうち31.5％は週に3回以上摂取）していたこともわかっており，不適切な食生活の者が多いことが推測される。

うつ病患者において過食や体重増加を認めることがある。一方，うつの症状から食欲不振を認め，低栄養と診断されることも少なくない。極端な肥満ややせがみられる場合には，繰り返しの栄養相談やバランスのよい食事の摂取が可能となるよう調理実習などを取り入れた教育・支援を行う。個人に合わせた指導を行うことで個人の食習慣や生活環境などきめ細かい対応が可能であり，長期継続指導によって患者との間に信頼関係が成立できる。医師，看護師，心理療法士や家族と連携を図りながら多職種でチームを組み（NST），患者のQOL維持・向上に努めることが大切である。

## 第26章　学習チェックリスト

☐ 障害者基本法における障害者の定義を理解できましたか
☐ 障害者数の概数の特徴を理解できましたか
☐ 身体・知的障害者の栄養状態の特徴を理解できましたか
☐ 身体・知的障害者の栄養管理の進め方について理解できましたか
☐ 精神障害者の食事上の問題点および対応について理解できましたか

**参考文献**
・内閣府：令和4年版障害者白書，2022
・大和田浩子・中山健夫：知的障害者（児）・身体障害者（児）における健康・栄養状態における横断的研究-多施設共同研究-，厚生労働科学研究費補助金「障害者の健康状態・栄養状態の把握と効果的な支援に関する研究」平成19年度総括・分担研究報告書，2008
・栄養マネジメント加算及び経口移行加算等に関する事務処理手順例及び様式例の提示について（平成21年3月31日障障発第0331002号 厚生労働省社会・援護局障害保健福祉部障害福祉課長通知）
・大和田浩子・中山健夫：知的・身体障害者のための栄養ケア・マネジメントマニュアル，建帛社，2009
・渡邉早苗・寺本房子・松崎政三編著：Nブックス改訂臨床栄養管理，p.231-233，建帛社，2009
・今泉博文：うつ病と食事．診断と治療；101（10）：1553-1556，2013
・大和田浩子・中山健夫：知的障害者の栄養管理ガイド−根拠に基づくアプローチに向けて，建帛社，2006

# 第27章 乳幼児・小児の疾患

　乳幼児・小児期の疾患として，乳幼児下痢症（ウイルス性胃腸炎），アセトン血性嘔吐症（周期性嘔吐症），アレルギー疾患，小児肥満，先天性代謝異常，小児糖尿病，小児腎臓病を取り上げた。いずれも，小児疾患としての特徴を十分理解したうえで対応し，個々の小児の発育に見合った正しい栄養管理をすることが重要である。

## 1. 乳幼児・小児期の基礎知識

### （1）乳幼児・小児期の発育

　小児の発育区分は，①胎生期，②新生児期（出生後4週間），③乳児期（満1歳まで），④幼児期（1〜6歳），⑤学童期（6〜12歳），⑥思春期（第二次性徴が出現し，骨端線閉鎖までをいう）である。発育は，その大部分は一定の順序で進み，連続的ではあるが，一定の速度で進むものではない。**スキャモン**（Scammon,RE）**の臓器別発育曲線**で示されているように，臓器別に発育の程度は異なる。一般臓器の発育は20歳にかけて徐々に進行していく。神経系の発育は，臓器の中で最も早く発育し，比較的早い時期にプラトーに達する。その一方で生殖器は，思春期以降に急速に発育する。リンパ系組織は小児期に成人以上の組織の増大がみられるが，20歳頃には成人のレベルに縮小する。

　新生児期には**生理的体重減少**がみられるが，その後の乳児期は成長が最も著しい時期といわれ，事実，生後1年間に身長は約25cm，体重は約6〜7kgの増加をみせる。しかし，この成長を速度として検討すると，身長・体重ともに1歳まで急速に成長の速度は減じている。それに対し，思春期の成長は，身長・体重ともに成長速度が増している。第一成長期とされる乳児期は，思春期の第二成長期とは本質的に異なる。

　出生後の運動発達は，頸坐（定頸），寝返り，お座り，つかまり立ち，一人歩き，と一定の順序で進行する。言語発達は表出言語と言語理解に分けられ，生後1〜1歳半頃から語彙が増え，5歳頃には普通の会話ができるようになる。しかし，言語発達は正常範囲が広く，個人差があるため，表出言語より言語理解が大切である。発達異常を発見するためのスクリーニング検査には，日本版デンバー式発達スクリーニング検査改訂版や遠城寺式乳幼児分析的発達検査表などが使用される。

---

◘**スキャモンの臓器別発育曲線**

　体組織の発育の4型について，20歳（成熟時）の発育を100として，各年齢の値をその100分比で示すもの。

　一般型−全身の外形計測値（頭径を除く），呼吸器，消化器，腎臓，心・大動脈，脾臓，筋全体，骨全体，血液量

　神経系型−脳，脊髄，視覚器，頭径

　生殖器型−精巣，卵巣，精巣上体，子宮，前立腺など

　リンパ系型−胸腺，リンパ節，間質性リンパ組織

## （2）乳幼児・小児期の栄養

　小児にとって栄養は成長・発達するために重要である。年齢が小さいほど発育に必要な栄養量は多いが，栄養素の蓄積は少なく，また消化吸収機能も弱い。健康な児であれば，「日本人の食事摂取基準（2025年版）」を参考にして，発育に必要な栄養素を摂取し，**身長・体重成長曲線**を用いて成長の経過を縦断的に観察していくとよい。

# 2. 乳幼児下痢症（ウイルス性胃腸炎）

**病態と原因**　　乳幼児下痢症は，乳幼児が原因不明の下痢を発症して，しばしば重症な脱水症になり，死亡することも多かった疾患である。今では，そのほとんどがウイルス感染が原因の**ウイルス性胃腸炎**で，この原因ウイルスには，ロタウイルス，カリシウイルス，アデノウイルス，アストロウイルスがある。**ロタウイルス**は最も頻度が高いだけでなく，最も重症化しやすい。ウイルス性胃腸炎は，冬季に多くみられる傾向があるが，特にロタウイルスは冬季に集中する傾向が強く，0〜1歳児に多い。**ノロウイルス**は集団食中毒の原因の1つとして注意が必要である。

**症　状**　　下痢，嘔吐，発熱が主要症状で，発熱と嘔吐で発症することが多い。嘔吐は1〜2回のことから10回以上に及ぶこともある。嘔吐に引き続き水様下痢となるが，1日数回を超えることが多く，1週間以上に及ぶこともまれではない。下痢が始まれば，嘔吐は治まることが多い。嘔吐，下痢が頻回の場合は高度の脱水となることがあり，脱水が起こると尿量減少，皮膚の乾燥や緊張低下，体重減少などが生じ，高度の脱水症では意識障害やけいれんがみられる。

**診断・検査**　　健康な児が，急に嘔吐と発熱で発症しその後下痢となれば，まず本症が疑われる。診断は糞便を用いる迅速診断キットが有用である。ロタウイルスによる下痢便は白色が特徴とされていたが，最近では便が白色化しない例が増加している。なお，腹痛の強い例，血便の例，全身状態不良例などでは細菌性の腸管感染を疑って，便の細菌培養を行う。

**治　療**

　**a．脱水症に対する治療**　　軽度脱水で嘔吐が激しくなければ**経口輸液療法**（ORT，oral rehydration therapy）を行い，中等度以上は経静脈輸液が必要である。嘔吐が激しいか，脱水の程度が中等度以上であれば，経静脈輸液を行う。脱水の程度と種類（低張性脱水，等張性脱水，高張性脱水）にしたがい，適切な輸液薬剤と輸液速度を選択する。

　下痢は改善しても腸管粘膜の回復には数週間かかり，二次性乳糖不耐を合併することがあり，この場合は哺乳時に乳糖酵素剤を同時に与えるとよい。

　**b．栄養・食事療法**　　脱水症の治療を優先し，電解質バランスが適切に処方

---

◻️**身長・体重成長曲線**

　7本のパーセンタイル（3，10，25，50，75，90，97）曲線が基準曲線である。身長および体重の測定値と交差するところに点を打って，その点を結んでいく。この成長曲線を用いて成長を評価し，肥満，やせ，低身長などの成長異常を発見するのに役立つ。

**296** 第27章 乳幼児・小児の疾患

◘経口輸液（ORS）

ORTに用いられる溶液をORSという。水と電解質を補給する目的で開発された製剤で，市販のスポーツドリンクに比べ，ナトリウム，カリウム，クロールなどが多く含まれ，浸透圧，エネルギーが低いのが特徴である。

された経口輸液（ORS，oral rehydration solution）を利用する。長期間絶食は続けずに，嘔吐がなければ下痢の回復を待たずに経口摂取を開始させる。ORSや果汁，お茶などによって水分や糖質を十分に補給する。食事は様子をみながら消化吸収のよいものを少量頻回ずつ与える。低脂肪，低残渣，高炭水化物食とする。

# 3. アセトン血性嘔吐症（周期性嘔吐症）

病態と原因　精神的ストレスや感染により突然嘔吐を繰り返し，血中のケトン体が上昇し，突然元気がなくなってしまう病態で，2～10歳頃の特にやせた男児に多くみられる。周期性嘔吐症や自家中毒ともいわれる。以前に比べ重症患者は少なくなり，最近では栄養状態がよいことから，ほとんどが軽症患者で，患者数も激減している。本症は10歳以降では発症しなくなる。

原因は不明であるが，発症年齢の小児は成長段階で大脳皮質からの抑制が十分でないために，精神的ストレスや肉体的ストレスの刺激によって，血中のケトン体（アセト酢酸，3-ヒドロキシ酪酸）や，副腎皮質刺激ホルモン，コルチゾール，抗利尿ホルモン，血漿レニン活性が増加する。

症状　悪心・嘔吐，脱力感，全身倦怠感，食欲不振，無表情，集中力減退，頻脈，顔面蒼白，歩行障害，嗜眠などの症状が突然起きる。頻回の嘔吐により脱水をきたすことがある。呼気はアセトン臭を呈し，腹痛，頭痛もみられるが，低血糖は発症しないのが特徴である。重症例では，意識混濁やけいれんもみられることがある。症状は2～3日持続する。

診断・検査　診断は尿中のケトン体が陽性であることにより，採尿さえ可能であれば容易である。また，血中のケトン体も上昇する。脳炎，髄膜炎，腹膜炎，糖尿病性昏睡などの疾患を除外することも必要である。

治療　嘔吐が治まるまでは安静にし絶飲・絶食とする。発症後数日間は経静脈栄養で水，電解質，グルコース（ブドウ糖）を補給する。嘔吐が治まればORTを行う。数日間の安静と輸液による治療で嘔吐は消失し，尿中ケトン体も陰性となる。鎮吐薬も有効である。長期間の絶食は続けずに，嘔吐がなければ下痢の回復を待たずに経口摂取を開始させる。ORSや果汁，お茶などによって水分や糖質を十分に補給する。食事は様子をみながら消化吸収のよいものを少量頻回ずつ与える。低脂肪，低残渣，高炭水化物食とする。

# 4. アレルギー疾患

アレルギー疾患の詳細については，第20章免疫・アレルギー疾患を参照のこと。

病態と原因　アレルギー疾患には食物アレルギー，アトピー性疾患などがある。免疫応答（抗原抗体反応）によって生体に害をなす反応をアレルギー（アレルギ

ー反応)，その原因となる抗原をアレルゲンという。アレルギー疾患のうち，発症や病態に**IgE**が深く関与している疾患がアトピー性疾患で，気管支喘息，アレルギー性鼻炎，アレルギー性結膜炎，アトピー性皮膚炎などがあり，遺伝的集積性がみられる。小児期では，アトピー性疾患発症に遺伝因子，環境因子が関与しているのが特徴である。また，アトピー性皮膚炎の乳児では，アレルゲンが食物であることが多いが，食物抗原に対する特異的IgE抗体の検出率は幼児期以降低下してくる。

[症　状]　　小児期のアレルギー疾患の症状の特徴は，**アレルギーマーチ**とよばれる症状の変化である。

[診断・検査]　　アレルギー疾患の診断に際しては，注意深い問診と症状の観察，各種検査による疾患名（病像）の診断，アレルゲンの同定，アレルギー反応の型分類が重要である。

[治　療]　　正確にアレルゲンを同定し，正しい診断に基づいたアレルゲンの除去が原則である。アレルゲンの除去については，QOLを維持できる心がけも必要で，直接的な原因ではなくても，症状を悪化させる要因もできる限り除去したい。

# 5. 小児肥満

[病態と原因]　　肥満とは生体内に脂肪組織（体脂肪）が過剰に蓄積した状態で，蓄積の分布の違いにより皮下脂肪型と内臓脂肪型に分類される。特に後者では，過剰に蓄積した脂肪細胞の作用により種々の健康障害が合併あるいは予測され，**メタボリックシンドローム**や**肥満症**として区別される。小児肥満では，**原発性肥満**（**単純性肥満**）と**二次性肥満**（**症候性肥満**）をできるだけ早期に鑑別する必要がある。

原発性肥満の原因には，過食や運動不足，不規則な生活習慣，睡眠不足などがあげられる。二次性肥満の原因には，脳腫瘍，ランゲルハンス細胞性組織球症，脳炎，外傷による視床下部障害やクッシング症候群，プラダー・ウィリー症候群，バルデー・ビードル症候群などがある。著しい低身長に伴う肥満，身長の伸びが正常を下回る肥満は二次性肥満のことが多いので注意する。

[症　状]　　小児肥満の大多数は基礎疾患のない原発性肥満で，二次性肥満は非常にまれである。肥満は進行すると日常活動性が低下し，**睡眠時無呼吸症候群**を引き起こすことがある。高度肥満では**黒色表皮腫**や胸腹部や大腿に皮膚線条が出現する。さらに進行すると成人と同様に脂肪肝，高血圧，2型糖尿病，脂質異常症などの健康障害を合併する。小児期，特に学童期とそれ以降の肥満は放置すると8割以上が成人肥満に移行する。

[診断・検査]

　　**a．肥満度による判定**　　**肥満度**は実測体重が標準体重に対して何%増減しているかを示すものである。肥満度は，[肥満度＝（実測体重－標準体重）/標準体重×100（%）]の式で計算する。標準体重は，2歳以上6歳未満は**身長別標準体重**，6

◻**睡眠時無呼吸症候群**

睡眠時に無呼吸を呈し，肺胞での換気量が低下し，低酸素血症となる。症状は，睡眠時の無呼吸，いびき，夜間の頻回の覚醒などである。呼吸困難などが長期にわたると右心不全を起こす。

◻**黒色表皮腫**

頸部，腋窩，鼠径部などの摩擦部の皮膚が高インスリン血症を反映し黒く色素沈着する。

◻**身長別標準体重**

6歳未満，身長が70～120cmに限って適応される。令和5年乳幼児身体発育調査結果に基づく計算式がある。

298　第27章　乳幼児・小児の疾患

## 表27-1　日本人小児のメタボリックシンドローム診断基準（6〜15歳）

| ①腹　囲 | 80 cm以上* |
|---|---|
| ②血清脂質 | 中性脂肪　120 mg/dL以上 かつ／または HDLコレステロール　40 mg/dL未満 |
| ③血　圧 | 収縮期血圧　125 mmHg以上 かつ／または 拡張期血圧70 mmHg以上 |
| ④空腹時血糖 | 100 mg/dL以上 |

注）①を必須項目として，②〜④のうち2項目を有する場合にメタボリックシンドロームと診断する。
＊・腹囲／身長が0.5以上であれば項目①に該当するとする。
　・小学生では腹囲75 cm以上で項目①に該当するとする。
出典）大関武彦他：小児のメタボリックシンドローム診断基準の各項目についての検討，厚生労働科学研究費補助金，循環器疾患等生活習慣病対策総合研究事業平成19年度報告書

◖性別・年齢別・身長別標準体重
　学齢期小児の肥満度計算のための係数を用いて求める。

歳以上は**性別・年齢別・身長別標準体重**を用いる。肥満度による判定基準は，幼児期は＋15％以上20％未満を太りぎみ，＋20％以上30％未満をやや太り過ぎ，＋30％以上を太り過ぎとし，学齢期以降は＋20％以上30％未満を軽度肥満，＋30％以上50％未満を中等度肥満，＋50％以上を高度肥満としている。

　　ｂ．身長・体重成長曲線による判定と経過観察　　身長・体重成長曲線を描くことによって，肥満の種類の判別，肥満発症年齢の推定や経過観察ができる。成長曲線を用いた身長と体重の経過観察により，体質性肥満，原発性肥満，二次性肥満の判断が可能となる。

　　ｃ．肥満症とメタボリックシンドローム　　成人と同様に，小児においても内臓脂肪型肥満では，糖質や脂質の代謝異常や高血圧などの健康障害を起こす頻度が高く，メタボリックシンドロームの引き金となるため注意が必要である。小児肥満症診断スコア（5歳0か月以降の肥満児で合計スコアが6点以上のものが肥満が原因で健康障害を合併している肥満症と診断される）や小児メタボリックシンドローム診断基準（表27-1）により診断する。

### 治　療

　　ａ．乳児期肥満（2歳まで）　　正確に1か月ごとの体重増加量を測定し，1か月間の体重増加量が確実に減少してきていることと，身長が正常に伸びていることが確認できれば，正常乳児と同じ対応をして，経過を観察すればよい。

　　ｂ．幼児期以降の肥満　　幼児期以降に発症する肥満は成人肥満に移行しやすいことを考慮しながら，**食事療法，運動療法**，生活習慣改善，健康教育などを取り入れて，個々に応じた適切な対応が必要である。特に成長期では，無理な食事療法（エネルギー制限）によって体重減少を第一目標とはせずに，規則正しい食事，運動，生活を心がけるような支援に努める。毎日，決めた時間に体重を測定し，記録して経過を確認する。

　　ｃ．栄養・食事療法　　一般的には3か月で5〜6 kgの減量を目標とする。目標エネルギー量は，日本人の食事摂取基準と肥満の程度を参考にして算出する。目安として，学齢期以降は，1日当たり肥満度15〜29％：240 kcal，30〜49％：

480 kcal，50～69％：480 kcal，70％以上：720 kcalを健常児の目標エネルギー量からそれぞれ差し引いた量を減量のための目標エネルギー量とする。実際には，さらに運動によって1か月に最低1 kgは体重を減少させることが必要である。

目標エネルギー量が決まったら，たんぱく質15～20％，脂質20～25％，炭水化物50～60％を目安に配分する。また，ビタミン・ミネラル類は制限せずに充足させる。厳密なエネルギー制限は，成長を障害したり，食行動異常を引き起こすことがあることに注意する。短期的ではなく，長期的に取り組めるように支援する。

# 6. 先天性代謝異常

## （1）先天性代謝異常症と新生児マススクリーニング

先天性代謝異常症とは，遺伝子変異のために代謝にかかわる酵素やその他の機能性タンパク質に異常が生じ代謝産物の異常蓄積あるいは欠乏によってさまざまな臨床症状が出現する疾患をいう。その原因は代謝にかかわる酵素をコードする遺伝子の変異である。生体内に異常蓄積あるいは欠乏する物質によって分類され，アミノ酸代謝異常，有機酸代謝異常，糖質代謝異常，脂質代謝異常，核酸代謝異常，金属代謝異常，ビタミン代謝異常など多くの種類がある。その大部分は常染色体潜性（劣性）遺伝病である。

従来の**新生児マススクリーニング**では，アミノ酸代謝異常（フェニルケトン尿症，ホモシスチン尿症，メープルシロップ尿症），内分泌疾患（先天性甲状腺機能低下症，先天性副腎過形成症），糖質代謝異常（ガラクトース血症）の6疾患を対象に行われてきた。しかし，現在は，タンデム質量分析計（**タンデムマス法**）を用いた新生児マススクリーニングが全国的に導入され，アミノ酸代謝異常，有機酸代謝異常，脂肪酸代謝異常を含む25疾患を検査できるようになった。このうち，17疾患が一次対象疾患となっている（2022年現在）。なお，タンデムマス法の対象とならない先天性甲状腺機能低下症，先天性副腎過形成症，ガラクトース血症については現在も従来通りの検査法で測定している。

**◻︎タンデムマス法（タンデムマス検査）**

ガスリーテストの血液濾紙と微量の血清で検査できる。1回約2分と短時間の分析でアミノ酸とアシルカルニチンを測定できる。発見可能な疾患は多岐にわたる。

## （2）フェニルケトン尿症

**病態と原因**　**フェニルアラニンヒドロキシラーゼ**欠損により，体内に蓄積するフェニルアラニンによって発育期の脳が障害されて知能低下をきたす。またメラニン色素の前駆物質であるチロシンが低下するため，メラニン色素が少ない傾向がある。日本人での頻度は6～7万人に1人である。

**症　状**　乳児期から知的障害，けいれん，脳波異常，行動異常がみられる。新生児期に発見し，直ちに治療すれば障害を予防できる。

**治　療**　**低フェニルアラニン**ミルク（特殊ミルク）を生後1か月以内に開始す

る。乳児期以降は，食事中のフェニルアラニンを制限した低フェニルアラニン食とする。

## （3）ホモシスチン尿症

病態と原因　ホモシステインをシスタチオニンに変換する**シスタチオニン合成酵素活性**の著明な低下あるいは欠損により，古典型では血中ホモシスチン，メチオニン，尿中ホモシスチンの増加がみられる。日本人の頻度は約80万人に1人である。

症状　古典型では，精神発達の遅れ，眼球異常（水晶体の亜脱臼），マルファン症候群様手足，血栓形成，大動脈中膜障害などがみられる。

治療　低メチオニン高シスチン食とする。ビタミン$B_6$依存性ホモシスチン尿症では，ビタミン$B_6$を補充する。ビタミン$B_{12}$，葉酸に反応する病型（亜型）では，それぞれを投与する。

## （4）メープルシロップ（楓糖）尿症

病態と原因　**分岐鎖ケト酸脱水素酵素**欠損により分岐鎖ケト酸および前駆アミノ酸が上昇する。日本人での頻度は約50万人に1人である。

症状　臨床的に5つの病型に分類されるが，最も重症の古典型では，生後早期から嘔吐，哺乳力低下，けいれん，意識障害，筋力低下などがみられる。尿はメープルシロップ（楓糖）様の臭いを呈する。

治療　急性期は**中心静脈栄養**による高カロリー輸液で十分なエネルギー投与や，血液透析，腹膜透析，交換輸血などが行われる。急性期を脱したら，**低分岐鎖アミノ酸食**とする。なお，チアミン反応性型では，チアミンを投与する。

◘**低分岐鎖アミノ酸食**
　分岐鎖アミノ酸（バリン，ロイシン，イソロイシン）を制限した食事。

## （5）先天性甲状腺機能低下症（クレチン症）

病態と原因　**甲状腺ホルモン**の分泌低下に起因する。大部分が原発性で，甲状腺形成異常（甲状腺欠損，形成不全，異所性甲状腺）によるものが多い。甲状腺ホルモン合成障害では，甲状腺腫を伴うのが特徴である。日本人の頻度は約3,000人に1人である。

症状　出生時には症状はないことが多い。新生児期は，分娩遷延，高体重，小泉門が大きい，呼吸障害，低体温，末梢チアノーゼ，胎便排泄遅延，腹部膨満，浮腫，黄疸，活動性が弱い，哺乳微弱，嘔吐などがみられ，いずれも軽微で特異性に乏しい。新生児期以降は，便秘，嗄声，皮膚乾燥，巨舌，臍ヘルニア，遷延性黄疸，粗剛な毛髪，体重増加不良，小泉門閉鎖遅延などがみられる。骨発育遅延による低身長，運動機能や知能発達の遅延がみられる。

◘**嗄声**
　声の音質が異常になることをいう。

治療　甲状腺ホルモン補充療法として合成$L-T_4$を投与する。投与量は一般に$10\,\mu g/kg$で開始するが，血清甲状腺刺激ホルモン（TSH），$FT_4$，$FT_3$の正常化（特にTSHが正常域まで低下するまで）を目標に調節する。$T_4$維持量の目安は，乳児

$10\mu g/kg$, 幼児・学童$6\mu g/kg$, 思春期$5\mu g/kg$である。

## （6）先天性副腎過形成症

病態と原因　副腎皮質ホルモン生合成に関与する酵素の欠損により，コルチゾール産生・分泌異常で発症する。リポイド過形成症，3βヒドロキシステロイド脱水素酵素欠損症，17α水酸化酵素欠損症，21水酸化酵素欠損症，11β水酸化酵素欠損症に分類される。病型により古典型と非古典型（遅延型）がある。日本人の頻度は約2万人に1人である。

症状　副腎皮質刺激ホルモン過剰による皮膚色素沈着，コルチゾール不足による低血糖，哺乳不足，体重増加不良，アルドステロン不足による電解質異常，低血圧，脱水，デオキシコルチコステロン過剰による高血圧，性ホルモン欠乏・過剰による外性器異常がみられる。

治療　塩喪失，脱水など副腎不全症状では，輸液による電解質・水分の補給，ヒドロコルチゾン静脈投与を行う。塩喪失がある場合はフロリネフを投与する。

## （7）ガラクトース血症

病態と原因　ガラクトース代謝経路の酵素欠損により，ガラクトースが体内に蓄積する。ガラクトース-1-リン酸ウリジルトランスフェラーゼ欠損によるⅠ型，ガラクトキナーゼ欠損によるⅡ型，赤血球中UDP-ガラクトース-4-エピメラーゼ欠損によるⅢ型の3つの病型がある。新生児期にみられるガラクトース血症の約半数は門脈形成異常が占めるともいわれる。他の先天性代謝異常に合併してみられるガラクトース血症もある。日本人の頻度は約3万人に1人である。

◻UDP（uridine diphosphate）
ウリジン二リン酸。ウラシルヌクレオチドのうち，リン酸が2個結合したもの。

症状　Ⅰ型は，生後1～2週間以内に，嘔吐，下痢，低血糖，黄疸，肝腫大などで発症し，白内障，肝硬変，出血傾向をきたして死亡する。Ⅱ型は若年性白内障がみられる。Ⅲ型は赤血球以外の酵素活性が正常のため大部分は無症状である。

治療　無乳糖粉乳（乳糖除去ミルク）を早期に与える。乳児期以降も厳重な乳糖制限を行い乳糖除去食とする。なお，Ⅲ型は特別な治療は不要である。

## （8）糖原病Ⅰa型（von Gierke病）

病態と原因　グルコース-6-ホスファターゼの欠損により，グリコーゲンからグルコースが作られないため，グリコーゲンが肝，腎などに蓄積する。亜型としてⅠb型，Ⅰc型がある。日本人の頻度は糖原病全体で約2万人に1人であるが，そのうちⅠ型はⅧ型と並び最も多く，両型で全体の約半数以上を占める。

症状　肝腫大，低血糖発作，低身長，人形様顔貌などがみられる。

治療　低血糖を防ぐ目的で頻回食とし，夜間の胃内栄養法，コーンスターチ投与などを行う。高尿酸血症にはアロプリノールを投与する。

## （9）糖原病Ⅱ型（Pompe病）

病態と原因　リソソーム酸性α-1,4-グルコシダーゼの欠損により，グリコーゲンが主に心筋に蓄積し，心不全に陥る。

症　状　生後まもなく呼吸困難，チアノーゼ，心肥大，肝腫大，筋力低下が出現し，心不全が進行して，1〜2歳までに死亡する。

治　療　対症療法のみであったが，最近は酵素補充療法も可能となっている。

# 7. 小児糖尿病

糖尿病の詳細については，第10章第3節糖尿病を参照のこと。

病態と原因　小児の場合，1型糖尿病が大部分を占めるが，最近では学校検尿による尿糖スクリーニングが導入され2型糖尿病の発見率も上昇している。1型糖尿病はインスリン作用の欠如により，細胞内へのグルコース（ブドウ糖）の取り込みが障害され発症する。2型糖尿病は家族集積性が高く，また肥満との関連が強く，患者の多くは肥満を伴っていることが多い。

症　状　1型糖尿病は発症が急激で，進行も急速である。主な症状は，全身倦怠，体重減少，多飲，多尿である。さらに進行すると高度のケトアシドーシスによる糖尿病性昏睡に陥る。1型に対し，2型糖尿病の発症，進行は緩徐である。肥満を伴うことが多く，黒色表皮腫がしばしばみられる。一般にケトアシドーシスをきたすことはないが，ペットボトル症候群には注意を要する。

診断・検査　診断基準等は成人と同様である。ただし，経口ブドウ糖負荷試験を行う場合は，実際の体重（kg）×1.75 g（最大75 g）のグルコースとする。

治　療　健常児と同等の発育とQOLを確保する。1型糖尿病では，強化インスリン療法が基本となるが，コントロールが不十分の場合は持続皮下インスリン注入療法（CSII）が考慮されることもある。CSIIは小児のすべての年齢で適応される。2型糖尿病では，食事療法と運動療法が基本となる。肥満症例の場合は体重減少も視野に入れた食事療法とする。目標エネルギー量は，日本人の食事摂取基準を参考にし，健常児の10％減を目安とし，非肥満症例では5％減程度とする。食事療法と運動療法でコントロールが不十分な場合は薬物療法を併用することもある。

# 8. 小児腎臓病

## （1）急性糸球体腎炎

病態と原因　小児で発症する多くの原因は，A群β溶血性連鎖球菌（溶連菌）感染による抗原抗体反応である。

---

**◘ペットボトル症候群**

清涼飲料水の過剰摂取による糖質負荷の結果，著しいインスリン抵抗性をきたし，ケトアシドーシスをきたす。

**◘連鎖球菌**

グラム陽性球菌が連鎖状に配列した球菌。菌の多糖体抗原の違いによりA〜W（IとJは欠番）群，ヒツジ血液寒天の溶血環の性状で3種類（不完全溶血α，完全溶血β，非溶血γ）に分類される。

8. 小児腎臓病　　*303*

症　状　　上気道感染症などの先行感染後1〜3週間後に突然, 眼瞼浮腫, 肉眼的血尿, 乏尿, 高血圧で発症する。乏尿期は高血圧性脳症や心不全の合併症がある。近年は軽症例が増加している。

診断・検査　　溶連菌感染および一過性の低補体血症（$C_3$, $CH_{50}$の低値）が認められる。

治　療　　重症度に応じて, 安静, 食事療法（食塩制限, たんぱく質制限）, 薬物療法（降圧薬, 利尿薬の投与）とする。乏尿期は高血圧, 心不全の管理を行う。咽頭から溶連菌が検出された症例では, ペニシリン系抗菌薬10日間投与により除菌する。

## （2）IgA腎症

病態と原因　　腎糸球体のメサンギウム領域の増殖とともにIgAの優位な沈着を特徴とする。原発性慢性糸球体腎炎の20〜40％を占める。

症　状　　無症候性血尿・タンパク尿など学校検尿で発見される頻度が高い。

診断・検査　　尿検査で血尿やタンパク尿が認められる。年長児では血清IgAが高値を示す。

治　療　　タンパク尿の多い症例には副腎皮質ステロイド薬, 抗凝固薬, 免疫抑制薬, 抗血小板薬を組み合わせて投与する（カクテル療法）。

## （3）ネフローゼ症候群

病態と原因　　腎糸球体上皮細胞スリット膜が障害されるため, 尿中に大量のタンパク質が漏れる。この原因は, T細胞から産生されたサイトカインが糸球体上皮細胞スリット膜に作用し, タンパク質の透過性を亢進することが考えられている。ネフローゼ症候群はタンパク尿の原因や時期により, 原発性（特発性, 一次性）, 続発性（症候性, 二次性）, 先天性に分類されるが, 小児においては原発性が約90％を占める。そのうち, 微小変化型ネフローゼ症候群が高頻度にみられ, 80％が6歳未満に発症し, 好発年齢は3〜6歳である。

症　状　　浮腫を主徴とし, 食欲不振, 下痢などもみられ, 徐々に全身性浮腫が強くなり腹水を伴う。

診断・検査　　小児ネフローゼ症候群の診断基準を表27-2に示す。

治　療　　副腎皮質ステロイド薬（プレドニゾロン）の経口投与, 再発を繰り返す場合は免疫抑制薬（シクロスポリンやシクロホスファミド）を併用する。

　食事療法は, 目標エネルギー量は, 身長相当の標準体重当たりとし, 乏尿浮腫期にやや制限し, 寛解期には正常とする。たんぱく質は制限をしない。食塩は浮腫, 低タンパク血症の程度に応じて制限するが, 乏尿浮腫期は食塩添加は0g/日とする。水分は乏尿浮腫期, 利尿期のみ制限を行う。

□ メサンギウム領域
　メサンギウムとは, 腎糸球体の毛細管係蹄の小葉中心部に位置し, 各小葉を結びつける芯となる組織をいう。メサンギウム領域はメサンギウム細胞とメサンギウム基質からなり, メサンギウム細胞は内皮細胞によって毛細管腔とは境される細胞であり, メサンギウム基質は3層からなる糸球体基底膜のうちの内透明層と連続している無形物質をいう。

## 表27-2　小児ネフローゼ症候群の診断基準

A．タンパク尿（必須条件）

　3.5 g/日以上ないし0.1 g/日以上，または早朝起床時第1尿で300 mg/dL以上のタンパク尿が持続する

B．低タンパク血症（必須条件）

　血清総タンパク値：学童・幼児6.0 g/dL以下，乳児5.5 g/dL以下

　血清アルブミン値：学童・幼児3.0 g/dL以下，乳児2.5 g/dL以下

C．脂質異常症

　血清総コレステロール値：学童250 mg/dL以上，幼児220 mg/dL，乳児200 mg/dL以上

D．浮腫

（注1）A，Bは本症候群診断のための必須条件である

（注2）C，Dは本症候群の必須条件ではないが，これを認めれば，その診断はより確実となる

（注3）タンパク尿の持続とは3〜5日以上をいう

出典）厚生省特定疾患ネフローゼ症候群調査研究班，1974

## 表27-3　小児CKDに対する食事療法基準

●基本事項

1．小児の正常な成長および発達にとって，適切な栄養摂取は不可欠である。

2．経口で十分な栄養が摂取できない小児（特に2歳以下）では積極的に経管栄養を考慮する。

3．栄養状態の評価として，成長や栄養摂取状況の評価を定期的に行う。

●エネルギー

1．小児CKDでは，健常児と同等の十分なエネルギー摂取が必要である。

2．体格相当のエネルギー摂取で十分な成長が得られない場合は，その不足以外の要因を検討し，必要であれば実年齢相当のエネルギー摂取量への増加を検討する。

3．腹膜透析も十分な栄養摂取が必要であるが，透析液からの糖吸収によるエネルギー付加分を考慮する。

●たんぱく質

1．たんぱく質制限の小児CKDの進行抑制効果には十分なエビデンスがない。

2．たんぱく質制限は成長障害のリスクともなり得るため，小児CKDでは行うべきではない。

3．たんぱく質の過剰摂取は避けるべきであるが，小児CKDにおけるたんぱく質の耐容上限量は明らかではない。

4．CKDステージ5Dにおけるたんぱく質摂取量は窒素出納が正になるように配慮する。

●食塩・水

1．CKDステージや個々の原疾患により，食塩と水の補充も制限も必要である。

2．先天性腎尿路奇形では，ナトリウム（Na）再吸収障害や尿濃縮力障害があるので，食塩と水の補充による適正な体液管理が必要である。

3．小児CKDは，CVD発症のリスクであり，CVDによる死亡率も高いため，溢水や高血圧などを認める場合は，食塩と水制限による循環血液量是正が必要である。

●カリウム（K）

1．CKDステージ2〜4で高K血症を認める場合は，尿中K排泄低下以外の可能性を評価する。

2．CKD以外の明らかな原因がなく高K血症を求める場合や，高K血症のリスクがある場合は，K制限を考慮する。

●リン（P）

1．CKDステージ2〜5（D）で高P血症を認める場合は，食事によるP制限を行う（乳製品，チョコレートなどの摂取を控える）。それでも管理できない場合は，リン吸着薬の使用を考慮する。

2．血清カルシウム（Ca），P値の適正な管理でもi−PTHが上昇する場合は，活性型ビタミンD投与を開始する。

●カルニチン・ビタミン（ビタミンDを除く）

1．カルニチン欠乏症状を呈した場合は，カルニチン欠乏の有無を評価したうえで，その補充を考慮する。

2．すべてのCKDステージで，日本人の食事摂取基準の推奨量あるいは目安量に準じたビタミンを摂取することが望ましい。

3．摂取不足が明らかな栄養素に限ってサプリメントの使用を考慮する。総合ビタミン剤などの安易な使用は過剰症を招くおそれがある。

出典）日本腎臓学会：慢性腎臓病に対する食事療法基準2014年版，東京医学社，2014

## （4）慢性腎臓病（CKD）

　CKDについての詳細は，第14章腎・尿路疾患第5節を参照のこと。

**病態と原因**　小児CKDの原因として先天性腎尿路奇形，遺伝性腎疾患が多く，単状糸球体硬化症，IgA腎症，アルポート症候群も原因とされる。

**症状**　特に小児CKDでは成長障害（低身長）が高頻度にみられ，CKDの進行は成長障害の危険因子となりうる。また，心血管系障害，腎性貧血，骨・ミネラル代謝異常，体液異常，栄養障害などもみられる。

**診断・検査**　診断基準，ステージ分類は成人と同様であるが，尿タンパク量は評価項目から除外されている。

**治療**　治療は成人とほぼ同様であるが，小児CKDに対する食事療法基準を表27-3に示す。なお，小児CKDでは成長障害が高頻度でみられるため，体重管理は性，年齢，身長を考慮する。

**◘ アルポート症候群**

　感音性難聴を伴う遺伝性進行性腎疾患。乳児期からの血尿，特に発熱時の肉眼的血尿で気づくことが多い。尿タンパクは年齢が進むにつれて増加し，男児で小学高学年，女児ではさらに遅れて，ネフローゼ症候群を呈する。頻度は約5,000人に1人である。

---

### 第27章　学習チェックリスト

- ☐ 乳幼児・小児期疾患の特徴を理解できましたか
- ☐ 乳幼児下痢症の原因を理解できましたか
- ☐ 乳幼児・小児期の脱水症に対する治療を理解できましたか
- ☐ アセトン血性嘔吐症の病態や症状を理解できましたか
- ☐ アレルギー疾患の種類と特徴を理解できましたか
- ☐ 小児肥満の特徴を理解できましたか
- ☐ 新生児マススクリーニングについて理解できましたか
- ☐ 先天性代謝異常症の種類と特徴を理解できましたか
- ☐ 小児糖尿病の特徴について理解できましたか
- ☐ 小児腎臓病の種類と特徴について理解できましたか

---

**参考文献**

- 内山聖監修：標準小児科学第8版，医学書院，2013
- 厚生労働省：平成22年乳幼児身体発育調査報告書，2011
- こども家庭庁：令和5年乳幼児身体発育調査結果の概要，2024
- 文部科学省スポーツ・青少年局学校保健教育課監修：児童生徒の健康診断マニュアル改訂版，日本学校保健会，2006
- 日本腎臓学会：慢性腎臓病に対する食事療法基準2014年版，東京医学社，2014
- 日本糖尿病学会編・著：糖尿病治療ガイド2014-2015，文光堂，2014
- 日本腎臓学会：エビデンスに基づくCKD診療ガイドライン2013，東京医学社，2013

# 第**28**章　妊産婦・授乳婦の疾患

　　妊娠期の母胎の栄養状態は胎児の発育に影響を及ぼすばかりでなく，胎児側にも生命の危機をもたらすことがある。妊娠・分娩・産褥・授乳という生殖周期には，母子の健康を維持・増進させるための栄養上の配慮が必要である。この時期は，ホルモンバランスの変化に伴う心身への影響が顕著に現れ，情緒不安や嗜好の変化，自身と胎児への栄養補給などを考慮しなければならない。特に妊娠期の過度な体重の増減は，母胎ともにリスクがあるため体重管理が重要となる。また授乳期においては，体力の回復と育児や家事による睡眠不足や疲労がたまらないよう精神安定と休養を心がけることが大切である。

## **1.** 妊娠・授乳期と疾患

### （1）肥満，やせ

◆**胎盤ホルモン**
　胎盤は，タンパクホルモン〔ヒト絨毛性ゴナドトロピン（hCG），ヒト胎盤性ラクトゲン（hPL）〕と，ステロイドホルモン（エストロゲン，プロゲステロン）を産生する。特にhPLは胎児に優先的にグルコースを送るために，母体のグルコース取り込みを抑える抗インスリン作用と，母体への栄養補給のための脂質分解作用をもつ。

◆**胎児発育不全（FGR）**
　妊娠中に発症した胎児発育を抑制する因子（胎児因子・胎盤因子・母体因子）によって，在胎週数相当より胎児の発育が遅延した状態のこと。母体因子の1つに妊娠高血圧症候群，母体高血糖があげられる。

　　非妊娠時に肥満であった場合や，妊娠中の体重増加が過剰である妊婦では，妊娠高血圧症候群，妊娠糖尿病などの発症リスクが高くなり，微弱陣痛などの異常分娩が多くなる。これは，妊娠前の肥満によるインスリン抵抗性や，さらに妊娠により胎盤ホルモンが増加することで，母体の肝臓・筋・脂肪細胞にインスリン抵抗性が増大するためと考えられる。

　　一方，非妊娠時やせの妊婦や，妊娠中の体重増加が著しく少ない場合は，胎児発育不全（FGR，fetal growth restriction）・低出生体重児分娩，貧血などのリスク

**表28-1　妊娠中における合併症の早期発見のための検査**

| 血圧，尿タンパク，浮腫 | 妊娠高血圧症候群の早期発見のため |
|---|---|
| ヘモグロビン，ヘマトクリット，赤血球など | 貧血の早期発見のため |
| 尿糖，血糖 | 妊娠糖尿病の早期発見のため |
| 腹囲，子宮底長，胎児の発育状態 | 妊娠の正常な経過のための把握 |
| 体　重 | 肥満・低栄養防止，浮腫の早期発見のため |
| 食事調査 | 胎児の発育に適応した食事摂取が行われているかを評価するため |

1. 妊娠・授乳期と疾患    *307*

表28-2　妊娠中の体重増加指導の目安[*1]

| 妊娠前の体格[*2] | | 体重増加指導の目安 |
|---|---|---|
| 低体重（やせ） | 18.5未満 | 12〜15kg |
| 普通体重 | 18.5以上25.0未満 | 10〜13kg |
| 肥満（1度） | 25.0以上30.0未満 | 7〜10kg |
| 肥満（2度以上） | 30.0以上 | 個別対応（上限5kgまでが目安） |

＊1　「増加量を厳格に指導する根拠は必ずしも十分ではないと認識し，個人差を考慮したゆるや
　　　かな指導を心がける。」産婦人科診療ガイドライン産科編2020　CQ010　より
＊2　日本肥満学会の肥満度分類に準じた。
出典）厚生労働省：妊娠前からはじめる妊産婦のための食生活指針　解説要領，p.15，2021

が高くなる。胎児期に長期にわたり低栄養状態にさらされたFGR児や低出生体重児では，生活習慣病の素因が形成され，その後の生活習慣の負荷により生活習慣病が発症するという **DOHaD**（developmental origins of health and disease）**説**が注目を集めている。

【診断・検査】　「妊娠前からはじめる妊産婦のための食生活指針」（厚生労働省，2021年）では，妊婦の体格を妊娠前の体格指数でBMI 18.5未満を「低体重（やせ）」，18.5以上25.0未満を「普通」，25.0以上30.0未満を「肥満（1度）」，30.0以上を「肥満（2度以上）」と判別している（表28-2）。

　妊娠中の肥満およびやせに起因ないし関連した合併症の早期発見のための検査として表28-1に示す項目があげられる。

【栄養管理】　　妊娠中は適正な体重増加を目指すことが重要である。体重増加量は，妊娠前の体格（BMI）によって区分し管理していく（表28-2）。妊婦・授乳婦の食事摂取基準は，その年齢階層に対応する摂取基準に，妊娠に伴って増加する必要量を付加して算定する（「日本人の食事摂取基準（2025年版）」参照）。

・肥満妊婦の食事は妊娠前の肥満と異なり，減量を最優先した極端な制限は行わない。肥満の程度に応じた適正な体重増加を考慮したバランスのとれた食事を心がける。

・やせの妊婦では，推奨体重増加量を目標に，体重の増加を確認しながら1日の食事量を増やすなどの見直しをする。

・妊娠中の肥満ややせに起因ないし関連した合併症の発症リスクについて理解する。

・適正な体重増加を目指すために，適切な運動と食習慣の改善が大切であることを説明する。

## （2）つわり，妊娠悪阻

　**つわり**は妊娠初期にみられる悪心・嘔吐など消化器系の症状を中心とする症候のことである。妊娠5〜6週頃から症状が出現するが，症状の多くは一過性で妊娠12〜16週頃までに自然に消失する。つわりの症状が悪化し，嘔吐による脱水と摂食

◘**低出生体重児**
　出生体重が2,500g未満の者を低出生体重児という。出生体重が1,500g未満を極低出生体重児，1,000g未満を超低出生体重児という。

◘**DOHaD説**
　胎芽期・胎生期から出生後の発達期の環境に適応した子どもにおいて，発達期と発達完了期に至るまでの環境の間に差が大きいと成人期の健康に影響を及ぼすという概念。

**◘代謝性アルカローシス**

嘔吐による胃液の喪失によって，多量のクロール（Cl）やカリウム（K）が体内から損失することで起こる。

**◘代謝性アシドーシス**

長期の摂食障害により飢餓状態が続くと糖が不足し，脂肪の分解が亢進し，ケトン体が蓄積して起こる。

**◘ウェルニッケ脳症**

ビタミンB₁欠乏症。眼球運動障害，失調性歩行，神経症状などを主な症状とする疾患。

障害による栄養障害，および乏尿，**代謝性アルカローシス**，**代謝性アシドーシス**などの全身障害をきたした状態を**妊娠悪阻**という。つわりや妊娠悪阻の原因は明確にされていないが，一般的に妊娠に伴う内分泌学的変化，代謝性変化，精神医学的変化などが関与していると考えられている。

【診断・検査】　血液検査，血中の電解質の測定，尿検査を行い，脱水の程度を調べる。また，嗜好や食事摂取状況を把握し，食事摂取不十分による体重減少の有無を評価する。

【栄養管理】　「日本人の食事摂取基準（2025年版）」に準じ，身体活動レベルを考慮して妊娠・授乳の各々のステージに必要な量を付加する。

・空腹時（特に早朝）に気分が悪くなることが多いので食事は1日3回にこだわらず補食を用意しておく。無理に食べさせず，食べたいものを食べたいときにとるように指導する。

・嘔吐の回数が多くなったときは，水分の補給を心がける。

・悪心・嘔吐が強く経口栄養不可の場合は，絶食とし経静脈栄養に切りかえる。

・経静脈栄養では，嘔吐や飢餓による脱水，ケトーシス，電解質の欠乏，エネルギーの減少を補正するため，5〜10％のブドウ糖輸液を1日1,000〜3,000 mL行う。**ウェルニッケ**（Wernicke）**脳症**の発症予防のために，ビタミンB₁の補填は必須とする。

・薬物療法として制吐薬，ピリドキシンなどが用いられることがあるが，妊娠悪阻の発症時期（妊娠15〜16週頃）は胎児の器官形成期にあたり，薬剤による胎児への影響が懸念されるため，薬剤の使用は必要最小限とする。

・つわりの時期に食欲不振があったとしても，この時期の胎児はまだ小さく，母体が備えている栄養で成長できることを説明する。

## （3）妊娠貧血

【病態と原因】　最も一般的な原因は**鉄欠乏性貧血**である。貧血が重篤な場合は，早産や胎児発育不全（FGR），妊娠高血圧症候群，乳児貧血など母児異常の原因となることがある。妊娠中は母体自体の体重が増加し，胎児への血液を確保するため骨髄での赤血球過形成が起こり，循環血漿量も循環赤血球量も増加するが，血漿量の不均衡な増加により血液希釈（妊娠水血症）が生じる。つまり胎児の成長に伴い，妊娠の中〜後期に鉄の需要が増加する。そのため不足分の鉄量は食事等で補わなければならないが，妊娠前の月経や摂取不足などによる貯蔵鉄の不足がある場合も多いため，妊婦においては鉄欠乏性貧血が起こりやすい。

【症　状】　多くは無症状だが強度の貧血の場合，顔面蒼白，易疲労性，めまい，息切れなどをきたす。さらに分娩時には陣痛微弱，遷延分娩，異常出血などが生じやすい。

【診断・検査】　貧血の程度および妊娠週数に応じた身体の変化，食事摂取状況を

評価する。血液検査所見でヘモグロビン値（Hb）11.0 g/dL以下，ヘマトクリット値（Ht）33％以下を妊娠性貧血と定義している。病態の判断には平均赤血球容積（MCV），平均赤血球血色素量（MCHC）などが指標となる。貧血のうち，小球性低色素性（MCV＜85 fL），血清鉄低下，総鉄結合能（TIBC）上昇など鉄欠乏が確認されるものを妊娠性鉄欠乏性貧血という。

[治療・栄養管理]　治療の基本はバランスのとれた食事を摂取することである。女性にはもともと妊娠以前から体内の貯蔵鉄量の少ない潜在的鉄欠乏状態の者が多く存在する。妊娠後は胎児・胎盤に優先的に鉄が利用され，母胎のヘモグロビン産生に必要な鉄が不足する。鉄以外にも赤血球の合成や吸収に関与するビタミン$B_6$，ビタミン$B_{12}$，葉酸，ビタミンCなどを含む食品の積極的な摂取が勧められる。妊娠前からバランスのとれた食生活を心がけることが，妊娠貧血の予防となる。

　栄養基準は「日本人の食事摂取基準（2025年版）」を目安とする。妊娠中の鉄の1日当たりの付加量は妊娠初期で＋2.5 mg，中期・後期では＋8.5 mgであり，積極的に鉄高含有食品の摂取が望まれる（貧血については第18章第2節参照）。

# 2. 糖代謝異常合併妊娠

[病態と原因]　妊娠中の糖代謝異常は，糖尿病合併妊娠（糖尿病と診断されていた女性が妊娠したもの）と，妊娠中に初めて見つかった糖代謝異常に分けられる。後者はさらに妊娠糖尿病（妊娠の影響によって糖尿病にはいたらない程度の耐糖能異常をきたしたもの）と，妊娠中の明らかな糖尿病（糖尿病の診断基準を満たしており妊娠糖尿病と区別すべきもの）に分けられる。

　妊娠糖尿病になりやすい危険因子は，尿糖持続陽性，糖尿病家族歴，肥満，過度の体重増加，巨大児出産の既往，高齢（35歳以上）などがあげられる。

　胎児は発育エネルギーの大部分をグルコース（ブドウ糖）に依存している。このため母体は，胎盤性ホルモンが増加し，肝臓，筋肉，脂肪細胞にインスリン抵抗性を引き起こし，胎児にグルコースを優先的に供給できるしくみをつくる。

[症状]　妊娠糖尿病では特に自覚症状はないが，糖尿病に至らない程度の軽い糖代謝異常でも，妊娠中に母体の血糖値が高いと，グルコースは胎盤通過性があるので，胎児にグルコースが多量に供給され，胎児が大きくなりすぎたことによる（巨大児）難産や，新生児低血糖，形態異常児の出産リスクが高くなる。また，母体合併症として流産，早産，妊娠高血圧症候群のリスクが高くなる。

[診断・検査]　妊娠糖尿病のスクリーニングは全妊婦に対して行われ，75 g経口ブドウ糖負荷試験（75 gOGTT）を施行して診断するのが一般的である。ただし全妊婦に75 gOGTTを行うことは現実的でないため，先に随時血糖値や50 gグルコースチャレンジテスト（50 gGCT）を用いたスクリーニングを妊娠初期・中期に行うという二段階法が推奨されている。妊娠糖尿病および妊娠中の明らかな糖尿病の

## ❖葉酸
　DNAの合成に必要な水溶性ビタミンで，妊娠初期の胎児の発育（特に妊娠7週頃まで）には欠かせない。不足すると神経管閉鎖障害（二分脊椎や無脳症）のリスクがある。また欠乏すると赤血球の成熟が障害され巨赤芽球性貧血が起こる。

## ❖胎盤通過性
　胎児と母体間では胎盤を通して栄養物質の輸送が行われるが，そのためには絨毛細胞層と血管内皮細胞を通過しなければならない。グルコースは担体を利用し，かつ濃度勾配に従って移動する促進拡散によって胎盤を通過する。一方，母体のインスリンは胎盤通過性がない。

## ❖巨大児
　妊娠中に糖代謝異常に伴う高血糖があると，巨大児（出生時体重4,000 g以上）が生まれる確率が高まる。これは母体が高血糖の場合，胎児も高血糖になり，胎児のインスリン分泌が促進されて，その成長促進作用のために巨大児が生じるとされる。

#### 表28-3　妊娠糖尿病および妊娠中の明らかな糖尿病の定義と診断基準

| | 妊娠糖尿病<br>(GDM : gestation diabetes mellitus) | 妊娠中の明らかな糖尿病<br>(overt diabetes in pregnancy) |
|---|---|---|
| 定義 | 妊娠中にはじめて発見または発症した糖尿病に至っていない糖代謝異常 | 妊娠前に見逃されていた糖尿病と，妊娠中の糖代謝の変化の影響を受けた糖代謝異常，および妊娠中に発症した1型糖尿病が含まれる。いずれも分娩後は診断の再確認が必要 |
| 診断基準 | 75 g OGTTにおいて次の基準の1点以上を満たした場合に診断する<br>①空腹時血糖値 ≧ 92 mg/dL<br>②1時間値　　≧180 mg/dL<br>③2時間値　　≧153 mg/dL<br>ただし臨床診断において糖尿病と診断されたものは除外する | 以下のいずれかを満たした場合に診断する<br>①空腹時血糖値≧126 mg/dL<br>②HbA1c≧6.5%<br>③随時血糖値≧200 mg/dL，あるいは75 g OGTTで2時間値≧200 mg/dL*<br>*いずれの場合も空腹時血糖かHbA1cで確認 |

日本糖尿病・妊娠学会と日本糖尿病学会との合同委員会：妊娠中の糖代謝異常と診断基準，2015

診断基準を表28-3に示した。

[治療]　　妊娠糖尿病の治療の基本は，食事療法，運動療法，薬物療法である。なかでも食事療法は重要であり，過食などの食習慣の改善により，インスリン需要量の調節，インスリン感受性の改善を進め，血糖値の正常化を図る。食事療法のみで血糖コントロールできない場合にはインスリン療法を行う。

　妊娠中はインスリンのはたらきを鈍らせる胎盤ホルモンが分泌されるため，血糖値が上昇し，妊娠中期以降は特に血糖コントロールが難しくなる。また，妊娠中の平均血糖値と周産期合併症の出現頻度には相関があることからも，血糖値管理が重要となる。糖尿病治療ガイド2024では，空腹時血糖値95 mg/dL未満，食後2時間値120 mg/dL未満，HbA1c 6.0〜6.5%未満（妊娠週数や低血糖のリスクなどで個別に設定）を目標としている。血糖値の管理，ならびに空腹時の低血糖の予防には，妊婦自身による血糖自己測定が必要である。

　妊娠糖尿病と診断された場合，出産後糖尿病へ移行する可能性が高い。そこで，出産後6〜12週の間に母体の耐糖能の再評価として75 gOGTTを行う。出産後に正常化しても，妊娠糖尿病の既往がある女性は将来，糖尿病発症のリスクが高いため，長期にわたる追跡管理を行うことが大切である。

　　a．栄養・食事療法　　妊娠糖尿病の食事療法の目的は，母体の血糖を正常化し適正な体重増加を目指すとともに，胎児の発育に必要なエネルギーや栄養素を付加すること，母体の空腹時のケトーシスや低血糖を予防することである。しかし，血糖のコントロールや体重過剰を意識しすぎて空腹時のケトン体産生を亢進させるような極端なエネルギー制限にならないよう注意が必要である。胎児の状況，食生活調査（食事回数，食事時間，摂取量，食事記録など），体重増加，血糖値，HbA1c，尿ケトン体をもとに栄養状態の評価を行う。

　妊娠糖尿病におけるエネルギー量の算定は，基本的には糖尿病の栄養・食事療法

の方針に準じる。妊娠前にBMI＜25の場合，標準体重（kg）×30 kcalに妊娠月数に応じた胎児の発育に必要な付加量を加える。妊娠前にすでに肥満（BMI≧25）である場合は，標準体重（kg）×30 kcalとし，基本的に付加量を加えない。ただし，妊娠中は空腹時血糖値が低く，食後血糖値が高くなりやすいという特徴があるため，同じ食事量でも1日4〜6回の分割食が有効な場合もある。適正エネルギーの範囲で，栄養素のバランスを整える。

ビタミン，ミネラルは「日本人の食事摂取基準（2025年版）」を参考に，妊娠期ごとに必要とされている付加量を加えた量を十分摂取できるよう食品を選択する。また，食物繊維は血糖値の上昇を緩やかにするので，便秘解消もかねて十分に摂取する。

**b．栄養教育**　食事量，生活リズムなどを見直し，食生活の改善を促す。食品の選択に際し，「糖尿病食事療法のための食品交換表 第7版」を使うと，適正なエネルギー量でさまざま食品を選択できることを指導する。臨床検査値や体重の変化，食事量などを記録し，自己管理することの重要性を伝える。

# 3. 妊娠高血圧症候群（HDP）

[病態と原因]　妊娠高血圧症候群（HDP, hypertensive disorders of pregnancy）は「妊娠時に高血圧を認めた場合，妊娠高血圧症候群とする。妊娠高血圧症候群は妊娠高血圧腎症，妊娠高血圧，加重型妊娠高血圧腎症，高血圧合併妊娠に分類される」と定義されている（日本妊娠高血圧学会，2018）。

通常，妊婦は循環血漿量が20〜25％増加に伴い，心拍出量も増加するため，血圧が上昇するように思われるが，実際は，妊娠維持にはたらくプロゲステロン分泌上昇の影響を受け，血管の平滑筋が弛緩し，末梢血管抵抗が減少するので，血圧は不変かやや低下する。しかし，HDPでは，肥満やインスリン抵抗性など母体因子や，胎盤形成不全などによる胎盤虚血・酸化ストレスなどから血管内皮細胞障害，血小板や好中球の活性化などの胎盤因子などさまざまな病因・病態が関与し，発症すると考えられている。発症のリスク要因には，初産婦，高齢（40歳以上）・若年（20歳未満）妊婦，肥満，高血圧や糖尿病の既往歴，高血圧家系などがある。

[症　状]　HDPは，妊婦の負荷に対する母体の適応不全症候群と考えられている。発症すると高血圧，タンパク尿，浮腫などの症状のほか，血液の循環が悪くなり子宮への血流も少なくなるため胎児の発育不全の原因となり，子癇，子宮内胎児発育遅延などの重篤な合併症が起こりやすくなる。

[診断・検査]　高血圧は，収縮期血圧140 mmHg以上，拡張期血圧90 mgHg以上とし，タンパク尿は原則として24時間尿を用いた定量法で300 mg/日以上とする。

HDPは病型によって**妊娠高血圧腎症，妊娠高血圧，加重型妊娠高血圧腎症，高**

**表28-4　妊娠高血圧症候群の分類**

① 妊娠高血圧腎症
1)妊娠20週以降に初めて高血圧を発症し，かつ，タンパク尿を伴うもので，分娩12週までに正常に復する場合。
2)妊娠20週以降に初めて発症した高血圧に，タンパク尿を認めなくても以下のいずれかを認める場合で，分娩12週までに正常に復する場合。
　　ⅰ）基礎疾患のない肝機能障害
　　ⅱ）進行性の腎障害
　　ⅲ）脳卒中，神経障害
　　ⅳ）血液凝固障害
3)妊娠20週以降に初めて発症した高血圧に，タンパク尿を認めなくても子宮胎盤機能不全を伴う場合。

② 妊娠高血圧
　妊娠20週以降に初めて高血圧を発症し，分娩12週までに正常に復する場合で，かつ妊娠高血圧腎症の定義に当てはまらないもの。

③ 加重型妊娠高血圧腎症
1)高血圧が妊娠前あるいは妊娠20週までに存在し，妊娠20週以降にタンパク尿，もしくは基礎疾患の無い肝腎機能障害，脳卒中，神経障害，血液凝固障害のいずれかを伴う場合。
2)高血圧とタンパク尿が妊娠前あるいは妊娠20週までに存在し，妊娠20週以降にいずれかまたは両症状が増悪する場合。
3)タンパク尿のみを呈する腎疾患が妊娠前あるいは妊娠20週までに存在し，妊娠20週以降に高血圧が発症する場合。
4)高血圧が妊娠前あるいは妊娠20週までに存在し，妊娠20週以降に子宮胎盤機能不全を伴う場合。

④ 高血圧合併妊娠
　高血圧が妊娠前あるいは妊娠20週までに存在し，加重型妊娠高血圧腎症を発症していない場合。

出典）日本妊娠高血圧学会：妊娠高血圧症候群　新定義・臨床分類，2018

血圧合併妊娠，の4つに分類される（表28-4）。また、次の①，②いずれかに該当する場合を重症とする。タンパク尿の多寡による重症分類は行わない。

　　① 4つの病型において，収縮期血圧160 mmHg以上，または拡張期血圧110 mmHg以上。

　　② 妊娠高血圧腎症，加重型妊娠高血圧腎症において，母体の臓器障害または子宮胎盤機能不全を認める。

　なお，軽症という用語はハイリスクでないと誤解されるため，原則用いない。

　さらに，発症時期により，妊娠34週未満に発症する早発型，妊娠34週以降に発症する遅発型がある。

**治療**　HDPの治療の基本は，早期発見，母体循環と胎児の胎盤血流改善，妊娠ターミネーション（児娩出時期決定）である。ここでは，栄養・食事療法について述べる。

　**a．栄養・食事療法**　妊娠中の体重増加が5 kg未満の群では，適正な増え方をした群に比較して高率に重症性HDPを発症したとの報告がある。一方，妊娠中の過剰な体重増加もHDPの発症リスクを高める。よって，妊娠中の体重増加が適正となるような栄養・食事療法が重要である。

◖妊娠ターミネーション
　薬物療法による治療が奏功せず，母体が重症化や合併症（子癇，HELLP症候群など）を併発する場合，胎児が発育停止や機能不全を発症する場合は，児を娩出させなければならないことを妊娠ターミネーションという。

3. 妊娠高血圧症候群（HDP）　313

**表28-5　妊娠高血圧症候群の生活指導および栄養指導**

| 1. 生活指導 | ・安静<br>・ストレスを避ける<br>〔予防には軽度の運動，規則正しい生活が勧められる〕 |
|---|---|
| 2. 栄養指導<br>（食事指導） | a）エネルギー摂取（総エネルギー）<br>　・非妊娠時BMI 24以下の妊婦：30 kcal×標準体重(kg) + 200 kcal<br>　・非妊娠時BMI 24以上の妊婦：30 kcal×標準体重(kg)<br>　（予防には妊娠中の適切な体重増加が勧められる）<br>　BMI＜18では10〜12 kg増<br>　BMI 18〜24では7〜10 kg増<br>　BMI＞24では5〜7 kg増<br>b）食塩摂取<br>　・7〜8 g程度とする（極端な食塩制限は勧められない）<br>　〔予防には10 g/日以下が勧められる〕<br>c）水分摂取<br>　・1日尿量500 mL以下や肺水腫では前日尿量に500 mLを加える程度に制限<br>　　するが，それ以外は制限しない<br>　・口渇を感じない程度の摂取が望ましい<br>d）たんぱく質摂取<br>　・標準体重×1.0g/日<br>　〔予防には標準体重×1.2〜1.4 g/日が望ましい〕<br>e）動物性脂肪と糖質は制限し，高ビタミン食とすることが望ましい<br>〔予防には食事摂取カルシウム1日900 mgに加え，1〜2 g/日のカルシウム摂<br>取が有効との報告もある。また，海藻中のカリウムや魚油，肝油（不飽和脂<br>肪酸），マグネシウムを多く含む食品に高血圧予防効果があるとの報告もある〕 |

注）重症，軽症ともに基本的には同じ指導で差し支えない。混合型（加重型）ではその基礎疾患の病態に応
　　じた内容に変更することが勧められている。
出典）日本産科婦人科学会周産期委員会：妊娠中毒症の生活指導および栄養指導，1998

・日本産科婦人科学会周産期委員会から示された「妊娠高血圧症候群の生活指導
　および栄養指導」を基準に，栄養補給や栄養指導を実施する（表28-5）。ビタ
　ミンやミネラルなど各栄養素については，「日本人の食事摂取基準（2025年
　版）」に準ずる。
・栄養補給は，適正なエネルギー摂取による体重管理と緩やかな食塩制限が基本
　となる。以前は食塩制限が食事療法の基本と考えられていたが，最近の研究報
　告では，循環血漿量が減少するHDPでは，厳しい食塩制限をすることで，さ
　らに循環血漿量を減少させてしまう可能性が指摘されている。また，食塩の摂
　取を制限することで，たんぱく質やカルシウムなど他の栄養素や摂取エネルギ
　ーが減少することから，食事の質を低下させることが考えられる。
・水分摂取についてはHDPでは循環血漿量の減少を認めるため，極端な制限は
　行わない。
・脂質の摂取については，総摂取エネルギーの20〜30％とし，n−3系多価不飽
　和脂肪酸の摂取を増やし，飽和脂肪酸の摂り過ぎに注意する。

　**b．栄養教育**　　減塩等の食事指導開始前に，食事記録や問診による味付けの
嗜好調査を行い，食塩摂取量の把握をしておくとよい。また，1日の尿中ナトリウ
ム排泄量を測定して食塩摂取量を把握することも考慮する。

・食塩の摂取量を減らすための調理方法や食べ方の工夫などを具体的に指導する
（高血圧症については第13章第2節参照）。

## 第28章　学習チェックリスト

□ 妊娠・授乳期の体の変化について理解できましたか
□ 妊娠・授乳期の食生活について理解できましたか
□ 妊娠期のやせ・肥満について理解できましたか
□ 妊娠期の適正な体重増加について理解できましたか
□ つわり・妊娠悪阻の病態および栄養・食事療法について理解できましたか
□ 妊娠貧血について病態および栄養・食事療法について理解できましたか
□ 糖代謝異常合併妊娠の特徴を理解できましたか
□ 糖代謝異常合併妊娠の栄養・食事療法について理解できましたか
□ 妊娠高血圧症候群の特徴について理解できましたか
□ 妊娠高血圧症候群の栄養・食事療法について理解できましたか

**参考文献**

・厚生労働省：日本人の食事摂取基準（2025年版）策定検討会報告書，2024
・厚生労働省：妊娠前からはじめる妊産婦のための食生活指針－妊娠前から，健康なからだづくりを－　解説要領，2021
・医療情報科学研究所：病気が見えるvol.10　産科第3版，メディックメディア，2013
・日本糖尿病学会編・著：糖尿病治療ガイド2024，文光堂，2024
・日本糖尿病学会糖尿病診断基準に関する調査検討委員会：糖尿病の分類と診断基準に関する委員会報告．糖尿病；53：450-467，2010
・日本妊娠高血圧学会編：妊娠高血圧症候群（PIH）管理ガイドライン2009，メディカルレビュー社，2009
・日本妊娠高血圧学会編：妊娠高血圧症候群　新定義・分類運用上のポイント，メジカルビュー社，2019
・日本産科婦人科学会周産期委員会：妊娠中毒症の生活指導および栄養指導，1998
・本田佳子・土江節子・曽根博仁編：栄養科学イラストレイテッド臨床栄養学－疾患別編，羊土社，2012

# 第29章 高齢者の疾患

2023年の日本の平均寿命は，男性81.09歳，女性87.14歳となり，高齢化率は29.1％となった（厚生労働省）。2070年には38.7％となるとの予測があり高齢者への理解が一層必要となる。この章では，加齢による生理的な身体機能変化の理解から始まり，高齢者に多く出現する状態・疾患の特徴とそれらへの栄養的ケアサポート法を学ぶ。高齢者は心身生理機能低下や疾患・障害の合併に関して個人差が大きいため，個別性に応じた栄養状態の改善を目指し，生活の質（QOL）の向上につなぐことが重要である。

# 1. 高齢者に関する基礎知識

## （1）高齢者の特徴と生理変化

### 1）老化の定義

老化とは，成熟期以降の加齢に伴う生理機能の減退とともに体の恒常性維持機能が崩壊する過程で，生理的老化と病的老化に分けられる。前者は疾患などに罹患することなく自然な加齢に伴う不可避的・不可逆的な生理機能の低下現象をいい，後者は疾患や環境因子が加わることで生理的老化が顕著に加速される現象である。

### 2）老化による生理機能の変化

・身体成分構成は若年者（25歳）に比して脂肪が2倍（15％→30％）に増量し，除脂肪体重は減少し，骨量も低下する。また水分は9％（62％→53％：中味は細胞内液量の減少），ミネラルも1％低下する。

・臓器の変化：臓器の実質細胞数は減少し，その結果臓器は萎縮し生理機

**表29-1　加齢による消化吸収機能の変化**

| | |
|---|---|
| 口　腔 | 唾液分泌の低下 |
| | 歯の脱落 |
| | 咀嚼能力の低下 |
| | 味覚機能の低下 |
| | 食欲低下 |
| 食　道 | 胃内容物の逆流 |
| | 嚥下障害 |
| 胃 | 胃酸分泌低下* |
| | 胃粘膜の萎縮 |
| 膵　臓 | 外分泌ホルモン分泌の低下 |
| 小　腸 | 消化吸収機能不変 |
| 大　腸 | 腸管運動機能低下による便秘 |
| 肝　臓 | 栄養素代謝機能の低下 |
| 胆　道 | 胆石形成 |

＊ヘリコバクター・ピロリ感染による

出典）井口昭文編：これからの老年学，名古屋大学出版会：p.92，2000より一部改変

**□ 除脂肪体重**

体重から脂肪を除いた，主として筋肉と骨量などの重量。この減少は，免疫機能を低下させ疾患発症のリスクとなるだけでなく，日常活動の自立を低下させる。

能は低下していく。この変化は臓器により差異があり，また個人差も大きい。顕著な機能低下は最大換気量と腎血流量など呼吸器や腎臓で認められ，比較的維持される機能は神経伝導速度，基礎代謝，細胞内水分量などである。臓器の生理機能低下は日常生活で負荷がかかったときに気づかれることが多い。

・消化吸収機能における生理的変化（表29-1）が起こる。

## （2）高齢者の栄養問題

高齢者の栄養問題は，自立高齢者に多い過栄養による肥満やメタボリックシンドロームなどの生活習慣病の問題と要介護高齢者に多くみられるたんぱく質・エネルギー栄養障害（PEM，第9章第1節参照）の問題がある。

### 1）過栄養による生活習慣病の問題

高齢者では内臓脂肪が蓄積しやすく，過栄養が加わることで糖尿病や高血圧症などの生活習慣病，さらに脳血管障害などの動脈硬化性疾患を発症しやすくなる。高齢者のメタボリックシンドローム有病率は高いが，高齢者肥満が生命予後に与える影響については明らかではない。過栄養高齢者には，摂取エネルギーの適正化，特に脂肪摂取エネルギー比率を抑制し，運動療法もあわせることにより，適切な体重に戻し維持していくことが重要である。

### 2）たんぱく質・エネルギー栄養障害（PEM）の問題

高齢者は，摂食嚥下機能や消化機能低下，服薬や疾患による食欲不振などによる食事量の減少，独居などの環境要因，経済的要因などがありPEMに陥りやすい。よって高齢期になり小食，偏食が持続すると，無自覚のうちに脱水や体重減少から免疫機能の低下に移行して感染症に罹患しやすくなり，臓器機能低下や日常生活動作の低下につながり生命予後を著しく悪化させる。PEM高齢者を早期に発見し（次項栄養ケア・マネジメント参照），適正な栄養介入が重要となる。

・食事摂取調査で栄養アセスメントを行い，適切な栄養・食事療法を行う。

・下記の厚生労働省の「高齢者のための食生活指針」（1990年）に準ずる。

①低栄養に気をつけよう－体重低下は黄信号，②調理の工夫で多様な食生活を，③副食から食べよう－年をとったらおかずが大切，④食生活をリズムにのせよう，⑤よく体を動かそう，⑥食生活の知恵を身につけよう，⑦おいしく楽しく食事をとろう。

・経口摂取危険例や不能例では，栄養補助食品や経管栄養法を検討する。

## （3）高齢者の栄養ケア・マネジメント

### 1）高齢者の栄養スクリーニングと栄養アセスメント

栄養スクリーニングにより栄養学的にリスクのある患者を判断し，栄養アセスメントにて栄養状態を客観的総合的に評価し，適切な栄養管理計画を実行していく。

栄養アセスメントで最も汎用されているツールとして，**主観的包括的栄養アセス**

---

◘ **PEM高齢者**

要介護高齢者の20～40％，施設入所者で4割，在宅療養者で3割，急性期病院で2割と報告されている。

◘ **高齢者のための食生活指針**

精神と身体機能低下により食事摂取量や吸収力が低下する高齢者への食への具体的なアドバイスが記載されている。項目①ではしっかり栄養摂取すること，③ではたんぱく質の摂取の必要性を述べている。

メント（SGA，p.23参照）がある。この方法は，病歴（体重変化，食物摂取変化，消化器症状，生理機能，疾患）と栄養必要量の5つの項目と身体スコアをチェックして，最後に包括的な栄養評価がされるしくみである。

　また，わが国において妥当性が証明されている高齢者を対象とした包括的栄養を評価する方法に**簡易栄養状態評価**（**MNA**，Mini Nutritional Assessment）がある。この方法の評価では栄養問題のリスクと身体計測値を用いる。近年，MNAの中の一部でスクリーニグとして使用されていた部分である**MNA－SF**（**MNA-short form**）（表29-2）が，MNAとの感度，特異度ともに高いことから，MNA－SFを用いることが多くなっている。低栄養状態を早期に発見するための指標である「高齢者栄養状態判定指標」（表29-3）を示す。

### 2）高齢者の栄養管理計画

　「日本人の食事摂取基準（2025年版）」の65〜74歳，75歳以上を参考に計画を立案する。後期高齢者は食が細くなり，身体活動量も年齢とともに低下するため，食事摂取基準2025年版では，前期高齢者よりエネルギー必要量は400〜500kcal/日程度低いが，たんぱく質は前期高齢者と同様の男性50g/日，女性40g/日に維持さ

#### 表29-2　簡易栄養状態評価（MNA-short form）

A．過去3カ月間で食欲不振，消化器系の問題，咀嚼・嚥下困難などで食事摂取が減少しましたか？
　　0＝著しい食事量の減少，1＝中等度の食事量の減少，2＝食事量の減少なし
B．過去3カ月間で体重の減少がありましたか？
　　0＝3kg以上の減少，1＝わからない，2＝1〜3kgの減少，3＝体重減少なし
C．自力で歩けますか？
　　0＝寝たきりまたは車椅子を常時使用
　　1＝ベッドや車椅子を離れられるが，歩いて外出はできない
　　2＝自由に歩いて外出できる
D．過去3カ月間で精神的ストレスや急性疾患を経験しましたか？
　　0＝はい，2＝いいえ
E．神経・精神的問題の有無
　　0＝高度の認知症またはうつ状態
　　1＝中程度の認知症
　　2＝精神的問題なし
F－1．BMI指数
　　0＝BMIが19未満
　　1＝BMIが19以上，21未満
　　2＝BMIが21以上，23未満
　　3＝BMIが23以上
　　なんらかの理由でBMIが計算できない方はF－1の代わりにF－2の指標を使用
F－2．下腿周囲長（ふくらはぎの周囲長）
　　0＝31cm未満
　　3＝31cm以上
　　　　　　　　　　　　　　　　　　　　　　　　　　＊判定は表29-3参照

出典）Mini-Nutritional Assessment：http://www.mna-elderly.com/forms/mini/mna-mini-japanese.pdf

**表29-3　高齢者栄養状態判定指標**

1）主観的包括的栄養アセスメント（SGA）：主観的に栄養状態を3段階で判定

2）・簡易栄養状態評価（MNA）：
17点未満は低栄養，17点以上23.5点未満は低栄養のリスクあり，24.5点以上は良好栄養状態と判定（30点満点）
・簡易栄養状態評価（MNA-SF）：
12〜14点は正常，8〜11点は低栄養のリスクあり，0〜7点は栄養不良と判定（14点満点）

3）体重変化率：
栄養不良の判定には，①1か月以内の体重減少が5％以上，②3か月以内の体重減少が7.5％以上，③6か月以内の体重減少が10％以上

4）身体計測
① BMI（kg/m²）は，18.5未満はやせ，18.5〜25未満は標準，25〜30未満は肥満，30以上は高度肥満
② 上腕三頭筋皮下脂肪厚・上腕周囲長・上腕筋囲・上腕筋面積は，日本人の標準値を基準として，標準値の60％以下は高度栄養障害，標準値の60〜80％は中等度栄養障害，標準値の90％以上は正常

5）血液検査
血清アルブミン値：3.5 g/dL未満は低栄養
トランスフェリン：200 mg/dL未満は低栄養
血清総コレステロール：150 mg/dL未満は低栄養

れた。

**a．エネルギーの推定平均必要量**　基礎代謝量×身体活動レベルで算定する。寝たきり高齢者では食欲が低下し，PEMのリスクも高いため，健康な自立高齢者が対象の数値である身体活動レベル「低い」のエネルギー量を参考に設定する。

**b．たんぱく質**　窒素平衡を維持する値として算出される。低栄養高齢者では負の窒素出納となっているため良質のたんぱく質を補給する。

**c．脂質**　摂取目標量は，男女共にエネルギー比として総エネルギーの20〜30％，飽和脂肪酸は総エネルギーの7％以下である。

**d．炭水化物**，年齢にかかわらずエネルギー比として50〜65％とする。

**e．食物繊維，カルシウム**　摂取目標量は「日本人の食事摂取基準（2025年版）」に準じる。

**f．ビタミン・ミネラル類**　壮年者と摂取量はほぼ同量だが，低栄養状態が継続するとこれらの栄養素は不足する。また高齢者では血中レベルは壮年者ほど上昇しないので注意が必要である。

# 2.　高齢者に特有な状態・症状や疾患

高齢者の疾患の多くは，老化を背景にして発生しておりその特徴を示す（表29-4）。高齢者に好発する疾患は多臓器に及んでいる（表29-5）。

## （1）老年症候群

老年症候群（geriatric syndrome）とは，高齢者に多発し，原因はさまざまだが医療のみならず介護や看護が必要となる症状や徴候と定義される。その種類は50

## 表29-4　高齢者疾患の症状・特徴

1. 1人で多臓器にわたる疾患をもつ
2. 症状が非定型的である
3. 慢性化しやすい
4. 機能障害につながりやすい
5. 合併症を併発しやすい
6. 水・電解質の異常をきたしやすい
7. 精神・神経症状（意識障害）が起こりやすい
8. 薬剤の副作用が出やすい
9. 病状や予後が，環境や社会的要因により支配されやすい

出典）井口昭文編：これからの老年学, p.51, 名古屋大学出版会, 2000より一部改変

## 表29-5　高齢者に好発する疾患

| | |
|---|---|
| 精神疾患 | 認知症・うつ病とうつ症状 |
| 神経疾患 | 脳血管障害・パーキンソン病 |
| 呼吸器疾患 | 慢性閉塞性肺疾患・肺結核・肺炎・肺がん |
| 循環器疾患 | 高血圧症・心不全・虚血性心疾患・不整脈・閉塞性動脈硬化症・大動脈瘤 |
| 消化器疾患 | 逆流性食道炎・食道裂孔ヘルニア・ポリープ・虚血性腸疾患・慢性胃炎・消化器系がん |
| 腎・泌尿器疾患 | 慢性腎不全・腎硬化症・前立腺肥大症・尿路感染症 |
| 内分泌・代謝疾患 | 糖尿病・痛風・甲状腺機能低下症・脂質異常症 |
| 骨・運動器疾患 | 骨粗鬆症・変形性関節症・肩関節周囲炎 |
| 血液疾患 | 貧血 |
| 感染症・免疫・膠原病 | 慢性関節リウマチ |
| その他 | 白内障・難聴・皮膚掻痒症・口内炎 |

出典）日本老年医学会編：老年医学テキスト, p.23, メジカルビュー社, 1997一部改変

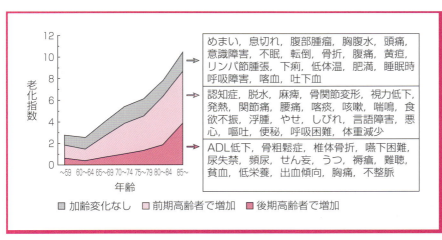

**図29-1　老年症候群の種類**

出典）日本老年医学会編：老年医学テキスト改訂第3版, p.69, メジカルビュー社, 2008

以上ある（図29-1）。症候数は加齢に伴い指数関数的に増加し超高齢者（85歳以上）では平均8個以上をもっている。近年，「症候群」という言い方から，高齢者に特有な病的状態（geriatric condition）という名称に変わりつつある。

老年症候群は，疾患の出現の仕方により，急性疾患に付随して起こる症候群，慢性疾患に付随する症候群，そして日常生活動作（ADL）の低下とともに出現する症候群の3種に分類される（図29-1）。これらの中で最も頻度が高く介護度に影響を与えるのが後期高齢者に急増するADL低下を主とする症候群である。

図29-1の中から代表的な，誤嚥，転倒，尿・便失禁，褥瘡について解説する。

## 表29-6　誤嚥をきたしやすい病態

| 神経疾患 | 脳血管障害（急性期・慢性期）<br>中枢性変性疾患<br>パーキンソン病<br>認知症（脳血管性・アルツハイマー型） |
|---|---|
| | 寝たきり状態（原因疾患を問わず） |
| 口腔の異常 | 歯の噛み合わせ障害<br>口腔内乾燥<br>口腔内悪性腫瘍 |
| 胃食道疾患 | 食道憩室<br>食道運動異常（アカラシア・強皮症）<br>悪性腫瘍<br>胃食道逆流（食道裂孔ヘルニア）<br>胃切除（全摘・亜全摘） |
| 医原性疾患 | 鎮静剤・睡眠剤<br>抗コリン剤などの口腔乾燥をきたす薬剤<br>経管栄養 |

出典）日本呼吸器学会：呼吸器感染症に関するガイドライン，2002

■改訂水飲みテスト
　3mLの冷水を嚥下させて，誤嚥の有無を判定する。

■嚥下造影検査（VF）
　バリウムなどの造影剤を含む食事をX線透視下で食べて，透視像を映像に記録し嚥下運動や適切な食形態を評価する。

■簡易嚥下誘発テスト
　中指で，のどぼとけを押えたまま，30秒間唾液を飲み続け，連続して何回ゴックンできるかをみるテスト。3回以上で正常。

■摂食訓練
　食物を用いない基礎（間接）訓練と食物を摂取する摂食（直接）訓練がある。

■嚥下機能評価
　むせ状態の有無，咽頭反射の有無など嚥下運動の各ステージで評価する。

## 1）誤　嚥

[病態と原因]　飲食物や分泌物などの異物が気道内に進入することを誤嚥という。嚥下は，口腔期（嚥下第1期），咽頭期（嚥下第2期），食道期（嚥下第3期）の3つのステージで構成され，さらに摂食行動はこの3ステージの前に先行期（認知期）と準備期（咀嚼期）が加わり5段階とされる（第25章参照）。各期で神経機構と筋活動の協調により誤嚥が防止されている。しかし，加齢に伴って嚥下障害が頻発する。その原因は生理的な加齢現象以外に，神経疾患や薬剤などさまざまな要因がある（表29-6）。最も頻度の多い原因疾患は脳血管障害である。高齢者では，食物や唾液を嚥下する機能低下や咳反射の低下が重なり，常時不顕性誤嚥が繰り返されており，誤嚥性肺炎を発生するとされる。

[症　状]　むせ，咳，呼吸困難などが出現する。

[診断・検査]　改訂水飲みテストや嚥下造影検査（VF），簡易嚥下誘発テスト（simple swallowing provocation test）などで評価し，総合的に判断する。

[予　防]　誤嚥の予防には，口腔ケア，栄養状態改善，食物形態の工夫（ゼリー食・ゼラチン食・かゆ状食・刻み食などの嚥下食）や摂食訓練，摂食体位（90℃に近い座位でやや顎を引いた姿勢。座位が無理な場合30℃右側臥位）の調整が重要となる。

[治　療]
　ａ．非薬物療法　　原因疾患の治療や薬剤などの見直しを行う。重度の誤嚥では，胃瘻や小腸瘻から栄養補給を開始し，軽快後に経口食へ移行する。経口摂取不能例では，鼻腔からの経管チューブによる持続的・間欠的経管栄養法や経皮内視鏡的胃瘻造設（PEG）で栄養補給を行う。

　ｂ．薬物療法　　誤嚥性肺炎などでは，抗生物質を投与する。

　ｃ．栄養・食事療法　　嚥下機能評価をまず行い，誤嚥の原因やリスクを判定して可能な限りそれらを低下させるか，除去する。誤嚥があると脱水や低栄養になりやすいため，経口摂取が困難な場合には，経静脈栄養や経腸栄養にて栄養補給する。また，軽い嚥下機能低下があり，むせを繰り返す高齢者では，食物形態の工夫や栄養補助食品などを利用して低栄養を防止する。

[予　後]　誤嚥性肺炎を繰り返す場合は免疫力低下が増進され予後はよくない。

### 2）転　倒

**病態と原因**　　身体のバランスを崩して倒れ受傷した状態をいい，骨折や**廃用症候群**を引き起こすことで，要支援・要介護状態となる原因の3番目である*。**転倒**の危険因子は，平衡機能障害・視力障害・認知機能低下，歩行障害などをきたす疾患や薬剤，加齢などの内的因子と物的環境（段差や不十分な照明），不安定な履物などの外的因子など多様だが，高齢者では運動器官の不安定性（筋力低下）による身体の虚弱化が大きい。転倒の危険因子を少なくすることが予防となる。

**症　状**　　転倒は7割が居室で発生している。転倒後の7割に外傷，1〜2割に骨折が認められる**。転倒受傷部位がどこか，また受傷程度により多様だが，疼痛，腫脹，皮下出血，可動域の制限などが出現する。

**診断・検査**　　画像診断（X線検査，CTなど）により骨折の状態を把握する。

**治　療**

　a．**非薬物療法**　　発生危険因子を軽減，除去し，原因疾患の治療を行う。
　・筋力トレーニングなどで下肢筋力・バランス能力を向上させる。
　・骨折部位などにより保存治療か手術治療（金属材料で固定など）かを選択する。
　b．**薬物療法**　　ビタミンDを内服する。
　c．**栄養・食事療法**　　転倒原因に栄養状態が関与している疾患が対象となる。「日本人の食事摂取基準（2025年版）」に則し，運動器疾患では筋力低下防止のためにたんぱく質，骨疾患ではカルシウム，ビタミンD，たんぱく質の補給をする。

**予　後**　　大腿骨頸部骨折は，生命予後・機能予後が最も不良で寝たきりになりやすい。

### 3）失禁（尿失禁・便失禁）

**病態と原因**　　自分の意識に反し不随意に，または無意識的に尿や便をトイレや尿便器以外で排尿（排便）してしまうことを失禁という。**尿失禁，便失禁**がある。

### 3）-1　尿失禁

**分類・症状**　　尿失禁は病態により以下の4種類に分類され治療も異なる。

① 切迫性尿失禁は，急な強い尿意と頻尿を伴いトイレに間に合わずに失禁するタイプ（過活動性）で，脳血管障害や尿路感染症などを原因とする。

② 溢流性尿失禁は，膀胱に尿が充満して最も抵抗の弱い尿道から少量ずつあふれでるタイプで，前立腺肥大症や下部尿路閉塞などでみられる。

③ 腹圧性尿失禁は，咳，くしゃみ，運動時などの急激な腹圧の上昇に伴って発生し女性や多産の高齢者や尿道括約筋不全に多い。

④ 機能性尿失禁は，尿路系に異常はないが認知症による知的機能低下や骨・関節疾患などによるADL低下でトイレに間に合わずに失禁するタイプである。

**診断・検査**　　失禁時における自覚症状を含めた問診にて実態を把握する。次に一般尿検査，残尿検査，膀胱内圧測定検査，画像診断（CT，超音波検査など）でタイプを確定する。

◻**廃用症候群**
　安静・不活動・不動による心身の機能低下。

＊ 認知症（16.6%），脳血管疾患（16.1%），骨折・転倒（13.9%）：2022（令和4）年国民生活基礎調査

＊＊骨折を起こしやすい部位は大腿骨頸部，手首（橈骨），脊椎，上腕骨頸部などである。

◻**尿失禁者数**
　日本の尿失禁者は，2,100万人と推測され，在宅高齢者の5〜15%，施設入所者の30〜80%に認められる。

## 骨盤底筋群訓練
尿道・肛門・腟を締める訓練することで骨盤底筋を鍛え尿漏れを改善させる。

## 排尿訓練
尿意を我慢する訓練で，短時間から始めて少しずつ時間を延ばしていく方法。

## 抗コリン薬
選択性ムスカリン受容体拮抗薬（ブラダロン・ポラキスなど）。副作用に口渇，便秘，認知機能低下がある。

## α遮断薬
交感神経末端の平滑筋側のα受容体を遮断する（バップフォーなど）。前立腺肥大症に伴う排尿障害に使用される。

## 便失禁者割合
65歳以上の高齢者の約6.6～8.7％にみられる。

## バイオフィードバック療法
外肛門括約筋の収縮曲線を見ながら，数十秒間肛門を収縮させる訓練。

【治療】
　a．非薬物療法　溢流性尿失禁は，間欠的自己導尿法を行う。腹圧性尿失禁は，骨盤底筋群訓練，手術（尿道つり上げ術）などによる。機能性尿失禁は，排尿訓練，バルーンカテーテルを行う。
　b．薬物療法　切迫性尿失禁は，尿路感染症では抗菌薬，過活動性膀胱では抗コリン薬を，溢流性尿失禁は，α遮断薬を服用する。
　c．栄養・食事療法　効果的栄養介入はなく，ADL低下を起こさないための総合的な栄養管理が必要となる。

### 3)-2　便失禁

【分類・症状】
① 漏出性便失禁：内括約筋の収縮力減弱により，気づかないうちに便が肛門から漏れる。高齢者，直腸脱の人に多い。
② 切迫性便失禁：外肛門括約筋の収縮力減弱により，便意を催したときに我慢できずに肛門から便が漏れる。直腸の炎症や外肛門損傷，陰部神経損傷のときなどに認められる。
③ 混合性便失禁：①と②が合わさった状態である。

【診断・検査】　肛門の視診，直腸診にて便の量や性状，肛門括約筋のトーヌスの確認を行う。腹部単純X線検査にて，便や腸閉塞状態の有無の確認をする。肛門内圧測定，肛門管超音波検査などで括約筋機能の評価を行う。

【予防・治療】　排便習慣を確立することが予防となる。
・理学療法：バイオフィードバック療法，電気刺激法，肛門感覚刺激法など。
・手術法：肛門括約筋損傷があるときには，肛門括約筋修復術や再建術，人工肛門造設術などを行う。
・食事療法：便がゆるいときには食物繊維を摂取する。

### 4) 褥　瘡

【病態と原因】　一定時間以上身体に外力が持続して加わると，骨と皮膚表層の間にある軟部組織の血流は阻止される。この血流障害によって組織が虚血性壊死を起こした状態を褥瘡という。褥瘡の発生要因には，外因子としては局所圧迫，ずり応力，摩擦，皮膚の湿潤状態が，内因子としては低栄養，活動低下，失禁状態などがあり，複雑に関与して発生する。

【症状】　褥瘡のステージや発生要因で多様な症状が出現する。局所症状として発赤，熱感などの炎症症状，全身症状として発熱，疲労感などがみられる。褥瘡発生好発部位（図29-2）としては，仰臥位では後頭部，肩甲骨，仙骨部（40.5％），踵骨部（14.3％）など，側臥位では，大転子部，外

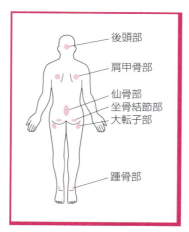

図29-2　褥瘡の好発部位

踝部など，座位では坐骨結節部である。

**診断・検査**　褥瘡の診断は，視診と触診を基本として，創の深さ，サイズ，炎症状態，壊死組織などを総合して判断する。褥瘡の進行度分類には，**Shea分類**（表29-7）と**DESIGN-R分類**などがある。

・**ブレーデンスケール**（Braden scale）：褥瘡の発生を予測するスケールで，総合スコアが低いほど褥瘡リスクが高い。治療は低い点数の項目を優先し褥瘡の進行を予防する。

**予防**　褥瘡は，看護や介護の段階での予防が最も重要で，褥瘡予防には，ブレーデンスケールなどを使用して，発生の危険因子を早期に予想して軽減，除去する。

①体圧の分散（除圧）を図る。標準2時間ごとの体位交換や体圧分散寝具（エアマット・座位クッションなど）の利用。②スキンケア（失禁による汚染・湿潤や摩擦に対して）。③栄養補給による全身状態の改善。

**治療**

**ａ．栄養・食事療法**　低栄養は褥瘡のリスクとなるため，体重変動や食事摂取状態を追いつつ栄養管理計画を随時見直していく。経口摂取では不十分な場合や，経口摂取ができない場合には，経腸栄養や経静脈栄養を利用する。

①**エネルギー量**：Harris-Benedict式の基礎エネルギー量（BEE）×活動係数×傷害係数（1.2～1.5倍）

②**たんぱく質**：高エネルギー・高たんぱく質食（ステージⅠ～Ⅲ　1,25 g～1.5 g/kg/日／ステージⅣ以上1,5 g～2.0 g/kg/日）とする。褥瘡予防の観点から，血清アルブミン値は3.0 g/dL以上を目標とする。

③**脂質**：抗炎症作用と創傷治癒が期待されるn-3系多価不飽和脂肪酸の摂取を含め，総コレステロール値が160 mg/dL以上となるようエネルギー源とする。

④**水分**：脱水防止のため30 mL/kg/日とする。

⑤**微量元素**：ミネラル・ビタミンのサプリメントも随時利用する。微量元素が不足すると創傷治癒が遅れるが，必要量について十分なエビデンスはなく「日本人の食事摂取基準（2025年版）」を目安とする。コラーゲン再合成のため亜鉛，カルシウム，ビタミンA，ビタミンCが必要となる。貧血予防のための鉄不足に注意する。

**ｂ．薬物治療（Shea分類）**　ステージⅠでは，透明な軟膏や創傷被覆材（ドレッシングフィルムなど）で保護し，マッサージ，清潔の維持を図る。ステージⅡでは，創周囲は石けん，創内部は水などで洗浄する。創傷被覆材やワセリンなどの軟膏で保護する。ステージⅢ，Ⅳでは外科的にデブリドマン（壊死組織を除去）し，

**表29-7　褥瘡分類（Shea分類）**

| 分類 | 症状 |
|---|---|
| Ⅰ度 | 表皮の剥離，局所充血，表皮に限局し可逆的 |
| Ⅱ度 | 浅い潰瘍（小水疱・びらん），表皮から真皮に及ぶ |
| Ⅲ度 | 深い潰瘍，皮下組織に及ぶ |
| Ⅳ度 | 深い潰瘍，皮下組織から筋肉，骨など支持組織に及ぶ |

出典）鈴木博ほか編著：臨床栄養学Ⅱ，p.276，建帛社，2005

**褥瘡評価ツール「DESIGN-R」**

日本褥瘡学会で開発され国内で普及している方法。褥瘡の深さ（D），浸出液（E），大きさ（S），炎症（I），肉芽（G），壊死組織（N），ポケット（P）の状態に，重み付け（R）を加えて総合的に判定する。褥瘡の治癒阻害因子や褥瘡の重症度の判定が可能である。

**ブレーデンスケール**

①知覚の認知，②湿潤，③活動性，④可動性，⑤栄養状態，⑥摩擦とずれ，の6項目があり，それぞれを4段階（1～4でスコアが低いほど悪い）で点数化する。

**亜鉛**

核酸合成を促進して皮膚組織を再生させる。

その後に感染や炎症を抑制する軟膏（ポビドンヨード白糖など）を使用する。

【予後】 骨に褥瘡が及び，骨髄炎や多発性関節炎を合併すると予後は悪い。

## （2）フレイル

**フレイル**は英語「frailty」の弱さ・虚弱という意味からきており，特定の原因疾患はないが加齢的要因が重なり多くの臓器機能低下や生理的予備能の低下により種々の健康障害に対する脆弱性が増加している状態をいう。健康と疾患の中間的な段階にあり，適切な介入・支援により生活機能の維持向上が可能な状態をいう。

【診断・検査】 国立長寿研究医療センター（2020年改定）によるフレイル評価基準を示す（表29-8）。5つのフレイルの評価基準項目のうち，3項目以上該当した場合をフレイル，1～2項目該当した場合をプレフレイル，該当項目がない場合は健康としている。

### 表29-8：フレイル分類法

1．体重減少（6か月間で2kg以上の意図しない体重減少）
2．筋力低下（握力：男性<28kg，女性<18kg）
3．疲労感（ここ2週間わけもなく疲れたような感じがする）
4．歩行速度（通常歩行速度<1.0m/秒）
5．身体活動（①軽い運動・体操をしていますか？ ②定期的な運動・スポーツをしていますか？ 2つのいずれも「週に1回もしていない」と回答）

◘ フレイルの人口割合

日本の高齢者の中のフレイルの割合は，愛知県のある都市に住む65歳以上の脳卒中などの持病をもたない高齢者約5,000人を対象に調査した結果では11％が該当し，全国に換算すると300万人と推定される。

65歳から少しずつ増加し，85歳以後に急増する日常生活動作（ADL）に関連する老年症候群と重なる部分が大きい。

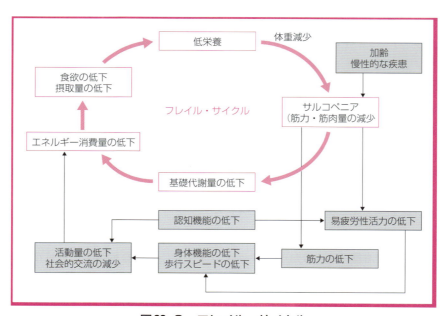

図29-3　フレイル・サイクル

**予 防**　フレイルの進行の起動因子は慢性的な低栄養とサルコペニアであるといわれている。加齢などにより筋力や筋肉量が減少することで活動量が減り、エネルギー消費量も低下する。このようになることで食欲が出ず、食事の摂取量が減り、たんぱく質やエネルギー摂取不足による低栄養状態に陥る。低栄養が慢性化すると体重減少が起こり、筋力や筋肉量がさらに減少していく。こうした悪循環をフレイル・サイクルという（図29-3）。フレイル・サイクルの要因には、加齢以外にも運動不足や人との交流機会不足、不規則な食事、疾患などがある。これらの生活習慣を見直すことでフレイル進行の予防につながる。具体的には、骨格筋形成のために、たんぱく質の摂取、骨のためにカルシウム・ビタミンDをとり、レジスタンス運動（筋肉合成と骨密度維持）を行う。

◻️**オーラルフレイル**
　２０２４年４月、日本老年医学会ほか３学会は、「オーラルフレイルに関する３学会合同ステートメント」を公表した。オーラルフレイルは、口腔機能の軽微な低下や食の偏りなどを含み、身体の衰え（フレイル）の一つで、健康と機能障害の中間にあり可逆的であることが大きな特徴である。早期対応のため３学会では簡単なチェック５項目〔①残存歯19本以下、②咀嚼困難感、③嚥下困難感、④口腔乾燥感、⑤滑舌低下（舌口唇運動機能の低下）〕をあげ、２項目以上該当する場合オーラルフレイルとした。

---

### 第29章　学習チェックリスト

☐ 生理的老化と病的老化の病態の違いを理解できましたか
☐ 加齢に伴い臓器にどのような変化が起こるか理解できましたか
☐ 高齢者の「日本人の食事摂取基準（2025年版）」について理解できましたか
☐ 老年症候群はどのような疾患か理解できましたか
☐ 誤嚥を起こす原因にはどのようなことがあるか理解できましたか
☐ 尿失禁を起こす４つの病態を理解できましたか
☐ ブレーデンスケールとはどのようなものか理解できましたか
☐ 高齢者の低栄養問題にはどのようなものがあるか理解できましたか

---

**参考文献**

・Fried, LP, et al：Frailty in older adults：evidence for a phenotype. J Gerontol A Biol Sci Med Sci；56：M146-156，2001
・日本老年医学会編：老年医学テキスト，メジカルビュー社，1997
・藤島一郎：嚥下障害の評価．臨床リハ；1（8）：705-708，1992
・井口昭文編：これからの老年学，名古屋大学出版会，p.223，2000
・鈴木博・中村丁次編著：管理栄養士講座臨床栄養学Ⅱ，建帛社，p.276，2005
・折茂肇編：老年病研修マニュアル，メジカルビュー社，p.44，1995
・日本老年医学会編：老年医学系統講義テキスト，西村書店，2013
・厚生労働省：日本人の食事摂取基準（2025年版）策定検討会報告書，2024
・厚生労働省：健康づくりのための食生活指針，1990年9月
・原田敦ほか：サルコペニア：定義と診断に関する欧州関連学会のコンセンサスの監訳．日本老年医学会雑誌：49（6）：788-805，2012
・日本呼吸器学会編：呼吸器疾患に関するガイドライン2002，2002
・日本褥瘡学会編：褥瘡予防・管理ガイドライン第3版，照林社，2012
・日本臨床栄養学会編：臨床栄養医学，南山堂，p.79，2009

## 付表　主な薬剤一覧

（第9章　栄養障害関連）
経腸栄養剤〈医薬品〉

| 分　類 | 一般名 | 商品名 | 投薬上の注意または副作用 |
|---|---|---|---|
| 成分栄養 | | エレンタール | 長期投与で脂肪・セレン欠乏，下痢，腹部膨満，悪心，腹痛，AST・ALT・ALP・BUN上昇，血糖値上昇 |
| 消化態栄養剤 | | ツインラインNF | 下痢，腹部膨満，腹痛，AST・ALT・血糖値・Plt・WBC・TG・BUN上昇 |
| 半消化態栄養剤 | | エンシュア・リキッド，エンシュア・H | 下痢，胃不快感，腹部膨満，腹痛 |
| | | ラコールNF，ラコールNF半固形 | 下痢，腹部膨満，腹痛，低ナトリウム血症，誤嚥性肺炎，肝機能異常，皮疹，じんましん，発熱，頭痛 |
| | | エネーボ | 下痢，便秘，腹部膨満，腹痛，門脈ガス血症，低ナトリウム血症，高カリウム血症，乳び胸 |

（第10章　代謝・内分泌疾患関連）
血糖降下薬

| 分　類 | 一般名 | 商品名 | 投薬上の注意または副作用 |
|---|---|---|---|
| ビグアナイド薬 | メトホルミン塩酸塩 | グリコラン | 乳酸アシドーシス，脱水時は休薬 |
| チアゾリジン薬 | ピオグリタゾン塩酸塩 | アクトス | 浮腫，貧血，血清LDH・血清CPK上昇，体重増加 |
| スルホニル尿素（SU）薬 | グリベンクラミド | オイグルコン，ダオニール | 低血糖，体重増加 |
| | グリクラジド | グリミクロン | |
| | グリメピリド | アマリール | |
| 速効型インスリン分泌促進薬 | ナテグリニド | スターシス，ファスティック | 低血糖（特に肝・腎障害のある患者） |
| | ミチグリニドカルシウム水和物 | グルファスト | |
| | レパグリニド | シュアポスト | |
| DPP-4阻害薬 | シタグリプチンリン酸塩水和物 | グラクティブ，ジャヌビア | 腎機能障害のある場合投与量減，ビルダグリプチンは重度の肝機能障害では禁忌 |
| | ビルダグリプチン | エクア | |
| | アログリプチン安息香酸塩 | ネシーナ | |
| α-グルコシダーゼ阻害薬 | アカルボース | グルコバイ | 腹部膨満，放屁の増加，下痢など |
| | ボグリボース | ベイスン | |
| | ミグリトール | セイブル | |
| SGLT2阻害薬 | イプラグリフロジンL-プロリン | スーグラ | 腎機能低下患者，尿路感染症，性器感染症（女性），脱水症状（体液量の減少） |
| | ダパグリフロジンプロピレングリコール水和物 | フォシーガ | |
| GLP-1受容体作動薬 | セマグルチド | リベルサス | 空腹時に水とともに服薬，服薬後30分禁飲食 |
| イメグリミン | イメグリミン塩酸塩 | ツイミーグ | 腎機能障害への投与は推奨されない |

脂質異常症治療薬

| 分　類 | 一般名 | 商品名 | 投薬上の注意または副作用 |
|---|---|---|---|
| スタチン | プラバスタチン | メバロチン | 横紋筋融解症，肝障害，空腹時血糖値およびHbA1cの上昇 |
| | シンバスタチン | リポバス | |
| 陰イオン交換樹脂 | コレスチラミン | クエストラン | 消化器症状，肝障害，CK上昇 |
| フィブラート | ベザフィブラート | ベザトールSR | 横紋筋融解症，肝障害など |
| | フェノフィブラート | リピディル | |
| ニコチン酸誘導体 | トコフェロール | ユベラN | 顔面紅潮や頭痛など |
| | ニコモール | コレキサミン | |
| プロブコール | プロブコール | プロブコール | 可逆性のQT延長や消化器症状など |
| 多価不飽和脂肪酸 | イコサペント酸エチル | エパデール | 消化器症状，出血傾向や発疹など |
| | ω-3脂肪酸エチル | ロトリガ | |

## 尿酸降下薬

| 分　類 | 一般名 | 商品名 | 投薬上の注意または副作用 |
|---|---|---|---|
| 尿酸排泄促進薬 | プロベネシド | ベネシッド | 溶血性貧血，再生不良性貧血，アナフィラキシー様反応，肝壊死，ネフローゼ症候群 |
| | ブコローム | パラミヂン | 皮膚粘膜眼症候群ほか |
| | ベンズブロマロン | ユリノーム | 重篤な肝障害 |
| 尿酸生成抑制薬 | アロプリノール | ザイロリック | 皮膚粘膜眼症候群，肝機能障害，横紋筋融解症ほか |
| | フェブキソスタット | フェブリク | 肝機能障害，過敏症 |

## 甲状腺機能亢進症

| 分　類 | 一般名 | 商品名 | 投薬上の注意または副作用 |
|---|---|---|---|
| 抗甲状腺薬 | チアマゾール | メルカゾール | バセドウ病の第一選択薬，無顆粒球症，肝障害 |
| | プロピルチオウラシル | プロパジール | 妊娠・出産時のバセドウ病の治療薬に用いる |

## 甲状腺機能低下症

| 分　類 | 一般名 | 商品名 | 投薬上の注意または副作用 |
|---|---|---|---|
| 甲状腺ホルモン製剤 | レボチロキシンナトリウム水和物 | チラーヂンS | 少量から開始しゆっくり漸増，狭心症，肝機能障害 |

（第11章　消化管の疾患関連）

## クローン病薬

| 分　類 | 一般名 | 商品名 | 投薬上の注意または副作用 |
|---|---|---|---|
| 5-ASA製剤 | メサラジン | ペンタサ，アサコール | 腹痛，吐き気，下痢 |
| | サラゾスルファピリジン | サラゾピリン，アザルフィジンEN | 発疹，尿路結石，食欲不振 |
| 副腎皮質ステロイド薬 | プレドニゾロン | プレドニン | 満月様顔貌，発疹 |
| | ベタメタゾン | リンデロン | 満月様顔貌，発疹，座瘡 |
| 免疫抑制薬 | アザチオプリン | イムラン | 肝障害，食欲不振，吐き気，全身倦怠感 |
| | シクロスポリン | サンディミュン | 白血球低下 |
| | メトトレキサート | メトトレキサート | 発疹，かゆみ，発熱 |
| 抗TNF-α抗体 | インフリキシマブ | レミケード | 発熱，頭痛，発疹 |

（第12章　肝胆膵疾患関連）

## 肝臓病薬

| 分　類 | 一般名 | 商品名 | 投薬上の注意または副作用 |
|---|---|---|---|
| 核酸アナログ製剤 | ラミブジン | ゼフィックス | 血小板減少，横紋筋融解症 |
| インターフェロン製剤 | インターフェロンα | スミフェロン | 頭痛，筋肉痛，全身倦怠感，脱毛，間質性肺炎，抑うつ・うつ病 |
| | インターフェロンα-2b | イントロンA | Hb濃度低下，抑うつ・うつ病，貧血，白血球減少 |
| | インターフェロンβ | フエロン | 自己免疫現象，甲状腺機能異常，貧血，白血球減少 |
| | ペグインターフェロンα-2a | ペガシス | 貧血，発熱，倦怠感，頭痛 |
| | ペグインターフェロンα-2b | ペグイントロン | 抑うつ・うつ病，貧血，白血球減少，発熱，倦怠感，頭痛 |
| 分岐鎖アミノ酸製剤 | イソロイシン・ロイシン・バリン顆粒 | リーバクト | 腹部膨満，下痢，便秘 |
| 肝不全用経口栄養剤 | | アミノレバン | 下痢，腹部膨満，高アンモニア血症 |
| 亜鉛製剤 | ポラプレジンク | プロマック | 食欲不振，吐き気 |
| 腸管難吸収性抗菌薬 | リファキシミン | ルシファックス | 悪心，嘔吐，腹痛 |

## 膵臓病薬

| 分　類 | 一般名 | 商品名 | 投薬上の注意または副作用 |
|---|---|---|---|
| 非麻薬性鎮痛薬 | ブプレノルフィン塩酸塩 | レペタン | 呼吸困難，呼吸抑制，舌根沈下 |
| 膵酵素阻害薬 | カモスタットメシル酸塩 | フオイパン | 発疹，血小板減少，食欲不振 |

| ヒスタミンH$_2$受容体拮抗薬 | シメチジン | タガメット | 肝機能障害, 便秘, 発疹, 女性化乳房 |
|---|---|---|---|
| カルバペネム系抗生物質製剤 | イミペネム | チエナム | 発疹, 下痢, 吐き気, 食欲不振, けいれん |

**（第13章　循環器疾患関連）**

| 分　類 | 一般名 | 商品名 | 投薬上の注意または副作用 |
|---|---|---|---|
| カルシウム拮抗薬 | フェロジピン | スプレンジール | 顔のほてり, 潮紅, 頭痛, 動悸, めまい |
| | アムロジピン | ノルバスク | 顔のほてり, 潮紅, 頭痛, 動悸, めまい |
| | 塩酸ジルチアゼム | ヘルベッサー | 頭痛, めまい, 動悸, 悪心, 徐脈 |
| | 塩酸ニカルジピン | ペルジピン | 頻脈, 浮腫, 便秘 |
| アンジオテンシンⅡ受容体拮抗薬（ARB） | ロサルタン | ニューロタン | 妊婦, 高カリウム血症, 肝臓病, 腎臓病, 頭痛 |
| | カンデサルタン | ブロプレス | 腎動脈狭窄, 高カリウム血症, 肝障害, 腎障害, 心不全, 高齢者 |
| アンジオテンシン変換酵素阻害薬（ACE阻害薬） | カプトプリル | カプトリル | 発疹, 発熱, 搔痒感, 関節痛, 胃腸障害, 空咳, 高カリウム血症 |
| | エナラプリル | レニベース | |
| 利尿薬 | アセタゾラミド | ダイアモックス | 低カリウム血症 |
| | フロセミド | ラシックス | 低カリウム血症, 低ナトリウム血症, 高カルシウム血症, 高尿酸血症 |
| | トリクロルメチアジド | フルイトラン | 低カリウム血症, 高血糖, 高尿酸血症 |
| | スピロノラクトン | アルダクトンA | 高カリウム血症 |
| | トリアムテレン | トリテレン | 高カリウム血症 |
| β遮断薬 | ピンドロール | カルビスケン | 倦怠感, めまい, ふらつき, 動悸, 徐脈, 低血圧, 目の乾燥, 気分がしずむ, 眠気, 不眠 |
| | カルベジロール | アーチスト | めまい, 心不全の悪化, 動悸, 徐脈, 血圧低下, 糖尿病悪化, 全身倦怠感 |
| 亜硝酸薬 | ニトログリセリン | ニトログリセリン | 頭痛, めまい, 悪心, 嘔吐 |
| ジギタリス薬 | ジゴキシン | ジゴシン | 不整脈, 嘔吐, 不眠, 幻覚, 頭痛, 疲労感, ジギタリス中毒 |
| 抗凝固薬 | ワルファリン | ワーファリン | 妊娠・授乳婦は禁忌, 出血, じんましん, 皮膚炎, 発熱, 下痢, 吐き気, 嘔吐 |
| 抗血小板薬 | アスピリン | バイアスピリン | 胃痛・腹痛, 吐き気, 嘔吐, 食欲不振, 発疹, むくみ, 肝障害, 腎障害 |
| 狭心症治療薬 | ニコランジル | シグマート | 妊娠・授乳婦は禁忌, 動悸, 顔面紅潮, 頭痛, めまい, 発疹, 吐き気, 嘔吐, 食欲不振 |

**（第14章　腎・尿路疾患関連）**

**ネフローゼ症候群の治療に用いられるステロイド薬**

| 分　類 | 一般名 | 商品名 | 投薬上の注意または副作用 |
|---|---|---|---|
| 副腎皮質ステロイド薬 | プレドニゾロン | プレドニン | 食欲増進, 満月様顔貌 |
| | トリアムシノロン | レダコート | 食欲増進, 満月様顔貌 |
| | ベタメタゾン | リンデロン | 食欲増進, 満月様顔貌 |

**CKDにおける腎保護作用を兼ねた降圧薬**

| 分　類 | 一般名 | 商品名 | 投薬上の注意または副作用 |
|---|---|---|---|
| アンジオテンシン変換酵素阻害薬（ACE阻害薬） | エナラプリル | レニベース | 高カリウム血症, 空咳 |
| | カプトプリル | カプトプリル | 高カリウム血症, 空咳 |
| | リシノプリル | ロンゲス | 高カリウム血症, 空咳 |
| アンジオテンシンⅡ受容体拮抗薬（ARB） | ロサルタン | ニューロタン | 高カリウム血症 |
| | バルサルタン | ディオバン | 高カリウム血症 |
| | カンデサルタン | ブロプレス | 高カリウム血症 |

**CKDに用いる経口吸着薬**

| 分　類 | 一般名 | 商品名 | 投薬上の注意または副作用 |
|---|---|---|---|
| 吸着炭（尿毒症改善） | 球形吸着炭 | クレメジン | 便秘, 食欲不振, 吐き気, 腹部膨満 |

| イオン交換樹脂（高カリウム血症改善） | ポリスチレンスルホン酸カルシウム | カリメート | 便秘，食欲不振，吐き気，下痢 |
| | ポリスチレンスルホン酸ナトリウム | ケイキサレート | 便秘，食欲不振，吐き気，下痢 |
| リン吸着薬 | 沈降炭酸カルシウム | カルタン | 高カルシウム血症 |
| | セベラマー塩酸塩 | レナジェル | 便秘，腹痛，腹部膨満，消化不良，吐き気，食欲不振，軟便 |
| | 炭酸ランタン | ホスレノール | 吐き気，食欲不振，腹痛，便秘，下痢 |
| | クエン酸第二鉄 | リオナ | 下痢，便秘，腹痛，腹部不快 |

## 透析患者の腎性貧血改善

| 分　類 | 一般名 | 商品名 | 投薬上の注意または副作用 |
|---|---|---|---|
| ヒトエリスロポエチン製剤（rHuEPO） | エポエチンアルファ | エスポー | 高血圧 |
| | エポエチンベータ | エポジン | 高血圧 |

## 透析患者のビタミンD代謝異常改善

| 分　類 | 一般名 | 商品名 | 投薬上の注意または副作用 |
|---|---|---|---|
| 活性型ビタミンD$_3$製剤 | カルシトリオール | ロカルトロール | 高カルシウム血症 |

## 尿路結石治療薬

| 分　類 | 一般名 | 商品名 | 投薬上の注意または副作用 |
|---|---|---|---|
| 排石促進薬 | ウラジロガシエキス | ウロカルン | 胃部不快感，下痢 |
| 尿酸合成阻害薬 | アロプリノール | ザイロリック | 痛風発作 |
| 尿アルカリ化薬 | クエン酸カリウム・クエン酸ナトリウム水和物 | ウラリット | 下痢，軟便，胃部不快感，吐き気，血清カリウム値の上昇 |

（第15章　神経疾患関連）
## 抗血栓薬

| 分　類 | 一般名 | 商品名 | 投薬上の注意または副作用 |
|---|---|---|---|
| 抗凝固薬 | アルガトロバン | スロンノン，ノバスタン | 静脈内投与，心原性脳塞栓症には禁忌 |
| | ワルファリン | ワーファリン | 納豆菌，出血傾向 |
| | ダビガトラン | プラザキサ | 非弁膜性心房細動に適応，ディスペプシア，出血傾向 |
| | アピキサバン | エリキュース | |
| | エドキサバン | リクシアナ | 非弁膜性心房細動に適応，出血傾向 |
| | リバーロキサバン | イグザレルト | |
| 抗血小板薬 | オザグレル | カタクロット，キサンボン | 静脈内投与，心原性脳塞栓症には禁忌，出血傾向 |
| | アスピリン | バイアスピリン | 経口投与，胃十二指腸潰瘍，出血傾向 |
| | クロピドグレル | プラビックス | 経口投与，出血傾向 |
| | シロスタゾール | プレタール | 経口投与，頭痛，頻脈 |

## 抗パーキンソン病薬

| 分　類 | 一般名 | 商品名 | 投薬上の注意または副作用 |
|---|---|---|---|
| レボドパ製剤 | レボドパ・カルビドパ製剤 | メネシット，ネオドパストン | 悪心，幻覚，ジスキネジア |
| ドパミン作動薬 | プラミペキソール | ビ・シフロール，ミラペックスLA | 悪心，眠気，幻覚，ジスキネジア |
| | ロピニロール | レキップ，レキップCR | |
| MAO-B阻害薬 | セレギリン | エフピー | 悪心，眠気，幻覚，ジスキネジア |
| COMT阻害薬 | エンタカポン | コムタン | 悪心，眠気，幻覚，ジスキネジア |

## 抗認知症薬

| 分　類 | 一般名 | 商品名 | 投薬上の注意または副作用 |
|---|---|---|---|
| コリンエステラーゼ阻害薬 | ドネペジル | アリセプト | 経口投与，悪心，便通異常 |
| | ガランタミン | レミニール | |
| | リバスチグミン | リバスタッチパッチ，イクセロンパッチ | 貼付薬，悪心，便通異常 |
| NMDA受容体拮抗薬 | メマンチン | メマリー | 経口投与，眠気，過鎮静 |

330 付 表

**神経難病治療薬**

| 分 類 | 一般名 | 商品名 | 投薬上の注意または副作用 |
|---|---|---|---|
| 筋萎縮性側索硬化症治療薬 | リルゾール | リルテック | 経口食前投与 |
| 脊髄小脳変性症治療薬 | タルチレリン | セレジスト | 経口投与 |

（第16章 摂食障害関連）

| 分 類 | 一般名 | 商品名 | 投薬上の注意または副作用 |
|---|---|---|---|
| 選択的セロトニン再取込み阻害薬（SSRI） | マレイン酸フルボキサミン | ルボックス，デプロメール | 眠気，嘔気，悪心，口渇，便秘，下痢，自殺念慮，自殺企図など |
| | 塩酸セルトラリン | ジェイゾロフト | 自殺念慮，自殺企図，セロトニン症候群，肝機能障害など |
| | パロキセチン塩酸塩水和物 | パキシル | 倦怠感，傾眠，めまい，嘔気，便秘，食欲不振，腹痛，口渇，嘔吐，下痢 |
| | エスシタロプラム | レクサプロ | 性機能障害，吐き気，傾眠，頭痛，口渇 |

（第17章 呼吸器疾患関連）

**気管支拡張薬**

| 分 類 | 一般名 | 商品名 | 投薬上の注意または副作用 |
|---|---|---|---|
| 短時間作用型β2刺激薬 | プロカテロール | メプチン | 動悸，手の震え，不整脈，筋けいれん，低カリウム血症 |
| | サルブタモール | サルタノール | |
| 長時間作用型β2刺激薬 | サルメテロール | セレベント | |
| | インダカテロール | オンブレス | |
| 吸入ステロイド・β2刺激薬配合剤 | サルメテロール・フルチカゾン | アドエア | 口腔カンジダ症，のどの刺激感，嗄声 |
| | ブデソニド・ホルモテロール | シムビコート | |
| テオフィリン薬 | アミノフィリン | ネオフィリン | 動悸，吐き気，手の震え |
| | テオフィリン | テオドール | |
| カテコールアミン | アドレナリン | ボスミン | 動悸，血圧上昇，不整脈 |
| 抗コリン薬 | チオトロピウム | スピリーバ | 口渇，のどの不快感，前立腺肥大症悪化（男性），緑内障悪化 |
| | グリコピロニウム | シーブリ | |
| | オキシトロピウム | テルシガン | |

**抗菌薬**

| 分 類 | 一般名 | 商品名 | 投薬上の注意または副作用 |
|---|---|---|---|
| 抗結核薬 | イソニアジド | イスコチン，ヒドラ | 皮疹，末梢神経障害，肝障害 |
| | リファンピシン | リファジン | 皮疹，胃腸障害，肝障害，発熱 |
| | エタンブトール | エブトール | 視力障害，肝障害 |
| | ストレプトマイシン硫酸塩 | 硫酸ストレプトマイシン | 聴力障害，平衡機能障害，腎機能障害 |
| マクロライド系 | エリスロマイシン | エリスロシン | 下痢，悪心，嘔吐，味覚異常 |
| | クラリスロマイシン | クラリシッド，クラリス | |
| | アジスロマイシン | ジスロマック | |

**気管支喘息治療薬**

| 分 類 | 一般名 | 商品名 | 投薬上の注意または副作用 |
|---|---|---|---|
| 吸入ステロイド薬 | ベクロメタゾン | キュバール | 口腔カンジダ症，のどの刺激感，嗄声 |
| | フルチカゾン | フルタイド | |
| | ブデソニド | パルミコート | |
| | シクレソニド | オルベスコ | |

（第18章 血液疾患関連）

**鉄欠乏性貧血薬 鉄剤**

| 分 類 | 一般名 | 商品名 | 投薬上の注意または副作用 |
|---|---|---|---|
| 経口鉄剤 | 硫酸第一鉄 | スローフィー | 50mg/錠，中等度・重症の貧血 |
| | フマル酸第一鉄 | フェルム | 100mg/カプセル，軽度の貧血 |
| | クエン酸第一鉄 | フェロミア | 50mg/錠，100mg/1.2g顆粒 |
| | 溶性ピロリン酸第二鉄 | インクレミンシロップ | 6mg/mL |

| 注射薬 | 含糖酸化鉄 | フェジン | 40 mg, 静注または点滴 |
|---|---|---|---|
| | シデフェロン | フェリコン | 50 mg, 静注または点滴 |

・鉄剤の吸収は, アスコルビン酸, クエン酸, フマル酸によって促進される。逆に, 炭酸塩, シュウ酸塩, タンニン酸, ヒスタミン $H_2$ 受容体拮抗薬, プロトンポンプ阻害薬, テトラサイクリン系薬は吸収を阻害する。
・緑茶, 紅茶は鉄剤の吸収を悪くするが, 鉄欠乏性貧血では鉄吸収能が亢進しているので, あまり神経質にならなくてよい。
・ビタミンC (シナール200 mg) を併用してもよいが, 通常あえて併用する必要はない。

### 悪性貧血薬・巨赤芽球性貧血薬・急性白血病薬

| 分 類 | 一般名 | | 商品名 | 投薬上の注意または副作用 |
|---|---|---|---|---|
| ビタミン$B_{12}$注射薬 | ヒドロキソコバラミン | | フレスミンS | 悪性貧血, 補充療法・維持療法 |
| ビタミン$B_{12}$製剤 | メコバラミン | | メチコバール | 悪性貧血, 筋注が不可能なとき |
| 葉酸製剤 | 葉酸 | | フォリアミン | 巨赤芽球性貧血, 経口投与 |
| 代謝拮抗薬 | シタラビン | 2剤併用 | キロサイド | 急性骨髄性白血病, 点滴静注24時間 |
| 抗腫瘍抗生物質 | イダルビシン | | イダマイシン | 急性骨髄性白血病, 点滴静注30分 |
| アルキル化薬 | シクロホスファミド | | エンドキサン | 急性リンパ性白血病, 点滴静注1時間 |
| 抗腫瘍抗生物質 | ダウノルビシン | | ダウノマイシン | 急性リンパ性白血病, 点滴静注 |
| 微小管阻害薬 | ビンクリスチン | 5剤併用 | オンコビン | 急性リンパ性白血病, 静注 |
| 副腎皮質ステロイド薬 | プレドニゾロン | | プレドニン | 急性リンパ性白血病, 経口・21日までに適時減量 |
| 酵素薬 | L-アスパラギナーゼ | | ロイナーゼ | 急性リンパ性白血病, 点滴静注2時間 |

(第19章 筋・骨格疾患関連)

### 骨粗鬆症薬

| | 分 類 | 商品名 | 投薬上の注意または副作用 |
|---|---|---|---|
| 骨吸収抑制 | ビスホスホネート製剤[1] | アクトネル, ボナロン | 週1回, 起床時に180 mLの水で服用し30分間は臥床しない 顎骨壊死と非定型大腿骨骨折・嚥下困難 |
| | 女性ホルモン製剤 | エストリオール | 子宮体がん・乳がん発生 |
| | SERM (サーム) | エビスタ | エストロゲン類似作用あり, 静脈血栓症 |
| | 抗RANKLモノクロナル抗体[2] | プラリア | 6か月に1回注射, 抗がん作用あり, 低カルシウム血症 |
| | カルシトニン製剤 | エルシトニン | 週2回注射, 疼痛抑制作用あり, 悪心・嘔吐・食欲不振 |
| 骨形成促進 | PTH製剤[3] | フォルテオ, テリボン | 1日1回注射 (患者自身)・週1回注射 (医療機関) の間欠的投与, 高カルシウム血症 |
| 骨質改善 | 活性型ビタミン$D_3$製剤 | アルファロール, ワンアルファ | 高カルシウム血症 |
| | ビタミン$K_2$製剤 | グラケー | ワルファリンとの併用禁忌, 胃腸障害 |

1) 4週に1回の錠剤や点滴投与も開発されている。
2) 破骨細胞の分化と機能を調節するRANKL-RANKシグナル系を阻害することで破骨細胞の分化・活性化を抑制する。
3) 間欠的に注射で投与する。

(第20章 免疫・アレルギー疾患関連)

### 抗アレルギー薬

| 分 類 | 一般名 | 商品名 | 投薬上の注意または副作用 |
|---|---|---|---|
| 抗ヒスタミン薬 | フェキソフェナジン | アレグラ | 眠気の副作用は少ない |
| | エピナスチン | アレジオン | |
| | ロラタジン | クラリチン | 食後, 眠気の副作用は少ない |
| ステロイド外用薬 | プロピオン酸クロベタゾール | デルモベート | 外用薬ランク・I群 最も強い |
| | 酢酸ジフロラゾン | ジフラール | 外用薬ランク・I群 最も強い |
| | 酪酸プロピオン酸ベタメタゾン | アンテベート | 外用薬ランク・II群 より強い |
| | 吉草酸ベタメタゾン | リンデロンV | 外用薬ランク・III群 強い:成人身体 |
| | フルオシノロンアセトニド | フルコート | 外用薬ランク・III群 強い:成人身体 |
| | 酪酸ヒドロコルチゾン | ロコイド | 外用薬ランク・IV群 穏やか:子供身体 |
| | プレドニゾロン | プレドニゾロン | 外用薬ランク・V群 弱い:顔 |

## 332 付　表

（第22章　がん関連）
### 消化器抗悪性腫瘍薬

| 分　類 | 一般名 | 商品名 | 投薬上の注意または副作用 |
|---|---|---|---|
| 代謝拮抗薬 | フルオロウラシル | 5-FU | 食欲不振，吐き気，嘔吐，下痢，倦怠感，腸炎，口内炎，消化管潰瘍，骨髄抑制，間質性肺炎 |
| | テガフール・ギメラシル・オテラシルカリウム配合 | ティーエスワン（TS-1） | 下痢，口内炎，骨髄抑制，肝障害，脱水，腸炎，スティーブン・ジョンソン症候群 |
| | ゲムシタビン | ジェムザール | 食欲不振，吐き気，嘔吐，肝障害，発熱，（間質性肺炎） |
| 白金製剤 | シスプラチン | ランダ，ブリプラチン | 吐き気，嘔吐，食欲不振，脱毛，倦怠感，腎障害，骨髄抑制，貧血，出血傾向，難聴，視神経炎，しびれ感 |
| | オキサリプラチン | エルプラット | 吐き気，嘔吐，食欲不振，頭痛，末梢神経障害，感覚異常，知覚不全，腎障害，聴力障害，骨髄抑制 |
| | ミリプラチン | ミリプラ | 発熱，肝機能障害，黄疸，肝不全，肝・胆道障害，感染症，骨髄抑制，ショック，アナフィラキシー様症状，間質性肺炎，急性腎不全 |
| アントラサイクリン系 | エピルビシン | ファルモルビシン | 吐き気，嘔吐，骨髄抑制，脱毛，頻尿，排尿痛，血尿，心筋障害 |
| トポイソメラーゼ I 阻害薬 | イリノテカン | トポテシン，カンプト | 間質性肺炎，腸管麻痺，腎不全，肝障害，骨髄抑制，下痢，脱水，食欲不振，吐き気，嘔吐，口内炎 |
| 分子標的薬抗体 | ベバシズマブ | アバスチン | 高血圧，発疹，下痢，口内炎，間質性肺炎，腸穿孔 |
| | セツキシマブ | アービタックス | アナフィラキシー様反応，悪寒，発熱，発疹，かゆみ，発赤，気管支喘息類似の症状，低血圧，心不全，下痢 |
| 分子標的薬小分子 | イマチニブ | グリベック | 吐き気，嘔吐，発疹，下痢，関節痛，頭痛，不眠，体液貯留，血糖値上昇，肝障害，腎不全，骨髄抑制 |
| | スニチニブ | スーテント | 血小板減少，手足症候群，食欲不振，肝機能異常，疲労感，リンパ球減少 |
| | ソラフェニブ | ネクサバール | 手足症候群，下痢，吐き気，高血圧，肝機能障害，黄疸，脱毛 |

（第27章　乳幼児・小児の疾患関連）
### 腸疾患治療薬（乳糖不耐症による消化不良，下痢）

| 分　類 | 一般名 | 商品名 | 投薬上の注意または副作用 |
|---|---|---|---|
| 乳糖分解酵素薬 | β ガラクトシダーゼ（アスペルギルス） | ガランターゼ | ショック，発疹，便秘，嘔吐 |
| | β ガラクトシダーゼ（ペニシリウム） | ミルラクト | ショック，発疹，便秘，嘔吐 |

### 鎮吐薬

| 分　類 | 一般名 | 商品名 | 投薬上の注意または副作用 |
|---|---|---|---|
| ドパミン受容体拮抗薬 | ドンペリドン | ナウゼリン | ショック，アナフィラキシー様症状，錐体外路症状，意識障害，けいれん |
| バルビツール酸系薬 | フェノバルビタール | フェノバール | 皮膚粘膜眼症候群，剥脱性皮膚炎，中毒性表皮壊死融解症，紅皮症，過敏症症候群，依存性，呼吸抑制，顆粒球・血小板減少，肝障害 |

### アナフィラキシー補助治療剤（自己注射薬）

| 分　類 | 一般名 | 商品名 | 投薬上の注意または副作用 |
|---|---|---|---|
| カテコールアミン | アドレナリン | エピペン | インフォームドコンセント実施。肺水腫，呼吸困難，心停止 |

主な薬剤一覧　　*333*

## 副腎皮質ステロイド薬

| 分　類 | 一般名 | 商品名 | 投薬上の注意または副作用 |
|---|---|---|---|
| 副腎皮質ステロイド薬（主として全身投与用） | ヒドロコルチゾン | コートリル | 感染症，発育抑制，動脈硬化病変，副腎不全，消化管障害，糖尿病，精神神経障害 |
| | プレドニゾロン | プレドニン | 感染症，発育抑制，動脈硬化病変，副腎不全，消化管障害，糖尿病，精神神経障害 |
| 合成鉱質コルチコイド製剤 | フルドロコルチゾン酢酸エステル | フロリネフ | 感染症，発育抑制，動脈硬化病変，副腎不全，消化管障害，糖尿病，精神神経障害 |

## 免疫抑制薬

| 分　類 | 一般名 | 商品名 | 投薬上の注意または副作用 |
|---|---|---|---|
| カルシニューリン阻害薬 | シクロスポリン | サンディミュン，ネオーラル | 腎障害，肝障害，肝不全，感染症 |
| アルキル化薬 | シクロホスファミド水和物 | エンドキサン | 顆粒球減少症，出血性膀胱炎，無精子症，悪性腫瘍に注意。ショック，アナフィラキシー様症状，皮膚粘膜眼症候群，中毒性表皮壊死融解症，骨髄抑制 |

（第28章　妊産婦・授乳婦の疾患関連）

## 妊娠悪阻

| 分　類 | 一般名 | 商品名 | 投薬上の注意または副作用 |
|---|---|---|---|
| 制吐薬（ドパミン受容体拮抗薬） | メトクロプラミド | プリンペラン | 食前，長期連用で錐体外路症状が出現 |
| ビタミン製剤（ビタミン$B_6$） | ピリドキシン塩酸塩 | アデロキシン | 横紋筋融解症，過敏症，悪心，食欲不振 |

## 糖代謝異常合併妊娠

| 分　類 | 一般名 | 商品名 | 投薬上の注意または副作用 |
|---|---|---|---|
| インスリンアナログ製剤（超速効型） | インスリンアスパルト | ノボラピッド | 毎食直前，低血糖，多汗，振戦 |
| | インスリンリスプロ | ヒューマログ | 毎食直前，低血糖，多汗，振戦 |
| ヒトインスリン製剤（速効型） | 生合成ヒト中性インスリン | ノボリンR | 毎食前，低血糖，多汗，振戦 |
| | ヒトインスリン | ヒューマリンR | 毎食前，低血糖，多汗，振戦 |
| インスリンアナログ製剤（中間型） | 中間型インスリンリスプロ | ヒューマログN | 朝食直前，低血糖，多汗，振戦 |
| | ヒトイソフェンインスリン水性懸濁 | ノボリンN | 朝食前30分以内，低血糖，多汗，振戦 |
| インスリンアナログ製剤（持効型溶解） | インスリンデテミル | レベミル | 夕食前または就寝前，低血糖，多汗，振戦 |

## 妊娠高血圧症候群・子癇

| 分　類 | 一般名 | 商品名 | 投薬上の注意または副作用 |
|---|---|---|---|
| カルシウム拮抗薬 | ニフェジピン | アダラートL，アダラートCR | 妊娠20週未満禁忌，熱感，頭痛，胃腸障害，過敏症，AST・ALT・ALP上昇，腎障害 |
| | ニカルジピン塩酸塩 | ペルジピン | 静注のみ，低酸素血症，肝障害 |
| $\alpha\beta$遮断薬 | ラベタロール塩酸塩 | トランデート | 過敏症，頭痛，めまい，徐脈 |
| 中枢性交感神経抑制薬 | メチルドパ水和物 | アルドメット | 溶血性貧血，めまい，眠気，起立性低血圧，食欲不振，発疹 |
| 血管拡張薬 | ヒドララジン塩酸塩 | アプレゾリン | 肝障害，RBC・WBC減少，頭痛，眠気，頻脈，悪心・嘔吐 |

（第29章　高齢者の疾患関連）

## 失禁の治療薬

| 分　類 | 一般名 | 商品名 | 投薬上の注意または副作用 |
|---|---|---|---|
| 抗コリン薬 | フラボキサート | ブラダロン | 口渇，便秘，認知機能低下 |
| | オキシブチニン | ポラキス | |
| $\alpha$遮断薬 | プロピベリン | バップフォー | 起立性低血圧，たちくらみ，めまい |

# 付表 病態別主要経腸栄養剤等

| 病態別 | 栄養剤の区分 | 製品名 | 性状 | 標準濃度(kcal/mL) | たんぱく質(g) | 脂質(g) | 炭水化物(g) | 糖質(g) | 食物繊維(g) | ナトリウム(mg) | カリウム(mg) | リン(mg) | P | F | C | 備考 |
|---|---|---|---|---|---|---|---|---|---|---|---|---|---|---|---|---|
| 消化管疾患 | 医 | エレンタール | 成分 | 粉末 | 1.0 | 4.4* | 0.17 | 21.1 | 21.1 | — | 86.7 | 72.5 | 40.5 | 17.6 | 1.5 | 80.9 | *遊離アミノ酸として |
| | 医 | エレンタールP(乳幼児用) | 成分 | 粉末 | 1.0 | 3.1* | 0.9 | 19.9 | 19.9 | — | 92.8 | 158.7 | 84.4 | 12.4 | 8.1 | 79.5 | *遊離アミノ酸として |
| | 医 | ツインラインNF | 消化態 | | 1.0 | 4.05 | 2.78 | 14.68 | 14.68 | — | 69 | 118 | 53 | 16.2 | 25.0 | 58.8 | |
| | | エンテミールR | 消化態 | 粉末 | 1.0 | 3.75 | 1.5 | 18.0 | 18.0 | — | 120 | 105 | 50 | 15.0 | 13.5 | 71.5 | |
| | | ペプチーノ | 消化態 | | 1.0 | 3.6 | 0 | 21.4 | 21.4 | — | 70 | 77 | 40 | 14.4 | 0.0 | 85.6 | |
| | | ペプタメンAF | 消化態 | | 1.5 | 6.3 | 4.4 | 8.8 | 8.8 | — | 80 | 155 | 57 | 25 | 40 | 35 | |
| | | ペプタメン スタンダード | 消化態 | | 1.5 | 3.5 | 3.5 | 12.5 | 12.5 | — | 110 | 100 | 57 | 14 | 36 | 50 | |
| | | ハイネ イーゲル | 消化態 | | 0.8 | 4.0 | 2.2 | 16.76 | 15.38 | 1.38 | 166.3 | 156.3 | 82.5 | 16 | 20 | 64 | |
| 肝不全 | 医 | ヘパンED配合内用剤 | 成分 | 粉末 | 1.0 | 3.6* | 0.9 | 19.9 | 19.9 | — | 59.3 | 70.4 | 60.9 | 14 | 8 | 78 | BCAA1,763mg *遊離アミノ酸として |
| | 医 | アミノレバンEN配合散 | 成分 | 粉末 | 1.0 | 6.4 | 1.7 | 14.8 | 14.8 | — | 19.9 | 84.0 | 39.9 | 26 | 15 | 59 | BCAA2,780mg |
| | | ヘパス | 半消化態 | | 1.6 | 3.25 | 3.35 | 16.6 | 14.1 | 2.5 | 69 | 26.5 | 32.5 | 13 | 30 | 57 | BCAA1,750mg |
| 腎不全 | | リーナレンLP | 半消化態 | | 1.6 | 1.0 | 2.8 | 18.5 | 17.5 | 1.0 | 30 | 30 | 20 | 4 | 25 | 71 | |
| | | リーナレンMP | 半消化態 | | 1.6 | 3.5 | 2.8 | 16.0 | 15.0 | 1.0 | 60 | 30 | 35 | 14 | 25 | 61 | |
| | | リーナレンD | 半消化態 | | 1.6 | 3.5 | 2.8 | 16.4 | 14.9 | 1.5 | 99 | 60 | 50 | 14 | 25 | 61 | |
| | | レナプラス | 半消化態 | | 1.6 | 0.36 | 4.4 | 15.9 | 14.4 | 1.5 | 30 | 10 | 10 | 1.4 | 39.6 | 59 | |
| | | レナジー bit | 半消化態 | | 1.2 | 0.6 | 2.8 | 20.8 | 18.1 | 2.7 | 30 | 0~6.7 | 3.3~10 | 2.4 | 25 | 72.6 | |
| | | レナジー U | 半消化態 | | 1.5 | 3.25 | 2.8 | 16.9 | 15.2 | 1.7 | 115 | 78 | 40 | 13 | 25 | 62 | |
| | | レナウェルA | 半消化態 | | 1.6 | 0.38 | 4.5 | 16.2 | 14.7 | 1.5 | 30 | 10 | 10 | 1.5 | 40 | 58.5 | |
| | | レナウェル3 | 半消化態 | | 1.6 | 1.5 | 4.5 | 15.0 | 13.5 | 1.5 | 30 | 10 | 10 | 6 | 40 | 54 | |
| 糖尿病 | | ディムベスト | 半消化態 | | 1.0 | 4.5 | 3.9 | 12.6 | 11.2 | 1.4 | 160 | 153 | 56 | 18 | 35 | 47 | |
| | | インスロー | 半消化態 | | 1.0 | 5.0 | 3.3 | 13.9 | 12.4 | 1.5 | 70 | 80 | 80 | 20 | 29.7 | 50.3 | |
| | | ディムス | 半消化態 | | 1.0 | 4.0 | 2.8 | 16.7 | 14.3 | 2.4 | 85 | 75 | 70 | 16 | 25 | 59 | |
| | | タピオンα | 半消化態 | | 1.0 | 4.5 | 4.5 | 12.8 | 11.0 | 1.8 | 100 | 120 | 60 | 16 | 40.5 | 43.5 | |
| | | グルセルナEx | 半消化態 | | 1.0 | 4.2 | 5.56 | 8.0 | 6.6 | 1.4 | 93.2 | 156 | 70 | 16.9 | 50.7 | 32.4 | |
| | | アイソカル・アルジネードTF | 半消化態 | | 1.0 | 3.6 | 4.5 | 13.1 | 10.5 | 2.6 | 75 | 75 | 65 | 14.4 | 40.5 | 45.1 | |
| | | リソース グルコパル | 半消化態 | | 1.28 | 5.0 | 3.3 | 13.4 | 12.1 | 1.3 | 75 | 125 | 78 | 20 | 30 | 50 | |
| | | グルモチア Ex | 半消化態 | | 1.5 | 4.16 | 6.13 | 7.04 | 7.04 | — | 86.66 | 116 | 64 | 16.8 | 54.8 | 28.4 | |
| | | ライフロン QL | 半消化態 | | 1.6 | 4.9 | 4.9 | 10.0 | 9.5 | 0.5 | 120 | 76.1 | 61.5 | 16 | 44 | 40 | |
| 呼吸器疾患 | | オキシーバ | 半消化態 | | 1.5 | 4.16 | 6.24 | 7.07 | 7.07 | — | 87.46 | 130.66 | 66.66 | 16.7 | 55.1 | 28.2 | 免疫調整に分類される場合もある |
| オンコロジー | | プロシュア | 半消化態 | | 1.25 | 5.33 | 2.03 | 15.56 | 15.56 | 0.77 | 120 | 160 | 84 | 21.3 | 18.3 | 60.4 | |
| | | メイン | 半消化態 | | 1.2 | 5.0 | 2.8 | 14.5 | 13.3 | 1.2 | 70 | 80 | 70 | 20 | 25 | 55 | |
| 免疫調整 | | アノム | 半消化態 | | 1.0 | 5.0 | 2.8 | 14.0 | 13.5 | 0.5 | 130 | 136 | 88 | 20 | 25 | 55 | |
| | | インパクト | 半消化態 | | 約1.01* | 5.6 | 2.8 | 13.4 | 13.4 | — | 110 | 133 | 53 | 22.1 | 24.9 | 53.0 | *253kcal/250mL |
| | | イムンα | 半消化態 | | 1.25 | 5.20 | 3.04 | 13.7 | 13.2 | 0.5 | 96 | 104 | 70 | 20.8 | 27.4 | 51.8 | |

注：医：医薬品。その他は食品、タイプまたは食品

| | 製品名 | 容量 | 性状 | エネルギー(kcal) | たんぱく質(g) | 脂質(g) | 炭水化物(g) | 糖質(g) | 食物繊維(g) | ナトリウム(mg) | カリウム(mg) | リン(mg) | 鉄(mg) | 亜鉛(mg) | 銅(mg) | 備考 |
|---|---|---|---|---|---|---|---|---|---|---|---|---|---|---|---|---|
| その他 ビタミン・微量元素等 | アイ・クレスα | 125mL | | 80 | 1.0 | 0 | 21.2 | 21.2 | — | 30 | 90 | 30 | 5.0 | 12 | 0 | |
| | テゾン(アップル風味) | 125mL | | 20 | 0 | 0 | 4.8 | 4.5 | 0.3 | 0~63 | 42.4 | 3.1 | 2.5 | 4.0 | 0.3 | |
| 強化 | アイソカル・アルジネード | 125mL | | 100 | 5.0* | 0 | 20.0 | 20.0 | — | 55 | 30 | 630 | 7.0 | 10.0 | 1.0 | *アルギニン2,500mgを含む |
| | アバンド | 24g | 粉末 | 79 | 0* | 0 | 7.9 | 7.9 | — | 0 | 0 | 0 | | 0 | | *L-グルタミン7g,β-HMB1.2g配合 |
| 食物繊維 | サンファイバー | 6g | 粉末 | 12.4kcal | 0~0.06 | 0 | 5.6 | 0.53 | 5.1 | 3~9 | 15.6 | 3.6 | | | | 水溶性食物繊維 |
| 経口補水液 | OS-1 | 500mL | | 50 | 0 | 0 | 12.5 | 12.5 | — | 575 | 390 | 31 | | | | |

## 付表　主要臨床検査基準値

### Ⅰ．血液学的検査

#### 1．赤血球系

| 検査項目 | 試料 | 基準値と注意点 |
|---|---|---|
| 赤血球数（RBC） | 全血 | 男性：420-554×10⁴/μL |
| | | 女性：384-488×10⁴/μL |
| ヘモグロビン量（Hb） | 全血 | 男性：13.8-16.6 g/dL |
| | | 女性：11.3-15.5 g/dL |
| ヘマトクリット値（Ht） | 全血 | 男性：40.2-49.4% |
| | | 女性：34.4-45.6% |
| 平均赤血球恒数 | 全血 | |
| 　MCV | | 男性：82.7-101.6 fL |
| | | 女性：79.0-100.0 fL |
| 　MCH | | 男性：28.0-34.6 pg |
| | | 女性：26.3-34.3 pg |
| 　MCHC | | 男性：31.6-36.6 g/dL |
| | | 女性：30.7-36.6 g/dL |
| 網赤血球（Ret） | 全血 | 0.5-2.0% |

#### 2．白血球系

| 検査項目 | 試料 | 基準値と注意点 |
|---|---|---|
| 白血球数（WBC） | 全血 | 3,500-9,200/μL |
| 白血球百分率 | 全血 | |
| 　好中球 | | 40.0-60.0% |
| 　好酸球 | | 2.0-4.0% |
| 　好塩基球 | | 0-2.0% |
| 　リンパ球 | | 26.0-40.0% |
| 　単球 | | 3.0-6.0% |

#### 3．止血・血栓系

| 検査項目 | 試料 | 基準値と注意点 |
|---|---|---|
| 血小板数（Plt） | 全血 | 15.5-36.5×10⁴/μL |
| 血小板凝集能 | 多血小板血漿 | たとえば，2-5 μg/mL コラーゲン刺激で40-80% |
| 出血時間 | | 1-3分（Duke法），3-10分（Simplate法） |
| プロトロンビン時間（PT） | 血漿（クエン酸血漿） | |
| 　凝固時間 | | 11-13秒 |
| 　INR | | 0.9-1.1 |
| 　PT比 | | 0.85-1.15 |
| 　PT活性 | | 70%以上 |
| 活性化部分トロンボプラスチン時間（APTT） | 血漿（クエン酸血漿） | 27-37秒 |
| フィブリノゲン | 血漿（クエン酸血漿） | 160-350 mg/dL |
| トロンボテスト（TT） | 血漿・全血（クエン酸加） | 70-130% |
| ヘパプラスチンテスト（HPT） | 血漿・全血（クエン酸加） | 70-130% |
| アンチトロンビン（AT） | 血漿（クエン酸血漿） | 80-130% |
| フィブリン・フィブリノゲン分解産物（FDP） | 血清 | 5 μm/mL以下 |

#### 4．全血液

| 検査項目 | 試料 | 基準値と注意点 |
|---|---|---|
| 赤沈（赤血球沈降速度，ESR） | クエン酸加全血 | 成人男性：3-10mm/時以下 |
| | | 成人女性：4-15mm/時以下 |

### Ⅱ．血液生化学検査

#### 1．糖質および関連物質

| 検査項目 | 試料 | 基準値と注意点 |
|---|---|---|
| グルコース（ブドウ糖）（glu） | 全血・血漿 | 70-109mg/dL（空腹時，静脈血漿）　全血で測定すると血漿の測定値より低くなる |
| ケトン体 | 血清 | |
| 　総ケトン体 | | 120 μM以下 |
| 　アセト酢酸 | | 68 μM以下 |
| 　βヒドロキシ酪酸 | | 74 μM以下 |

#### 2．脂質および関連物質

| 検査項目 | 試料 | 基準値と注意点 |
|---|---|---|
| トリグリセリド（中性脂肪）（TG） | 血清 | 50-150mg/dL 食後高値を示す。日差変動が大きい |
| 遊離脂肪酸（FFA） | 血清 | 100-800 μEq/L 生理的変動が大きい |
| 総コレステロール（TC） | 血清 | 130-220mg/dL 20歳以降，加齢に伴い徐々に増加。特に女性は更年期以降急速に増加 |
| HDLコレステロール（HDL-C） | 血清 | 40-65mg/dL 女性は男性より高値 |
| LDLコレステロール（LDL-C） | 血清 | 70-139mg/dL 20歳以降，加齢に伴い徐々に増加。特に女性は更年期以降急速に増加 |

#### 3．タンパク質および窒素化合物

| 検査項目 | 試料 | 基準値と注意点 |
|---|---|---|
| 総タンパク（TP） | 血清 | 6.3-7.8g/dL 臥位よりも立位で高値。運動で高値 |
| アルブミン（Alb） | 血清 | 3.9-4.9g/dL 臥位よりも立位で高値。運動で高値。脱水で高値 |
| アルブミン/グロブリン比（A/G比） | 血清 | 1.2-2 |
| タンパク分画 | 血清 | |
| 　アルブミン（Alb） | | 60.5-73.2% |
| 　α₁グロブリン | | 1.7-2.9% |
| 　α₂グロブリン | | 5.3-8.8% |
| 　βグロブリン | | 6.4-10.4% |
| 　γグロブリン | | 11-21.1% |
| トランスサイレチン（プレアルブミン）（TTR） | 血清 | 21-43mg/dL 女性は男性より高い傾向を示す |
| トランスフェリン（Tf） | 血清 | 202-386mg/dL |
| レチノール結合タンパク（RBP） | 血清 | 男性：3.4-7.7mg/dL 女性：2.2-6mg/dL |
| 血中尿素窒素（BUN） | 血清 | 9-12mg/dL 男性は女性より10-20%高値。強度の運動で上昇 |
| 尿酸（UA） | 血清 | 男性：3-7.2mg/dL 女性：2.1-6mg/dL 絶食，脱水，強い運動で高値 |
| クレアチニン（Cr） | 血清 | 男性：0.6-1.2mg/dL 女性：0.4-0.9mg/dL 筋肉量に比例する |
| アンモニア（NH₃） | 全血 | 40-80 μg/dL 高タンパク食や強度の運動で上昇 |

#### 4．電解質・無機質

| 検査項目 | 試料 | 基準値と注意点 |
|---|---|---|
| ナトリウム（Na） | 血清 | 135-149mEq/L |
| カリウム（K） | 血清 | 3.5-4.9mEq/L |

| | | |
|---|---|---|
| クロール（Cl） | 血清 | 96-108mEq/L |
| カルシウム（Ca） | 血清 | 8.5-10.5mg/dL |
| | | （4.2-5.2mEq/L） |
| | | 補正血清Ca値＝Ca実測値＋ |
| | | （4－血清アルブミン） |
| マグネシウム（Mg） | 血清 | 1.8-2.4mg/dL |
| | | （1.5-2mEq/L） |
| 無機リン（IP） | 血清 | 2.5-4.5mg/dL |
| 動脈血ガス・酸塩基平衡 | | |
| 　炭酸水素イオン | 血漿 | 22-26mEq/L |
| 　$Paco_2$ | 動脈血 | 35-45Torr（加齢に伴い上昇） |
| 　$Pao_2$ | 動脈血 | 80-100Torr（加齢に伴い上昇） |
| 　pH | 動脈血 | 7.38-7.42 |
| 浸透圧 | 血清 | 275-295mOsm/kgH$_2$O |
| 鉄（Fe） | 血清 | 男性：64-187μg/dL |
| | | 女性：40-162μg/dL |
| 総鉄結合能（TIBC） | 血清 | 男性：238-367μg/dL |
| | | 女性：246-396μg/dL |
| 不飽和鉄結合能（UIBC） | 血清 | 男性：117-275μg/dL |
| | | 女性：159-307μg/dL |
| フェリチン | 血清 | 男性：15-220ng/dL |
| | | 女性：10-80ng/dL |
| 亜鉛（Zn） | 血清 | 80-160μg/dL食後に低下 |

## 5. 酵素

| | | |
|---|---|---|
| AST（GOT） | 血清 | 11-40U/L |
| | | 激しい運動で上昇 |
| ALT（GPT） | 血清 | 6-43U/L |
| アミラーゼ（AMY） | 血清 | 60-200U/L |
| γGTP（γGT） | 血清 | 成人男性：10-50U/L |
| | | 成人女性：9-32U/L |
| クレアチンキナーゼ（CK | 血清 | 男性：57-197U/L |
| またはCPK） | | 女性：32-180U/L |
| | | 激しい運動，筋肉注射で上昇 |
| CKアイソザイム | | CK-MM（骨格筋由来）：88-96% |
| | | CK-MB（心筋由来）：1-4% |
| | | CK-BB（脳・平滑筋由来）：1%未満 |
| コリンエステラーゼ | 血清 | 男性：322-762U/L |
| （ChE） | | 女性：248-663U/L |
| 乳酸脱水素酵素 | 血清 | 200-400U/L |
| （LDH, LD） | | 溶血により高値。運動，筋肉注 |
| | | 射により上昇することがある |
| アルカリホスファターゼ | 血清 | 80-260U/L |
| （ALP） | | 成長期，妊娠後期に上昇する |
| 前立腺ACP（PAP） | 血清 | 3ng/mL以下 |
| リパーゼ | 血清 | 36-161U/L |

## 6. ビリルビン

| | | |
|---|---|---|
| 総ビリルビン（T-Bil） | 血清 | 0.2-1.2mg/dL |
| 直接ビリルビン | 血清 | 0-0.4mg/dL |
| 間接ビリルビン | 血清 | 0-0.8mg/dL |

## 7. ビタミン

| | | |
|---|---|---|
| ビタミンA | 血清 | レチノール：30-80μg/dL |
| ビタミンB$_1$ | 全血 | 25-75ng/mL |
| ビタミンB$_2$ | 全血 | 58-110ng/mL |
| ビタミンB$_6$ | 血清 | ピリドキシン換算：4-17ng/mL |
| | | ピリドキサールリン酸換算： |
| | | 6-25ng/mL |
| ビタミンB$_{12}$ | 血清 | 260-1,050pg/mL |

| | | |
|---|---|---|
| ビタミンC | 血清 | 0.55-1.5mg/dL |
| パントテン酸 | 血清 | 0.2-1.8μg/mL |
| ナイアシン | 全血 | 285-710μg/mL |
| ビタミンE | 血清 | 0.58-1.8mg/dL |
| 葉酸 | 血清 | 4.8-12ng/mL |

### Ⅲ. 肝機能検査

| 検査項目 | 試料 | 基準値と注意点 |
|---|---|---|
| チモール混濁試験（TTT） | 血清 | 0.5-6.5U |
| 硫酸亜鉛混濁試験（ZTT） | 血清 | 2.3-12U |
| ブロムスルホタレイン | 血清 | 5%以下（45分値） |
| （BSP）試験 | | |
| インドシアニングリーン | 血清 | 10%以下（15分停滞率） |
| （ICG）試験 | | 0.168-0.206（血中消失率） |

### Ⅳ. 腎機能検査

| 検査項目 | 試料 | 基準値と注意点 |
|---|---|---|
| 糸球体濾過量（GFR） | 血清・尿 | 男性：129±26mL/分 |
| | | 女性：97±13mL/分 |
| クレアチニンクリアランス（Ccr） | 血清・尿 | 91-130mL/分 |
| PSP試験 | 尿 | 25-50% |
| Fishberg濃縮試験 | 尿 | 尿比重：1.022以上 |
| | | 尿浸透圧：850mOsm/kg以上 |

### Ⅴ. 内分泌機能検査

#### 1. 下垂体機能

| 検査項目 | 試料 | 基準値と注意点 |
|---|---|---|
| 副腎皮質刺激ホルモン（ACTH） | 血漿 | 9-52pg/mL |
| 甲状腺刺激ホルモン（TSH） | 血清 | 0.34-3.5μU/mL |
| 成長ホルモン（GH） | 血清 | 男性：0.17ng/mL以下 |
| | | 女性：0.28-1.64ng/mL |
| 卵胞刺激ホルモン（FSH） | 血清 | 男性：成年期4-15mIU/mL |
| | | 女性：卵胞期初期4-10mIU/mL |
| | | 排卵期ピーク16-23mIU/mL |
| | | 黄体期4-7mIU/mL |
| | | 妊娠時1mIU/mL以下 |
| | | 閉経後15mIU/mL以上 |
| 黄体形成ホルモン（LH） | 血清 | 男性：成年期1.5-55mIU/mL |
| | | 女性：卵胞期初期1.5-5mIU/mL |
| | | 排卵期ピーク10-50mIU/mL |
| | | 黄体期1-3mIU/mL |
| | | 妊娠時0.2mIU/mL以下 |
| | | 閉経後15mIU/mL以上 |
| プロラクチン（PRL） | 血清 | 女性：30-65ng/mL |
| | | 男性：15-30ng/mL |
| 抗利尿ホルモン（ADH） | 血漿 | 0.3-3.5pg/mL |

#### 2. 甲状腺機能

| 検査項目 | 試料 | 基準値と注意点 |
|---|---|---|
| 遊離トリヨードサイロニン（FT$_3$） | 血清 | 2.5-4.5pg/mL |
| 遊離サイロキシン（FT$_4$） | 血清 | 0.7-1.7ng/dL |
| 抗サイログロブリン抗体（TgAb） | 血清 | 0.3U/mL以下 |
| 抗甲状腺ペルオキシダーゼ | 血清 | 0.3U/mL以下 |
| 抗体（TPOAb） | | |
| TSH受容体抗体（TRAb, TBⅡ） | 血清 | 10%以下 |

## 3. 副甲状腺機能

| | | |
|---|---|---|
| 副甲状腺ホルモン (PTH)（intact） | 血漿 | 15-50 pg/mL |
| カルシトニン（CT） | 血清 | 25-50 pg/mL |

## 4. 膵内分泌機能

| | | |
|---|---|---|
| 血糖 | | 「Ⅱ．血液生化学検査」を参照 |
| 75g経口ブドウ糖負荷試験(OGTT)<br>　2時間値 | 全血・血漿 | 140 mg/dL 未満（静脈血漿） |
| インスリン（IRI） | 血漿 | 5-15 μU/mL（空腹時） |
| ヘモグロビンA1c（HbA1c） | 全血 | 4.6-6.2%（NGSP値） |
| グリコアルブミン（GA） | 血清または血漿 | 11-16% |
| C-ペプチド（CPR） | 血清 | 1.2-2 ng/mL<br>空腹時 1.7 ± 0.1 ng/mL |
| 抗GAD抗体 | 血清 | 陰性 |

## 5. 副腎皮質機能

| | | |
|---|---|---|
| コルチゾール | 血清 | 2.7-15.5 μg/dL |
| アルドステロン | 血清 | 安静臥位 30-160 pg/mL |

## 6. 性腺機能

| | | |
|---|---|---|
| エストラジオール（E₂） | 血清 | 妊婦：前期（10-20週）0.05-15 ng/mL<br>　　　中期（21-30週）6-29 ng/mL<br>　　　後期（30-42週）9-40 ng/mL<br>非妊婦：卵胞期前期 11-82 pg/mL<br>　　　　卵胞期後期 52-230 pg/mL<br>　　　　排卵期 120-390 pg/mL<br>　　　　黄体期 9-230 pg/mL<br>男性：20-50 pg/mL |
| テストステロン | 血漿 | 男性：250-1,000 ng/dL<br>女性：10-60 ng/dL |

## Ⅵ. 血清学的検査

| 検査項目 | 試料 | 基準値と注意点 |
|---|---|---|
| C反応性タンパク（CRP） | 血清 | 成人 0.3 mg/dL 以下 |
| 抗ストレプトリジンO<br>抗体（ASO値） | 血清 | 成人：160 IU/mL 以下<br>小児：250 IU/mL 以下 |
| 梅毒血清反応（STS）<br>　CL抗原法<br>　TP抗原法 | 血清 | <br>陰性（ガラス板法，RPR）<br>陰性（TPHA，TPLA，FTA-ABS） |
| リウマトイド因子（RF） | 血清 | 陰性 |
| LEテスト | 血清 | 陰性 |
| 抗核抗体（ANA） | 血清 | 陰性（40倍未満） |
| 抗DNA抗体 | 血清 | PHA法：陰性（80倍未満）<br>RIA法：7 IU/mL 以下 |
| 直接Coombs試験 | 血液 | 陰性 |
| 間接Coombs試験 | 血清 | 陰性 |
| A型肝炎ウイルス（HAV） | 血清 | HA抗体：陰性 |
| HBs抗原 | 血清 | PA：陰性（8倍未満）<br>RIA：陰性（0.9以下） |
| HBs抗体 | 血清 | PA：陰性（4倍未満）<br>RIA：陰性（0.9以下） |
| HBe抗原 | 血清 | RPHA：陰性（4倍未満）<br>RIA：陰性（0.9以下） |
| HBe抗体 | 血清 | HI：陰性（4倍未満）<br>RIA：陰性（29%以下） |
| HBc抗体 | 血清 | PHA：陰性（64倍未満）<br>RIA：陰性（29%以下） |
| HCV抗体 | 血清 | 陰性 |
| HIV抗体 | 血清 | 陰性 |
| HTLV-Ⅰ抗体 | 血清 | 陰性 |
| IgG | 血清 | 739-1,649 mg/dL |
| IgA | 血清 | 107-363 mg/dL |
| IgM | 血清 | 46-260 mg/dL |
| IgD | 血清 | 2-12 mg/dL |
| IgE | 血清 | RIST：250 IU/mL 以下<br>RAST：0.34 PRU/mL 以下 |
| 補体価（CH₅₀） | 血清 | 33-48 U/mL |
| T細胞・B細胞百分率 | 全血 | T細胞百分率：60-83%<br>B細胞百分率：5-17% |

## Ⅶ. 腫瘍マーカー検査

| 検査項目 | 試料 | 基準値と注意点 |
|---|---|---|
| 癌胎児性抗原（CEA） | 血清 | IRMA：2.5 ng/mL 以下<br>CLIA：5 ng/mL 以下 |
| αフェトプロテイン（AFP） | 血清 | 10 ng/mL 以下 |
| PIVKA-Ⅱ | 血漿・血清 | 40 mAU/mL 以下 |
| CA19-9 | 血清 | 37 U/mL 以下 |
| CA125 | 血清 | 男性，閉経後の女性：25 U/mL 以下<br>閉経前の女性：40 U/mL 以下 |

## Ⅷ. 尿検査

| 検査項目 | 試料 | 基準値と注意点 |
|---|---|---|
| 尿量 | 尿 | 800-1,600 mL／日 |
| 尿比重 | 尿 | 通常：1.015-1.025<br>水制限時：1.030-1.035<br>水負荷時：1.001-1.005 |
| 潜血反応 | 尿 | 陰性 |
| アセトン体（ケトン体） | 尿 | 陰性 |
| 尿タンパク | 尿 | 定性：陰性<br>定量：0.044-0.295 g／日 |
| 微量アルブミン | 尿 | 随時尿：30 mg/L 未満，27 mg/g クレアチニン未満 |
| 尿糖 | 尿 | 定性：陰性（感度 0.1 g/dL 未満）<br>定量：0.029-0.257 g／日 |
| pH | 尿 | 4.6-7.8 |
| 浸透圧 | 尿 | 100-1,300 mOsm/kgH₂O |
| ビリルビン | 尿 | － （感度 0.8 mg/dL） |
| ウロビリノゲン | 尿 | ±～＋ |
| クレアチニン | 尿 | 成人男性：1.1-1.9 g／日<br>成人女性：0.5-1.6 g／日 |
| 沈殿渣 | | |
| 　赤血球数 | 尿 | 1個1視野以内 |
| 　白血球数 | 尿 | 1-3個1視野以内 |
| 　上皮数 | 尿 | 1個10視野以下 |
| 　硝子円柱数 | 尿 | 1-2個全視野以内 |
| 　細菌，真菌，原虫 | 尿 | |

＊下線は基本的項目を示す。

（矢冨　裕：矢崎義雄総編集：『内科学（第10版）』，朝倉書店，付，pp.3-18（2013）より一部改変し，許可を得て掲載）

## 付表　略語一覧

| | | |
|---|---|---|
| AAA | aromatic amino acid 芳香族アミノ酸 | |
| ABI | ankle brachial index 足関節上腕血圧比 | |
| AC | arm circumference 上腕周囲長 | |
| ACE | angiotensin converting enzyme アンジオテンシン変換酵素 | |
| ACTH | adrenocorticotropic hormone 副腎皮質刺激ホルモン | |
| ADH | antidiuretic hormone バソプレシン，抗利尿ホルモン | |
| ADH | alcohol dehydrogenase アルコール脱水素酵素 | |
| ADL | activities of daily living 日常生活動作 | |
| AF | active factor 活動係数 | |
| AGN | acute glomerulonephritis 急性糸球体腎炎 | |
| AIDS | aquired immunodeficiency syndrome 後天性免疫不全症候群 | |
| AKI | acute kidney injury 急性腎障害 | |
| Alb | albumin アルブミン | |
| ALDH | aldehyde dehydrogenase アルデヒド脱水素酵素 | |
| ALL | acute lymphoid leukemia 急性リンパ性白血病 | |
| ALP | alkaline phosphatase アルカリホスファターゼ | |
| ALS | amyotrophic lateral sclerosis 筋萎縮性側索硬化症 | |
| ALT | alanine aminotransferase アラニン・アミノ基転移酵素 | |
| AMA | arm muscle area 上腕筋面積 | |
| AMC | arm muscle circumference 上腕筋囲 | |
| AML | acute myelogenous leukemia 急性骨髄性白血病 | |
| AN | anorexia nervosa 神経性やせ症 | |
| ANP | atrial natriuretic peptide 心房性ナトリウム利尿ペプチド | |
| APD | automated peritoneal dialysis 自動腹膜透析 | |
| APTT | activated partial thromboplastin time 活性化部分トロンボプラスチン時間 | |
| ARB | angiotensin Ⅱ receptor blocker アンジオテンシンⅡ受容体拮抗薬 | |
| ASK | anti-streptokinase antibody 抗ストレプトキナーゼ抗体 | |
| ASO | anti-streptolysin O antibody 抗ストレプトリジンO抗体 | |
| ASPEN | American Society for Parenteral and Enternal Nutrition アメリカ静脈経腸栄養学会 | |
| AST | aspartate aminotransferase アスパラギン酸アミノ基転移酵素 | |
| BAP | bone specific alkaline phosphatase 骨型ALP | |
| baPWV | brachial-ankle pulse wave velocity 上腕足首脈波伝幡速度 | |
| BBS | buried bumper syndrome バンパー埋没症候群 | |
| BCAA | branched chain amino acid 分岐鎖アミノ酸 | |
| BEE | basal energy expenditure 基礎代謝量 | |
| BI | burn index 熱傷指数 | |
| BIA | bio-electrical impedance analysis 生体電気インピーダンス法 | |
| BMC | bone mineral content 骨塩量 | |
| BMI | body mass index 体格指数 | |
| BN | bulimia nervosa 神経性大食症 | |
| BNP | brain natriuretic peptide 脳性ナトリウム利尿ペプチド | |
| BP | blood pressure 血圧 | |
| BUN | blood urea nitrogen 血中尿素窒素 | |
| BW | body weight 体重 | |
| CAPD | continuous ambulatory peritoneal dialysis 連続携行式腹膜透析 | |
| CARS | compensated anti-inflammatory response syndrome 代償性抗炎症反応症候群 | |
| CAVI | cardio ankle vascular index 心臓足首血管指数 | |
| CC | calf circumference 下腿周囲長 | |
| CCU | coronary care unit 冠疾患集中治療室 | |
| CD | Crohn's disease クローン病 | |
| CGN | chronic glomerulonephritis 慢性糸球体腎炎 | |
| CHI | creatinine height index クレアチニン身長係数 | |
| CIWL | cancer-induced weight loss がん誘発性体重減少 | |
| CK | creatine kinase クレアチンキナーゼ | |
| CKD | chronic kidney disease 慢性腎臓病 | |
| CLL | chronic lymphoid leukemia 慢性リンパ性白血病 | |
| CML | chronic myelogenous leukemia 慢性骨髄性白血病 | |
| COPD | chronic obstructive pulmonary disease 慢性閉塞性肺疾患 | |
| CPK | creatine phosphokinase クレアチンホスホキナーゼ | |
| CPN | central parenteral nutrition 中心静脈栄養 | |
| Cr | serum creatinine クレアチニン | |
| CRH | corticotropin releasing hormone 副腎皮質刺激ホルモン放出ホルモン | |
| CRP | C-reactive protein C反応性タンパク | |
| CSII | continuous subcutaneous insulin infusion 持続皮下インスリン注入療法 | |
| CT | computerized tomography コンピュータ断層撮影 | |
| CVC | central venous catheter 中心静脈カテーテル | |
| CVD | cardiovascular disease 心血管疾患 | |
| CYP | cytochromeP-450　シトクロムP-450 | |
| DHA | docosahexaenoic acid ドコサヘキサエン酸 | |
| DIC | disseminated intravascular coagulatin 播種性血管内凝固症候群 | |
| DKD | diabetic kidney disease 糖尿病性腎臓病 | |
| DL | dyslipidemia 脂質異常症 | |
| DM | diabetes mellitus 糖尿病 | |
| DNA | deoxyribonucleic acid デオキシリボ核酸 | |
| DPP-4 | dipeptidyl-peptidase 4 ジペプチジルペプチダーゼ4 | |
| DSM | Diagnostic and Statistical Manual of Mental Disorders 精神疾患の分類と診断の手引き（米国） | |
| Dx | diagnostic plan 診断計画 | |
| DXA | dual energy X-ray absorptiometry 二重エネルギーX線吸収測定法 | |
| EAA | essential amino acid 必須アミノ酸 | |
| ED | elemental diet 成分栄養剤 | |
| EER | estimated energy requirement 推定エネルギー必要量 | |
| EG | esophageal-gastrostomy 食道胃瘻 | |
| EMR | endoscopic mucosal resection　内視鏡的粘膜切除術 | |
| EN | enteral nutrition 経腸栄養法 | |
| EPA | eicosapentaenoic acid エイコサペンタエン酸 | |
| ERCP | endoscopic retrograde cholangiopancreatography 内視鏡的逆行性胆管膵管造影検査 | |
| ESD | endoscopic submucosal dissection 内視鏡的粘膜下層剥離術 | |
| ESPEN | The European Society for Clinical Nutrition and Metabolism 欧州静脈経腸栄養学会 | |

| | | | | |
|---|---|---|---|---|
| Ex | educational plan 教育計画 | | IDL | intermediate density lipoprotein 中間比重リポタンパク |
| FBS | fasting blood sugar 早朝空腹時血糖 | | IED | immune-enhancing diet 免疫増強栄養剤 |
| FEV$_1$ | forced expiratory volume in 1 second 1秒量 | | IFG | impaired fasting glycemia 空腹時血糖異常 |
| FFA | free fatty acid 遊離脂肪酸 | | IFN | interferon インターフェロン |
| FFQ | food frequency questionnaire 食物摂取頻度調査法 | | Ig | immunogloblin 免疫グロブリン |
| FGR | fetal growth restriction 胎児発育不全 | | IGF | insulin-like growth factor インスリン成長様因子 |
| FM | fat mass 脂肪量 | | IGT | impaired glucose tolerance 耐糖能異常 |
| FSH | follicle stimulating hormone 卵胞刺激ホルモン | | IL | interleukin インターロイキン |
| FT | food test 食物テスト | | ITP | idiopathic thrombocytopenic purpura 特発性血小板減少性紫斑病 |
| FVC | forced vital capacity 努力肺活量 | | | |
| GAD | glutamic acid decarboxylase グルタミン酸脱炭酸酵素 | | JARD | Japanese anthropometric reference data 日本人の身体計測基準値 |
| GCS | Glasgow coma scale グラスゴー・コーマ・スケール | | JCS | Japan coma scale ジャパン・コーマ・スケール |
| GDM | gestational diabetes mellitus 妊娠糖尿病 | | LBM | lean body mass 除脂肪組織, 除脂肪体重 |
| GERD | gastro-esophageal reflux disease 胃食道逆流症 | | LCD | low calorie diet 低エネルギー食 |
| GFR | glomerular filtration rate 糸球体濾過量 | | LDH | lactate dehydrogenase 乳酸脱水素酵素 |
| GH | growth hormone 成長ホルモン | | LDL | low density lipoprotein 低比重リポタンパク |
| GI | glycemic index グリセミックインデックス | | LES | lower esophageal sphincter 下部食道括約部 |
| GJ | gastro-jejunostomy 胃空腸瘻 | | LES | late evening snack 就寝前補食 |
| GL | glycemic load グリセミックロード | | LH | luteinizing hormone 黄体形成ホルモン |
| GLP-1 | glucagon-like peptide-1 グルカゴン様ペプチド-1 | | LPL | lipoprotein lipase リポタンパクリパーゼ |
| GnRH | gonadotropin releasing hormone 性腺刺激ホルモン放出ホルモン | | MCH | mean corpuscular hemoglobin 平均赤血球血色量 |
| GTP | glutamyl transpeptidase グルタミルトランスペプチダーゼ | | MCHC | mean corpuscular hemoglobin concentration 平均赤血球血色素濃度 |
| HAV | hepatitis A virus A型肝炎ウイルス | | MCP | monocyte chemoattractant protein 単球走化性タンパク質 |
| Hb | hemoglobin ヘモグロビン | | | |
| HCC | hepatocellular carcinoma 肝細胞がん | | MCV | mean corpuscular volume 平均赤血球容積 |
| hCG | human chorionic gonadotropin ヒト絨毛性ゴナドトロピン | | MDRP | multi-drug-resistant *Pseudomonas aeruginosa* 多剤耐性緑膿菌 |
| HD | hemodialysis 血液透析 | | MNA | Mini Nutritional Assessment 簡易栄養状態評価 |
| HDL | high densitiy lipoprotein 高比重リポタンパク | | MRA | magnetic resonance angiography 核磁気共鳴血管画像 |
| HDP | hypertensive disorders of pregnancy 妊娠高血圧症候群 | | | |
| | | | MRI | magnetic resonance imaging 核磁気共鳴画像 |
| HEN | home enteral nutrition 在宅経腸栄養法 | | MRSA | methicillin-resistant *Staphylococcus aureus* メチシリン耐性黄色ブドウ球菌 |
| HIV | human immunodeficiency virus ヒト免疫不全イルス | | | |
| | | | MWST | modified water swallow test 改訂水飲みテスト |
| HLA | human leukocyte antigen ヒト白血球抗原 | | NAFLD | nonalcoholic fatty liver disease 非アルコール性脂肪性肝疾患 |
| HMG-CoA | hydroxymethylglutaryl-coenzyme A ヒドロキシメチルグルタリルコエンザイムA | | | |
| | | | NASH | nonalcoholic steatohepatitis 非アルコール性脂肪性肝炎 |
| HOMA-IR | homeostasis model assessment for insulin resistance HOMA-IR指数 | | | |
| | | | NCP | nutrition care process 栄養管理プロセス |
| hPL | human placental lactogen ヒト胎盤性ラクトゲン | | ND | naso-duodenum 経鼻十二指腸 |
| HPN | home parenteral nuturition 在宅（中心）静脈栄養法 | | NEAA | non essential amino acid 非必須アミノ酸 |
| | | | NG | naso-gastric 経鼻胃 |
| HPV | human papillomavirus ヒトパピローマウイルス | | NJ | naso-jejunum 経鼻空腸 |
| Ht | hematocrit ヘマトクリット | | NPC/N | non-protein calorie/nitrogen 非たんぱくカロリー/窒素比 |
| HT | height 身長 | | | |
| HT | hypertension 高血圧 | | NSAIDs | non-steroidal anti-inflammatory drugs 非ステロイド系炎症薬 |
| HUS | hemolytic uremic syndrome 溶血性尿毒症症候群 | | | |
| IAA | insulin autoantibody インスリン自己抗体 | | NST | nutrition support team 栄養サポートチーム |
| IBS | irritable bowel syndrome 過敏性腸症候群 | | OA | osteoarthritis 変形性関節症 |
| IBW | ideal body weight 標準体重 | | OF | oligomeric formula 消化態栄養剤 |
| IC | indirect calorimetry 間接カロリーメトリー法 | | OGTT | oral glucose tolerance test 経口糖負荷試験 |
| IC | intermittent catheterization 間欠的経口腔食道チューブ投与法 | | ORS | oral rehydration solution 経口輸液 |
| | | | ORT | oral rehydration therapy 経口輸液療法 |
| ICA | islet cell antibody 膵島細胞抗体 | | OT | occupational therapist 作業療法士 |
| ICT | infection control team 感染症制御チーム | | P | pulse 脈拍 |
| ICU | intensive care unit 集中治療室 | | PAI | plasminogen activator inhibitor プラスミノゲン活性化抑制因子 |

| | | | |
|---|---|---|---|
| PBI | prognostic burn index 予後熱傷指数 | SLE | systemic lupus erythematosus 全身性エリテマトーデス |
| PD | peritoneal dialysis 腹膜透析 | SMI | skeletal muscle mass index 骨格筋指数 |
| PEG | percutaneous endoscopic gastrostomy 経皮内視鏡的胃瘻造設術 | SPPB | short physical performance battery 簡易身体能力バッテリー |
| PEJ | percutaneous endoscopic jejunostomy 経皮内視鏡的空腸瘻造設術 | SSF | subscapular skinfold thickness 肩甲骨下部皮下脂肪厚 |
| PEM | protein energy malnutrition たんぱく質・エネルギー栄養障害 | SSRI | selective serotonin reuptake inhibitors 選択的セロトニン再取込み阻害薬 |
| PF | polymeric formula 半消化態栄養剤 | ST | speech-language-hearing therapist 言語聴覚士 |
| PICC | peripherally-inserted central catheter 末梢挿入式中心静脈カテーテル | T | temperature 体温 |
| PIF | proteolysis inducing factor タンパク質分解誘導因子 | $T_3$ | triiodothyronine トリヨードサイロニン |
| PKU | phenylketonuria フェニルケトン尿症 | $T_4$ | thyroxine サイロキシン |
| Plt | platelet count 血小板数 | TC | total cholesterol 総コレステロール |
| PN | parenteral nutrition 経静脈栄養法 | TEE | total energy expenditure 総エネルギー必要（消費）量 |
| PNI | prognostic nutritional index 予後栄養指数 | | |
| POMR | problem oriented medical record 問題志向型診療録 | Tf | transferrin トランスフェリン |
| | | TG | triglyceride 中性脂肪，トリグリセライド |
| POS | problem oriented system 問題志向型システム | TGF | transforming growth factor 形質転換増殖因子 |
| PPD | purified protein derivative of tuberculin ツベルクリン反応 | TIBC | total iron binding capacity 総鉄結合能 |
| | | TLC | total lymphocyte count 末梢血総リンパ球数 |
| PPN | peripheral parenteral nutrition 末梢静脈栄養 | TNF | tumor necrosis factor 腫瘍壊死因子 |
| PRL | prolactin プロラクチン | TP | total protein 総タンパク質 |
| PT | physical therapist 理学療法士 | TPN | total parenteral nutrition 中心静脈栄養 |
| PT | prothrombin time プロトロンビン時間 | TRH | thyrotropin releasing hormone 甲状腺刺激ホルモン放出ホルモン |
| PTEG | percutaneous transesophageal-gastrostomy 経皮経食道胃管挿入術 | TSF | triceps skinfold thickness 上腕三頭筋部皮下脂肪厚 |
| PTH | parathyroid hormone 副甲状腺ホルモン | TSH | thyroid stimulating hormone 甲状腺刺激ホルモン |
| PWV | pulse wave velocity 脈波伝幡速度 | TTR | transthyretin トランスサイレチン |
| QOL | quality of life 生活の質，人生の質 | UA | uric acid 尿酸 |
| R | respiretion 呼吸 | UBW | usual body weight 平常時体重 |
| RA | rheumatoid arthritis 関節リウマチ | UC | ulcerative colitis 潰瘍性大腸炎 |
| RBC | red blood cell 赤血球（数） | UDP | uridine diphosphate ウリジン二リン酸 |
| RBP | retinol binding protein レチノール結合タンパク質 | UN | urea nitrogen 尿素窒素 |
| RCT | randomized controlled trial 無作為化比較対照試験 | VE | videoendoscopic examination of swallowing 嚥下内視鏡検査 |
| REE | resting energy expenditure 安静時エネルギー消費量 | VF | videofluoroscopic examination of swallowing 嚥下造影検査 |
| Ret | reticulocyte 網赤血球 | VLCD | very low calorie diet 超低エネルギー食 |
| RNA | ribonucleic acid リボ核酸 | VLDL | very low density lipoprotein 超低比重リポタンパク |
| ROS | reactive oxygen species 活性酸素種 | | |
| RPGN | rapidly progressive glomerulonephritis 急速進行性糸球体腎炎 | VRE | vancomycin-resistant enterococci バンコマイシン耐性腸球菌 |
| RQ | respiratory quotient 呼吸商 | WBC | white blood cell 白血球（数） |
| RSST | repetitive saliva swallowing test 反復唾液嚥下テスト | YAM | young adult mean 若年成人平均値 |
| RTP | rapid turnover protein 急速代謝回転タンパク質 | | |
| Rx | therapeutic plan, receipt plan 治療計画 | | |
| SAH | subarachnoid hemorrhage クモ膜下出血 | | |
| SAS | sleep apnea syndrome 睡眠時無呼吸症候群 | | |
| SBS | short bowel syndrome 短腸症候群 | | |
| SF | stress factor 傷害係数，ストレス係数 | | |
| SGA | subjective global assessment 主観的包括的栄養アセスメント | | |
| SGLT2 | sodium-dependent glucose transporter2 ナトリウム-グルコース共輸送体2 | | |
| SIADH | syndrome of inappropriate secretion of antidiuretic hormone 抗利尿ホルモン不適切分泌症候群 | | |
| SIRS | systemic inflammatory response syndrome 全身性炎症反応症候群 | | |

# 索 引

## A-Z

| | |
|---|---|
| AAA | 152 |
| ABCDEアプローチ | 266 |
| AC | 29, 76 |
| ACE阻害薬 | 180 |
| ADA欠損症 | 238 |
| ADH | 132 |
| AIDS | 238 |
| Alb | 30, 76, 83 |
| AKI | 176 |
| ALS | 193 |
| AMA | 29 |
| AMC | 29, 76 |
| AN | 195 |
| ANP | 170 |
| ARB | 180 |
| ASPEN | 37, 60 |
| BCAA | 152, 267 |
| BEE | 26, 38, 39 |
| BIA | 28, 76 |
| BMI | 26, 29, 106 |
| BN | 197 |
| BNP | 170, 272 |
| CARS | 265 |
| CC | 29 |
| CD | 141 |
| CHI | 32 |
| Child-Pugh分類 | 153 |
| CKD | 125, 177, 305 |
| COPD | 201 |
| CPK | 168 |
| CRP | 32, 156 |
| CVC | 61, 64 |
| CYP | 83, 149 |
| C反応性タンパク質 | 32, 156 |
| DASH食 | 162 |
| DESIGN-R | 323 |
| DIC | 216 |
| DOHaD説 | 161, 307 |
| eGFR | 177 |
| ERAS | 258 |
| FAST | 266 |
| FEV$_1$ | 201 |
| FFQ | 34 |
| FGR | 306 |
| FRAX | 222 |
| Friedewaldの式 | 121 |
| FVC | 201 |
| GERD | 138 |
| GI | 123 |
| GL | 123 |
| GLIM基準 | 10 |
| GLP-1受容体作動薬 | 117 |
| GNRI | 184 |
| H$_2$受容体拮抗薬 | 138 |
| Harris-Benedictの式 | 39 |
| HD | 183 |
| HDP | 311 |
| HEN | 58 |
| HIV | 238 |
| HOMA-IR | 115, 156 |
| HPN | 66 |
| HPV | 254 |
| IBS | 143 |
| IBW | 26, 29 |
| ICF | 5 |
| IgA腎症 | 174, 303 |
| IL-6 | 156 |
| JARD2001 | 30 |
| JCS | 277 |
| LBM | 28 |
| LDLアフェレシス | 122, 124 |
| LES（lower esophageal sphincter） | 138 |
| LES（late evening snack） | 153 |
| MCH | 212 |
| MCHC | 212 |
| MCV | 212 |
| MIA症候群 | 183 |
| MNA | 317 |
| MNA-SF | 24, 317 |
| Murphy徴候 | 157 |
| NAFLD | 155 |
| NASH | 155, 251 |
| NCPAP | 206 |
| NPC/N | 40, 267 |
| NSAIDs | 86, 126, 138 |
| NST | 18, 46 |
| OA | 223 |
| PD | 183 |
| PDCAサイクル | 41 |
| PEG | 52 |
| PEM | 96, 316 |
| PICC | 61, 64 |
| PNI | 25 |
| Pompe病 | 302 |
| POMR | 89 |
| POS | 89 |
| PPN | 46, 60, 61, 62, 65 |
| PTEG | 52 |
| PTH | 104, 220 |
| QOL | 6 |
| RA | 236 |
| REE | 38, 264 |
| RTP | 24, 30, 76 |
| SAS | 206 |
| SGA | 24, 317 |
| Shea分類 | 323 |
| SIADH | 133 |
| SIRS | 257, 265 |
| SLE | 236 |
| SOAP | 90, 92 |
| SSF | 28 |
| T$_3$ | 104 |
| T$_4$ | 104 |
| TEE | 39 |
| TIBC | 213 |
| TLC | 31 |
| TNF-$\alpha$ | 156 |
| TP | 30, 76 |
| TPN | 46, 60, 61, 63, 65 |
| TSF | 28, 76 |
| two (2) hit theory | 155 |
| UBW | 29 |
| UC | 140 |
| UCr | 32 |
| UN | 32 |
| VE | 280 |
| VF | 280, 320 |
| VLCD | 110 |
| von Gierke病 | 301 |

## 索引

| | |
|---|---|
| YAM | 221 |

### あ

| | |
|---|---|
| 亜鉛欠乏 | 86 |
| 亜急性甲状腺炎 | 127 |
| 悪液質 | 256 |
| 悪性貧血 | 215, 260 |
| 握力 | 29 |
| アジソン病 | 134 |
| アセトン血性嘔吐症 | 296 |
| アディポサイトカイン | 107 |
| アデノシンデアミナーゼ欠損症 | 238 |
| アテローム性動脈硬化 | 165 |
| アトピー性疾患 | 297 |
| あと湯 | 80 |
| アドレナリン | 106 |
| アナフィラキシーショック | 236 |
| アフタ性口内炎 | 138 |
| アポトーシス | 215 |
| アミノ酸液 | 63 |
| アミノ酸製剤 | 61 |
| アミロイドβタンパク | 190 |
| アミン類 | 102 |
| アルギニン | 268 |
| アルコール | 85 |
| アルコール性肝炎 | 149 |
| アルコール性脂肪肝 | 155 |
| アルツハイマー型認知症 | 190 |
| α細胞 | 104, 147 |
| アルブミン | 30, 76, 83 |
| アルポート症候群 | 305 |
| アレルギー | 229, 296 |
| アレルギーマーチ | 229, 297 |
| アレルゲン | 229, 231, 297 |
| 安静時エネルギー消費量 | 264 |

### い・う

| | |
|---|---|
| 胃潰瘍 | 138 |
| 胃がん | 248 |
| 意識嚥下 | 281 |
| 胃術後 | 258 |
| 胃食道逆流症 | 138 |
| 異所性ADH産生腫瘍 | 133 |
| 1,5-アンヒドログルシトール | 115 |
| 1秒率 | 201 |
| 1秒量 | 201 |
| 一般治療食 | 48, 49 |
| イムノニュートリション | 5 |
| 医薬品 | 81 |
| 医療法 | 7 |

| | |
|---|---|
| 医療保険制度 | 7 |
| 医療面接 | 25 |
| 医療倫理 | 16 |
| 胃瘻 | 46 |
| インスリン | 104, 111, 147, 310 |
| インスリン製剤 | 117 |
| インターフェロン | 150 |
| 咽頭 | 276 |
| 院内感染症 | 241 |
| インフォームド・コンセント | 17, 19 |
| インラインフィルター | 65 |
| ウイルス性胃腸炎 | 295 |
| ウェルシュ菌 | 243 |
| ウェルニッケ脳症 | 308 |
| 運動器症候群 | 226 |
| 運動による消費エネルギー量 | 110 |

### え・お

| | |
|---|---|
| 栄養アセスメント | 23, 24 |
| 栄養アセスメント加算 | 14 |
| 栄養改善加算 | 14 |
| 栄養カウンセリング | 70 |
| 栄養管理 | 3, 15, 17, 19, 24, 35 |
| 栄養管理記録 | 89 |
| 栄養管理計画 | 3, 35, 92 |
| 栄養管理計画書 | 36 |
| 栄養管理の修正 | 79 |
| 栄養管理プロセス | 21 |
| 栄養教育 | 41, 67 |
| 栄養教育計画 | 37, 69 |
| 栄養ケア・マネジメント | 3, 20 |
| 栄養経過記録 | 92 |
| 栄養サポートチーム | 18, 46 |
| 栄養サポートチーム加算 | 12 |
| 栄養食事指導 | 67 |
| 栄養診断 | 21, 69, 92 |
| 栄養スクリーニング | 23 |
| 栄養成分調整食 | 49 |
| 栄養補給計画 | 37 |
| 栄養補給法 | 37, 44, 79 |
| 栄養マネジメント強化加算 | 13 |
| 栄養療法 | 3, 4 |
| エストロゲン | 254 |
| エネルギー必要量 | 38 |
| エピネフリン自己注射薬 | 236 |
| 嚥下 | 276 |
| 嚥下訓練食品 | 281 |
| 嚥下造影検査 | 280, 320 |
| 嚥下調整食 | 283 |
| 嚥下内視鏡検査 | 280 |

| | |
|---|---|
| 炎症性サイトカイン | 264 |
| 炎症性腸疾患 | 140 |
| エンテロトキシン | 242, 243 |
| 黄色ブドウ球菌 | 242 |
| 黄疸 | 148, 150 |
| オンコロジー用栄養剤 | 52 |

### か

| | |
|---|---|
| カーボカウント法 | 117 |
| 介護サービス | 8 |
| 介護報酬 | 8 |
| 介護保険施設 | 19 |
| 介護保険制度 | 7 |
| 外傷 | 266 |
| 改訂水飲みテスト | 279, 320 |
| 潰瘍性大腸炎 | 140 |
| 外来栄養食事指導 | 67 |
| 外来栄養食事指導料 | 10 |
| 楓糖尿症 | 300 |
| 化学療法 | 246, 253 |
| 覚醒剤 | 81 |
| 拡張期血圧 | 162 |
| 下垂体 | 103 |
| 下垂体疾患 | 131 |
| ガス交換 | 200 |
| 下腿周囲長 | 29 |
| 褐色細胞腫 | 135 |
| 活性型ビタミンD | 104 |
| 活性酸素種 | 149 |
| 活動係数 | 38 |
| 滑膜細胞 | 237 |
| カテーテル | 53 |
| カテーテル合併症 | 57 |
| カテーテル感染症 | 65 |
| カテコールアミン | 106, 135 |
| 過敏性腸症候群 | 143 |
| 下部食道括約部 | 138 |
| ガラクトース血症 | 301 |
| カルシウム拮抗薬 | 85, 164, 169 |
| カルシトニン | 104 |
| カルテ | 88 |
| カレーリの公式 | 271 |
| がん | 246 |
| がん悪液質 | 52, 256 |
| 簡易栄養状態評価 | 317 |
| 肝炎 | 148 |
| 肝炎ウイルス | 148, 251 |
| 間欠的投与 | 53 |
| 肝硬変 | 152 |
| 肝細胞がん | 251 |

| がん終末期 | 255 |
| 肝星細胞 | 152 |
| 肝性脳症 | 150 |
| 関節 | 220 |
| 間接カロリーメトリー法 | 38 |
| 間接熱量計 | 267 |
| 間接ビリルビン | 150 |
| 関節リウマチ | 236 |
| 感染症 | 239 |
| 完全皮下埋め込み式カテーテル | 64 |
| 肝臓 | 147 |
| 肝臓がん | 250 |
| カンピロバクター | 243 |
| 肝不全用栄養剤 | 51 |
| 管理栄養士の職業倫理 | 16 |
| 緩和ケア | 255 |

## き

| 気管支喘息 | 204 |
| 基礎代謝量 | 26, 38 |
| 喫煙 | 85, 201, 251, 254 |
| キット製剤 | 61 |
| 逆流性食道炎 | 138, 259 |
| ギャッジアップ | 78 |
| 救急救命医療 | 264 |
| 急性肝炎 | 148, 149 |
| 急性糸球体腎炎 | 174, 302 |
| 急性腎不全 | 176 |
| 急性膵炎 | 158 |
| 急性相反応タンパク質 | 264 |
| 急速進行性糸球体腎炎 | 174 |
| 急速代謝回転タンパク質 | 24, 30, 76 |
| 狭心症 | 167 |
| 強皮症 | 237 |
| 虚血性心疾患 | 167 |
| 巨人症 | 131 |
| 巨赤芽球性貧血 | 214, 260 |
| 居宅サービス | 72 |
| 居宅療養管理指導費 | 15, 73 |
| 巨大児 | 309 |
| キレート剤 | 86 |
| 筋萎縮性側索硬化症 | 193 |
| 禁煙 | 180, 253, 254 |
| 菌交代現象 | 86 |
| 筋タンパク質 | 4 |
| 筋肉 | 219 |

## く

| 空腸瘻 | 46 |
| クッシング病・症候群 | 130 |

| クモ膜下出血 | 189 |
| グリセミックインデックス | 123 |
| グリセミックロード | 123 |
| クリティカルケア | 264 |
| クリニカルパス | 17, 91 |
| グルカゴン | 104, 147 |
| グルコース | 4 |
| グルコース液 | 62 |
| グルタミン | 268 |
| くる病 | 223 |
| クレアチニン | 32 |
| クレアチニン身長係数 | 32 |
| クレアチンホスホキナーゼ | 168 |
| グレープフルーツ | 83, 169 |
| クレチン症 | 128, 300 |
| クローン病 | 141 |
| クロム親和性細胞 | 106, 135 |
| クワシオルコル | 96 |

## け

| 経口移行加算 | 14 |
| 経口維持加算 | 14 |
| 経口栄養時のモニタリング | 77 |
| 経口栄養（法） | 44, 48, 79 |
| 経口血糖降下薬 | 117 |
| 経口摂取 | 20, 46 |
| 経口輸液 | 296 |
| 経静脈栄養（法） | 37, 45, 46, 60, 272 |
| 経静脈栄養時のモニタリング | 79 |
| 経腸栄養（法） | 37, 45, 46, 49, 80, 267, 271, 272 |
| 経腸栄養剤 | 50 |
| 経腸栄養時のモニタリング | 77 |
| 経腸栄養の投与速度 | 77 |
| 経腸栄養法の合併症 | 56 |
| 経腸栄養法の投与経路 | 52 |
| 経皮内視鏡的胃瘻造設術 | 52 |
| 劇症肝炎 | 148, 150 |
| 劇薬 | 81 |
| 血液 | 208 |
| 血液検査 | 30 |
| 血液生化学検査 | 30 |
| 血液透析 | 183 |
| 結核 | 206 |
| 血管性認知症 | 191 |
| 血管透過性亢進 | 267, 268 |
| 血小板 | 208, 216 |
| 血清 | 209 |
| 血清鉄 | 213 |

| 結節性紅斑 | 140, 141 |
| 血栓 | 216 |
| 血糖 | 105, 259 |
| 血糖コントロール目標 | 115 |
| 血糖値（妊娠時） | 310 |
| 血友病 | 216 |
| ケトン体 | 33, 96, 113, 296 |
| 下痢 | 56, 78, 143 |
| 減塩指導 | 164, 179 |
| 健康関連QOL | 6 |
| 肩甲骨下部皮下脂肪厚 | 28 |
| 検体検査 | 30 |
| 原発性アルドステロン症 | 134 |

## こ

| コーチング | 42 |
| 高カロリー輸液 | 62 |
| 高カロリー輸液用基本液 | 61 |
| 抗がん剤の副作用 | 246 |
| 後期高齢者医療制度 | 7 |
| 後期ダンピング症候群 | 259 |
| 抗凝固薬 | 85, 169 |
| 口腔 | 275 |
| 口腔・栄養スクリーニング加算 | 15 |
| 高血圧症 | 161 |
| 高血圧クリーゼ | 135 |
| 高血糖 | 57, 111, 112, 265 |
| 抗原 | 229 |
| 抗原抗体反応 | 229, 296 |
| 膠原病 | 236 |
| 抗酸化剤 | 268 |
| 甲状腺 | 104 |
| 甲状腺眼症 | 127 |
| 甲状腺機能亢進症 | 127 |
| 甲状腺機能低下症 | 128 |
| 甲状腺腫 | 127 |
| 甲状腺シンチグラフィー | 127 |
| 甲状腺中毒症状 | 127 |
| 甲状腺ホルモン | 104, 300 |
| 高浸透圧性下痢 | 143 |
| 抗体 | 229 |
| 高窒素血症 | 57 |
| 高張食塩水負荷試験 | 132 |
| 後天性免疫不全症候群 | 238 |
| 行動変容 | 42 |
| 行動療法 | 92 |
| 高度肥満 | 107 |
| 口内炎 | 137 |
| 高尿酸血症 | 124 |

| | | | | | | | |
|---|---|---|---|---|---|---|---|
| 抗利尿ホルモン不適切分泌症候群 | | 持続的投与 | 53 | 上腕筋面積 | 29 |
| | 133 | 失禁 | 321 | 上腕三頭筋皮下脂肪厚 | 28, 76 |
| 高齢者 | 19, 71, 225, 226, 315 | シックデイ | 116 | 上腕周囲長 | 29, 76 |
| 高齢者のための食生活指針 | 316 | シトクロム P-450 | 83, 149 | 食塊 | 275 |
| 誤嚥 | 56, 261, 277, 320 | 脂肪肝 | 154 | 職業倫理 | 16 |
| 誤嚥性肺炎 | 205, 279, 320 | 脂肪乳剤 | 40, 61, 63, 268 | 食事記録法 | 33 |
| 五感 | 3 | 社会的不利 | 5 | 食事サービス | 73 |
| 呼吸運動 | 200 | 瀉血療法 | 152 | 食事箋 | 49 |
| 呼吸商 | 38 | ジャパン・コーマ・スケール | 277 | 食事調査 | 33, 76 |
| 呼吸リハビリテーション | 202 | 集学的治療 | 246 | 食事療法 | 3, 45 |
| 国際生活機能分類 | 5 | 周期性嘔吐症 | 296 | 褥瘡 | 322 |
| 黒色表皮腫 | 297, 302 | 周期性四肢麻痺 | 127 | 食中毒 | 242 |
| 骨格筋量 | 28 | 収縮期血圧 | 162 | 食道 | 276 |
| 骨折 | 321 | 周術期 | 257 | 食道がん | 246 |
| 骨粗鬆症 | 220, 260 | 周術期栄養管理実施加算 | 12 | 食道術後 | 261 |
| 骨代謝 | 219 | 重症下痢 | 60 | 食物アレルギー | 229, 231, 296 |
| 骨軟化症 | 223 | 集団栄養食事指導 | 42, 66, 67 | 食物アレルゲン | 232 |
| 骨密度 | 221 | 集団栄養食事指導料 | 12 | 食物摂取頻度調査法 | 34 |
| 個別栄養食事指導 | 41, 67, 68 | 集中治療 | 272 | 食物テスト | 279 |
| **さ** | | 十二指腸潰瘍 | 138 | 食欲 | 86 |
| | | 終末期医療 | 255 | 除脂肪組織（体重） | 28, 315 |
| 在宅患者訪問栄養食事指導料 | 12, 72 | 終末期がん患者 | 256 | 叙述的記録 | 90 |
| 在宅患者訪問褥瘡管理指導料 | 13 | 就眠前補食 | 153 | 処方箋薬 | 81 |
| 在宅ケア | 22 | 主観的包括的栄養アセスメント | | 腎機能障害用栄養剤 | 51 |
| 在宅経腸栄養法 | 58 | | 24, 316 | 心筋梗塞 | 167 |
| 在宅静脈栄養法 | 66 | 粥状動脈硬化 | 165 | 神経系 | 186 |
| 在宅訪問栄養食事指導 | 42, 72 | 粥状動脈硬化巣 | 165 | 神経性過食症 | 197 |
| 細動脈硬化 | 165 | 手術侵襲 | 257 | 神経性やせ症 | 195 |
| サイトカイン | 156, 237 | 主成分別分類 | 49 | 腎硬化症 | 182 |
| 再入所時栄養連携加算 | 14 | 出血性疾患 | 216 | 人工呼吸患者の栄養管理ガイドラ | |
| サイロキシン | 104 | 出血性ショック | 266 | イン | 272 |
| さき湯 | 80 | 受動喫煙 | 251 | 人工濃厚流動食 | 50 |
| サルコペニア | 224 | 守秘義務 | 17 | 腎後性腎不全 | 176 |
| サルモネラ属菌 | 243 | 腫瘍壊死因子 | 156 | 侵襲後の代謝変動 | 264 |
| 参加制約 | 5 | 循環器 | 161 | 心腎連関 | 177 |
| 残食調査法 | 76 | 傷害係数 | 38 | 腎生検 | 174 |
| **し** | | 障害者 | 285 | 新生児マススクリーニング | 299 |
| | | 消化管 | 137 | 腎性腎不全 | 176 |
| シーハン症候群 | 132 | 消化器合併症 | 56, 78 | 人生の質 | 6 |
| シェーグレン症候群 | 237 | 消化態栄養剤 | 50, 51 | 腎性貧血 | 210 |
| 子癇 | 311 | 常在細菌叢 | 240 | 腎前性腎不全 | 176 |
| 子宮がん | 254 | 小腸術後 | 262 | 腎臓 | 173 |
| 糸球体腎炎 | 174 | 小児CKD | 305 | 心臓リハビリテーション | 169, 171 |
| 止血 | 216 | 小児腎臓病 | 302 | 身体観察 | 25 |
| 自己免疫疾患 | 236 | 小児糖尿病 | 116, 302 | 身体計測 | 26, 76 |
| 脂質異常症 | 118, 165 | 小児ネフローゼ症候群 | 303 | 身長 | 26 |
| 脂質の必要量 | 40 | 小児肥満 | 297 | 心電図 | 167 |
| 視床下部 | 103 | 小児メタボリックシンドローム | 298 | 心不全 | 169 |
| 支持療法 | 217 | 傷病者の権利 | 19 | 心房性ナトリウム利尿ペプチド | 170 |
| 施設入所サービス | 71 | 上腕筋囲 | 29, 76 | 診療記録 | 88 |

| | | | | |
|---|---|---|---|---|
| 診療報酬 | 7 | 線溶系 | 216 | 窒息 | 278 |

索 引 345

| | | | | | |
|---|---|---|---|---|---|
| 診療報酬 | 7 | 線溶系 | 216 | 窒息 | 278 |
| 診療録 | 88 | 総エネルギー必要量 | 39 | チューブ | 53, 78 |

**す**

| | | | | | |
|---|---|---|---|---|---|
| 膵液漏 | 260 | 早期栄養介入管理加算 | 12 | 中期目標 | 35 |
| 膵炎 | 158 | 早期ダンピング症候群 | 259 | 中心静脈栄養 | 37, 46, 60, 61, 64 |
| 推算GFR | 177 | 総合ビタミン剤 | 63 | 中心静脈栄養の合併症 | 65 |
| 膵臓 | 147 | 総タンパク質 | 30, 76 | 中心静脈カテーテル | 61, 64 |
| 膵臓がん | 253 | 総鉄結合能 | 213 | 中枢性尿崩症 | 132 |
| 推定エネルギー必要量 | 38 | 咀嚼 | 275 | 中膜硬化 | 165 |
| 膵島 | 104, 147 | ソマトスタチン | 104, 147 | 腸管出血性大腸菌 | 243 |
| 水分の必要量 | 40 | | | 腸管ペプチド | 111 |
| 睡眠時無呼吸症候群 | 206, 297 | **た** | | 長期目標 | 35 |
| スキャモンの臓器別発育曲線 | 294 | | | 超低エネルギー食 | 110 |
| ステロイドパルス療法 | 174 | ターミナルケア | 255 | 腸内防御機構の破綻 →バク |
| ステロイドホルモン | 102 | 滞胃時間 | 137 | テリアルトランスロケーション |
| ストレス係数 | 38 | 退院支援 | 68 | 直接ビリルビン | 150 |
| スパイロメトリー | 201 | 体格指数 | 26, 29 | | |
| | | 胎児発育不全 | 306 | **つ・て** |
| **せ・そ** | | 体脂肪 | 28 | | |
| | | 代謝性アシドーシス | 308 | 通所サービス | 72 |
| 生活習慣病 | 2 | 代謝性アルカローシス | 308 | 痛風 | 124 |
| 生活の質 | 6 | 代謝性合併症 | 57, 65, 78 | ツベルクリン | 31 |
| 成人病胎児期発症説 | 161 | 体重 | 26 | つわり | 307 |
| 生体電気インピーダンス法 | 28, 76 | 体重減少率 | 29 | 低血糖 | 116 |
| 静的栄養アセスメント | 24 | 代償性抗炎症反応症候群 | 265 | 低出生体重児 | 307 |
| 成分栄養剤 | 50, 51, 141 | 対人関係療法 | 197 | デキサメサゾン抑制試験 | 130 |
| 西洋オトギリソウ | 85 | 大腸がん | 248 | テタニー | 133, 223 |
| 舌炎 | 137 | 大腸術後 | 262 | 鉄 | 213 |
| 赤血球 | 208, 210 | 耐糖能異常用栄養剤 | 51 | 鉄欠乏性貧血 | 211, 308 |
| 赤血球指数 | 210, 212 | 大脳皮質 | 186 | 鉄の吸収 | 214 |
| 絶食 | 4 | 胎盤通過性 | 309 | δ細胞 | 104, 147 |
| 摂食嚥下運動 | 274 | 胎盤ホルモン | 306 | 電解質コルチコイド | 105 |
| 摂食嚥下機能障害 | 277 | タウタンパク | 190 | 電解質輸液 | 62 |
| 摂食嚥下機能回復体制加算 | 13 | 脱水症 | 295 | 転倒 | 321 |
| 摂食機能 | 274 | 短期目標 | 35 | | |
| 摂食障害 | 195 | 炭水化物の必要量 | 40 | **と** |
| 摂食障害入院医療管理加算 | 12, 196 | 胆石症 | 156 | | |
| 摂食体位 | 320 | 短腸症候群 | 262 | トータルペイン | 255 |
| 摂食リハビリテーション | 280 | タンデムマス法 | 299 | 糖原病 | 301 |
| 全身性エリテマトーデス | 236 | 胆嚢 | 147 | 糖質液 | 62 |
| 全身性炎症反応症候群 | 257, 265 | 胆嚢炎 | 157 | 糖質コルチコイド | 106 |
| 喘息 | 204 | タンパク質異化亢進 | 264 | 透析療法 | 183 |
| 先端肥大症 | 131 | たんぱく質・エネルギー栄養障害 | | 糖代謝異常合併妊娠 | 309 |
| 先天性甲状腺機能低下症 | 128, 300 | | 96, 316 | 動的栄養アセスメント | 24 |
| 先天性代謝異常 | 299 | たんぱく質の必要量 | 39 | 糖尿病 | 111, 302, 309 |
| 先天性副腎過形成症 | 301 | たんぱく漏出性胃腸症 | 139 | 糖尿病食事療法のための食品交換 |
| 先天性免疫不全症 | 238 | ダンピング症候群 | 259 | 表 | 116 |
| 前頭側頭葉変性症 | 191 | | | 糖尿病性腎症 | 180 |
| セントジョーンズワート | 85 | **ち** | | 糖尿病透析予防指導管理料 | 12, 182 |
| 喘鳴 | 201, 204 | | | 動脈硬化 | 118, 165 |
| | | チーム医療 | 15, 18, 43 | 動脈硬化症 | 165 |
| | | チアノーゼ | 170 | 動脈硬化性疾患 | 118 |
| | | 地域包括ケアシステム | 22 | 投与速度（経腸栄養） | 77 |

| | | |
|---|---|---|
| 特定保健用食品 | 164 | |
| 特発性血小板減少性紫斑病 | 216 | |
| 特別食加算 | 10 | |
| 特別治療食 | 48, 49 | |
| 毒薬 | 81 | |
| ドパミン | 192 | |
| ドライウエイト | 183 | |
| トランスサイレチン | 24, 31, 76 | |
| トランス脂肪酸 | 110 | |
| トランスフェリン | 31, 76 | |
| トリヨードサイロニン | 104 | |
| 努力肺活量 | 201 | |
| ドレッシング | 65 | |
| とろみ調整食品 | 281 | |

## な・に

| | |
|---|---|
| 内臓脂肪型肥満 | 29 |
| 内臓脂肪蓄積 | 106 |
| 内部環境 | 2, 4 |
| ナラティブノート | 90 |
| 24時間思い出し法 | 33 |
| 日本人の身体計測基準値 | 29 |
| 入院栄養管理体制加算 | 12 |
| 入院栄養食事指導 | 68 |
| 入院栄養食事指導料 | 10 |
| 入院時食事療養制度 | 48 |
| 入院時食事療養費 | 9 |
| 入院時生活療養費 | 9 |
| 乳糖不耐症 | 143 |
| 乳幼児下痢症 | 295 |
| 尿検査 | 32 |
| 尿酸 | 124, 126 |
| 尿酸塩沈着症 | 124 |
| 尿失禁 | 321 |
| 尿素窒素 | 32 |
| 尿中3-メチルヒスチジン | 32 |
| 尿中クレアチニン | 32 |
| 尿糖 | 112 |
| 尿のpH | 83, 127 |
| 尿崩症 | 132 |
| 尿路 | 173 |
| 妊娠悪阻 | 307 |
| 妊娠高血圧症候群 | 311 |
| 妊娠性鉄欠乏症貧血 | 309 |
| 妊娠ターミネーション | 312 |
| 妊娠糖尿病 | 115, 309 |
| 妊娠貧血 | 308 |
| 認知行動療法 | 196 |
| 認知症 | 190 |

## ね・の

| | |
|---|---|
| 熱傷 | 268 |
| ネフローゼ症候群 | 175, 303 |
| ノーマリゼーション | 6 |
| 脳梗塞 | 187 |
| 濃厚流動食 | 50 |
| 脳出血 | 189 |
| 脳性ナトリウム利尿ペプチド | 170, 272 |
| 脳卒中 | 187 |
| ノルアドレナリン | 106 |
| ノロウイルス | 244, 295 |

## は

| | |
|---|---|
| パーキンソン病 | 192 |
| 肺 | 199 |
| 肺炎 | 205 |
| バイオアベイラビリティ | 82 |
| 肺がん | 251 |
| 肺機能障害用栄養剤 | 52 |
| 肺結核 | 206 |
| 敗血症 | 241, 257 |
| 肺線維症 | 237 |
| バイタルサイン | 26 |
| 廃用症候群 | 224, 321 |
| バクテリアルトランスロケーション | 49, 218 |
| 橋本病 | 128 |
| 播種性血管内凝固症候群 | 216 |
| バセドウ病 | 127 |
| バソプレシン | 132 |
| バソプレシン負荷試験 | 132 |
| バッグ製剤 | 54 |
| 白血球 | 208, 210 |
| 白血病 | 217 |
| パラソルモン | 104 |
| 汎下垂体機能低下症 | 131 |
| 半減期 | 32, 76 |
| 半消化態栄養剤 | 50 |
| ハンター舌炎 | 138 |
| バンパー埋没症候群 | 55 |
| 反復嚥下 | 281 |
| 反復唾液嚥下テスト | 279 |

## ひ

| | |
|---|---|
| 非アルコール性脂肪性肝炎 | 155, 251 |
| 非アルコール性脂肪性肝疾患 | 155 |
| 膝高 | 28 |

| | |
|---|---|
| ヒスタミン$H_2$受容体拮抗薬 | 138 |
| 非ステロイド系抗炎症薬 | 86, 126, 138 |
| ビスホスホネート | 134 |
| ビタミンA過剰障害 | 98 |
| ビタミン$B_{12}$ | 215, 222 |
| ビタミンD | 220, 222, 223 |
| ビタミンK | 85, 169, 222 |
| ビタミン欠乏症・過剰症 | 97 |
| ビタミンの必要量 | 41 |
| 非たんぱく質カロリー/窒素比 | 40, 267 |
| 必須脂肪酸 | 110 |
| ヒトパピローマウイルス | 254 |
| ヒト免疫不全ウイルス | 238 |
| 肥満 | 106 |
| 肥満（妊娠時） | 306 |
| 肥満細胞 | 231 |
| 肥満症 | 106, 297 |
| 肥満度 | 107, 297 |
| 病原微生物 | 239 |
| 標準体重 | 29, 107 |
| 病態別栄養剤 | 50 |
| 秤量法 | 33 |
| 日和見感染 | 240 |
| 微量栄養素剤 | 63 |
| 微量元素の必要量 | 41 |
| ピロリ菌 | 138, 248 |
| 貧血 | 210, 260, 308 |

## ふ

| | |
|---|---|
| ファウラー位 | 55 |
| フィードバック機構 | 103 |
| フィッシャー比 | 152 |
| フェニルケントン尿症 | 299 |
| フェリチン | 212 |
| フォーミュラ食 | 110 |
| 腹囲 | 29 |
| 副甲状腺 | 104 |
| 副甲状腺機能亢進症 | 133 |
| 副甲状腺機能低下症 | 134 |
| 副甲状腺ホルモン | 104, 220 |
| 副腎 | 105 |
| 副腎アンドロゲン | 106, 135 |
| 副腎皮質ステロイド | 126 |
| 腹膜透析 | 183 |
| 不顕性誤嚥 | 278 |
| プラーク | 165 |
| フラノクマリン誘導体 | 83 |
| プランマー・ヴィンソン症候群 | 212 |

| | | | | | |
|---|---|---|---|---|---|
| プランマー病 | 127 | 末梢静脈栄養 | | 薬剤 | 81 |
| ブリストルスケール | 78 | | 37, 46, 60, 61, 62, 65 | 薬剤代謝酵素 | 83 |
| プリン体 | 126 | 末梢静脈栄養の合併症 | 65 | 薬剤の血中濃度 | 82 |
| フレイル | 224, 324 | 末梢挿入式中心静脈カテーテル | | 薬剤の体内動態 | 82, 83 |
| ブレーデンスケール | 323 | | 61, 64 | やせ（妊娠時） | 306 |
| プロバイオティクス | 245 | 麻薬 | 81 | 輸液ポンプ | 54, 65 |
| 分岐鎖アミノ酸 | 152, 267 | マラスムス | 96 | ユニバーサルデザイン | 6 |
| | | 慢性肝炎 | 148, 151 | 溶血性尿毒症症候群 | 243 |

## へ・ほ

| | | 慢性甲状腺炎 | 128 | 葉酸 | 215, 309 |
|---|---|---|---|---|---|
| β細胞 | 104, 147 | 慢性糸球体腎炎 | 174 | ヨウ素 | 128 |
| 平常時体重 | 29 | 慢性腎臓病 | 125, 177, 305 | 翼状針 | 65 |
| ペットボトル症候群 | 302 | 慢性腎不全 | 133, 176 | 予後栄養指数 | 25 |
| ペプチドホルモン | 102 | 慢性膵炎 | 159 | 予後予測栄養アセスメント | 25 |
| ヘマトクリット | 30, 210 | 慢性閉塞性肺疾患 | 201 | | |
| ヘモグロビン | 30, 210, 212 | | | | |

## み・む

## ら-ろ・わ

| ヘモジデリン | 212 | | | | |
|---|---|---|---|---|---|
| ヘリコバクター・ピロリ →ピロリ | | ミールラウンド | 77 | ランゲルハンス島 | 104, 147 |
| 　菌 | | ミオグロビン | 212 | リウマチ因子 | 237 |
| ヘルシンキ宣言 | 16, 19 | 味覚障害 | 86 | リスクマネジメント | 18 |
| 変形性関節症 | 223 | ミネラル欠乏症・過剰症 | 98 | リスボン宣言 | 16, 19 |
| 便失禁 | 322 | 無効造血 | 215 | リハビリテーション | 20 |
| 変性疾患 | 192 | 無痛性甲状腺炎 | 127 | リフィーディングシンドローム | |
| 便潜血検査 | 249 | 無尿 | 176 | | 57, 65, 80, 97, 197 |
| 便の性状 | 78 | | | リポタンパク質 | 118 |

## め・も

| 便秘 | 56, 144 | | | 留置針 | 65 |
|---|---|---|---|---|---|
| ボーラス投与 | 53 | メープルシロップ尿症 | 300 | 療養食加算 | 14, 15 |
| 芳香族アミノ酸 | 152 | メサンギウム領域 | 303 | 臨床検査 | 30, 76 |
| 放射線治療 | 246 | メタボリックシンドローム | | 臨床診査 | 75 |
| 乏尿 | 176 | | 29, 106, 298 | ループス腎炎 | 236 |
| 傍分泌 | 161 | メトトレキサート | 86 | ループス利尿薬 | 134 |
| 保険医療機関 | 7 | メネトリエ病 | 139 | レアギン | 229 |
| ホスピタル・マルニュートリショ | | 免疫 | 229, 240 | レイナー症状 | 237 |
| 　ン | 18 | 免疫調整栄養剤 | 52 | レチノール結合タンパク質 | |
| 骨 | 219 | 免疫能検査 | 31 | | 24, 31, 76 |
| 骨のリモデリング | 219 | 免疫不全症 | 237 | レビー小体型認知症 | 191 |
| ホメオスタシス | 2, 4 | メンケベルグ型動脈硬化 | 165 | レプチン | 156 |
| ホモシスチン尿症 | 300 | 網状赤血球比率 | 30 | 連鎖球菌 | 302 |
| ポリソムノグラフィ | 206 | モニタリング | 75 | 老化 | 315 |
| ホルモン | 102 | 問診 | 25 | 老年症候群 | 224, 318 |
| | | 問題志向型システム | 89 | ロコモティブシンドローム | 226 |
| | | 問題志向型診療録 | 89 | ロタウイルス | 295 |

## ま

## や-よ

| | | | | ワルファリン | 85, 169 |
|---|---|---|---|---|---|
| マジンドール | 86 | ヤールの重症度分類 | 192 | | |
| マスト細胞 | 231 | 野牛肩 | 130 | | |
| 末梢血液検査 | 30 | | | | |
| 末梢血総リンパ球数 | 31 | | | | |

〔編著者〕（五十音順）　　　　　　　　　　　　　　　　　　　　　　　（執筆分担）

| 明渡　陽子<br>あけど　ようこ | 大妻女子大学大学院人間文化研究科教授・<br>健康センター所長 | 第19章，第29章 |
| 長谷川輝美<br>はせがわてるみ | 鎌倉女子大学家政学部教授 | 第1章1，3，第16章 |
| 山﨑　大治<br>やまざき　だいじ | 佐伯栄養専門学校校長 | 第7章，第18章 |

〔著　者〕（五十音順）

| 宇野　智子<br>うの　ともこ | 愛知学院大学健康科学部教授 | 第10章1，6～8 |
| 大和田浩子<br>おおわだひろこ | 山形県立米沢栄養大学健康栄養学部教授 | 第26章 |
| 奥村万寿美<br>おくむらますみ | 元滋賀県立大学人間文化学部准教授 | 第13章 |
| 川口美喜子<br>かわぐちみきこ | 札幌保健医療大学保健医療学部教授 | 第2章，第3章2 |
| 河原　和枝<br>かわはら　かずえ | 元川崎医療福祉大学医療技術学部特任教授 | 第3章1，3，第8章 |
| 菊池　浩子<br>きくち　ひろこ | 元つくば国際大学医療保健学部講師 | 第10章2～5 |
| 工藤　美香<br>くどう　みか | 駒沢女子大学人間健康学部教授 | 第1章2，4，第5章 |
| 桑原　節子<br>くわばら　せつこ | 元淑徳大学看護栄養学部教授 | 第22章，第23章 |
| 小城　明子<br>こじょう　あきこ | 東京医療保健大学医療保健学部教授 | 第25章 |
| 清水　史子<br>しみず　ふみこ | 昭和女子大学食健康科学部准教授 | 第9章，第28章 |
| 杉浦　令子<br>すぎうら　れいこ | 和洋女子大学家政学部教授 | 第27章 |
| 反町　吉秀<br>そりまち　よしひで | 青森県立保健大学大学院健康科学研究科教授 | 第21章 |
| 髙橋　竜哉<br>たかはし　たつや | 戸塚共立リハビリテーション病院院長 | 第15章 |
| 竹山　育子<br>たけやま　いくこ | 相愛大学人間発達学部教授 | 第11章 |
| 田中　弥生<br>たなか　やよい | 関東学院大学栄養学部教授 | 第1章2，4，第5章 |
| 戸田　和正<br>とだ　かずまさ | 元文教大学健康栄養学部教授 | 第4章4，第6章 |
| 永井　徹<br>ながい　とおる | 新潟医療福祉大学健康科学部教授 | 第17章 |
| 早川麻理子<br>はやかわまりこ | 名古屋経済大学人間生活科学部准教授 | 第4章1～3 |
| 松田　悟郎<br>まつだ　ごろう | 国立病院機構横浜医療センター外科部長 | 第24章 |
| 宮﨑　由子<br>みやざき　よしこ | 元龍谷大学農学部教授 | 第20章 |
| 山田　康輔<br>やまだ　こうすけ | 鎌倉女子大学家政学部准教授 | 第14章 |
| 湯浅(小島)明子<br>ゆあさ　こじま　あきこ | 大阪公立大学大学院生活科学研究科准教授 | 第12章 |

カレント
臨床栄養学〔第5版〕

| | | |
|---|---|---|
| 2015 年（平成 27 年） 9 月25日 | 初版発行～第2刷 |
| 2018 年（平成 30 年） 2 月 1 日 | 第2版発行～第2刷 |
| 2020 年（令和 2 年） 7 月15日 | 第3版発行～第2刷 |
| 2023 年（令和 5 年） 4 月10日 | 第4版発行 |
| 2025 年（令和 7 年） 2 月20日 | 第5版発行 |

編著者　　明　渡　陽　子
　　　　　長谷川　輝　美
　　　　　山　﨑　大　治

発行者　　筑　紫　和　男

発行所　　株式会社 建 帛 社
　　　　　　　　　KENPAKUSHA

112-0011　東京都文京区千石4丁目2番15号
　　　　　TEL　（03）3944-2611
　　　　　FAX　（03）3946-4377
　　　　　https://www.kenpakusha.co.jp/

ISBN 978-4-7679-0794-9 C3047　　　　　　あづま堂印刷／常川製本
© 明渡・長谷川・山﨑ほか，2015，2025.　　Printed in Japan
（定価はカバーに表示してあります）

本書の複製権・翻訳権・上映権・公衆送信権等は株式会社建帛社が保有します。
JCOPY ＜出版者著作権管理機構 委託出版物＞
本書の無断複製は著作権法上での例外を除き禁じられています。複製される場合は，そのつど事前に，出版者著作権管理機構（TEL 03-3513-6969，FAX 03-3513-6979，e-mail : info@jcopy.or.jp）の許諾を得てください。